普通高等医学院校药学类专业第二轮教材

药学概论

（供药学类专业用）

主　编　冯雪松

副主编　高慧媛　张邦乐　许　勇　马骁驰　张　峰

编　者（以姓氏笔画为序）

马骁驰（大连医科大学附属第二医院）　　　冯雪松（中国医科大学）

伍红艳（贵州医科大学）　　　　　　　　　刘珍宝（中南大学）

刘晓东（中国医科大学附属盛京医院）　　　刘慧迪（哈尔滨医科大学）

汤继辉（安徽医科大学）　　　　　　　　　许　勇（滨州医学院）

李行诺（浙江工业大学）　　　　　　　　　余志义（山东大学）

张　宁（大连医科大学附属第二医院）　　　张　芳（海南医学院）

张　峰（中国检验检疫科学研究院）　　　　张邦乐（空军军医大学）

陈国有（哈尔滨医科大学）　　　　　　　　柳鹏程（中国药科大学）

侯熙彦（大连民族大学）　　　　　　　　　祝宝福（广东药科大学）

高慧媛（沈阳药科大学）　　　　　　　　　彭　电（长沙卫生职业学院）

董林毅（天津医科大学）

中国健康传媒集团

中国医药科技出版社

内 容 提 要

本教材系"普通高等医学院校药学类专业第二轮教材"之一，是根据高等医学院校药学类专业教学大纲的基本需求，追踪最新药学发展成果，遵循《中国药典》、药学相关法律法规、高等医学院校药学专业教学标准，以注重课程思政为导向编写而成。

本教材以药物历程为主线进行总体布局，依次讲述药物起源及药学概述、中药生药、天然药物化学、药物化学、生物制药、药理学、药物分析、药物制剂、临床药学及药事管理，涵盖药物研发、生产制造、经营、使用和监管等各环节，以培养双创人才为教材目标定位，以大一新生药学启蒙作为教材学情定位，以基础知识引领和专业最新进展作为教材内容定位，以立体化教学作为教材形态定位，强化学生学习兴趣。本教材为书网融合教材，即纸质教材有机融合电子教材、教学配套资源（课件、微课、视频等）、题库系统、数字化教学服务等。

本书主要供高等医学院校药学类专业教学使用，也可作为其他专业开设药学类选修课的参考教材和药学相关从业人员的培训用书。

图书在版编目（CIP）数据

药学概论/冯雪松主编 . —北京：中国医药科技出版社，2021.7
普通高等医学院校药学类专业第二轮教材
ISBN 978 - 7 - 5214 - 2477 - 5

Ⅰ. ①药⋯　Ⅱ. ①冯⋯　Ⅲ. ①药物学 - 医学院校 - 教材　Ⅳ. ①R9

中国版本图书馆 CIP 数据核字（2021）第 131309 号

美术编辑　陈君杞
版式设计　易维鑫

出版　**中国健康传媒集团** | 中国医药科技出版社
地址　北京市海淀区文慧园北路甲 22 号
邮编　100082
电话　发行：010 - 62227427　邮购：010 - 62236938
网址　www.cmstp.com
规格　889×1194mm $\frac{1}{16}$
印张　18 $\frac{1}{2}$
字数　607 千字
版次　2021 年 7 月第 1 版
印次　2024 年 1 月第 2 次印刷
印刷　大厂回族自治县彩虹印刷有限公司
经销　全国各地新华书店
书号　ISBN 978 - 7 - 5214 - 2477 - 5
定价　**48.00 元**

获取新书信息、投稿、为图书纠错，请扫码联系我们。

出版说明

全国普通高等医学院校药学类专业"十三五"规划教材，由中国医药科技出版社于2016年初出版，自出版以来受到各院校师生的欢迎和好评。为适应学科发展和药品监管等新要求，进一步提升教材质量，更好地满足教学需求，同时为了落实中共中央、国务院《"健康中国2030"规划纲要》《中国教育现代化2035》等文件精神，在充分的院校调研的基础上，针对全国医学院校药学类专业教育教学需求和应用型药学人才培养目标要求，在教育部、国家药品监督管理局的领导下，中国医药科技出版社于2020年对该套教材启动修订工作，编写出版"普通高等医学院校药学类专业第二轮教材"。

本套理论教材35种，实验指导9种，教材定位清晰、特色鲜明，主要体现在以下方面。

一、培养高素质应用型人才，引领教材建设

本套教材建设坚持体现《中国教育现代化2035》"加强创新型、应用型、技能型人才培养规模"的高等教育教学改革精神，切实满足"药品生产、检验、经营与管理和药学服务等应用型人才"的培养需求，按照《"健康中国2030"规划纲要》要求培养满足健康中国战略的药学人才，坚持理论与实践、药学与医学相结合，强化培养具有创新能力、实践能力的应用型人才。

二、体现立德树人，融入课程思政

教材编写将价值塑造、知识传授和能力培养三者融为一体，实现"润物无声"的目的。公共基础课程注重体现提高大学生思想道德修养、人文素质、科学精神、法治意识和认知能力，提升学生综合素质；专业基础课程根据药学专业的特色和优势，深度挖掘提炼专业知识体系中所蕴含的思想价值和精神内涵，科学合理拓展专业课程的广度、深度和温度，增加课程的知识性、人文性，提升引领性、时代性和开放性；专业核心课程注重学思结合、知行统一，增强学生勇于探索的创新精神、善于解决问题的实践能力。

三、适应行业发展，构建教材内容

教材建设根据行业发展要求调整结构、更新内容。构建教材内容紧密结合当前国家药品监督管理法规标准、法规要求、现行版《中华人民共和国药典》内容，体现全国卫生类（药学）专业技术资格考试、国家执业药师职业资格考试的有关新精神、新动向和新要求，保证药学教育教学适应医药卫生事业发展要求。

四、创新编写模式，提升学生能力

在不影响教材主体内容基础上注重优化"案例解析"内容，同时保持"学习导引""知识链接""知识拓展""练习题"或"思考题"模块的先进性。注重培养学生理论联系实际，以及分析问题和解决问题的能力，包括药品生产、检验、经营与管理、药学服务等的实际操作能力、创新思维能力和综合分析能力；其他编写模块注重增强教材的可读性和趣味性，培养学生学习的自觉性和主动性。

五、建设书网融合教材，丰富教学资源

搭建与教材配套的"医药大学堂"在线学习平台（包括数字教材、教学课件、图片、视频、动画及练习题等），丰富多样化、立体化教学资源，并提升教学手段，促进师生互动，满足教学管理需要，为提高教育教学水平和质量提供支撑。

数字化教材编委会

前言

党的二十大报告指出，要办好人民满意的教育，全面贯彻党的教育方针，落实立德树人根本任务，培养德智体美劳全面发展的社会主义建设者和接班人。教材是教学的载体，高质量教材在传播知识和技能的同时，对于践行社会主义核心价值观，深化爱国主义、集体主义、社会主义教育，着力培养担当民族复兴大任的时代新人发挥巨大作用。本教材是为落实中共中央《健康中国 2030 规划纲要》《中国教育现代化 2035》等文件精神，根据全国高等医学院校药学类专业教学需求和应用型药学人才培养目标要求编写而成。本教材为《药学概论》的首版，系"普通高等医学院校药学类专业第二轮教材"之一。

本教材定位是医学院校药学类本科各专业的启蒙和学习指导，以药物的发现与开发、生产制造、经营、使用和监管为线索，介绍相应的药学分支学科，向学生展现药学各分支学科的基本概念、研究内容与方法、任务和前沿进展、理论知识与实践技能、从业能力与素养，坚持"概论具体化"的教学思路，旨在培养学生辩证思维能力和引导后续相关课程学习。本教材重学科内容，轻学科边界，目的是激发学生对药学的热情和兴趣，引导学生思考，培养药学类专业学生的专业意识、职业使命感和科学素养。全书的编排主要基于药物产业、服务与管理链的递进关系，从药物的提取或合成，到剂型发展、有效性和安全性评价、质量控制特点、流通使用与合理用药，充分考滤知识逻辑组织与学生心理组织的关系，力求与教学实践顺利接轨，使学生对于药物全流程有全面的了解，有助于学生规划未来发展方向。

本教材旨在为医药相关专业学生提供药学的基本知识，开阔学生视野。本教材图文并茂，实用性和可读性强，符合教师的教学要求，贴近学生的学习习惯和心理特点。本教材强化引领性（温度）、开放性（广度）和适当知识性（深度），并尽力拓展人文性。在编写内容上，我们力求体现知识的概念性、新颖性和交叉性。每章节末以思维导图形式进行小结，作为内容的引导、提炼和归纳，帮助学生理解和掌握重点内容，熟悉专业词汇。全书辅以人物、仪器和波谱图片、示意图、流程图和表格，使教材特点更鲜明、学生好学易懂，注重增强教材的可读性和趣味性，培养学生学习的自觉性和主动性。本教材以问题为导向，设计以家国情怀、科学价值观、学术道德、环保意识和辩证思维作为思政元素的"学习导引""案例解析""知识链接""知识拓展""课堂互动""本章小结""思考题"等模块，同时配有数字教材、教学课件、图片、视频及练习题等，有助于开展问题导入及以学生为中心的学习。

本教材共十章，编者分工如下：张邦乐教授、冯雪松教授共同编写第一章，高慧媛教授编写第二章，马骁驰教授、李行诺副教授共同编写第三章，余志义教授、祝宝福讲师、侯熙彦讲师共同编写第四章，刘慧迪副教授、张芳副教授共同编写第五章，许勇副教授、彭电副教授共同编写第六章，陈国有副教授、董林毅副教授共同编写第七章，汤继辉副教授、刘珍宝副教授共同编写第八章，刘晓东副教授、张宁教授共同编写第九章，柳鹏程讲师、伍红艳教授共同编写第十章，张峰教授负责全书审阅。

本书的编写得到各位编者及其所在院校领导和同事的大力支持，在此表示衷心的感谢。

本书在编写过程中参考引用了国内外相关的书籍和文献，在此一并表示诚挚的谢意。由于教材所涉及知识面广，编者来自不同的专业技术领域、行文各有自己的风格，书中难免存在疏漏、不足之处，恳请同行专家及广大读者予以批评指正。

编　者
2024 年 1 月

目录

PPT

药物历程绪论篇

案例解析

【案例】世界各国都有使用天然药物的历史，药物的产生源于人类同疾病抗争的经验积累。据考证，早在公元前 6 世纪人类就已采用甜酒曲来治疗胃肠疾病。

【问题】1. 为什么药物的起源与人类活动密切相关？

2. 甜酒曲可用来治疗胃肠疾病，其依据是什么？

【解析】人类在长期与自然共处的过程中，发现自然界的东西对人体有不同的影响，于是便由被动接受转为有意识的开发利用，应用某些天然物质来治疗疾病或机体不适。酒曲中含有酵母菌，这与现在临床上用酵母片治疗消化不良的原理是一样的。

第一节 药物的起源、概念与分类

一、药物的起源

药物的起源可以追溯到远古时代，是原始人类生活、劳动及同疾病抗争的经验积累。古人类在发现火之前，处于所谓的"穴居野人""茹毛饮血"的原始时代，生活环境恶劣，为了生存必须猎取食物。当时主要的食物来源于捕猎动物和采摘植物，最初人类并不知道哪些可食、哪些有毒，常因生食动物肉、虫、鱼等生冷食物而患寄生虫病、胃肠疾病或引起疼痛等。当这些现象反复出现时，痛苦的经验和血的教训使人们发现，自然界的东西对人体有不同的影响。在采集食物的过程中，他们同时也发现有些植物或动物具有泻下、止痛、愈伤、催吐或止泻等功效，于是便由被动转为主动，应用这些动植物来治疗疾病或机体不适，使其为人类消除病痛和恢复健康服务。对现代非洲黑猩猩的研究也显示，黑猩猩具有简单的但目的性很强的应用特定植物治病的行为。

最早记载的医药学实践之一是在巴比伦时代（前 2600），当时的医生是集神父、药师和医生于一人。埃及医药的起源可追溯到公元前 2900 年，公元前 1500 年的"艾柏斯纸抄本"共收集 800 个处方、700 种药物。中国的《神农本草经》成书于魏晋时代，可称为世界上较早系统记载药物的专著，共收载 365 种药物。

盖伦（Galen，129 ~ 199）是古罗马时期最著名的医学大师，被看作世界药学史上的一个重要人物。他认为四种液体（血液、黏液、黑胆汁和黄胆汁）失调乃是疾病产生的原因，并把数种草药混合成为复方来治疗疾病。这些配方及用法后来被称为盖伦制剂（Galenic preparation）。盖伦制剂在西方医药学界应用了 500 年之久，即使是今天，在世界制剂学领域中还能看到盖伦制剂的影子。阿维森纳（Avicenna，980 ~ 1037）是古阿拉伯医学的代表，他在主要著作《医典》（Canon）中收录了 800 种药物，包括糖浆、软膏、搽剂、乳剂、油脂剂等。盖伦、阿维森纳和古希腊"医学之父"希波克拉底（前 460 ~ 前 370）被后世称为古典医学体系三位里程碑式人物。

知识链接

盖伦制剂

盖伦制剂（Galenic preparation）又称格林制剂、盖伦氏制剂，是指古罗马著名医学家盖伦提倡的以生药（尤其是植物药）为原料配制的各种制剂。盖伦注重使用生药，并强调按季节、地区及气候用药，共记载 540 种植物药、180 种动物药及 100 种矿物药，此种制剂在欧洲久负盛名，有些处方甚至沿用至今。

公元 8 世纪，阿拉伯人开设了世界上第一家私人药店，从此医药分家。世界上第一个国家药店是 1076 年我国北宋时期的熟药所。它是政府开办的售药机构，从药材的收购、检验、管理到监督丸散膏丹等中成药的制作都有专人负责，且在前人基础上改进制药方法，创制了如苏合香丸、至宝丹、紫雪丹等著名中成药。

药典是一个国家记载药品标准、规格的法典，一般由国家药品监督管理部门主持编纂、颁布与实施。世界上第一部官方药典——《新修本草》由我国古代唐朝政府于 659 年组织编纂并颁布，又称《唐本草》，共收载中药 850 种。欧洲第一部官方药典是 1498 年在佛罗伦萨出版的《新调剂大全》（Nuovo Receptario Composito）。1546 年纽伦堡的瓦莱利乌斯编著出版的《纽伦堡药典》（又名《药方书》）是世界医学史上著名的药典，在其影响下，世界各地相继有药典问世，它的出现为药品质量标准化和规范化指明了方向。

千百年来，盖伦学说在欧洲一直处于统治地位，第一个向其发出挑战的，是瑞士医生巴拉塞尔苏斯（Paracelsus，1493 ~ 1541）。他反对使用草药，倡议炼丹术士们把他们的技术和知识应用于从矿物中提炼化学药物，以满足治疗疾病的需要。他对所有的有效药物制剂，不管是来源于矿物还是植物，都要寻根问底，探究其有效的奥妙所在。然而，直到 19 世纪初的 1805 年，德国化学家泽尔蒂纳（Sertürner）才成功地从罂粟植物蒴果中提取出第一个活性成分，并使用希腊梦神 Morpheus 的名字将其命名为吗啡（morphine）。1847 年，德国化学家李比希（Liebig）推导出其分子式为 $C_{17}H_{19}NO_3$。但直到 1925 年，罗宾逊

（Robinson）才首次正式确定了其结构式。随后，奎宁、可待因、阿托品、可卡因等植物药中的活性成分被相继分离出来。19世纪初吗啡的成功分离是代表现代药学开始的一个重要里程碑，而生产奎宁的药厂成为现代制药工业的鼻祖，标志着纯化合物药物应用于临床治疗这一新起点。

二、药物的概念与分类

据《词源》所载，"药"主要有以下两种含义：一是指"治病草也"。古时人们认为，凡可以治病者，皆谓之药，并以草、木、虫、石、谷为五药。例如，人参属草类，具有大补元气、回阳救逆的功效；黄柏属木类，可清湿热；蝎子属虫类，能镇惊熄风，攻毒散结；石膏属矿石类，具有清热泻火的作用；谷类如麦芽，又称小麦，具有养心益气的作用。第二，药在古代也为"术士服饵之品"，即古时术士们所用的健身防老的所谓的仙丹之类，在当今可理解为用于防病健身的保健品。

今天，我们所说的药物是指能够影响机体的生理功能和生化过程，用于预防、治疗和诊断疾病的物质。药物通常以药品的形式应用于临床，药品是一种特殊的商品。《中华人民共和国药品管理法》规定，药品是指用于预防、治疗、诊断人的疾病，有目的地调节人的生理机能并规定有适应证或者功能主治、用法和用量的物质。

就使用对象而言，药品是以人为使用对象，用于预防、治疗、诊断人的疾病，有目的地调节人的生理机能；就使用方法而言，药品有规定的适用症、用法和用量要求，除外观，患者无法辨认其内在质量，许多药品需要在医生的指导下使用，而不由患者选择决定。同时，药品的使用方法、用量、时间等多种因素在很大程度上决定其使用效果，误用不仅不能"治病"，还可能"致病"，甚至危及生命安全。药品可以防病治病、用于康复保健，但随着应用剂量和机体状态的不同，药品又有不同程度的毒副作用。所以，用之得当，药品就能治病救人，保护健康；反之，则会成为恐怖的毒药，危害人体健康和生命安全。吗啡是一种强效镇痛药，长期大量使用会造成躯体和心理的依赖性，即成为俗话所说的毒品，导致成瘾。

而且，药品具有医用专属性，它与医学紧密结合，不是一种独立的商品。患者只有通过医生的检查、诊断，并在医生与执业药师的指导下合理使用，才能达到防治疾病、保护健康的目的。药品同时具有质量的严格性，它直接关系到人们的身体健康甚至生命存亡，因此必须确保药品的质量。另外，药品的质量只有符合规定与不符合规定之分，不像其他商品有质量优等品、一等品、二等品、合格品等划分，都可以销售。药品只有符合规定才能被销售，否则不得销售。

《中华人民共和国药品管理法》将药品分为中药、化学药和生物制品三大类。中药（traditional Chinese medicine，TCM）是指在中医理论指导下，用于预防、治疗、诊断疾病并具有康复与保健作用的物质，包括中药材、中药饮片和中成药。中药主要来源于天然药及其加工品，可分为植物药、动物药和矿物药。化学药（chemical drug）即日常所说的西药，通常包括合成的有机化合物，也可以是无机化合物、从天然产物中分离出的有效成分或以生物合成方法得到的抗生素和半合成抗生素。生物制品（biological product）也称生物药物（biopharmaceutical），是与人体中天然生物活性物质相似的物质，或者是模拟天然化合物活性部分的片段。生物制品通常以微生物、寄生虫、动物毒素、生物组织等作为起始材料，采用生物学工艺或分离纯化技术制备，并以生物学技术和分析技术控制中间产物和成品质量制成的制剂，包括菌苗、疫苗、毒素、类毒素、免疫血清、血液制品、免疫球蛋白、抗原、细胞因子、酶、单克隆抗体、DNA重组产品、体外免疫诊断制品等。

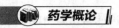

第二节 药学的现状与发展

一、药学的概念及特点

（一）药学的概念

药学（pharmacy）是研究药物的一门科学，是揭示药物与人体或者药物与各种病原体相互作用与规律的科学，也称为药物科学（pharmaceutical science）。药学主要以现代化学、生物学和医学为主要理论指导，是研究药物的来源、成分、性状、作用机制、用途、分析鉴定、生产经营、使用以及管理的一门科学。它主要包括六个主干学科：药物化学、药理学、药剂学、生药学、药物分析学以及微生物和生化药学。药学研究的主要任务是不断提供更有效的药物和提高药物质量，保证用药安全，以伤害最小、收益最大的方式治疗患者或治愈疾病。

（二）药学的特点

药学总体上属于自然科学的范畴。当药学的研究对象局限于药物时，例如进行药物化学、药物分析、药物新制剂研究时，它的自然科学属性很强；当药学研究集中在药物与人的相互作用与应用时，药学的研究对象就涉及人，而人既有自然属性又有社会属性，如医院药学、社会药学、药物经济学、药事管理学等研究则有较强的社会科学属性。

药学作为应用性学科，需要基础学科的理论、方法的支持，它的需求又推动了基础学科的进步，学科之间相互促进，共同发展。现代药学是在现代科学技术和医学发展的基础上发展起来的，因此具有医学发展和科技发展的基本特征。

1. 药学的高科技特征 药学科学是医学科学的重要组成部分，药学为医学提供了大量的预防和治疗药物，而药学的每一次飞跃，也都建立在医学疾病机理发现和医学基础学科发展的基础上。21 世纪，科技迅猛发展，将生物技术、材料技术、电子计算机技术、自动仪器分析技术引入药学领域，使现代药学发生了深刻的变化，并使药学的高科技特征凸显。目前，药学已成为现代高科技交叉应用的领域，生物工程、新型材料、信息技术、计算机技术等高科技总是最快地在医、药学学科找到实践和应用的领域。以计算机技术为例，1944 年，美国女科学家霍奇金（D. C. Hodgkin）首次将 X 射线衍射技术与手摇计算机相结合，计算并显示出青霉素的立体分子结构，为青霉素作用机制研究、结构改造提供了科学依据，成为现代药学成熟的标志。现在，经高速计算机处理的 X 射线晶体衍射技术已广泛用于药物结构分析，只需一颗晶状体即可完成药物的结构测定，这种"童话"只有在药学与高新技术结合时才会发生。同样，由计算机控制的各种自动化分析仪器大大促进了药物成分分离、性质鉴定和含量测定技术的发展。HPLC、GC、NMR、TC 这些高效分析方法，不但能高效分离、纯化各种药物组分和测定含量，还能测定药物的原子、基团的构成，为确定药物结构提供科学依据。

2. 药学的分化与融合发展特征 现代药学学科的分化越来越细，专业化程度越来越高。现代药学的分科有纵向型分化与横向型分化两类。纵向型分化是指在原学科基础上对不同层次的问题进行研究，建立子学科，如药理学分化出分子药理学。横向型分化是指在原有学科基础上对不同领域的问题进行研究，建立平行的分支学科，如药理学分化为心血管药理学、神经药理学、免疫药理学、遗传药理学等学科；药物化学分化为合成药物化学、天然药物化学、微生物药物化学等；药剂学分化为临床药剂学、中药药剂学、物理药剂学等学科。

药学科学在不断分化的同时，与其他学科之间又不断地渗透与融合，形成新的综合性学科或者边缘学科。学科的融合发展是科学进步的必然要求，因为任何一个单一的分支学科已经无法适应科学发展的要求。药学的交叉融合分为三种不同类型：一是药学学科与生命科学和医学交叉渗透，形成新的边缘学科，如临床药理学、医院药学、免疫药理学、药物遗传学、药物流行病学、生物药剂学等；二是药学与其他自然科学相互渗透融合，如物理学与药学交叉形成物理药学，数理统计与药学交叉形成药物统计学，信息科学与药学交叉形成药学信息学；三是药学与人文社会科学彼此渗透交叉，产生药事管理学、药物经济学、药品专利学、药学伦理学等学科。

3. 药学的社会化发展特征 药学学科具有社会科学属性，医药学的产业发展地位及其对社会的贡献是其社会化特征的重要体现，主要表现在两方面：一方面，药学行业已成为各国国民经济的支柱产业。药学对一个国家的经济贡献越来越大，目前，制药产业已经成为世界各国的战略性产业之一，它的发展影响到一个国家未来的经济发展及其在世界上的地位，在一国经济和社会发展中占有重要地位；另一方面，药学的发展离不开社会，需要社会和国家在战略决策、管理、投资、教育、文化、学术风气等方面创造有利于其发展的环境。国家和社会力量的加入，加强了药学科学的管理并推动了药学科学的发展。许多重大药学科技计划与项目必须依靠政府的投资和组织协调以及国际合作才能更好地完成。由于药学科学具有保障人民身体健康和发展国民经济的双重作用，药学已成为社会化的事业和产业。

4. 药学的发展模式转变特征 现代药学最初是在19世纪近代化学发展的基础上建立起来的，四大化学是药学的支柱学科，化学的理论、方法、手段在药学发展中占支配地位，这种药学发展的模式称为化学药学模式。20世纪下半叶，以化学为基础理论指导的药物研究逐渐走入困境。化学药物的研究成本越来越高，成功率越来越小，一个成功上市的化学药品，需要从大约一万多个化合物中才能筛选出来。与此同时，生命科学尤其是分子生物学有了令人瞩目的快速发展。以分子生物学为代表的生命科学给药学带来了深刻的变化。几乎在药学学科的各个方面，即从药物设计、新药创制、药物作用机制、药物代谢、给药系统到制剂生产、药品使用的各方面，都因生物技术的应用而发生了突破性的飞跃，药学发展进入"化学 – 生物学 – 药学"模式。

药学是服务于人类社会的医疗健康行业，承担着确保药品的安全和有效使用的职责。因此，不少学者近年来也提出了"化学 – 生物学 – 医学""化学 – 生物学 – 医学 – 社会科学"的药学综合模式。药学发展模式实际上是对药学发展客观状况的一种总结，是对药学发展趋势的一种总体认识。药学模式的认识转变同时也影响到药学政策制定、药学教育、药学人才培养模式以及药学学科发展战略等问题。

二、现代药学的发展

药学的发展经历了漫长而艰辛的过程，其发展大致可以概括为四个阶段。

从药学起源的远古时代至19世纪末被划为药学发展的第一阶段，此漫长的阶段主要是人们利用天然药物的时期。到19世纪，人们已开始应用现代科学技术研究天然药物的有效成分。据记载，仅1805～1835年的三十年间，就有约30种重要的药物有效成分被分离出来。而且，这种分离天然药物有效成分的热潮一直持续到20世纪。

19世纪末药物合成的兴起被认为是药学发展的第二阶段。虽然从天然药物中分离出的成分确有治疗作用，但天然药物品种数量有限、成分复杂，有时提取分离难度也很大。一些年轻的有机化学家便试图大显身手，许多重要的化学药物相继被合成，化学治疗的概念也得以产生和深化。百浪多息的发现是药物合成的一个标志性的成就。百浪多息是1932年德国人杜马克在研究抗菌药物时合成的一种磺胺染料，经动物实验证明对链球菌和金黄色葡萄球菌感染有特效，从而成为第一个用于全身细菌性感染真正有效的化学药物。

第二阶段药学的迅速发展也是有机化学快速发展的结果，随着合成药物的发展，药物化学也从普通有机化学中分离出来而形成一门独立的学科。同时在这一阶段，化学与医学产生了深度融合。这一时期包含新药问世的黄金时期，而且对药物作用及其机理的研究也深入到细胞水平。

第三阶段主要是指20世纪40年代至60年代。在合成药物大量上市的同时，生物化学也取得了巨大的发展。大量维生素被分离成功，胰岛素、肾上腺素、皮质激素等被相继发现。另外，糖代谢、脂肪代谢、蛋白质代谢、能量代谢等机体基本动态变化过程也相继得到阐述。这就使科学家们可进一步研究体内活性物质及其功能，因而在体内活性物质的基础上形成了一系列激素、维生素及其类似药物，同时也为在细胞与分子水平研究药物奠定了基础。

第四阶段是指20世纪70年代以来这一时期。化学、物理学、生物学、解剖学和生理学的兴起大大促进了药学的发展，使药学研究直达分子水平。此阶段远比前述各阶段发展迅速，且成果辉煌，尤其是受体学说和基因工程技术的创立，使药学的发展产生了质的飞跃。

近几年，药学的各分支学科随着相关学科不断发展变化和交叉渗透，逐渐发展成具有完备的基础知识、基本理论和技术手段的重要学科。药物化学正由过去的随机、逐个、多步骤的液相合成发展到计算机辅助设计、定向合成药物的组合化学阶段，大大提高了新药研究的速度和命中率。药理学对新药的筛选也发展为高效的高通量筛选；对药物作用机理的研究从整体、器官水平发展到细胞与分子水平。药剂学方面，由一般制剂发展到缓释、控释、速释和靶向制剂等。药物分析的手段也在不断更新，从化学比色到 HPLC、GS、MS 及其联用；体内药物分析的灵敏度不断提高。生药学方面从形态学、显微水平观察发展到化学、基因水平研究；从研究陆地药物发展到研究海洋资源。微生物与生化药学的迅速发展使借助现代生物技术在基因调控水平研究与开发药物成为可能（图 1－1）。

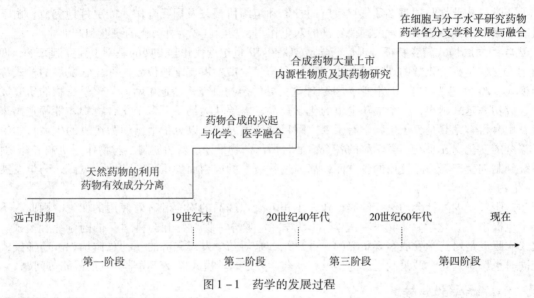

图 1－1　药学的发展过程

三、我国药学的发展现状与特色

2001 年 11 月 10 日，中国正式加入世界贸易组织，标志着我国"入世"历程跨过了最高的门槛，同时意味着我国的医药行业也将面临新的机遇和挑战。药物的研究开发是医药产业的重心，如何正确认识我国药学的现状与特色，把握世界医药发展的脉搏和未来医药行业的变化趋势，开创符合中国国情的药学发展思路，是每一位药学工作者的当务之急。

（一）创新药物研究

近年来，我国研究开发的新药，无论从品种或是从数量上说，都是可观的。我国生产的药品品种比较齐全，目前能生产 24 大类原料药 1500 余种、化学制剂 4000 余种、中药制剂 5000 余种，基本上能满足 14 亿人口防病治病的需求。医药产业的各项指标位居全国 37 个产业的前十位，是我国国民经济中成长性非常好的一个产业。2019 年我国居民人均年药品消费额已超过 100 美元，而发达国家人均药品年消费额为 300 美元。这些数字既反映出我国与发达国家药品消费的差距，也表明我国医药市场存在巨大的发展潜力。可以预见，医药产业仍将以高于其他产业的速度迅速发展，我国将从医药大国向医药强国迈进。

中国医药市场已经成为全球第二大医药市场，同发达国家市场相比，我国医药市场的结构与质量还有一定差距，新药（包括进口、国产新药）比例仍偏低。在我国开发上市的新药中，大部分属于仿制药，真正的创新药物较少，仿制药和修改剂型的药物占将近 97%。但在国家政策鼓励和法治规范下，近年来我国的药物研究与开发进展迅速，取得的成绩令人鼓舞，为提高人民的健康水平做出了积极的贡献。近年来，国家及有关部门高度重视与支持创新药物的研究开发，国家 18 个部委共同组成了国家新药研究与开发协调领导小组，对建立和发展自主的新药研究开发体系、创制我国具有专利保护的新药有着非常重要的意义。随着国家"重大新药创制"项目的开展，我国申报与批准新药总数呈现明显的上升趋势。2020 年，药审中心审评通过批准国产 1 类创新药临床申请 727 件，较 2019 年的 340 件增长 114%。2020 年，国家药品监督管理局共批准 15 个国产 1 类创新药上市，较 2019 年的 9 个增长 67%。这些品种所涉疾病领域较广，从普通疾病到疑难杂症均有，有望在未来数年内惠及患者。

（二）制剂新技术与新剂型研究

随着社会的不断进步和生活节奏的逐渐加快，人们希望用药尽可能简单化和多样化。因此，对药物的传输系统和剂型的研究显得越来越重要。科学技术的飞速发展、各学科之间的相互渗透以及新辅料、新工艺的不断涌现，大大促进了药物剂型的发展和完善。一般认为，新药剂型的发展经历了5代，第一代是简单加工的膏丹丸散，第二代为片剂、注射剂、胶囊等，第三代为缓释、控释剂型，第四代为靶向给药系统，第五代为体内自动释药系统。

药物传递系统研究对发挥药物疗效、减少药物不良反应意义重大。目前，制剂学已从简单的调配发展成集药学、生物学、化学、物理学、数学及电子学为一体的完整现代药剂学模式，可根据临床用药的不同需求，采用纳米技术、微囊化技术、固体分散技术、膜控技术、包衣技术、渗透泵技术等控制药物的释放速率、加速药物的溶出和释放以及提高生物利用度，制剂研发取得飞速进展。

我国新药剂型虽然与发达国家相比存在一定的差距，但近几年发展比较迅速。靶向给药、透皮给药、缓释与控释等新型药物传递系统已成为国内开发热点，目前已开发的有阿霉素脂质体、喜树碱脂质体等。此外，一些新的给药途径如脉冲给药、口服结肠定位给药、骨靶向给药等也在积极研究开发之中。

（三）中药现代化研究

课堂互动

1. 我国为什么要推进中药现代化研究？
2. 中药现代化研究的主要内容有哪些？为什么？

中药是我国劳动人民在数千年与疾病做斗争的过程中发展起来的，并取得了辉煌的成就，她与中医一起构成了一个完整的传统的医药体系。我国是世界上药用资源最丰富的国家之一，中药在国民健康领域发挥着重要作用，并且有些中药制剂在许多西药无能为力的疾病领域显示出其独特的优势，为提高人民的健康水平做出了巨大贡献。我国已将中医药科学研究列入发展大计，目前世界上已有130多个国家使用中药，120多个国家建立了中医药机构。但是，我们也应清楚地认识到中医药现在面临的严峻挑战，即医药的竞争、中医药资源的流失、外国中药大举"入侵"等。因此，如何提高中药的竞争力以实现中药现代化、让中药产品走向世界，也就成了全国医药界关注的热点。

简单来说，中药现代化就是从传统中药发展提高到现代化中药。中药现代化来源于传统中药的经验和临床实践，是依靠现代先进科学技术手段，遵守严格的规范标准，研究出高效、安全、稳定、质量可控、服用方便并具有现代剂型的新一代中药，使其符合并达到国际主流市场标准，可在国际上广泛流通。其具体内容包括中药理论的现代化、中药质量标准和规范的现代化、中药生产技术的现代化、中药文化传播的现代化等。中药复方作为多靶点作用的药物，在征服一些重大疾病中将发挥不可估量的作用，有着广泛的应用前景。近年来，经过我国医药科研工作者的努力，中药现代化这一领域取得了一定的进展。大量研究表明，许多中药作为免疫调节剂具有独特的功效，现已在抗肿瘤、抗病毒、延缓衰老等方面得到开发和利用。中药现代化的一个重要内容就是中药的疗效标准，这是将中药走向世界的第一步，也是将中药制剂推向国际市场的接轨基础。

由于中药功效成分复杂且多为复方用药，研究单体并不能洞悉药材的全貌，因此，中药的质量监控是中药现代化进程中亟待解决的另一问题。随着计算机科学、分析仪器的飞速发展，一种表达天然药物化学特征、被称作"指纹图谱"的质量控制模式应运而生，并且越来越受到各国的重视。目前，包括美国FDA、英国草药典、印度草药典、德国药用植物学会、加拿大药用植物学会等在内的许多国家的相关机构均已接受中药"指纹图谱"的质控方法。中药指纹图谱质量控制模式的运用与推广，将为中药走出国门奠定一定的基础。

（四）生物技术制药研究

生物技术药物正以其独特的优势展现出迷人的前景，被誉为"朝阳中的朝阳"。美国是世界上最早开发生物技术且最成功地将其运用于制药领域的国家，巨额的资金投入和有效的投资体制促使美国生物技术产业迅猛发展。我国于1983年成立了中国生物工程开发中心，此领域从1986年开始进入黄金时期。生物技术药物一直是国家"863计划""火炬计划"及"攀登计划"等高科技扶植计划的重要内容，被国家列入未来中国经济发展关键十大技术之一。在国家的大力支持下，我国的生物制药取得了长足的进展，与世界先进国家的差距显著缩小，尤其在基础技术革新和实验室阶段已基本接近国际先进水平。2020年初新冠疫情全球爆发，2020年6月19日，中国首个新冠mRNA疫苗即获批启动临床试验。截至2021年2月25日，全球有17种疫苗进入临床试验阶段，其中我国占11种，已经上市的新冠疫苗达到4种，充分展示了我国生物技术制药能力与水平。

目前，我国生物技术制药已经进入了自主创新发展的新时期，生物制药取得了喜人的成绩。但是，其总体发展趋势与制药强国，即美、日、欧等发达国家和地区的生物制药活动紧密相关，这个过程是机遇与挑战并存的。就生物技术制药活动来说，虽然项目开发耗费的研发成本高，研发周期也比较长，但是，一旦项目研发成功，所取得的收益是极为诱人的。在我国，开展生物技术制药活动所需的资金主要是以社会集资的方式获得的，这使得整个生物制药行业面临巨大的发展风险。从我国政府制定的宏观发展战略来看，对生物技术的重视程度不断提高，主要表现在两方面：一是制定一系列激励政策，以此来划分与生物技术相关的诸多产业，并在此基础上推动生物技术的发展；二是加大对生物技术制药的重视程度，使生物制药的自主研发活动能够顺利进行。

就我国中药、化学药和生物技术药三者的创新研究而言，生物技术药最有希望达到国际先进研制水平。由于我国生物技术制药产业化水平基本与国外同行处在同一水平，只要各方面条件具备且保证经费投入，研发水平将会很快赶上。为此，相关人员要深入了解和掌握国外同行的研究情况、技术水平及其未来主攻的方向，有针对性地制订和修正自己的研究计划和策略，确保研发能力处于世界先进水平。

第三节 药学的工作任务

案例解析

【案例】 由疟原虫引起的疟疾，几千年来一直是威胁人类生命的传染性疾病。20世纪60年代初，恶性疟原虫在东南亚地区出现对氯喹的耐药性，随着越南战争的逐步升级，抗氯喹恶性疟的侵袭导致交战双方大量减员。美国投入大量的人力、物力来寻找新型的抗疟药物，筛选了20多万种化合物，但效果不佳。在越南方面请求下，我国研究人员经协作研究，在传统中草药基础上由屠呦呦提取得到青蒿乙醚提取物——青蒿素，并在多领域专家协同下证实了其临床治疗的有效性。与以往的抗疟药物不同，青蒿素抗疟的主要机理是通过对疟原虫表膜线粒体功能的干扰，最终导致虫体结构的瓦解，而不是借助于干扰疟原虫的叶酸代谢。青蒿素相关药物的使用使全球疟疾感染人数下降37%，死亡率下降60%，拯救了近千万人的生命，对世界抗疟疾事业做出了重大贡献。屠呦呦因创制新型抗疟药这一贡献，获2015年诺贝尔生理学或医学奖。

【问题】 1. 药学的工作任务主要有哪些？

2. 如何理解药学研究对人类的贡献？

【解析】 药学的工作任务主要有研究开发新药、阐明药物的作用机制、研究药物的制备工艺、开发药品的质控技术等。药学研究对人类健康起重要作用，对人类更好地同疾病做斗争具有重要意义。

一、研究开发新药

课堂互动

为什么要进行新药的研究与开发?

药物是对抗疾病强有力的武器,可使患者摆脱疾病的困扰,提高人类的生活质量。所以,药学研究最主要的任务是研究与开发新药,针对各种疾病开发出疗效显著、毒副作用小的特效药物。人类的平均寿命从二战前的 40 余岁已达到现在的 70~80 岁。2020 年中国人的平均寿命已达 77.3 岁,瑞士、日本已超过 80 岁。究其原因,除了战争的减少、营养状况和卫生环境的改善之外,其同药学的发展与进步是分不开的。例如,青霉素于 1928 年由英国科学家弗莱明(Fleming)发现,带动了抗生素的研究与发展,使一般的细菌性感染不再构成对人类生命的重大威胁。

然而,随着药物的长期使用,机体和病原微生物通常会产生耐受性和耐药性,机体对药物的敏感性会下降甚至消失,或者药物对病原体的疗效降低或无效,从而致使临床治疗失败。这就要求药学工作者根据临床需要,进行新治疗靶点与新结构创新药物的研究,开发疗效更好的药物,或者在现有药物基础上,通过药物配伍的协同作用,开发新的复方药物,达到提高疗效、降低毒副作用的目的。例如,耐药细菌产生的速度远远快于人类新药的开发速度,因此,开发新型抗菌药势在必行。青霉素类药物的副作用、过敏、耐药菌的出现,迫使人们研究新的抗菌药物,如头孢类、喹诺酮类等。

另外,新疾病的出现 [如严重急性呼吸综合征(severe acute respiratory syndrome,SARS)、艾滋病、新型冠状病毒肺炎等],原有非主要致命性疾病(如心血管疾病、肿瘤、糖尿病)危害的增加,人们对于小病症及机体不适(如胃溃疡、胃动力障碍、焦虑、抑郁等)对生活质量影响的日益重视等,这些都迫切要求药学工作者们根据新疾病的特征、临床用药的实际需求,研究和开发针对性更强、疗效更好的新药。

知识拓展

新型冠状病毒肺炎及疫苗研制

新型冠状病毒肺炎简称新冠肺炎,是指 2019 新型冠状病毒(corona virus 2019,COVID - 19)感染导致的肺炎,以发热、干咳、乏力等为主要表现,少数患者伴有鼻塞、流涕、腹泻等上呼吸道和消化道症状。重症病例多在 1 周后出现呼吸困难,严重者快速进展为急性呼吸窘迫综合征、脓毒症休克、难以纠正的代谢性酸中毒和凝血功能障碍以及多器官功能衰竭等。重症、危重症患者在病程中可表现为中低热,甚至无明显发热。轻型患者仅表现为低热、轻微乏力等,无肺炎表现。多数患者预后良好,少数患者病情危重。老年人和有慢性基础疾病者预后较差,儿童病例症状相对较轻。治疗措施主要有隔离、对症、支持治疗等。2020 年 12 月 31 日,国药集团中国生物新冠灭活疫苗获得国家药监局批准附条件上市,为我国及全球新型冠状病毒肺炎的防治带来了希望。

二、阐明药物的作用机制

研究药物通过怎样的途径与机体或病原体相互作用而发挥疗效,有助于药学工作者发现药物作用的特异性靶标以及药物产生毒副作用的途径,也可基于临床线索发现一些老药的新的临床用途,这也是药理学的主要任务。目前许多疾病发病机制未明、缺少合理药物设计的有效靶标,也有一些药物临床疗效明确但机制还不完全明了,这些都促使药学工作者对药物的作用进行研究、阐明其作用机制,从而开发出高效低毒的特效药物。如阿司匹林、吲哚美辛、萘普生、布洛芬、双氯芬酸等传统非甾体抗炎药

（nonsteroidal anti – inflammatory drug，NSAID）的作用机理与抑制前列腺素合成酶 COX－1 和 COX－2 有关，但具有诱发胃溃疡、胃出血等毒副作用。研究表明，引起炎症反应的主要是COX－2；而 COX－1 存在于人体组织如胃肠道、肾脏、血小板中，维护相应器官的正常生理功能。特异性地抑制两种同工酶中的 COX－2 不但可保留其抗炎活性，还可以减少胃溃疡的发生（图1－2）。塞来昔布、美洛昔康、依托考昔、帕瑞昔布等COX－2 选择性抑制剂就是基于此目的和机理研制的新型非甾体抗炎药。阿司匹林可抑制 COX－1，引起出血不良反应，但小剂量使用时可抑制血小板的凝聚，目前已成为防治动脉血栓性疾病的重要药物，也是老药新用的成功例证。

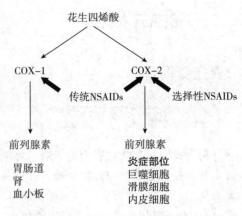

图1－2　非甾体抗炎药的作用机制

三、研究药物的制备工艺

新药研究不能只停留在实验室研究的规模，只有将实验室的研究成果应用到大规模生产中，新药研究才具有现实意义。研究药物制备工艺是药物化学的重要任务，研究中要考虑降低药物成本、控制药物制备时间、提高药物质量、降低药物的毒副作用、提高药物的稳定性并防止药物在生产过程中的污染等问题。如胰岛素在早期是通过生物组织提取而制备，成本极高；基因工程技术出现以后，采用基因重组工程菌发酵工艺来生产人胰岛素，可大大降低其成本，而且降低了异源性反应，胰岛素的临床应用也得以普及（图1－3）。

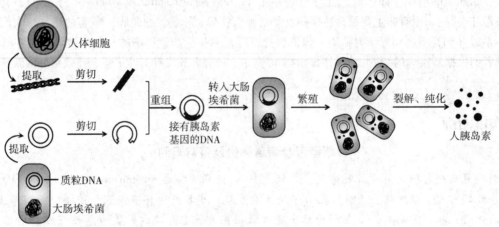

图1－3　基因重组工程技术生产人胰岛素

四、开发药品的质控技术

药品是用于预防、治疗、诊断人的疾病的物质，药品质量的好坏关系到人类的健康和生命。药品质量控制强调对原料或制剂生产全过程进行控制，是药品研发和生产的关键环节和基础。药品的质量控制技术开发是药物分析研究的主要内容。研发药物需对其质量进行系统的、深入的研究，制定合理的、可行的质量标准，并不断地修订和完善，以控制药品的质量、保证药品的安全有效。在药学领域，药品的质量控制技术非常重要，主要包括如下。①药物含量的控制：研究和应用有效、灵敏、简便的方法控制药物的含量，使用药剂量控制在一个安全有效的范围内。②药物杂质性质的确定、含量的控制：以减少不必要的不良反应。③实施这些方法对药品质量进行有效的监控。如热原（pyrogen）的检测在注射剂的质量控制中具有非常重要的意义。

知识链接

热　原

热原是指能够引起恒温动物体温异常升高的物质，包括细菌性热原、内源性微课高分子热原、内源性低分子热原及化学热原等，主要为细菌产生的内毒素，以革兰阴性杆菌所产生热原的致热能力最强。热原具耐热性、滤过性、水溶性、不挥发性和可吸附性。热原被输入人体后，可使人出现发冷寒战、高热、出汗、恶心、呕吐、昏迷等症状甚至危及生命。《中国药典》采用家兔法和鲎试剂法进行热原检查和注射剂的质量控制。

五、研究药物的传递系统

药物传递系统（drug delivery systems，DDS，亦称药物传递系统）是指在空间、时间及剂量上全面调控药物在机体内的分布，在药物防治疾病的过程中所采用的不同给药形式。其目的是在恰当的时机将适量的药物递送到正确的位置，从而增加药物的利用效率，提高疗效，降低毒副作用，这也是药剂学的主要任务。一个药物被发现之后，并不能直接应用于临床治疗。其中有许多因素，如用药是否方便、药物能否被吸收、药物何时能起作用、毒副作用如何等。因此，要对研制的新药进行制剂学方面的研究，根据药物的理化性质以及临床治疗需要等因素，将药物制成一定的剂型。剂型通常按给药途径分为经胃肠道和非经胃肠道两大类，包括片剂、散剂、胶囊剂、颗粒剂、注射剂、栓剂、丸剂、气雾剂、滴眼剂等。各种传统剂型有其独特的应用价值，如片剂服用方便，包括控释、缓释、速释的片剂；对于需要快速起效的或口服难以被吸收或易被破坏的药物，可制成针剂进行肌肉注射或静脉注射（图1-4）。

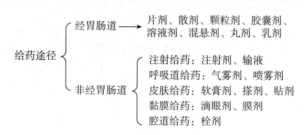

图1-4　常用药物剂型的分类

随着科学技术的进步，剂型的发展已远远超越其原有的内涵，由药物与辅料制成的各种传统剂型已满足不了临床治疗的需要，有的将药物制成输注系统使用，有的则制成给药器植入体内应用，使临床用药更加科学化与合理化。为克服普通制剂的有效血药浓度维持时间短的缺陷，口服与注射缓控释制剂、靶向制剂、透皮给药制剂等一系列新的药物传递系统应运而生。药物传递系统的研究既包括药物特性本身，也包括搭载药物的载体与装置以及对药物或载体进行的改性修饰相关技术，是对药剂学传统剂型的创新发展。

六、规范药品的质量管理

药品具有商品的一般属性，通过流通渠道进入消费领域。在药品生产和流通过程中，基本经济规律起着重要作用。开拓医药市场虽然属于经济学领域的问题，但是由于药品的特殊性，不能完全按照一般商品的经济规律来对待药品。国家必须对药品从研究、生产到使用的全过程进行严格的质量管理，才能保障药品的安全、有效和合理应用，这也是药事管理学的主要任务。

药品作为一种高科技产品，需要同时具有医药知识和经济学理论的人去从事它的质量管理与营销工作。各级部门要充分认识在药品经营过程中进行质量管理和贯彻质量意识的重要性，必须严格执行国务院药品监督管理部门的法律及法规并进行规范化管理，以保证药品的质量。目前，药物研究、生产和使用的各个过程都有严格的规范，包括药用植物的栽培（good agricultural practice，GAP）、药物的临床前与

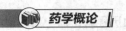

临床研究（good laboratory practice，GLP；good clinical practice，GCP）、药品的生产与销售（good manufacturing practice，GMP；good supplying practice，GSP）等。

七、保证药品的合理使用

药品具有两重性，既有治疗疾病的作用，也可能会对人体产生不良反应。自20世纪以来，世界范围内发生了多起重大的药害事件，严重威胁到人类的健康和生命安全。在保证有效性的前提下，如何为患者选择合适的药物，尽量降低其不良反应，同时考虑治疗方案的经济性，已成为近年来临床药学工作的一个重要任务。

伴随着临床使用药品的增加，不合理用药现象日趋加重，药物毒副作用和不良反应时有发生，累及器官遍布全身（图1-5）。近年来，药品不良反应（adverse drug reaction，ADR）已引起卫生行政部门和医药卫生界的高度重视，这也要求药学专业技术人员加强处方审核、参与临床药物治疗。该工作主要由临床药师负责实施，通过与医师共同制定疑难疾病药物治疗方案、依据患者病情与医师协商调整治疗药物或用法用量、设计个体化给药方案、对患者进行用药监护等医疗工作，促进药物合理使用，减少ADR对患者的损害，保证患者用药安全。而且，药物经济学的发展也使患者希望在可接受的花费下得到有效的治疗，这就要求临床药师不仅要注重药物治疗的有效性和安全性，还要考虑治疗方案的经济性，真正做到药物的合理应用。

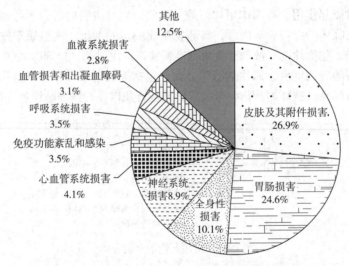

图1-5　药品不良反应累及器官系统情况（2019年）

知识链接

药品不良反应

药品不良反应是指正常剂量的药物用于预防、诊断、治疗疾病或调节生理机能时出现的与用药目的无关的有害反应，是合格药品在正常的用法用量下出现的有害反应，不包括有意的或意外的过量用药及用药不当引起的反应。药品不良反应包括副作用、毒性反应、首剂效应、继发反应、后遗效应、致畸作用、致癌作用、致突变作用和变态反应等。一般分为A型（可预测）和B型（难以预测）两大类。A型不良反应通常与药理作用或剂量相关，一般停药或减量后症状可减轻或消失。B型则与药品的正常药理作用完全无关，一般很难预测。不良反应的发生时机不确定，可能发生在用药初期、用药一段时间后甚至停药以后。而且其表现形式多样，可能是常见的头晕头痛，也可能是不易察觉的致癌作用。其后果可轻微可严重，严重者可致残甚至致死。

第四节 药学的地位与作用

一、药学在现代科学中的地位

药学是基于理学知识和工学技术的科学内涵，结合社会学和经济学手段服务临床医学、保证人类健康的学科。健康是人类生存的最基本要求，药学发展始终处于人类科学研究的最前沿，需要相关学科的支持，同时也是各学科强有力的生长点，与相关学科的研究领域交叉共生。目前，药学已形成化学－生物学－医学－社会科学的综合发展模式，不仅强调药学工作者术业专攻，而且需要其触类旁通，专业、优质、高效、全面服务人类健康。因此，药学是综合医学、理学（生物学、化学等）、工程技术和人文社会科学的系统工程（图1－6）。

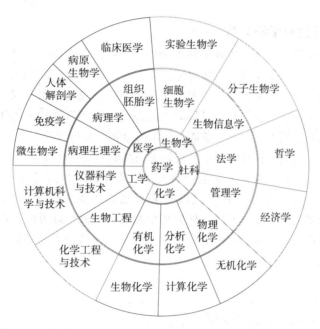

图1－6 药学与医学、理学、工程技术和人文社会科学关系图

（一）药学与理学、医学的关系

药学科学是一门辅助医疗服务，通过提供预防、诊断和治疗药品，保证人类健康的应用科学。药学基于与化学、生物学、医学等学科的交汇渗透，研发、生产、供应和指导使用安全、有效的药物。药物开发研究中，活性成分提取分离和合成环节需要化学、物理学理论技术指导，以确定药物结构、理化性质；药物含量分析测定需要物理技术和数学方法；药物作用是基于对人体生理和疾病机理等基础医学理论的认知，依靠生物学手段探究药物作用对象受体、神经递质、核酸、多肽、基因、蛋白组生物大分子的结构与功能，辨析药物与作用靶点的结构与效用关系；最后，结合临床医学疾病机理，实现对患者的个体化药物精准治疗。实践表明，物理、化学和生物学等科学为药学研发提供基础理论和方法，医学理论指导药学精准应用。例如，根据遗传学（genetics）、基因组学（genomics）和药学的研究发现，在人类基因中，不同个体间的基因约有1%是不同的。这些差别，即基因的多态性决定人类个体间的差异，如身材、肤色和天赋等方面的差别，也可能导致药物疗效和毒副作用的个体间差异。也就是说，同一种药物会对不同的人产生不同的效果，因此，不同个体的药物选择可以根据基因的差异来决定，由此产生药物遗传学（pharmacogenetics）。通过研究药物引起机体反应的个体遗传差异来实现个体化药物治疗，以每个

人的基因分态选择药物和确定剂量，是药学发展新的突破口。

随着时代发展，人类为保证自身健康，对药学目标提出更高的需求，必将促进药学、医学、生物学和化学等学科围绕健康主题的纵深演进，形成药学与相关理论学科之间相互促进、融合共生的发展关系。

（二）药学与工程技术的关系

实现药学服务不仅需要遵循科学理论来研发药物，而且需要通过工程科学技术指导完成药物生产制造。制药工程就是一门进行药品研究、开发与生产的综合性应用技术学科，研究领域涉及化学制药、中药制药、药物制剂及生物制药等领域，以化学、药学、生物技术和工程学为基础，探索覆盖药物提取分离、合成、微生物转化和基因工程等工艺设计及设备等方面的基本理论、实验操作技能以及生产设计能力，解决原料、路线、工艺流程、工程设备、操作方法、技术评价等药品生产过程中的工业制造技术问题，实现工业化生产的工程技术，包括新工艺、新设备、《药品生产质量管理规范》（GMP）管理等方面的研究、开发、放大、设计、质控与优化等，最终实现药品生产的规模化和规范化。因此，药学需要与工学门类中生物工程、精密化工、材料科学、信息技术和精密仪器等工程技术协同发展，从而更好地服务于人类健康事业。

（三）药学与人文社会科学的关系

药学服务是一项治疗疾病、维持人类机体健康的社会工作，无论在药物研发、药品生产还是临床药物治疗中，人以多重角色参与药学实践，包括学生、教育者、研究员、生产者、管理者、服务者和患者。人是药学工作的核心，须以唯物主义的世界观和方法论来指导解决药学服务问题，以人为根本，树立尊重人、关心人的服务意识。所以，我们必须以科学严谨态度、经济学管理手段和人文关怀视角要求和对待药学工作每个环节。药品的研发、生产至流通、使用的全领域流程涉及哲学、经济学、法学、社会学、管理学等诸多人文社会科学内容，因此，药学又被赋予强烈的社会科学性质。《国家中长期教育改革和发展规划纲要（2010～2020年)》中强调人文素养和人文素质建设，弘扬优秀传统文化，发展先进文化。药学科学人文建设可归结为历史传统、科学价值观、辩证法和社会贡献等方面培养，不仅关注药学科学水平，还应提升药学实践中的人文道德素质，把握药学发展的正确思政方向。药学人文发展同时也能反哺社哲科学进步，丰富其内容案例和思想内涵。所以，人文素质培育无论是对药学自身建设，还是对药学知识践行者的价值取向来说，都有着十分重要的意义。

课堂互动

请设定自己感兴趣的药学学科方向，并勾画与其密切相关学科的思路图。

知识拓展

学科含义

随着社会进步和科学发展，科学研究广度、深度越发提高，形成具有共性特征的各自的知识体系，进而将整个科学划分成若干分支科学，称为学科。分类标准有学术分类和教学分类。国家学位授予和人才培养学科目录（教学分类）分为理学、工学、农学和医学等13个学科门类，其中，药学类（含中药学类）与基础医学、临床医学等同属于医学门类下的一级学科，在保证人类生命健康的科学中具有相同重要的地位与价值。一级学科是指由专门知识体系构成的相对独立的学科，如基础医学、临床医学、药学、化学和生物学等。药学是一个庞大的学科体系，包含众多分支学科——二级学科，各学科与其他学科之间交叉、渗透，又分化和派生出新的分支学科——三级学科（图1-7）。

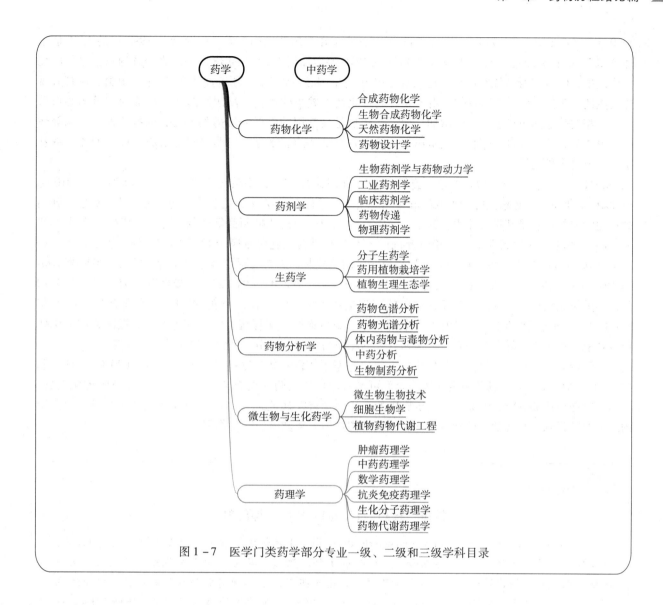

图 1-7 医学门类药学部分专业一级、二级和三级学科目录

二、药学对人民生命健康的作用

《2020 年世界卫生统计》显示，从 2000 年到 2016 年，全球预期寿命和健康预期寿命都增长 8% 以上，其中，全球预期寿命从 66.5 岁提高到 72.0 岁。国家卫健委发布的《2019 年我国卫生健康事业发展统计公报》显示，中国居民人均预期寿命由 2018 年的 77.0 岁提高到 2019 年的 77.3 岁。作为医疗系统组成部分的药学成果是人类战胜疾病、延长寿命的主要手段，发挥着不可或缺的重要作用。

历史上，由于对应的病原体疫苗出现，HPV（人乳头瘤病毒）、小儿麻痹症（脊髓灰质炎）、天花、流行性腮腺炎、麻疹、风疹、破伤风、百日咳、白喉、甲型肝炎等疾病已经被消除或极大降低其传染性造成的危害。2020 年，COVID-19 病毒引起肆虐全球的肺炎大流行，截至 2021 年 6 月，全球新冠肺炎确诊病例约 1.8 亿，死亡病例 400 万。世界各国共同努力，紧急研发相关疫苗，2021 年 2 月，我国附条件批准 2 款疫苗上市使用。随着药物干预及多种预防手段的实施，全球确诊人数呈下降趋势，最终人类必将战胜 COVID-19 病毒，消除其对民众健康的巨大危害。

随着对人类生存造成很大威胁的传染性疾病的控制，加上人类生存的自然环境和社会环境的变迁，非传染性病（NCD）发病相对比例不断上升，疾病负担已转移到非传染性疾病。《2020 年世界卫生统计》显示：2016 年，非传染性疾病导致的死亡占全球死亡总数的 71%，其中首位的致死原因是心脑血管疾病（CVD），占所有 NCD 的 44%，是排名第二的癌症死亡病例的两倍，其次是慢性呼吸道疾病和糖尿病。

2020 年 *JACC* 报道，自 1990 年以来，CVD 及其死亡率在全球范围内上升，病例数从 1990 年的 2.71 亿增加到 2019 年的 5.23 亿，死亡人数从 1990 年的 1210 万增加到 2019 年的 1860 万。在全球约三分之一的死亡病例中，CVD 是导致死亡的根本原因。2019 年《中国心血管健康与疾病报告》发布，中国心血管病现患人数约 3.3 亿，位居全球首位。由于人口老龄化及不健康的饮食，高胆固醇血症已成为常见的心血管疾病，相关药品的市场需求不断增加。他汀类药物是最常用的降低胆固醇的药品，阿托伐他汀、瑞舒伐他汀等作为第三代他汀类药物，显示出强大的疗效及卓越的安全性，可明显降低冠心病患者的死亡率和主要心血管事件的死亡风险。

2021 年 *Ca – Cancer J Clin* 报道，美国自 1991 年以来癌症死亡率持续下降，整体下降 31%，2010 年至 2016 年期间，所有恶性肿瘤患者的五年相对生存率总体上为 67%，免疫治疗的出现以及针对恶性肿瘤的靶向疗法的进步是其重要原因。其中，肺癌患者经 PD – 1 抗体抑制剂等药物治疗，两年生存率从 2009 ~ 2010 年间的 30% 提高到 2015 ~ 2016 年间的 36%。慢性粒细胞白血病于 1975 年前后的五年生存率只有 22%，到 2010 ~ 2016 年间达到 72%，使用酪氨酸激酶抑制剂患者的预期寿命更是近乎常人。2020 年 *Lancet Oncology* 报道，中国人年龄标化癌症死亡率从 1990 ~ 1992 年的 94.4/10 万降低到 2015 年的 77.9/10 万，年龄标化癌症死亡率大大降低，癌症的五年生存率从 2003 ~ 2005 年的 30.9% 上升到 2012 ~ 2015 年的 40.5%。细胞毒性药物与以细胞信号转导分子、新生血管、端粒酶、肿瘤细胞耐药、提高或调节机体免疫功能、抑癌基因导入等为靶点或策略开发的靶向药物联合应用，是肿瘤治疗的发展方向。

限于现有医药水平，目前部分疾病的五年生存率还较低，如胰腺癌（10%）、肝癌（20%）、食道癌（20%）、肺癌（21%）以及帕金森病等尚无可彻底治愈的良药。随着自然环境与社会环境的进化发展，人类可能面对诸如 SARS 和禽流感等新疾病的产生、现有疾病演进、药物耐药等严峻现实，但追求健康的迫切愿望是永无止境的，药学科学必将继续发挥护佑人类健康的重要作用。

知识拓展

抗癌"神药"（K 药）：PD – 1 抑制剂

PD 的全称为程序性死亡（programmed death）。PD – 1 是位于 T 细胞表面的一种免疫抑制分子，当受体 PD – 1 与配体 PD – L1 等结合时，会抑制 T 细胞激活，甚至导致 T 细胞程序性死亡，从而降低 T 细胞对癌细胞的识别，抑制 T 细胞活性，进而阻断免疫细胞对肿瘤细胞的攻击，肿瘤细胞得以生存。如果能抑制 PD – 1 和 PD – L1 的结合，就能让 T 细胞继续杀伤癌细胞。阻断 PD – 1 与 PD – L1 相互结合的药物称免疫检查点抑制剂，可阻断肿瘤细胞对免疫细胞的抑制作用。

全球首个 PD – 1 药物的商品名为 Keytruda，简称 K 药。2003 年，K 药最初由荷兰 Organon 公司研发，后被默沙东收购，2014 年在美国批准上市，成为全球第一个被批准用于晚期黑色素瘤治疗的 PD – 1 抗体原研新药，因开启了肿瘤免疫治疗领域的先河而载入史册。其在 2020 年的销售额为 143.9 亿美元，预计 2026 年的销售额为 249.1 亿美元。但肿瘤的发病机理尚不够清楚，通过单一机制无法解决所有问题，唯有永无止境地创新。

美国科学家詹姆斯·艾利森（James P. Allison）和日本医学家本庶佑（Tasuku Honjo），因在 PD – 1/PD – L1 研究中的贡献获得 2018 年的诺贝尔生理学或医学奖。

三、药学对国民经济的作用

药学产业对国民经济的主要贡献体现在以下方面：药品研发、生产带动相关产业经济活跃；药品销售产生直接经济效益；药品给社会带来的劳动力损失降低、疾病发病率和病死率下降、手术和住院消耗减少等间接经济效益。因此，医药在人类社会生活和国民经济发展中均处于不可替代的关键地位，成为世界经济支柱性产业之一。医药产业以高于整个工业平均增长的速度持续、快速增长，且人类对药物的需求越来越高，因此，医药产业被誉为"永不衰落的朝阳产业"。

（一）全球药品市场经济贡献

全球药品市场主要通过药品生产、销售和研发投入三方面助推经济增长，各项指标都反映了药品经济旺盛的生命力。

2019 年全球医疗保健在全球生产总值（GDP）中所占的比重达到 10.5%，其中，药品支出的增长速度将超过整体医疗支出。2020 年全球医药市场规模将达到 1.32 万亿美元，2019～2025 年间，将以年复合成长率 7% 成长，2025 年全球医药市场规模将达 1.8 万亿美元。2019 年全球 500 强企业排行榜中，医药健康相关领域企业有 30 家上榜，年收入均在 300 亿美元以上，绝大部分企业的利润率在 20% 以上，远远高于整个产业的平均利润率。

《2020 年全球生命科学行业展望》显示，全球处方药销售额将在 2020～2026 年间以 7.4% 的复合年增长率增长，预计销售额将达到 1.4 万亿美元，与 2012～2019 年处方药销售复合年增长率为 2.7% 相比，凸显了医药行业持续稳健的销售加速（图 1-8）。预计到 2026 年，肿瘤学将占药品总销售额的 21.7%，2019～2026 年间，免疫肿瘤学治疗药物销售额将增至 947 亿美元，复合年增长率为 20.2%。生物药是目前世界上最畅销的医药产品。自 20 世纪 90 年代以来，全球生物药品销售额以年均 30% 以上的速度增长，远高于全球医药行业年均不到 10% 的增长速度，2020 年全球生物药市场增长至 3276 亿美元，并逐步成为世界经济的主导产业。在 2019 年十大畅销药物中，6 种为生物药。全球生物技术公司总数已达 4362 家，其中 76% 集中在欧美，欧美公司的销售额占全球生物技术公司销售额的 93%。美国是生物技术产业的龙头，其开发的产品和市场销售额均占全球的 70% 以上。预计 2024 年生物技术产品在全球百大产品销售中的比例将从 2017 年的 49% 上升到 52%。

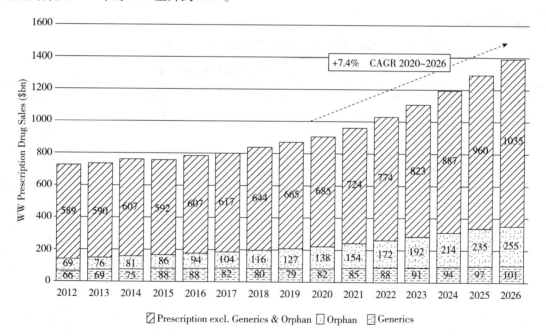

图 1-8 全球处方药销售总额（2012～2026）

WW Prescription Drug Sales（$ bn）：全球处方药销售总额（十亿美元）；CAGR：复合年均增长率；

Prescription excl. Generics & Orphan：处方药，不包括仿制药和孤儿药；Orphan：孤儿药；Generics：仿制品

新药研发是全球医药行业创新之源，研发投入极大促进了医药产业健康发展和国民经济的良性循环，保证了药品产业可持续发展。Evaluate Pharma 公司统计显示，2019 年全球医药研发支出总额为 1860 亿美元，预计 2020～2026 年，医药工业研发支出的复合年增长率为 3.2%，2026 年将达到 2325 亿美元，研发支出占全球处方药（Rx）销售额的平均比例为 18.9%。预计 2026 年，全球肿瘤药物研发是临床研究经

费比例最大的领域，其研发支出占总临床研究支出的 37.4%（图 1-9）。

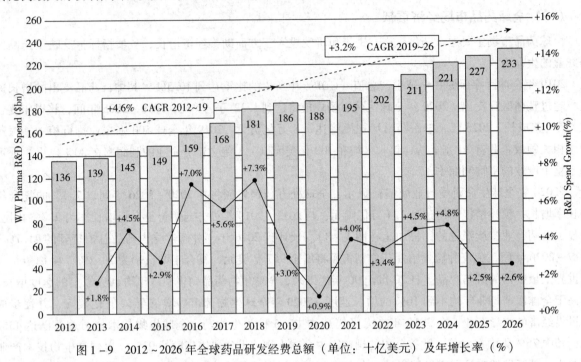

图 1-9　2012~2026 年全球药品研发经费总额（单位：十亿美元）及年增长率（%）

知识链接

2019 年全球 TOP12 制药企业排行榜

表 1-1　2019 年全球 TOP12 制药企业排行榜

排行	药企名称	所属国家	销售额（亿美元）	研发费用（亿美元）
1	罗氏 Roche	瑞士	482.47	102.93
2	诺华 Novartis	瑞士	460.85	83.86
3	辉瑞 Pfizer	美国	436.62	79.88
4	默沙东 Merck & Co.	美国	409.03	87.30
5	百时美施贵宝 Bristol-Myers Squibb	美国	406.89	93.81
6	强生 Johnson &Johnson	美国	400.83	88.34
7	赛诺菲 Sanofi	法国	349.24	60.71
8	艾伯维 AbbVie	美国	323.51	49.98
9	葛兰素史克 GlaxoSmithKline	英国	312.88	55.41
10	武田 Takeda	日本	297.47	44.32
11	阿斯利康 AstraZeneca	英国	232.07	53.20
12	安进 Amgen	美国	222.04	40.27

数据来源：美国《制药经理人》（*Pharm Exec*）。

（二）我国药品市场经济贡献

医药行业作为与人民健康、生活水平、科技发展密切相关的行业之一，是我国国民经济的重要组成部分，已经成为重要的经济增长点，在整个消费市场中有着举足轻重的地位。我国医药行业分为医药工业、医药商业和医疗服务业三大组成部分，各部分下设子行业，在药品制造、流通和配套服务等方面共同推动我国药品经济发展（图 1 - 10）。

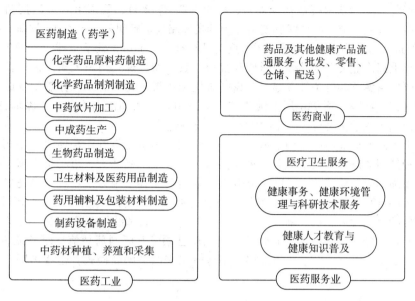

图 1 - 10　我国医药行业结构图

数据来源：《健康产业统计分类（2019）》。

我国现已成为全球化学原料药的生产和出口大国，也是全球最大的化学药制剂生产国。截至 2019 年 8 月底，中国医药制造行业规模以上企业数量为 7307 家，数量全球第一，制剂生产能力全球第一，原料药生产能力全球第二，是全球药品消费增长最快的地区之一，市场规模巨大。中国在全世界医药行业中的市场份额也逐年稳步增加，从 2014 年的 11% 增加到 2019 年的 14%。2019 年，中国医药制造业的工业增加值增速为 6.6%，高于全国工业整体增速 0.9 个百分点。2019 年，医药工业规模以上企业实现主营业务收入为 26147.4 亿元，同比增长 8.0%；实现利润总额为 3457.0 亿元，同比增长 7.0%；医药制造业固定资产投资增速为 8.4%，同比提高 4.4 个百分点。2019 年，中国医药制造业中各子行业的创新产品成为增长主动力，生物药品制造、医疗仪器设备及器械和化学药品制剂的营业收入与利润均增长较快，增速分别高于医药工业平均水平。医药工业出口保持增长，2019 年出口交货值为 2116.9 亿元，同比增长 7.0%（图 1 - 11）。药品生产是国民经济稳定持续增长的重要动力源，在我国国民经济和对外贸易中发挥巨大作用。

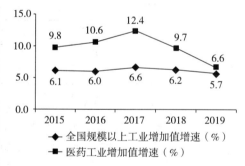

图 1 - 11　2015 ~ 2019 年我国医药
工业增加值增速与占比

在医药制造行业的发展过程中，研发创新能力及研发支出无疑是该行业发展的命脉，也是医药制造公司发展的主要驱动因素之一。近两年来，中国医药制造企业在技术创新、人才集聚和资金投入等的推动下，进一步加大研发投入力度。在鼓励自主创新、提升仿制药质量、支持国际化等政策引导下，制药企业加大新药研发、一致性评价和欧美认证等创新投入，保证药品经济可持续性发展。

2019 年，中国医药制造业 R&D 机构数为 3410 个，人员数为 12.27 万人。IQVIA 公司预计，2020 年，中国医药市场将成为仅次于美国的全球第二大医药市场。但是在 2020 年全球在研的 2 万个创新药物中，欧美占 90%，中国只占 3%。中国已有的药品批准文号中，95% 以上为仿制药，仿制药仍是国内医药消费市场的主体。2016 年，中国医药研发投入为 107 亿美元，占同期全球医药研发投入总金额的 7.4%，预计至 2021 年，中国医药研发投入将达到 292 亿美元，2016 ~ 2021 年的年复合增长率为 22.1%，占同期全球医药研发投入总金额的比例将提升至 18.3%，药物研发投入必将极大拉动我国医药经济发展。

随着科学进步和技术创新，高通量快速筛选技术、生物信息学和现代生物技术的发展为我国制药工业创造新药奠定了基础，生物医药作为新的经济增长点蓬勃发展。2019 年，全球在研生物技术药物已超过2200种，其中1700余种进入临床试验。生物技术药品数量的迅速增加表明，21世纪世界医药的产业化正逐步进入投资收获期。新冠疫情暴发以来，截至2021年2月，我国沿着灭活疫苗、腺病毒载体疫苗、重组蛋白疫苗、核酸疫苗、减毒流感疫苗等5条技术路线进行研发，已有16款新冠疫苗进入临床试验阶段，6种已经进入Ⅲ期临床试验阶段，2种疫苗已经有条件上市，处于全球领先地位。目前，我国生物医药产业在布局上以产业关联为基础，形成环渤海、长三角、珠三角三大重点发展区域。上海聚集世界前十强药企，研发密集、融资条件较好，是我国研发和成果转化中心。江苏是生物医药产业成长性最好且最活跃的地区，生物医药产值位居全国之首。珠三角以广州和深圳为龙头，深圳自主创新能力强，国际化环境好，跨国企业投资力度大，生物医疗产业设备优势突出。

药品流通在整个医药产业链中起到了承上启下的作用。为满足百姓用药便宜、用药方便，在我国药品集中带量采购和使用的医疗政策推动下，医药流通企业规模不断壮大，市场集中度不断提高，医药流通行业呈现出大而强的规模化趋势。2011~2020年，我国药品终端销售市场规模高速增长，年复合增长率达11.30%（图1-12）。2020年底，全国共有经营企业47.2万家，零售药店数量超过53万家。另外，随着医药电子商务的蓬勃发展，行业融合线上"互联网+"平台和线下医药企业、批零企业与终端医院，实现药品区域内专业化即时配送，保证时效性。国家现已颁发互联网药品信息服务证30433个、互联网药物交易服务证992个。医药电商是药品批零营销行业未来服务的新模式，是我国医药行业经济转型升级的重要突破口。

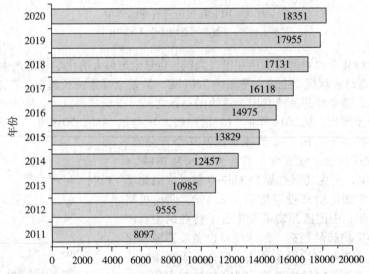

图1-12　2011~2020年中国药品终端销售市场规模（单位：亿元）

综上所述，我国医药行业在十年间取得显著进步，现处于高速发展、持续创新和经济调节的发展阶段。未来我国医药行业的市场空间广阔，是我国经济转型升级的重要着力点。

第五节　药学专业教育与就业

一、药学教育市场需求概况

（一）药学就业市场的需求

药学本科生就业市场需求岗位主要分为如下几类。①药品销售人员：在医药贸易公司或制药企业从事药品流通及销售等工作。②药品生产人员：在国内外药企从事药品制造相关工作。③药检人员：在企业、药检所从事药物的质量鉴定和制定相应的质量标准。④医院药剂师：在医院药剂科、药房等从事配给、制剂或临床药学等工作。⑤药品研发人员：在大学、研究所和药企的研发部门从事药物的研发工作。⑥药品行政管理人员：在机关事业单位从事药品相关监督管理服务工作。总体上，依据高校办学水平、专业与地域等因素，药学就业市场供需比在 1∶3～1∶10 之间，药学专业大学生的就业率一般均超过 95%。

2020 年，我国医药行业销售收入将突破 3 万亿元；预测到 2025 年，我国医药市场规模将超过 5.3 万亿元。《2019 年度药品监管统计年报》显示，截至 2019 年底，全国共有原料药和制剂生产企业 4529 家，《药品经营许可证》持证企业 54.4 万家，其中批发企业 1.4 万家；零售连锁企业 6701 家，零售连锁企业门店 29.0 万家；零售药店 23.4 万家。据国家统计局网站数据，截至 2020 年，全国拥有医疗机构 102.3 万个，医院 3.5 万个，蓬勃发展的医药行业对各领域药学应用型人才的需求旺盛。

以临床药师岗位为例，其社会需求亟待解决。2020 年末，全国卫生技术人员总数达 1066.4 万人，药师（士）为 48.3 万人，占比 4.76%，距离 2011 年原卫生部《医疗机构药事管理规定》中的"医疗机构药学专业技术人员不得少于本机构卫生专业技术人员的 8%"要求差距较大，导致临床药物精准治疗服务无法真正开展和实施。另外，《医疗机构药事管理规定》要求：医疗机构应当配备临床药师，三级医院临床药师不少于 5 名，二级医院临床药师不少于 3 名。在此基础上，根据原卫生部办公厅关于印发《三级综合医院评审标准实施细则（2011 年版）》的通知，"每 100 张病床与临床药师配比 ≥0.8"为评审优秀标准之一。2016 年 11 月，中国医院协会下发的《国家临床药师培训基地管理细则》进一步要求：培训基地所在医院每 100 张床位应配备专职临床药师 ≥1 名。但目前，还有很多医院没有达到《医疗机构药事管理规定》的最低配比，特别是二级及以下医疗机构，主要原因在于经过规范化培训的合格临床药师严重不足。截至 2020 年 10 月，全国共建立 276 家"临床药师培训基地"，开展培训 14 个专业，设 878 个带教组，但培训结业学员只有约 17000 名，近年来每年可培养临床药师增至 3000 名。然而，目前全国只有约 17 个"临床药师师资培训基地"，截至 2019 年底共培养带教师资 1833 人。总之，临床药师培训师资尚待加强，规范化培训的临床药师人数也远未达到国家法定需求。

（二）药学人才资质层次、知识结构的需求

药学各就业岗位均需要相应的资质层次、合理知识结构，以适应其要求。我国药师队伍的资格认定分为专业技术资格（职称）和职业资格，药师可兼具两种资格。专业技术资格是企事业单位职务评聘资格；职业资格是某个职业所必备的学识、技术和能力的认证，包括从业资格和执业资格。以本科为起点的药学专业技术资格分为：低中高各级的药师、中药师、民族药师等。职业资格分为：医院药师（临床药师）、执业中药师、执业药师等。临床药师是医疗机构药学专业人员的技术水平标志，也是医疗机构药学服务技术水平的整体体现。执业药师是药品流通、生产管理岗位工作资质的准入条件，国家对相关岗位数量具有法定要求，每万人口执业药师数是公众获得执业药师提供药学服务水平和质量的衡量指标。《2020 年世界卫生统计报告》和世界药学联合会（FIP）统计结果显示，国际上每万人执业药师数的中位值为 5.09 人，超过 65% 的国家每万人拥有不到 5 名药师。2021 年 1 月底，中国每万人拥有注册执业药师的平均数量仅为 4.3 人。要加快建立成熟定型的基本医疗卫生制度，除 9000 家定级医院外，92 万家基层医疗卫生机构和 45 万家社会零售药房也迫切需要更多药师。

除药师数量缺乏外，目前我国两类药师队伍还面临着质量困境：在医疗机构从业的临床药师队伍所受主体教育——临床药学教育在学制、内容、实践、师资等方面都与国际通行的 Pharm.D 教育有一定差距。相较于临床医师，目前我国临床药师的学历背景、知识结构均有较大差距。《医疗机构药事管理规定》指出，临床药师应当具有高等学校临床药学专业或者药学专业本科毕业以上学历，三级医院只录用具有研究生学历的毕业生成为发展的必然趋势。但目前医院已录用临床药师比例较大的是药理学、药剂学或药物分析等专业的硕士研究生，通过进行后期培养来补充临床药师岗位，知识结构明显不合理。作为临床治疗团队的一员，若临床药师的学历背景、知识结构与临床医师难以匹配，必然在团队中缺乏话语权，难以实质性地推动临床药学工作的开展，所以，迫切需要专业对口、经规范培训的临床药师。在社会零售药房从业的执业药师队伍的教育背景更是存在学历层次不高、专业素质欠缺的现实问题。根据 2016 年的统计结果，在注册的 32.82 万执业药师中，有 68.4% 为专科及以下学历，46.2% 为非药学类教

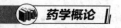

育背景，无法满足日益繁杂的日常药事服务的要求。

知识链接

执业药师职业资格证

执业药师职业资格证是 2019 年人民日报推荐值得考取的 13 张证书之一。2018～2020 年，执业药师考试合格率为 14.10%～18.72%。截至 2021 年 2 月底，全国通过执业药师职业资格考试的人数累计达 128 万人。截至 2021 年 3 月底，全国执业药师累计在有效期内注册人数为 60.2 万人，每万人口执业药师人数为 4.3 人。注册于药品零售企业的执业药师为 54.9 万人，占注册总数的 91.2%。根据国家药品监督管理局执业药师资格认证中心的信息，截至 2020 年 7 月底，全国药店数达到 50.8 万家。如果每个零售药店配备 2 名注册执业药师，现在尚需至少 50 万注册执业药师。庞大的市场需求造就了执业药师的高就业率及将来的发展潜力。

社会高速发展和人们自身健康意识的强化，促进了药品科学管理的发展，也对药学管理人才提出了新的要求。2019 年 4 月，国家药监局启动"中国药品监管科学行动计划"，决定开展药品、化妆品、医疗器械监管科学研究，拟依托国内知名高等院校、科研机构，围绕药品全生命周期开展监管科学重点项目研究，制定一批监管政策、检查检验评价技术、技术标准等，培养监管科学领军人才。

综上所述，基于药学市场发展和高标准监管需求，国家合理规划包括临床药学专业在内的药学人才培养层次，逐步规范药学不同岗位知识结构，这些已是大势所趋，提示药学专业学生顺应药学专业人才市场变化，尽早进行就业规划并及时着手实施。

（三）药学行业人才、性别结构的需求

从药学人才社会需求结构来看，未来将是双轨制：一是药物研究开发、生产制造和产品销售的轨道；二是药品管理、知识产权、临床服务、合理用药和成本优化的轨道。药学人才将是二者并行需求。随着社会进步及人们健康需求的增长，药学人才结构也处于动态调整中，药事服务人才需求趋势日益扩大。

随着《"健康中国 2030"规划纲要》的深入落实，除药品和医疗服务外，以功能性食品、化妆品、医疗器械、养生保健为代表的新兴健康产业迅速发展，未来会需要越来越多的药学产业专业人才。医疗器械、药械装备、化妆品科学与技术、生物医药数据科学、功能性食品科学与技术、健康服务与管理、中医药养生等健康产业新兴专业将应出现在新一轮的药学类、中药学类目录下。指导民众安全、有效、经济与适当用药的药师服务岗位将会有大量人才缺口，势必推动药学专业人才外延需求扩大。

在医学院校药学院中，男女学生受教育的比例不均等、学术及科研能力阶段性差异，会造成药学专业结构需求失衡。药学人才性别结构在不同学习工作的时间、地域和岗位变化，直接影响未来社会发展对人才的需要，各方应立足自身定位做好充分准备，以利于药学行业健康发展。

二、药学高等教育培养体系概况

（一）药学教育供给数量

《中国药学年鉴 2017》显示：截至 2016 年底，全国设置涉药类本科专业（共 15 个专业：药学、临床药学、药物制剂、药物化学、药物分析、药事管理、中药学、中药制药、中药资源与开发、海洋药学、中草药栽培与鉴定、藏药学、蒙药学、制药工程、生物制药）的普通高等院校有 458 所。2021 年，全国有药学学术学位硕士招生单位 144 个，药学专业学位硕士招生单位 112 个，药学、中药学博士招生单位共 73 个。学校归属类型分为综合院校所、医药院校、理工院校、师范院校、农业院校、民族院校、财经院校和林业院校，学科门类跨越理、工、农、医、文、财等类，学缘复杂，经过前期专业增设，目前药学专业供给院校数量较为稳定。

根据教育部高等学校药学类专业教学指导委员会统计结果，截至 2015 年，全国药学类本科专业办学单位年招生 6.06 万人。2006~2016 年，药学、药物制剂、临床药学、中药学、制药工程等本科专业毕业生累计达 42.31 万人。截至 2020 年，我国已有 51 所高等学校开设临床药学本科专业，近年来每年毕业人数约为 2000。毕业人数增速缓慢，远达不到医疗机构对临床药学专业人才的用人需求，尤其是经济发展相对滞后地区的医疗机构的用人需求。

随着药学实践应用型人才的需求增加，药学硕士专业学位的招生规模不断扩大，占据药学硕士招生人数主流。2011 年，全国药学硕士专业学位研究生招生人数为 640 人；到 2018 年，全国药学硕士专业学位研究生招生人数为 2624 人。从 2011 年到 2018 年，全国药学硕士专业学位研究生累计招生人数约 1.15 万人，目前在校生的规模约为 5700 人。截至 2018 年 12 月，累计近 4800 人获得药学硕士专业学位。

（二）药学教育供给层次

目前，药学高等教育的目标是满足我国医药部门对人员的数量需求，其主要培养方向为药品生产、研发、营销和药事服务等。随着中国药学教育规模的迅速扩展，高等药学教育体系已大致形成，药学学位包括博士、硕士、本科、专科、函授生 5 个层次，形成了"高等职业教育 – 本科教育 – 硕士和博士教育 – 继续教育"的完整模式，且各层次的比例也在发生变化，硕士生及博士生在校规模比重有所增加，各层次生源初具规模，中国高等药学教育进入稳定发展期。

药学硕士专业学位于 2010 年设置，据药学专业学位研究生教指委统计，药学硕士专业学位各培养单位的人才培养主要集中在工业药学、管理药学和临床药学 3 个领域。培养目标是以药学职业实践为导向，以培养具有良好职业道德、注重学科交叉、具有运用专业知识分析与解决实际问题的能力且能胜任药物生产、使用、流通、监管、服务等领域工作的高层次、应用型专门人才，未来的发展趋势将是以培养药学服务人才为主。

截至 2020 年底，全国设立药学类专业的本科院校共 269 所。已有 57 所设立临床药学学科或专业的院校，其中 28 所院校设有临床药学二级学科硕、博士点，51 所院校设有本科专业点。药学一级学科博士点自设的临床药学二级学科点占现有临床药学学科点总数的 70% 以上，其中"双一流"建设大学约占 1/5，临床药学已成为药学学科领域重要的新兴学科之一。未来随着本硕衔接培养、药学博士专业学位教育等临床药学高层次人才培养模式和类型的试点与推行，办学层次和结构有望进一步优化。

目前存在的问题是：我国药学学科和专业、学科建设与人才培养存在一定割裂。此问题在临床药学学科和专业建设中表现为：医院教育培养环节出现重研究生教育、轻本科生教育的现象。6 所著名综合性大学设有临床药学二级学科硕、博点但未举办临床药学本科专业，占临床药学二级学科点总数的 1/5 以上，部分高水平临床药学学科点对本科基础人才培养的贡献度有待加强，药学继续教育培训力量薄弱，实践培养针对性不强。在学科建设实践中，相当比例的临床药学学科点出现"重 SCI 论文、重基金项目、重人才称号，轻人才培养"的倾向，在培养创新拔尖人才方面与世界一流学科的差距明显。因此，药学教育供给层次只有因需设定、比例协调、适度规划，药学学科和专业建设才能可持续健康发展。

（三）药学教育供给结构

1. 学缘结构　从药学类本科专业目录调整的轨迹来看，药学教育伊始于医学教育背景。但随着交叉学科发展和专业繁荣，办学院校背景类型不仅包括综合性大学及医药院校和中医药院校，而且涵盖理工、科技、师范院校，农业、林业、海洋、商业、邮电、计量、外事等非医药的行业特色院校，以及民族院校和部队院校，非医药教育背景办学点比例升至 60%，某种意义上，基于不同学缘结构有利于药学创新人才培养。

2. 学历结构　2015 年高等药学院校本科毕业生就业去向统计显示，毕业生 21% 攻读研究生。近年来研究生专硕扩招，不同院校药学本科毕业生考取硕士研究生的比例约为 10%~60%，总体考取率约 30% 以上，在校硕 – 本比大于 1 的高校比例逐年增加。学术硕士和专业硕士的比例约为 1∶1~1∶2，药物化学、药剂学、药物分析学和药理学等主流专业方向占学术学位硕士的比例较高。2010~2020 年硕士研究生招生规模年均增幅达到 6%，博士研究生增幅约 5.5%（图 1 – 13）。硕士研究生招生增长的规模远大于推免生增量，推免比例下降，招生生源普遍缺额，多数高校未完成推免招生计划。

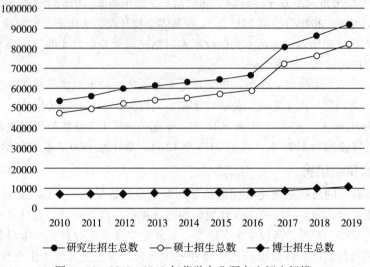

图 1-13　2010~2019 年药学专业研究生招生规模

从 2010 年到 2021 年，药学硕士专业学位研究生的培养单位由 42 所增加至 112 所，其中省属、市属院校占比为 75%，一流大学、一流学科高校占比为 32%，医药类院校占比近 50%。2020 年，全国新增生命与医药硕士学位授予点数量位居所有新增学科第二（图 1-14）。药学硕士培养供给加速，质量相对下降。所以，药学教育应依照医药行业自身发展规律和社会需求，顺应调整人才学历结构。

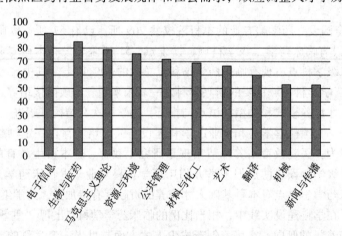

图 1-14　2020 年 30 省市拟新增生命与医药硕士学位点学科数量排名

3. 知识结构　我国的高校药学本科专业规范中提出，药学教育目标是培养全面发展且具备药学学科基本理论、基本知识和实验技能，可从事药物研发、生产、质量控制、临床应用等方面的专业技术人才，同时注重人文社会科学知识的传授。但在具体实施过程中，高校或研究机构往往忽略对学生进行人文社会学科知识方面的培养，无法满足社会进步对健康的诉求。在药学课程设置方面，偏重理论教学，轻视实践教学，融于专业的思政教育弱化，学生学术思考欠缺、师生情感交流互动浅显。随着创新药物研发和药事服务的发展与进步，应加强学生的实践能力及创新意识培养，完善实践教学体系，形成科学理念、社会实践与人文素养完美结合的课程结构。

4. 专业结构　随着卫生健康医疗体系的不断改革，我国的药学教育已经从传统的药物研究开发、制造和销售领域的人才培养，发展为与之并行的药学服务领域人才培养，即药事管理、临床服务、合理治疗及成本经济等。2011 年至今，我国药学相关本、专科专业数量已增长至 21 种，虽然药学类主干专业如药学、药物制剂、制药工程、中药学、生物技术等的数量仍在增加，但从其在药学专业中所占比例来看，却呈下降趋势，提示我国药学专业结构设置已开始出现转变，向多样化发展。目前，人们越来越多开始关注药物的合理安全使用，故培养药事服务型人才也是长期药学教育培养人才的主要目标。

为适应"健康中国"国家战略，高等药学教育人才培养模式紧密贴近行业需求，构建"研发创新药物科学家""卓越的制药工程师""高水平服务的药师"三类药学人才的培养模式，鼓励学科协同，打造药学教育中理论与实践同步、学历层次适用、继续教育衔接的科学合理的人才供给结构。

三、药学职业道德、素养与能力培养

（一）职业道德

药学职业道德规范是药学职业人员在药学实践中所要遵守的标准和准则，包括药学职业人员在职业活动中处理各种关系、矛盾的行为准则，药学从业者的职业道德是药学专业学生必须形成的最基本素养，是构建和评价所有药学知识能力的核心内容和恪守标准。药学思政教育将专业课教育与思政教育结合以提升学生的思想政治修养，对于提升药学专业学生的思想道德水平具有极为重要的意义。

1. 药品研发中的药学职业道德　药学职业人员所做研究应以事实和科学理论为依据，规范科研行为；实验设计要符合伦理法则且具有科学性；实验操作遵守 GLP 等规范要求，保证实验结果的准确性、可靠性和可重复性；观察实验要认真，严格遵守《药品研究实验记录暂行规定》等管理要求；科学总结、撰写科研论文，尊重客观事实，科学归纳、统计处理实验原始数据，通过科学思维进行抽象和概括，做出符合实际的总结和科学结论，报道科研成果实事求是，保证科研诚信。

知识拓展

《药品研究实验记录暂行规定》部分条款

第三条　药品研究实验记录是指在药品研究过程中，应用实验、观察、调查或资料分析等方法，根据实际情况直接记录或统计形成的各种数据、文字、图表、声像等原始资料。

第四条　实验记录的基本要求：真实、及时、准确、完整，防止漏记和随意涂改。不得伪造、编造数据。

第五条　实验记录的内容通常应包括实验名称、实验目的、实验设计或方案、实验时间、实验材料、实验方法、实验过程、观察指标、实验结果和结果分析等内容。

第八条　实验记录不得随意删除、修改或增减数据。如必须修改，须在修改处划一斜线，不可完全涂黑，保证修改前记录能够辨认，并应由修改人签字，注明修改时间及原因。

第十条　实验记录应妥善保存，避免水浸、墨污、卷边，保持整洁、完好、无破损、不丢失。

---

2. 药品生产中的药学职业道德　药学职业人员应按照 GMP 管理规范生产出质量符合既定标准的安全、有效的药品。为确保药品质量，药品生产过程中的药学职业人员不仅需要具备与岗位要求相适应的文化知识与技能，而且要认真、自觉、严格地用 GMP 条款来约束和规范自身的行为，保护环境，社会效益与经济效益并重，依法促销，诚信推广，规范包装，如实宣传等。

3. 药品经营中的药学职业道德　药学职业人员应以患者为中心，提供安全、有效、经济、合理的药品和药学服务，将维护患者生命和公众健康作为最高道德行为准则，严格遵守 GSP 等药品经营法律法规，药品经营应遵循自愿、平等、公平、诚实信用的原则，在药品采购、分装、销售中确保药品质量，安全储运，依法宣传，热情周到，科学指导用药，做好药事服务。

4. 医院药学服务中的药学职业道德　药学职业人员应从药品购进的源头把关，保证采购药品的质量；在药品的招标采购中，坚持公平、公开、择优的原则，采用带量采购等阳光采购行为。对患者用药热忱服务，有效指导，精心调剂，精益求精，确保质量。一视同仁，平等对待，尊重人格，保护隐私，维护患者利益。

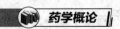

5. 药品监督管理中的药学职业道德 药品监督管理是依据《药品管理法》等相关法律法规的规定，对药品的研制、生产、流通和使用环节进行监督检查的过程。药学职业人员不仅要知法懂法，更要坚持原则、秉公执法、正直无私，清正廉洁、文明服务、忠于职守，尽职尽责。应养成严谨求实的科学态度、高度负责的工作责任心和高效率的工作作风。

（二）职业素养、心理素质、人际关系

1. 职业素养 是个人在社会活动中需要遵守的行为规范，个体行为的总和构成自身的职业素养。作为高素质药学人才需具备的职业素养包括职业信念、职业行为习惯和职业知识视野等。其核心内容包括：职业信念、职业行为习惯和职业知识技能。①良好的职业信念应该是由爱岗、敬业、忠诚、奉献、正面、乐观、用心、开放及合作等正面积极的职业心态和正确的职业价值观意识组成的，是一个成功职业人必须具备的核心素养。②职业行为习惯是工作行为和习惯的总称，在药学各项质量管理规范指导下，遵守保证药品质量的工作流程准则。③职业知识技能是指具备药学行业所需具备的专业知识和能力、专业知识视野，必须时刻关注药学行业的发展动态及未来的趋势走向，满足人们与时俱进的健康需求。应参照药学课程教育等方式和途径，提高学生药学职业素养（表1-2）。各药学学科职业素养和技能具体内容详见各章。

表1-2　高校药学职业道德、素养与能力培养方式和途径

	课程教育	学生社团活动	竞赛活动	科研活动	社会实践
基础知识与能力	外语、计算机基础等	学习型社团、学习共同体、网络学习论坛、创业专题讲座	全国大学生数学建模竞赛、"21世纪杯"英语竞赛全国赛、"外研社杯"全国英语演讲大赛、ACM-ICPC国际大学生程序设计竞赛、全国大学生化学实验邀请赛	教师（基础、应用）自然科学科研课题，软科学社会调研，毕业设计、学术报告	①专业实习、临床药学培训、药房兼职、会展服务、产品促销培训、科研助理、入职前试用考察②家教服务、勤工俭学、创业实践
专业知识与能力	药学专业课程等		"挑战杯"全国大学生课外学术科技作品竞赛、全国药学挑战杯——全国大学生药苑论坛、全国医药院校药学/中药学专业大学生实验技能竞赛		
职业道德	思想道德修养与法律基础，中国近现代史纲要，马克思主义基本原理、毛泽东思想和中国特色社会主义理论体系概论，大学生职业发展与就业指导等	①公益性社团：爱心工艺社、青年志愿者协会②咨询沟通型：法律咨询室、心理健康互助协会③娱乐休闲健身型社团：登山者协会、自行车协会、跆拳道协会、瑜伽协会④实用技能型社团：口才协会、未来管理焦点社、电脑爱好者协会等⑤艺术特长型社团：音乐、舞蹈、书画等	①"挑战杯"中国大学生创业计划竞赛、中国"互联网＋"大学生创新创业大赛、"创青春"全国大学生创业计划大赛、全国大学生电子商务"创新、创意及创业"挑战赛等全国高等教育学会指定的竞赛②全国大学生创新创业年会、全国大学生生命科学竞赛、基础医学创新论坛暨实验设计大赛，以及团中央、科技部、教育部及其各专业类教学指导委员会、课程类教学指导委员会及创新创业教育指导委员会、文化素质教育指导委员会、国家级一级专业学会、中华医学会及各专业委员会、全国高等医学教育学会及各专业委员会、大学生体育协会及各分会举办、承办的竞赛		
职业素养	药学核心课程、药学仿真场景认知与实训				
心理素质	相关选修课				
人际关系					

2. 心理素质 是人的身体、心理和社会素质之一。心理素质是指一个人的心理承受能力，心理素质的健康与否影响每个人的一生，对于人生处于成长阶段的大学生来说更尤为重要。大学生正是处于学习知识、开阔视野、心理成长的阶段，同时面临着学业压力、人际交往困难、就业压力、感情受挫等各种问题，通过自我修养、参与社会活动等，可培养、锻炼学生健康的心理素质，使其适应社会环境、实现人生价值。

3. 人际关系　无论药学的科研、生产、营销和监督服务工作，都需要在一定的社会环境中的从业者互相监督、相互合作、共同完成。和谐的人际关系不仅是高校素质教育的重要内容之一，更是大学生健康成长成才的关键。人际交往能力是人们成功完成信息和情感交流所必需的个性心理特征，良好的人际关系能有效地促进学习活动的顺利完成，对培养同学的心理健康裨益良多，有助于在相容、相近、相亲和相爱的人际关系中形成集体主义、利他主义以及善良、热情等高尚的情感；在未来工作中建立良好的沟通协调能力有助于事半功倍，提高公司各部门与员工的合作性、水平及执行力，实现个人与集体双赢。

四、药学专业就业

（一）药学就业方向

从《中国制造 2025》到《"健康中国 2030"规划纲要》，国家高度重视医药产业发展。药学教育的发展经历了"以药品制造为目的"的化学教育单一模式向联合"以合理用药为目的"的临床药学教育双轨模式转变，旨在构建以理为主，药学、医学结合，文、管渗透的人才培养体系，培养面向药品研发、医药生产、医药批发、社会零售、临床服务、质量监督和药学教育部门的高素质技术技能型人才。

以 2015 年高等药学院校本科毕业生就业去向统计为例，97% 毕业生实现就业，其中 21% 攻读研究生，52% 在医药企业就业，24% 在医疗卫生和药学服务机构、政府管理部门和其他领域就业。近 90% 本科毕业生的就业方向与医药行业具有较大的相关性（图 1-15）。

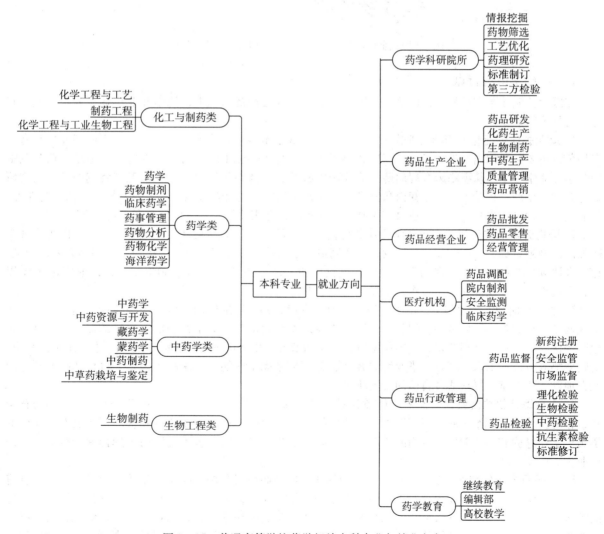

图 1-15　普通高等学校药学相关本科专业与就业方向

全国药学硕士专业学位的培养领域集中在药物研制、药品临床和药物监管服务 3 个领域，就业单位集中在医药企业和医疗机构，具有明显的面向行业需求的职业性目标特征。以 2017 年全国药学硕士毕业生为例，64 所高校 950 名毕业生中，49.3% 的毕业生选择在医药企业就职，19% 的毕业生选择在医疗机构就职，政府机关和事业单位占比近 7%（图 1-16）。全国药学硕士毕业生就业率一直保持在 90% 以上。药物相关科研院所、知名国企、国家机关事业单位以及外企是药学类研究生就业的主要期望去处，但竞争激烈，所以同学们需适时调整"铁饭碗"的就业心态，树立"先就业、后择业，先生存、后发展"的择业心态，以发展的眼光进行人生规划，寻求适合自己的工作岗位，完成自己的人生抱负，为祖国建设贡献力量。

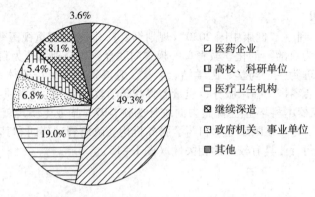

图 1-16　全国药学硕士毕业生就业分布图（2017 年）

（二）药学就业特点

在医疗体制改革和经济结构调整、高校极速扩招等社会经济情境下，药学专业毕业生就业方向、趋势具有如下特点。

1. 就业去向多元化　药学行业作为我国的朝阳产业，本科生就业前景较好，毕业去向多元化且有一定特色，主要包括国内升学、药企、医院、出国出境、行政事业单位及自主创业等。一般地，药学及临床药学专业学生主要从事临床合理用药、治疗药物检测、新药临床评价、药学信息与咨询服务、药物研究与开发、生产、检验、流通、营销和监督管理等方面工作。但因学缘不同、志趣差异，除药学行业外，就业还涉及食品、农林、化工、环保、质监、公安和法律等相关行业，呈现行业多元化特点。

2. 国内升学趋向升温　由于药学行业高科技、高风险、高收益和高社会效益等特点，我国为实现制药强国的规划目标，急需创新药物研发、生产制造和临床药学服务等方面高层次药学应用型人才。而且，近年来研究生扩招，越来越多的学生倾向于继续深造，部分高校考研率达 80% 以上，录取率达 60% 以上，通过提升专业技能和学历层次，增强就业竞争力。

3. 毕业流向地区相对集中　由于江浙、上海、京津、福建等地区的经济、医药产业发达，同时上述地区药学高校数量多、质量高，创新创业氛围浓厚，能够满足学生对于科研能力提升的需求。而且这些地区经济相对发达，地理位置、气候环境适宜，生活节奏、生活成本适中，能够满足学生对于生活品质、薪资薪酬等方面的需求。当然，毕业生需客观、全面地考虑个人能力、家庭等因素，也可选择回到生源所在地就业或升学，寻求适合自己的发展轨迹。

4. 大型医疗机构就业竞争激烈　随着医疗卫生体制改革的进行，在医药分家、药品零差价的背景下，暂时行使单一配给职能的医疗卫生事业单位的药学部门已趋饱和，在选拔和管理用人上对毕业生的学历、工作经验和综合素质等方面的要求越来越高，多数三甲及以上医院更倾向于选择硕士以上学历的毕业生。

5. 出国留学逐年增加　随着全球化进程的加快，国外高校对我国高校毕业生培养质量的认可程度有所提高，药学专业本科毕业生出国出境的人数比例逐年增加。为应对本科生日益增长的接受国际化教育的需求，高校会提供短期、长期的不同国家的公费或自费交换访学项目，以培养学生国际化视野，有意向的学生需及早将雅思、托福等语言课程和专业学习一并纳入学习计划，规划科研训练，为毕业以后出国深造打下基础。

本章小结

药物的起源 可以追溯到远古时代，是原始人类生活劳动及同疾病抗争的经验积累

药物的概念与分类 预防、治疗和诊断疾病的物质。分为中药、化学药和生物制品

药物的起源、概念与分类

药学的概念及特点 研究药物的科学，具有高科技、分化与融合发展、社会化发展、发展模式转变等特征

药学的发展 药学的发展经历四个阶段

药学的现状与发展

我国药学的发展现状与特色 创新药物、制剂新技术与新剂型、中药现代化、生物技术制药特色

新药研发 安全、有效的药物

阐明药物作用机制 药理学

研究药物的制备工艺 药物化学

开发药物质控技术 药物分析学

药学的工作任务

研究药物递释系统 药剂学

规范药品过程质量管理 药事管理学

保证药品的合理使用 临床药学

药学学科在现代科学中的地位 药学是综合理论科学、工程技术和人文科学的系统科学

药学对民生的作用 药学是人类战胜疾病、维持健康和延长寿命的主要手段

药学的地位与作用

药学对经济的作用 在生产、销售、研发和使用中发挥直接、间接促进经济的作用，是永不衰落的朝阳产业

药物历程绪论篇

药学教育市场需求 药学就业市场需求旺盛，渴求具备行业资质、专业或全面知识结构的药学人才，以及药学相关行业人才

药学教育培养体系 药学教育高速发展，形成高等职业-本科-硕士和博士-继续教育的完整模式，高校药学教育的学缘、学历、专业、知识结构全面合理

药学专业教育与就业

药学职业素养与能力 理解药学职业道德以及职业素养、心理素质和人际关系对药学工作的重要意义，了解课程教育、学生社团活动、竞赛活动、科研活动、社会实践等专业素养与能力培养的方式和途径

药学就业 药品研发、医药生产、医药批发、社会零售、临床服务、质量监督和药学教育等企事业单位

思 考 题

思考题
参考答案

题库

1. 简述现代药学的发展过程。

2. 简述我国药学的发展现状与特色。

3. 药学的工作任务有哪些？

4. 简述药学与理学、医学、工程技术、人文科学的相互关系。

5. 药学对国民经济的作用体现在哪些方面？

6. 简述药学职业素养与能力培养的内容和方式。

（张邦乐　冯雪松）

第二章

药物历程传统篇——中药生药

PPT

微课

案例解析

【案例】 2020 年初，新冠疫情的突然暴发打破了人们以往的平静生活。中国中医科学院研究员根据新冠肺炎的核心病机，以我国汉代医圣张仲景《伤寒杂病论》中的麻黄汤、桂枝汤为基础方，又引入射干麻黄汤、小柴胡汤、五苓散等，处方由麻黄、炙甘草、杏仁、生石膏等 21 味中药组成，配制得"清肺解毒汤"，该方性味平和，以水煎服的服用方法，用于轻、中度患者的治疗和日常防护。中药在中国的疫情抗击中的参与率达到 90% 以上，对轻症的治愈率达到 99%，在方舱（医院）中使用中药后，患者转重率一般为 2%～5%，远远低于世界卫生组织公布的数据。我国中医药疫情防控经验为世界医药加强抗疫工作提供了宝贵经验。

【问题】 上述案例涉及中药学哪些相关知识？中药的应用与西药有何不同？

【解析】 中医认为，新冠肺炎属瘟疫范畴，总括整个病程，认为疫毒闭肺为核心病机，初期疫毒之邪袭肺，肺失宣降，中期表现损肺，闭肺，热毒炽盛，肺气郁闭，肺脾气虚，气阴两虚；使用方药取我国汉代医圣张仲景治温病良方，兼顾病情发展、地域、病人寒虚体征，取麻黄汤［组成：麻黄、桂枝、杏仁、甘草（炙）］之发汗解表、宣肺平喘的功效，取桂枝汤（组成：桂枝、芍药、甘草炙、生姜、大枣）解肌发表，调和营卫之功等诸方组成的复方，性味平和，防治两用。该复方取常规煎煮服用，与传统药效相当。与成分及结构明确的西医药不同，中医对病机的认识取疾病起因、兼顾环境，以中药对应治疗取其药性，补损克盛，以求平衡。麻黄在方中为君药，发挥主要药效作用。麻黄碱是中药麻黄的主成分，为苯丙胺生物碱，分子式为 $C_{10}H_{15}NO$，经药理活性研究发现，可防支气管哮喘发作和缓解轻度哮喘、用于蛛网膜下腔麻醉或硬膜外麻醉引起的低血压及慢性低血压症，并可治疗各种原因引起的鼻黏膜充血、肿胀引起的鼻塞。所以，麻黄碱作为中药麻黄的药效成分，在复方用药中可以作为质量控制研究的一个标志物，对其含量进行限定。

第一节　中药学概述

一、中药的概念与分类

（一）中药的概念

中药是我国传统药物的总称，是以中医理论体系为指导的用药，来源于天然植物、动物、矿物及微生物，经加工而成，以植物来源居多。其基本作用是扶正祛邪、调节平衡，纠正机体阴阳偏衰或偏盛，使其恢复到正常状态，以达到防病治病的目的。

> **知识链接**
>
> **中医学的指导思想**
>
> 中医学将古代哲学中的精气学说、阴阳学说、五行学说融于医疗经验中，形成了中医指导思想，基于人体生理结构，所包含的物质基础有：脏腑、形体、官窍、经络，精气、血、津液。中医认为人与自然界是一个统一的整体，即"天人合一""天人相应"。人的生命活动规律以及疾病的发生等都与自然界的各种变化（如季节气候、地区方域、昼夜晨昏等）息息相关，人们所处的自然环境不同，则人对自然环境的适应程度不同，其体质特征和发病规律亦有所区别。因此，在诊断、治疗同一种疾病时，中医多注重因时、因地、因人制宜，并非千篇一律。

（二）中药的分类

中药分类方法很多，最常见的是自然属性分类法和功能分类法，还包括药性分类法、药用部位分类法、脏腑经络分类法及化学成分分类法、原植物分类系统分类法等。

1. 自然属性分类法　是以药物的来源和性质为依据的分类方法，古代本草多用，分草、木、虫、石、谷 5 类，为后世本草学分类（生药学）方法提供了一种模式。明代李时珍的《本草纲目》问世后，自然属性分类法有了突破性进展。书中以"物以类从，目随纲举"的原则，将 1892 种药物分为水、火、土、金石、草、谷、菜、果、介、木、服器、虫、鳞、禽、兽、人 16 部（纲），60 类（目），分类详明科学，体现了进化论思想，与近代植物学、动物学、矿物学分类相结合。

2. 功能分类法　中国第一部本草学专著——《神农本草经》首先采用的分类法。书中将 365 种药分为上、中、下三品，上品补虚养命，中品补虚治病，下品专功祛病，为中药按功能分类开拓了思路。功能分类法的优点是便于掌握同一类药物在药性、配伍、禁忌等方面的共性，也利于同类药物间按作用的强弱、作用部位的异同分组类比，便于确切掌握药性的异同，从而更好地指导临床用药，因而是现代中药学普遍采用的分类方法。

现代中药学中，功能分类大同小异，多数采用解表药、清热药、泻下药、祛风湿药、芳香化湿药、利水渗湿药、温里药、理气药、消导药、驱虫药、止血药、活血药、化痰止咳平喘药、安神药、平肝熄风药、开窍药、补益药、固涩药、涌吐药等 19 类。

3. 经络分类法　以药物归属哪一脏腑、经络为主来进行分类，其目的是便于临床用药，达到有的放矢。

4. 中药名称首字笔画数分类法　此法多用于现代书籍分类记述法，如《中华人民共和国药典》《中药大辞典》《中华药海》等。

5. 化学成分分类法 以中药化学研究发现结合化学结构分类的方法，多用于成分类研究专著，如《中药化学》中将成分分为蛋白质与氨基酸类、糖及其衍生物、有机酸、酚类和鞣质、醌类、香豆素类、色原酮类、萜类、生物碱类等。

6. 用药部位分类法 分为根与根茎类、皮类、叶类、花类、果与种子类、全草类、藻类、动物类、矿物类等。

二、中药与生药的关系

（一）中药学（学科）

中药学是研究中药的基本理论及临床应用的学科，是中医药各专业的基础学科之一。其内容包括中药的概念、基本内容、中药起源和发展、药性、中药治病机理及配伍目的、用药禁忌和服法等内容。此外，因中药来源于药材，学科又涵盖中药资源利用与保护、药材炮制加工、中药饮片鉴定、安全使用、质量规范、中药治病机理的药理研究、剂型研究、商品研究、中药药事管理等各个方面，与药学学科并列一级学科。中药学的任务就是将传统中药的优势、特色与现代科学技术相结合，适应社会发展的需求，建立现代中药的研究、开发和生产体系，促进中药标准化、现代化，创制高效、速效、长效、低毒、质量可控、制剂精良的现代中药。

（二）生药学（学科）

1. 生药 指纯天然未经过加工或者简单加工后的植物类、动物类和矿物类的中药材。因此，其与中药研究的内容、应用范围、相关要求标准都是一致的。

2. 生药学 从生药学（pharmacognosy）的定义及其发展历史看，19世纪初叶德国学者 T. W. Martius 可被认为是这门学科的先驱者。1958年我国生药学专家徐国钧、赵守训著《生药学》，将生药学定义为：利用植物学、化学、药理学等科学知识来研究生药的名称、来源、形态、性状、组织、成分、效用和栽培、采制、贮藏的学问，即为生药学。1965年楼之岑主编对《生药学》的解释是：利用科学方法来研究生药的来源、生产、化学成分和分析鉴定的一门科学。

当今生药学学科的定义为：以生药为主要研究对象，对生药的名称、来源（基源）、生产（栽培）、采制（采集、加工、炮制）、鉴定（真伪鉴别和品质评价）、化学成分、医疗用途、组织培养、资源开发与利用和新药创制等进行研究的学科。换句话说，生药学是利用本草学、植物学、动物学、化学、药理学、医学、分子生物学等知识研究天然药物应用的学科。

（三）中药学、生药学、天然药物化学间的联系

生药与中药、天然药物的研究和应用对象都来自自然界，因而三者之间存在很大的共性部分，包括研究的对象、要研究的内容及所使用的技术方法，但三者又有其各自领域的特色与不同。因此，应做到学科间的交叉互融、取长补短，这是追求科学真理的真谛。

中药是依据中医药理论对中药材进行加工炮制而制成使用的饮片；而天然药物则是指来自天然的具有药用价值的植物、动物、矿物、微生物、海洋生物等。从广义上讲，中药材、草药或生药都是来自自然的天然药物。随着现代医药学的发展，中西医结合的研究和天然药物被普遍使用。在我国，生药包含矿物药。因此，中药、草药、中草药、中药材、药材和生药的含义有时较难明确区分。在生药学教材中，上述名词都将随习惯适当应用。

三、中药资源现状、发展与任务

1. 中药资源现状 根据第三次全国中药资源普查数据，我国中药资源种类有12807种，其中，植物来源的有11146种，动物来源的有1581种，矿物来源的有80种；常用中药约500余种，民族药为1500~2000种，其余为民间草药。中国地域性分布各有特点，不同产地影响着药材的质量和药效，所以药材有自己的道地性，由此也就出现了道地药材。如黄连、黄柏、续断等以四川产者为佳，故称川黄连、川黄柏、川断；橘皮以广东新会产者为佳，故称新会皮、广陈皮；茯苓以云南所产最佳，故名云苓。此外，

主产河南的四大怀药——地黄、牛膝、山药、菊花，东北地域的人参、辽宁五味子、细辛、龙胆等都为道地药材。全国道地药材约200种，其体现着对产区的依赖性或有独特的生产技术、传承的加工工艺、技法等，往往代表着药效优质。

知识拓展

中国中药资源分布概况

我国地域辽阔，不同地区环境条件变化大，经过长期的生产实践，各个地区都形成了一批适合本地条件的道地药材。我国主要的道地药材及产区如下。

1. 关药 指东北地区所出产的道地药材。有人参、鹿茸、防风、细辛、五味子、刺五加、关黄柏、知母、龙胆、蛤蟆油等。

2. 北药 指河北、山东、山西等省以及内蒙古自治区中部和东部等地区所产出的道地药材。主要有北沙参、山楂、党参、金银花、板蓝根、连翘、酸枣仁等。

3. 怀药 指河南境内所产的道地药材。常用药材有300余种，其中怀地黄、怀山药、怀牛膝、怀菊花被誉为"四大怀药"。

4. 浙药 包括浙江及沿海大陆架生产的药材。如以"浙八味"为代表的浙江道地药材，包括白术、杭白芍、玄参、延胡索、杭菊花、杭麦冬、浙贝母以及山茱萸、温厚朴、天台乌药等。

5. 川药 是指四川所产的道地药材。常见的药材有四川阿坝藏族自治州的冬虫夏草、川附子、川芎、川黄柏等。

6. 云药、贵药 包括滇南和滇北所出产的道地药材。较为著名的药材有文山的三七、天麻等等。

7. 广药 又称"南药"，系指广东、广西南部及海南、中国台北等地出产的道地药材。槟榔、砂仁、巴戟天、益智仁是我国著名的"四大南药"。桂南一带出产的道地药材有鸡血藤、山豆根、肉桂等。

8. 西药 是指"丝绸之路"的起点西安以西的广大地区，包括陕西、甘肃、宁夏、青海、新疆及内蒙古西部所产的道地药材。著名的"秦药"（秦归、秦艽等）、名贵的西牛黄等都产于这里。甘肃主产当归、大黄、党参；宁夏主产枸杞子、甘草。

9. 藏药 指青藏高原所产的道地药材。有冬虫夏草、麝香、胡黄连、雪莲花等。

2. 中药资源的国际贸易 中药类产品主要以中药材及饮片、中药提取物、中成药及保健食品三种产品形式开展国际贸易。2019年，我国中药类商品进出口贸易总额达61.74亿美元，其中，出口总额达40.19亿美元，同比增长2.8%；进口总额达21.55亿美元，同比增长15.9%。分产品来看，植物提取物产品的出口金额在2017~2019年间始终占据出口贸易的"大头"，2019年，植物提取物产品的出口金额达23.72亿美元，占中药类商品出口贸易总额的59%；其次是中药材及饮片产品，其在2017~2019年间的出口金额维持在10~12亿美元之间，2019年出口金额达11.37亿美元，占比约28%。

亚洲是我国中药类产品出口的主要地区。2017年，我国向亚洲地区出口中药材18.54万吨，出口额为97143.70万美元，均占我国中药材出口总额的80%以上（表2-1）。根据2019年的统计数据，中药类商品出口市场排名前十的国家和地区中，前三的国家分别是越南、印度和马来西亚，出口中药商品金额的增幅分别为69.26%、34.05%和24.55%，相较于欧美传统出口市场，新兴市场的中药出口表现更为亮眼，出口需求潜力也更大。

表 2 – 1　2017 年度中药出口世界各地情况统计

地区	出口数量（万吨）	出口额（万美元）	出口数量占比（%）	出口额占比（%）
亚洲	18.54	97143.70	82.95	85.28
欧洲	1.86	9102.19	8.32	7.98
北美洲	0.96	4897.65	4.30	4.30
非洲	0.74	1337.16	3.31	1.17
大洋洲	0.12	932.69	0.54	0.82
拉丁美洲	0.13	500.73	0.58	0.44
全球合计	22.35	113914.12	100	100

3. 中药产业发展现状　中药产业链是指在中药产品（中药饮片、中成药、功能性食品、保健食品等）的生产加工过程中，从中药材种植至中药产品到消费者手中包含的各个环节所构成的产业链条。它包括中药材种植业、中药饮片加工业、中成药制造业和中药流通业四个主体环节，其中，中药材种植业、中药饮片加工业和中成药制造业分别是产业链的上、中、下游，中药流通业作为非生产环节位于中药产业链的高端部位，贯穿整个产业链（图 2 – 1）。

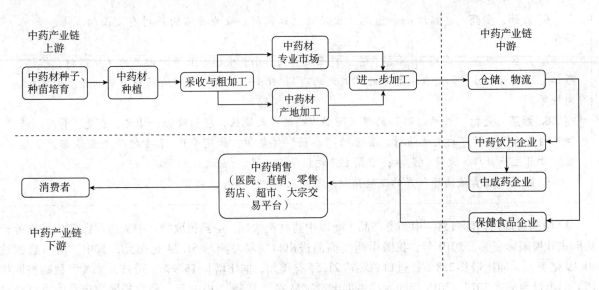

图 2 – 1　中药产业链条

从中药产业的整体发展形势看，中药饮片加工业发展势头较好，而中成药制造业发展势头放缓。数据显示：2020 年中国中药材市场成交额将近 1919 亿元，中药饮片市场规模达到 2525 亿元，且市场规模进一步扩大。在中药制剂方面，随着中药配方颗粒政策逐步放开，越来越多的企业开始布局这一领域，中药配方颗粒市场将不断增长，2020 年中国中药配方颗粒市场销售额将近 155 亿元。在中成药上，2020年 1～11 月出口量达 1.11 万吨，出口额达 2.39 亿美元，同比增长 2.5%。在市售中成药种类上，由 2019年统计可知，用以维护健康的补虚药占据近 54%，也体现了人们健康及保健意识的大幅提升（图 2 – 2）。

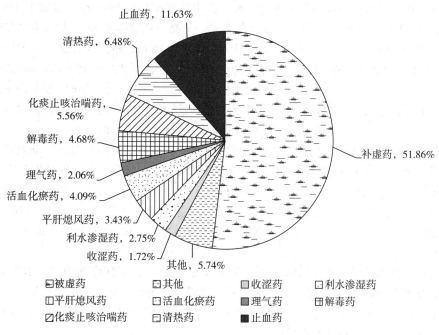

图 2 - 2　2019 年城市零售药店中药饮片市场份额

4. 中药资源发展与任务　中药资源是中药可持续发展的物质基础。也是中医药卫生事业可持续发展的重要物质基础。进入 21 世纪后，越来越多的国内普通消费者也逐渐开始认识到中药对于健康的作用，对中药的需求日益增大，这为中药资源可持续利用与发展带来了巨大挑战。

随着工业现代化发展，中药材栽培产业也迅速发展，中药材栽培技术、栽培方式、生产规模等有了很大提高，当前人工种植养殖的药材已达常用中药材的 1/3。2017 年我国中药材种植面积为 5045 万亩，较 2016 年（4768 万亩）同比增长 5.81%，中药材产量呈持续增长趋势。2017 年中药材产量为 424.3 万吨，较 2016 年（400.2 万吨）同比增长 6.02%。为实现中药资源的可持续利用以及保护药用资源的生物多样性，我国已全面开展药用植物遗传资源收集和保护工作，种质资源收集与离体保存在普查工作中取得了良好进展，药用植物（活体）收集、保护和育种工作取得了新的研究成果（图 2 - 3）。

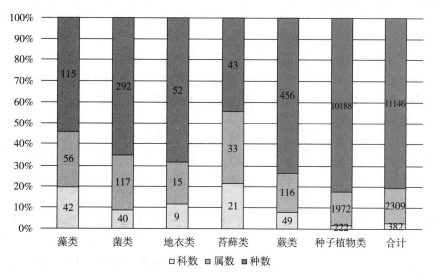

图 2 - 3　药用植物分布统计图

研究发现，我国迁地保护高等植物为16351种，其中药用植物为6949种，隶属于276科，1936属，占全部药用植物的50.4%。《中国生物多样性红色名录——高等植物卷》受威胁物种中有药用植物1280种（占受威胁物种的19.6%），已迁地保护受到威胁的药用植物762种，占受威胁药用植物的59.53%。有4809种无危药用植物得到迁地保护，中国特有药用植物3988种（占中国特有物种的22.5%），迁地保护了其中的53.3%。综上，我国药用植物分布种类多，但物种及资源保护工作还处于探索阶段，未来应充分认识药用资源保护相关工作的重要性，制定阶段发展目标，建立广泛合作机制，加强药用植物园与国际保护组织的合作与交流，以提升我国药用资源保护的技术及覆盖范围。

5. 国家中药材产业技术体系　现代农业产业技术体系是农业农村部和财政部推动农业科技创新的重大举措，2017年新增中药材产业技术体系。国家中药材产业技术体系围绕中药材生产中存在的优良品种、种子、市场管理、道地产区、过量用药、种植技术不完善等问题，设置产业技术研发中心，包括遗传改良、栽培与土肥、病虫草害防控、机械化、加工、产业经济6个功能研究室，聘用23位岗位科学家；同时，在全国范围内23个省、自治区、直辖市的中药材主产区设置27个综合试验站、135个示范县和270个示范基地。

国家中药材产业技术体系的建设目标是"有序、有效、安全"，工作原则为"补齐短板、夯实基础、建立队伍、融合发展"，致力于推进中药材安全生产，建设从产地到临床、从生产到消费、从研发到市场各个环节紧密衔接的，服务国家目标的产业技术体系，以提升中药材生产保障和中药农业科技创新能力，保证中药材的优质、安全和可持续生产供应。

第二节　中药的药性

> **课堂互动**
>
> 　　你对中药的药性知多少？如何理解中药药性？其与西药的药效、药理、生物功能有无关联？在指导用药上，其意义如何？

药物本身有若干特性和作用，前人称其为药物的偏性，后把药物与疗效有关的性质和性能统称为"药性"，是药物性质与功能的高度概括。

中药的药性理论是中药学基础理论的核心部分，是以阴阳、脏腑、经络等中医论病思想为基础，以治则、治法为指导思想，以药物的作用特点为依据进行总结的，主要内容包括：四气、五味、归经、升降浮沉、有毒无毒、配伍、禁忌等，对临床辨证用药施治有重要指导意义。

如对人参的药性论述为：

性温，味甘、微苦，归心经、肺经、脾经、肾经。

功效与作用：大补元气、复脉固脱、补脾益肺、生津安神，属补虚药下分类的补气药。

配伍药方：①大补气血，治一切虚烦：人参末、人乳粉等分。蜜丸，或化或吞俱可。（《冯氏锦囊》参乳丸）

②治脾胃肾气虚弱，呕吐不下食：人参、丁香各等分。捣罗为散，每服6克，空心热米饮调下。（《普济方》参散）

③治营卫气血不足：人参9~30克，黄芪（蜜酒炙）9~18克，炙甘草3克。水煎，空心服。（《张氏医通》保元汤）

使用禁忌：实热证、湿热证及正气不虚者禁服；不宜与茶同服；不宜与藜芦、五灵脂同用。

一、中药的四气五味

1. 四气 即寒、热、温、凉四种药性，反映药物影响人体寒热病理偏向以及阴阳盛衰的作用性质，是中药的重要性能之一。寒与凉为同类，凉次于寒；温与热同类，温次于热。实际可分为两大类，即寒、热两类及程度上的差异。一般而言，温热属阳，寒凉属阴，药性不偏寒热，称为平性。

2. 五味 除表示真实滋味外，主要用以反映药物的某种作用特点。如：辛味具散、行特性，有发散、行气、活血等作用，代表如麻黄、桂枝；甘味具补、和、缓的特性，有补虚、和中、缓急止痛、缓和药性或调和药味等作用，也包括缓和药物毒性和峻猛之性、调和药味的药物，如甘草、大枣等为甘味；另还有淡味，具渗、利的特性，有利水渗湿作用，但标淡味的药不多，仅茯苓、薏苡仁、猪苓等标淡味（表2-2）。

表2-2 中药的五味药性简表

味	药效作用	主治病症	药材实例
辛	发散、行气、行血	表证、气滞证、血瘀证	麻黄、桂枝、川芎、红花
甘	补益、调和药性、和中、缓急止痛	元气、精血不足，脘腹四肢挛急疼痛	甘草、大枣、蜂蜜、饴糖
酸	收敛、固涩	体虚多汗、肺虚久咳、久泻肠滑、遗精滑精、遗尿尿频	五味子、五倍子、山茱萸、乌梅
苦	能泄、燥湿、坚阴	热证、火证、便秘、咳嗽、呕吐、湿证、阴虚火旺证	黄芩、栀子、枳实、知母、大黄、杏仁、厚朴、黄连
咸	软坚散结、泻下通便	大便燥结	芒硝、海藻、昆布
淡	渗湿利水	水肿、小便不利	茯苓、薏苡仁、猪苓

二、中药的升降浮沉

中药的升降浮沉是表示药物作用趋向性的一种性能，是与疾病的病势趋向相对而言，可利用药物的升降浮沉性能，纠正人体气机升降出入失调，逆病势而选药调节，使之恢复正常。

由于各种疾病在病机和证候上常常表现出向上（如呕吐、喘咳）、向下（如泻利、崩漏、脱肛）或向外（如自汗、盗汗）、向内（如表证不解）等病势趋向，药物的作用趋向并非一成不变，可随炮制、配伍而发生改变。如酒制升提，姜制发散，醋制收敛等；又如麻黄与大剂量石膏配伍，石膏制约麻黄辛温发散（汗）的升浮之性，以治疗肺热咳喘证。临床上，医生可根据患者病情的需要而灵活运用。

三、中药的归经

归经是中药性能的重要理论之一，多用某药"入"某脏或某经来表达，以反映药物的作用部位，有"定位"的特点，也反映着药物的选择性作用，与当前的"靶向"部位更为贴近。一味药物对某脏腑或某经络的病变能发挥明显的治疗作用，而对其余部位作用不明显或没有作用。如黄连、栀子、石膏、知母同为清热的寒凉药，但黄连、栀子善于清心热，石膏、知母则长于清肺。种定位指向性明确的作用，能提高用药准确性，也是中药药理和现代药理遵循机理机制的基本原则。

四、中药的采收与炮制

（一）采收

中药材所含有效成分是药物具有防病治病作用的物质基础，而有效成分的质和量因中药材的采收季节、时间和方法的不同而出现明显差异。中药材的采收通常以入药部位的成熟程度作为依据，在有效成分含量最多的时候进行。

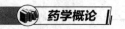

1. 植物类采收原则　见表 2 - 3。

表 2 - 3　植物类药材采收原则

药用部位	采收时间	药材实例/备注
根及根茎类	一般在生长停止或花叶萎谢的休眠期（秋冬季）或初春发芽前或刚露芽时采收	如牛膝、党参等
茎、木类	一般在秋、冬季落叶后或初春萌芽前采收	如大血藤、鸡血藤等
皮类	树皮一般在清明至夏至之间采收	如杜仲、黄柏等
	根皮则以秋末冬初采收为宜，并趁鲜抽去木心	如牡丹皮、地骨皮等
叶类	通常在开花前盛叶期或花盛期采收	如荷叶、艾叶、板蓝根等
	某些药材在秋、冬二季采收	如功劳叶于 8 ~ 10 月采收
	有的与主产品的采收期同时采收	如人参叶、三七叶等
花类	一般在花含苞待放或花初开放时采收。通常选择在晴天、上午露水初干时采摘	如金银花、辛夷等
果实类	一般以果实近成熟或成熟时采收	如乌梅、吴茱萸等
	少数药材在未成熟时采收	如青皮、枳实等
	成熟期不一致，要随熟随采	如木瓜
种子类	在完全成熟后采收	此时种子内物质积累已停止
全草类	多在植物茎叶茂盛或在花蕾时或花盛期而果实种子尚未成熟时采收	如薄荷、益母草等
藻、菌、地衣及孢子类	采收时间不一	如茯苓在立秋后采收、马勃宜在子实体刚成熟时采收等
树脂或以植物叶汁入药的	根据植物的不同采收时间和不同药用部位，决定采期和采收方式	如安息香采香多在 4 ~ 10 月

2. 动物类药材　动物类中药因种类的不同、入药部位的不同和其生活习性、活动规律的不同而采收时间各异，以确保药效。如桑螵蛸以卵鞘入药，应在 2 月中旬采收；鹿茸应在清明前后 45 ~ 50 天截取，过时则角化；小昆虫等则应在数量较多的活动期捕获等。

中药材采收加工后，必须及时进行科学的包装与贮藏，才能保持其药效、质量和价值。否则，会出现虫蛀、发霉、变色、走油、挥发、变味等现象，不仅导致其失去药效，而且服用后可能会产生毒副作用。

（二）中药炮制

根据医疗、调配、临床需要及药材自身性质，将中药从采收、加工、净制、切割、干燥、蒸、炒等诸多处理至可用的饮片这一全过程都列为炮制过程。炮制是中药用药的一大特色，具有浓厚的经验传承性，炮制的工艺方法的合理与否会影响疗效。

炮制古称炮炙、修事、修治等，方法虽然各异，但提高疗效、降低毒性一直是中药炮制的主要目的。

1. 修制　包括净制和粉碎。净制是为除去药材中的杂质及非药用部分，包括挑、拣、簸、筛、削、刷等方法。粉碎则为了便于调配、制剂或服用，包括捣、砸、碾、锉、磨等，如龙骨、牡蛎砸碎便于煎煮，犀角、羚羊角镑成薄片或锉成粉末，切制处理采用切、铡等方法，包括切成厚度均匀的片、块、条等，以利于其他炮制、干燥、贮存或调剂时称量。

2. 水制　以水或其他液体辅料处理药材的方法。包括洗、淋、泡、漂、浸、润、水飞等。其主要目的是清洁、软化、调整药性等。如昆布、海藻等要去盐分，需要漂法。"水飞"是水制法中较特殊的，是利用药物在水中的沉降性质分取药材极细粉末的方法，即将药材与水一起研磨，再加水搅拌，倾取混悬液，下面粗的再加水继续研，直至全部研细，多用于矿物类、贝甲类，如水飞朱砂、炉甘石、雄黄等。

3. 火制　是将药材直接用火加热或加入辅料用火加热处理的方法，是最广泛的炮制方法。常用的火制法有炒、炙、煅、煨等。

（1）炒 又有清炒和辅料炒之分。根据加热程度，清炒又可分为炒黄、炒焦、炒炭。用文火将药材炒至表面微黄为炒黄；用武火将药物炒至表面焦黄，内部颜色加深并有焦香气，称炒焦；至表面焦黑，内部焦黄，但保留药材固有气味（即存性），称炒炭。其中，炒黄、炒焦能缓和药性或增强健脾作用；炒炭可以缓和药材的烈性、副作用或增强其收敛止血的作用。与固体辅料共炒称为辅料炒。如土炒白术、麸炒枳壳、米炒斑蝥等，可减少药材的刺激性，增强疗效；砂炒穿山甲、蛤粉炒阿胶等，可使药材酥脆，易于有效成分煎出等。

（2）炙 以液体辅料拌炒药材，使辅料渗入药材组织内部，改变药性，增强疗效，减少副作用或除去异味的炮制方法，称"炙"。通常使用的液体辅料有蜜、酒、醋、姜汁、盐水等。如当归酒炙可使活血功能增强；黄芪、甘草蜜炙增强补中益气作用；盐炙杜仲可增强补肾功能；延胡索醋制增强止痛作用等。

（3）煅 是将药材用猛火直接或间接燃烧，使质地松脆、易于粉碎，煅后药材改变了原有的理化性质，减少或消除了副作用，能够充分发挥疗效。其中，将药材直接置于炉火上或容器内而不密闭加热燃烧者，又称明煅，多用于矿物或动物甲壳类药材，如煅牡蛎、龙骨、石膏等。将药材置于耐火器中密闭间接煅烧者，又称焖煅，多用于质地轻松、可炭化的药材，如煅血余炭、棕榈炭等。

（4）煨 将药材用湿纸或湿面粉包裹，放于大火中或置炉中烘烤至包裹物焦黑为度的炮制方法，称为煨。煨制的主要目的是去除药材中的油质以及缓和药性、降低毒副作用等。如煨生姜、甘遂、肉豆蔻等。

4. 水火共制 是将药材既用水或液体辅料，又用火处理的一种综合性的炮制方法。常用的水火共制法包括蒸、煮、淬、燀等。淬法是将某些药材加热煅烧后快速投入冷水或液体辅料中，使之酥脆的方法。如醋淬磁石、鳖甲、黄连汁淬炉甘石等。燀是将药材投入沸水中短暂潦过，并迅速取出的方法。常用于种子类药材的去皮、肉质多汁药材的干燥处理等。如杏仁、桃仁燀后便于除去非药用的种皮，并使相应的酶灭活而使有效成分稳定；马齿苋、天门冬燀后有利于干燥贮存等。

5. 其他炮制方法

（1）复制 将药材加入一种或数种辅料，按规定程序反复炮制的方法，称为复制，如复制半夏、复制陈皮（九蒸九晒）。

（2）发酵 在适当的温度、湿度条件下，使药物发酵成曲，是一种改变原药的药性、产生新疗效的方法，如神曲、建曲、半夏曲等。

（3）制霜 种子类药材压榨去油制成松散粉末或经加工析出细小结晶的炮制方法。制霜可以缓和药性、降低毒性，如巴豆霜等；也可产生新的疗效，如西瓜霜等。

（4）发芽 在一定的温度和湿度条件下，使成熟的果实种子萌发幼芽的方法，称发芽法。发芽可起到扩大用药范围的作用。

五、中药的应用

1. 配伍 按照病情，有选择地将两种及以上的药物合在一起应用，叫作配伍。配伍产生作用有"相须、相使"，可以起到协同作用，能提高药效，是临床常用的配伍方法；也有"相畏、相杀"，可以减轻或消除毒副作用以保证安全用药，但有的药物混用还可以是"相恶"，为拮抗作用，即抵消或削弱作用，如人参恶莱菔子（萝卜籽）、五灵脂；还可产生"相反"，即药物相互作用能产生毒性反应或强烈的副作用。相恶、相反是配伍用药的禁忌，故中药"十八反、十九畏"就是中药配伍及临床用药的禁忌。

十八反：即乌头反半夏、瓜蒌、贝母、白蔹、白及；甘草反海藻、大戟、甘遂、芫花；藜芦反人参、沙参、玄参、丹参、细辛、芍药。

十九畏：硫黄畏芒硝，水银畏砒霜，狼毒畏密陀僧，巴豆畏牵牛，丁香畏郁金，牙硝畏三棱，川乌、草乌畏犀角，人参畏五灵脂，官桂畏赤石脂。

《本草经集注》例举了18种具有相反配伍关系的药物，而实际相反药物不止18种，如瓜蒌分瓜蒌壳、瓜蒌仁、瓜蒌根（即天花粉），芍药分白芍、赤芍等，药味数已超过18种。

2. 方剂 方剂的组成，不是各种药物的随意堆砌，而是根据药物在方中的不同作用，分为君药、臣

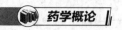

药、佐药、使药四部分（表2-4）。

表2-4　中药方剂组成原则简表

药物划分	作用	地位	使用特点
君药	主导作用	必不可少	剂量较大（结合药力）
臣药	协助作用	不一定选用	剂量较小
佐药	治疗兼证或次要证，或缓和君药毒性	由君药特点和病情决定使用与否	剂量较小
使药	协助君药，引导诸药直达病所；调和诸药	由君药特点和病情决定使用与否	剂量较小

方剂分类方法包括按病名、证候、功效、临床分科、方剂结构、病因、剂型等多种方法。如"麻杏石甘汤"以组方、剂型为方剂；"养阴清肺汤"则以功效为方剂。

中药剂型多种多样。张仲景在《伤寒论》载方113首，所使用的剂型有汤剂、丸剂、散剂、栓剂、软膏剂、酒剂、醋剂、灌肠剂、洗剂、浴剂、熏剂、滴耳剂、灌鼻剂、吹鼻剂等，几乎包括了除注射剂以外的所有传统剂型。现代研究表明，古代成方制剂对消化系统、呼吸系统、心血管系统、泌尿生殖系统、运动系统、精神神经系统等的疾病以及传染病、肿瘤等都有较显著的疗效，以经典名方做成的药物制剂普遍应用于临床，这也体现了中医药以临床获得的宝贵经验具有不同于微观实验科学的特色和优势。

第三节　中药现代化

一、中药现代化的概念和主要内容

中医药是我国的传统医药，是中华民族的瑰宝。在以西医西药为主流的当今社会，要让中医药得到市场的认可，需要中医药有科学的理论依据以及现代化的生产方式，同时也要求中医药企业及相关产业链走中药现代化道路。

（一）中药现代化的概念

中药现代化简单来说就是从传统中药发展提高到现代化中药；具体来说是依靠现代先进科学技术手段，遵守严格的规范标准，研究出优质、高效、安全、稳定、质量可控、服用方便并具有现代剂型的新一代中药，符合并达到国际主流市场标准，可在国际上广泛流通，此过程为中药现代化。

中药现代化的目的在于：应用现代科学技术手段揭示中药防治疾病的本质；建立中药现代化研究开发体系；健全中药标准规范体系；改进中药生产工艺和质量体系；完善中药知识产权保护措施；开拓新的国际医药市场，为人类健康服务。

（二）中药现代化的主要内容

中药现代化涉及应用现代科学技术研究中药的基本理论、资源、品质、性能、功效、加工、制剂、临床乃至知识产权保护等诸多领域的系统工程，充分发挥中医药在健康领域的自身优势与特色，在继承的过程中不断创新，使中医药走向世界，为人类健康服务。

1. 中药材与中药饮片的现代化　新中国成立后，我国中药材交易模式发生了几次变革。由计划经济、九十年代中药材市场发展到当前的信息时代，大数据与"互联网＋"无所不能，使药材产地信息更加透明，产地与厂商网上交易、物流直达都可随时进行。健康产业已成为我国国民经济的支柱产业，中药材作为健康保障的基础产业已进入黄金年代。

为了更好地保护和利用中药资源，国家将先进的科学技术与行政管理有机地结合在了一起，以群落学、统计学、3S技术（遥感RS、地理信息系统GIS、全球定位系统GPS）和计算机信息系统等高新技术手段为支柱，建立了全国中药资源监测体系和保护体系；从源头规范化种植与管理，实现了全新的监管模式。当前，全国中药材物流基地已初具规模，实验基地已联网运营并负责监管入库流通的药材质量，为其溯源编码，通过检测和质量把控、按统一标准入库，中药基地的大力推广为社会和人民大众提供了有质量保证的中药材。在科研技术上应用细胞工程、基因工程、发酵工程等现代生物手段，开展中药材生产的生物技术研究，包括药材 DNA 条形码的引入，收录于药典，有力保证了物种资源的准确性。中药材在质量可控性方面进行的创新，带动了中药材生产走向规范化、规模化，为中药现代化整体奠定了必要前提。

中药饮片是中医临床用药的主要形式，也是中成药制剂的主要原料，其质量好坏将直接影响中药制剂的质量和临床疗效。中药饮片行业作为传统中药产业三大支柱产业之一，已经成为医药工业中近十年增长最快的子行业。根据工信部官方网站发布的 2017 年上半年医药工业主要经济指标完成情况，在医药工业各子行业中，中药饮片加工行业的营业收入和利润分别以 21.33% 和 22.78% 的增速位列第一和第二。

近年来，围绕饮片制备工艺、炮制加工工艺、中药饮片质量标准研究制定及饮片行业发展十分迅速（图 2-4）。由于技术的提升，中药饮片创新不断，出现了新型饮片，包括破壁饮片、超微饮片、配方颗粒等。针对这些创新饮片的争议较大，在管理上，有学者建议列入制剂部分，而非饮片。但无论争议如何，饮片的创新发展势在必行，是为适应现代人们生活节奏的必然结果。

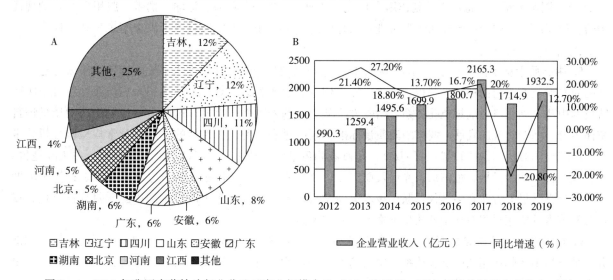

图 2-4 2019 年我国中药饮片行业分地区产业规模占比（A）及 2012~2019 年饮片行业企业收入（B）

2. 中药药效物质基础的现代化 中药所含的化学成分是其发挥药效的物质基础，明确中药的药效物质基础，对促进中药药效理论研究、分析中药复方配伍原则、解释中药炮制原理、揭示中药防治疾病机理的内涵都具有重要意义。为了充分认识化学组成，现代色谱技术与光谱技术已广泛运用于中药的化学成分的分离纯化、结构鉴定以及中药质量控制研究与应用中，用红外光谱、质谱、核磁共振技术等对化学成分进行结构鉴定已成为常规方法，UPLC-MS/HPLC-NMR 快速分离鉴定技术、计算机辅助药物设计与虚拟筛选、高通量药物筛选、谱效关系等技术也用于中药有效成分的发现与识别研究。现代科学技术最新理论及方法包括网络药理学等，通过化学成分结构、分析与蛋白靶点间的相互联系，揭示中药多组分、多靶点的用药特征，进而揭示中药组方特点与配伍，已成为探讨复方用药原理的常规方法。因此，随着新技术的不断引入，中药药效物质组成也将更为清晰，包括对微量、超微量成分的识别与分离。

3. 中药提取技术的现代化 传统中药以煎煮为主，提取物多为粗提物，存在成分不清、服用量大、质量不易控制等缺点，需要充分利用现代提取技术针对药效部位成分进行提取，不但可减少无效成分的溶出和干扰，还可降低服用量，利于质量控制和保证工艺的可重复性、促进质量标准的提高。如适合挥发油提取的超临界技术、大孔树脂富集皂苷技术、缩短提取时间的闪提技术等的应用、膜分离、分子蒸馏、超微粉碎、中药絮凝分离等已进入工业化生产阶段。在提取过程中，以保证疗效为前提，为形成规范的提取精制工艺，对提取过程中的蒸气压、溶剂流量、温度等参数都需要进行实时监控。由此可见，提取工艺已进入了智能监控时代，并取得了效率与经济效益的双提高。

4. 中药剂型和工艺的现代化 中药制剂和工艺水平直接影响药物中的有效成分在体内的种类、数量和存在形式，进而决定药物的生物利用度、疗效和毒性。一方面，实际应用中既要注意利用现代新技术进行分离提取，科学设计浸出工艺，将药材中所含有效成分都浸出，以保证中药复方的疗效特色，达到充分利用药材的目的；同时，应尽量减少非有效成分，力争使其不良反应降到最低。制剂也要需要现代化技术的支撑，以引入新剂型。传统的中药剂型主要是膏剂、丹剂、丸剂、散剂还有水煎剂，存在工艺粗糙、使用量大、口感差、作用缓慢、不适于急症、药效成分不稳定、质量标准不甚科学以及携带麻烦、服用不便等不足，造成市场竞争力疲软，难以适应社会发展的需求，更难于参与国际市场竞争，因此，现代制剂技术的引入也是势在必行。

当前，现代中药制剂研究的重点是利用现代制剂技术开发多种新剂型，如泡腾片、肠溶胶囊、缓控释制剂、浓缩滴丸、注射剂、经皮给药剂型及靶向药物等，同时进行中药制剂新工艺、新辅料的研究，进行制剂质量标准研究，并开展中药剂型与疗效关系的研究等。创制"三效"（高效、速效、长效）、"三小"（服用剂量小、毒性小、副作用小）、"五方便"（生产、贮藏、运输、携带、服用方便）的现代中药，使我国传统中药以治疗药物身份进入国际医药主流市场，更好地服务于人类健康事业，这也是中药现代化的基本目标之一。

5. 中药质量标准的现代化 药品的质量标准是药品的生产和管理技术水平先进程度的重要标志。中药的质量涉及原药材的种植、栽培、采收、加工炮制、生产和运输等多个环节。为尽快建立符合中医药特色的中药系列质量标准规范化体系，研究方法从中药的宏观效应出发，运用多指标对中药的质量进行整体评价。随着时代的发展，我国中药质量标准不断改进和完善，在目前的中药质量常规检验分析技术中，传统检测方法与薄层扫描法（TLC）、高效液相色谱法（HPLC）和气相色谱法（GC）占主导地位。随着现代科学技术发展，色谱法、光谱及质谱法、热分析法、电分析法、分子生物学技术、计算机辅助技术、化学计量学方法和多维仪器联用技术等新学科理论和实验技术不断渗透到中药质量标准领域，仪器分析技术的应用也将引导中药质量标准的发展与提高。

6. 中药药性理论研究的现代化 中药药性理论是中药理论的核心，是中医药理论体系的重要组成部分，是指导中医临床用药的重要依据。中药药性与中医阴阳五行、脏腑经络等哲学理论密切相关，而中医理论又与现代医学存在较大差异，因此，中药药性理论研究是中药现代化的难点。

近年来，中药药性研究中重点对性味、归经、四气五味与人体生理系统功能的相关关系及其作用机制进行了探讨，以澄清中医脏腑与近代医学脏器在概念和内容上的联系与差异，解释归经中"经"的真正含义。此外，对中药方剂就机体整体的调节性、双向调节的机制进行研究，探讨中药各成分之间、药物与机制功能状态之间以及药物与机体内微生物之间的相关影响，为中药升降浮沉理论提供了现代科学依据，针对适合中药药效病症的功能模型、遗传性病理动物模型及药理模型的研究也都在积极探讨中，与现代科学技术相结合，多学科、多层次地研究中药药性理论获得了成果上的极大进展。

7. 中药药理研究的现代化 中药药理学是近几十年来形成的一门新兴学科，它是中医药学的重要组成部分，是中药学的一个分支学科，也是中西医药结合的产物。其特点是既遵循中医药理论，又结合现代医药知识，以阐明中药防治疾病的机制，是沟通基础医学和临床医学、药学与医学的桥梁。

研究的内容可概括为两方面，即：中药药效和机制研究，主要研究中药物质基础对机体的作用、作用机制，简称中药药效学；另一方面是中药药物代谢动力学，研究中药成分在机体内的吸收、分布、转化和排泄的过程及其规律。由于中药多是复杂的混合体，中药药理研究的实验模型和研究方法具有自己的特点。中药药理学研究是中药现代化的重要前提，因而备受重视。在中药药理研究中，应注重影响中药药理科学化、规范化的关键因素的研究，包括在方法学、研究手段、技术上的研究与探讨，当前采用计算机自动控制、图像分析处理、分子生物学、基因工程等现代技术，为揭示中药药效作用与机制研究提供了重要支持。

另外，随着中药化学成分分离技术、结构鉴定技术水平的提高，对中药和中药复方中活性成分吸收、体内分布、代谢及排泄的研究已形成较大规模，新的研究方法、研究思路也相继提出，如多组分药动学参数的测定、药动学－药效学结合研究等多种探索思路不断涌现。

中药的安全性评价已越来越受到重视，研究方法与程序不断规范。目前，学界已开展了对许多中药及复方的系统毒理学、器官毒理学、细胞毒理学、遗传毒理学研究，并取得了显著的成绩。中药药理的研究工作不仅在国内得到了迅速发展，而且受到国际医药界的日益重视，如日本、韩国、德国、英国、澳大利亚、印度、法国及美国等在这方面都进行了不少的研究，这些研究成果值得重视和借鉴。

二、中药现代化的成就与现存问题

（一）取得的进展

1. 党和国家政府高度重视中医药发展，国家战略研究加强　中药产业是我国的战略产业之一。我国政府各部门以及地方各级政府相互协调、配合，营造环境，在基础理论、产品创新、生产技术、资源保护、重大疾病防治、标准规范、平台建设等方面积极推进中医药的深入挖掘和中医药现代化发展。为了切实推进中药现代化发展，科技部联合有关部门，形成地方与国家科技联合攻关，在863计划、国家重点基础研究计划以及其他科技计划中都安排了"中医药现代化研究与产业化开发创新药物和中药现代化""国家重大新药创制专项"等重大项目。《国家中长期科学和技术发展规划纲要（2006—2020年）》把中医药传承与创新发展列为重点领域及其优先主题。"十三五"期间，国家"中医药现代化研究"重点专项共立项126项，中央财政总投入经费达14.51亿元，以中医药防治重大疾病、中医"治未病"、中药开发及质量控制三大领域为重点，从基础、临床、产业三个环节进行全链条、一体化设计，将专项研究任务分解为：中医药理论传承与创新、中医药防治重大疾病、中药资源保障、中医药大健康产业科技示范、中医药国际化和民族医药传承与创新等六大任务，旨在制定一批中医药防治重大疾病和疑难疾病的临床方案、开发一批中医药健康产品，以提升中医药国际科技合作层次、加快中医药服务的现代提升和中医药大健康产业的发展，助力中医药现代化进程。

2. 科技进步推动中药产业快速发展，科技创新屡获重大成果　国家以"政府宏观引导、专家科技把关、市场机制运行"为方针，通过区域布局，整体规划，强化技术创新，从中药材、饮片、配方颗粒、中药新药等各个环节全面部署，筹建了中药现代化科技产业基地和中药材规范化基地，尤其是一些中药科技平台和国家中药研究工程中心，在集成创新中发挥了重要作用，创制了一批具有自主知识产权的中药新药，造就了一批具有国际前沿水平的创新药物研究开发中青年学科带头人和具有科技先导意识的企业家群体。如，超临界二氧化碳萃取技术已用于康莱特注射液的规模化工业生产，超微粉碎技术成功用于通心络胶囊等诸多虫类药物的粉碎处理，均取得了巨大经济和社会效益。固体分散制剂技术和指纹图谱质控技术为复方丹参滴丸中药现代化、国际化发展提供了强有力的技术支撑，荒漠肉苁蓉和管花肉苁蓉分别在宁夏和新疆实现了野生变家种并大面积培植成功。国家对中医药的加大投入，有力地促进了科技与临床、生产相结合的学术发展和技术创新，先后有几十项中医药科技成果获得国家科技进步奖或国家技术发明奖。

3. 中医药在世界上的影响加大　中医药历史悠久，资源丰富，理论独特，不仅是我国的优秀文化遗产，也是世界的优秀文化遗产。近10年来，国外来华学习中医的人数剧增，据统计，先后有130多个国家和地区的14700余名留学生、进修生来华学习中医药。我国建立的7个传统医学合作中心、3个国际针灸培训中心，培养了数以千计的国外各类中医药人才。

（二）存在的问题

中药现代化进程成绩卓著，但同时也有一些不足，主要体现在以下几个方面。

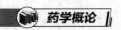

1. 崇拜西医仍为主，影响现代化进程 我国的中药现代化发展前景虽然比较喜人，但社会上仍然存在着不相信中医、盲目崇拜西医的现象。这种势头严重影响着我国中医药的发展，特别是年轻一代，盲目崇拜西医，对中医传统治疗方法表现出极大的冷漠，这种思潮严重影响了中高等医学院校中医专业学生的专业思想，专业思想不稳固的现象较为普遍，有的选报了中医专业也是不得已而为之，这种思想对中医在临床中的应用和中医现代化的发展进程都会产生不利影响。

2. 加强中医药研究的科研力度，现代先进技术还需加大引用 吸纳现代先进技术、加强中医药研究的科研力度、完善和发展中医理论、积极宣传中医研究的新成果和新技术、用事实提升大众对中医的认可度，都是中医药现代化进程中的工作。要加强中西医结合人才的培养，吸收药学的先进技术，丰富和发展中西医结合的理论研究方法，将传统中药学与药学融合互补，融合现代信息技术、计算技术、生物技术等，都将推动中医药现代化建设的进程。

总之，中药现代化与现代化中药发展理论不断推陈出新，在当前大力发展中医药事业的大好时机下，必将产出更多、更大的成果，各学科交叉融合、资源相互利用、技术共享、合作交流也会不断得到提升，这些工作需要更多热爱中医药事业、致力献身中医药事业发展的学者不断加入，以推动中药事业的再次发展与腾飞。

第四节 生 药 学

正如前述，在我国，生药包含丰富的内容，其含义有时较难明确。我国中药材具有来源复杂、资源丰富、种类繁多及品种混淆等特点，由此，生药学教学内容主要侧重于生药的品种鉴定与整理、生药及其制剂的品质标准与评价等内容。近年来，随着现代技术发展，生药学研究重点体现为生产的科学化、现代化以及符合国际规范的生药及其制剂研制，以打入国际市场。

一、生药的命名与分类

（一）生药的分类法

生药的分类原则与中药相似，基于药用部位、化学成分、自然分类法等（表2-5）。

表2-5 生药学分类法

按药用部位	①动物类 ②植物药：根类、根茎类、皮类、茎木类、叶类、花类、果实类、种子类、全草类 ③矿物类
按化学成分	根据生药所含主要化学成分或生物活性成分（如含苷类生药、含生物碱类生药、含挥发油类生药等）
按自然系统	根据生药的原植（动）物的在分类学上的位置和生药亲缘关系，按门、纲、目、科、属和种分类排列
按药理作用或中医功效	按药理作用分为作用于心血管系统或呼吸系统的生药等；按中医疗效分为解表药、清热药、补益药等
按中文名的字母或笔画顺序	药材中文名首字作为主要参考，相同时参考第二个字
其他分类	根据药物毒性和用药目的：上、中、下三品 根据药物自然属性：玉石、草、木、菜、米食等

（二）生药的记载大纲

生药学教材各论中所载生药是按一定次序进行叙述的，记载大纲包括名称（中文名、拉丁名、英文名和日文名等)、基源、植(动)物形态、采制、产地、性状、显微特征、化学成分、理化鉴定、药理作用、功效、附注。

(三)生药的拉丁名

生药的拉丁名是国际上通用的名称,通常由两部分组成。

第一部分是药用部位的名称,用第一格表示,常见的有:根 *Radix*,根茎 *Rhizoma*,茎 *Caulis*,木材 *Lignum*,枝 *Ramulus*,树皮 *Cortex*,叶 *Folium*,花 *Flos*,花粉 *Pollen*,果实 *Fructus*,果皮 *Pericarpium*,种子 *Semen*,全草 *Herba*,树脂 *Resina*,分泌物 *Venenum* 等。

第二部分有多种形式:①原植(动)物的属名(第二格),如葛根 *Puerariae Lobatae Radix*(原植物 *Pueraria lobata*);②原植(动)物的种名(第二格),如颠茄 *Belladonnae Herba*(原植物 *Atropa belladonna L*);③兼用原植(动)物的属名和种名(第二格),用以区别同属他种来源的生药,如苦参 *Sophorae Flavescentis Radix*(原植物 *Sophora flavescens*);④原植物(第二格)和其他附加词,用以说明具体的性质或状态,如熟地黄 *Rehmanniae Preparata Radix*。

有些生药的拉丁名中没有药用部位的名称,直接用原植(动)物的属名或种名;有些生药的拉丁名采用原产地的土名或俗名;矿物类生药的拉丁名一般采用原矿物拉丁名。

二、生药学的研究内容和任务

(一)准确识别生药及鉴定基源的种类,确保生药质量

由于地区用语、各地用药历史及用药习惯的差异,容易出现"同名异物""同物异名"现象。如果不能正确鉴定生药及其基源的种类,将直接影响临床用药的准确性,轻则造成资源浪费,重则产生毒副作用甚至威胁患者的生命,因此,对药材的基源鉴别十分重要。

(二)加强生药材的品质评价,确保其质量标准化

利用植物学、植物化学、分析化学及药理学等相关学科的研究方法,对生药的性状、显微特征、理化性质进行鉴别,并测定生药的浸出物、有效成分或指标成分的含量,以及对重金属、农药残留量、黄曲霉毒素等进行定量或限量检查,建立生药的品质评价方法。生药材是生产中药饮片和中成药的重要原料,保证生药材质量是保证中药饮片和中成药质量的关键和基础。

(三)保障生药资源的可持续发展

运用生药学知识和方法,发掘新的药用植物或同种植物新的用途,合理地利用和开发植物资源,特别是野生资源,通过动植物类群之间的亲缘关系,为进口或当前紧缺药材寻找代用品的新资源;利用生物技术,扩大繁殖濒危物种、活性成分含量高的物种和转基因新物种,引种、栽培、种质保存、转基因技术及宏观调控等一系列措施在某种程度上解决了野生资源不足的问题。

(四)利用生物技术开发生药,提高国际市场竞争力

运用现代科学技术考证和发掘有用的药学史料和品种,促进现代生药科学的发展;保存和繁殖珍稀濒危的药用动、植物,培育出优质、抗病力强及产量高的新品种,不断提高中药材的质量;同时还应对生药品种进行更深入和客观的鉴定,可选择合适的 DNA 分子遗传标记技术,在生药属、种、亚种、居群或个体水平上对研究对象进行准确的鉴别。

三、生药的鉴定

生药的鉴定就是依据国家标准、部颁标准、地方药品标准及有关资料规定或记载的生药标准,应用各种技术手段,对生药的真实性、纯度和品质的优良进行鉴定,以保证品种的真实性及用药安全性。

(一)原植(动)物鉴定

生药的原植(动)物鉴定又称分类学鉴定、基源鉴定,是应用植(动)物分类学的方法,鉴定生药来源,确定正确的学名和药用部位,确保品种应用的准确性。其包括以下内容:原植物形态的观察、核

对文献、核对标本等。

（二）性状鉴定

性状鉴定又称传统经验鉴别，是运用人体的感官如看、摸、闻、尝、水试及火试等直观的方法，对生药的性状（形态、大小、色泽、表面、质地、断面及气味等）进行鉴别。性状鉴定主要观察完整的生药及饮片。

生药性状鉴定实例如下。

性状：野山参为"芦长碗密枣核艼，紧皮细纹珍珠须"；海马的外形为"马头、蛇尾、瓦楞身"等。

大小：指药材的长短、粗细、厚薄。

色泽：如丹参色红，黄连色黄。

表面：蕨类植物的根茎常带有叶柄残基和鳞片，叶表面有脉纹和毛茸等。

质地：质轻而松、断面多裂隙，谓之"松泡"，如南沙参；富含淀粉，折断时有粉尘散落，谓之"粉性"，如山药；质地柔软，含油而润浑，谓之"油润"，如当归；质地坚硬，断面半透明状或有光泽，谓之"角质"，如郁金等。

断面：苍术断面有朱砂点。

气味：乌梅味酸，黄连味苦，甘草味甜等。

水试：如番红花入水后，水液染成黄色，花色不变。

火试：麝香少许用火烧时，香气浓烈，油点似珠，无臭气，灰烬白色。

（三）显微鉴定

利用显微镜及显微技术对生药商品所含中药的组织、细胞或内含物等特征进行鉴别的方法，是保证品种正确性和质量可靠性的一种方法。显微制片鉴别方法一般包括：横切片或纵切片、表面制片、粉末制片、解离组织片、细胞内含物鉴定及细胞壁性质鉴定等。近年来，扫描电子显微镜已作为新的手段应用于各类生药的鉴定。

（四）理化鉴定

理化鉴别是通过物理或化学方法对生药及制剂所含的主要化学成分和有效成分进行定性和定量分析，是鉴定药材真伪优劣的好方法，特别对同名异物的生药或性状相似又无明显显微特征的生药具有较高的应用价值。理化鉴别的方法很多，主要有以下几个方面（表2-6）。

表2-6　生药的理化鉴定

内容	基本介绍	备注
理化常数	测定其物理常数，如相对密度、旋光度、折光率、硬度、沸点、凝固点、熔点等，确定生药的真实性	如：北葶苈子的膨胀度应大于12，南葶苈子的膨胀度应大于3等
荧光试验	利用生药中的某些化学成分在紫外光或自然光下能产生一定颜色的荧光对其进行鉴定；或对本身不产生荧光的生药经过化学处理可使其某些成分在紫外光下变成可见色彩	如：浙贝母粉末在紫外光下显亮绿色荧光；白芷乙醚浸出液点于滤纸上显蓝色荧光等
微量升华法	利用其加热时的升华性质获得微量升华物，可在显微镜下观察其结晶形状、颜色及化学反应等特征	如：大黄粉末的升华物为黄色梭针状、片状或羽状结晶，在碱液中呈红色
化学反应	利用生药所含的化学成分在某些特定化学试剂作用下，产生不同颜色或沉淀或结晶，从而进行鉴定	如：黄连粉末滴加稀盐酸，在显微镜下可见针簇状的小檗碱盐酸盐结晶析出
分光光度法	通过测定被测物质在特定波长处或一定波长范围内的吸光度，对该物质进行定性和定量分析的方法	包括：紫外分光光度法、比色法、红外分光光度法和原子吸收分光光度法
纸色谱法	以纸为载体，固定相一般为纸纤维上吸附的水分或者其他物质，流动相为不与水相溶的有机溶剂，比较样品和对照品在色谱中所显示的主成点颜色和位置是否相同，以进行生药的鉴别	检视其所显杂质斑点的个数或显色强度以进行纯度检测；进行定量的提取和取样，并将主斑点剪下洗脱后，可进行含量测定

续表

内容	基本介绍	备注
薄层色谱法	以适宜的吸附剂涂布于载体上成一均匀薄层，将样品与对照品在板上点样、展开后，比较样品和对照品的色谱图或斑点，用于生药的鉴别	适用于化学成分不清楚的生药材；或同时使用化学品和标准药材为对照品，如黄柏、人参等；或用于提取了成分或煎煮过的药材残渣再加入某检测成分等假药的鉴别
薄层扫描法	用一定波长的光照射在薄层斑点上，扫描斑点对光的吸收或发射，通过积分计算所得图谱中的吸收峰或发射峰，以测定有效成分含量的方法	也可用于定性鉴别
气相色谱法	以气体为流动相，把气化的样品载入层析柱，使样品的各种组分在气液（固）两相之间反复分配，因分配系数不同而分离	生药中如常含有挥发油或其他挥发性组分，最适合用气相色谱法进行分析
高效液相色谱法	用高压输液泵将流动相泵入装有固定相的色谱柱中，再经进样阀注入样品，由流动相带入柱内使各成分分离	特别适合沸点高、极性强、热稳定性差的化合物
其他分析法	串联质谱法（MS/MS）	直接用于粉末药材的分析、鉴定
	X 射线衍射分析法	适用于矿物类药材的分析、鉴定
	物理性状模式指纹图谱	建证在药断面扫描图差异基础上的图谱
	生物活性指纹图谱	其与人体作用后的复杂化学成分群体的综合表现

（五）生物检定

利用药物对生物体的作用以测定其效价或生物活性的一种方法。它以药理作用为基础，以统计学为工具，选用特定的实验设计，在一定的条件下比较供试品和标准品所产生的特定反应，通过等反应剂量间比例的计算，测得供试品中活性成分的效价。

（六）计算机辅助鉴定

此方法建立在上述鉴定方法的基础上，将各味生药各项指标输入电脑，形成资料库，即可从数据库中查到相互吻合的条目，做出判断。

（七）DNA 分子遗传标记技术

以个体遗传物质内核苷酸序列变异为基础的遗传标记。上述几种方法的主观性较强，且受到植物特征稳定欠佳的局限。而 DNA 分子遗传标记可以直接分析生物基因型，检测手段简单快捷，易于实现自动化，因此对物种的鉴别更为准确可靠。

（八）指纹图谱鉴定

对某些复杂物质经适当处理后，采用一定的分析手段，得到的能够标示其化学特征的色谱图或光谱图。它是建立在中药化学成分系统研究的基础上，能够较全面地反映所含化学成分的种类和数量，能对中药质量进行整体描述和评价。同时进一步开展谱效学研究有助于阐明中药作用机制，因此，中药指纹图谱的研究和建立，对于促进中药现代化具有重要的意义。

四、生药的质量标准

（一）中国药典、部颁和地方药品标准收载生药的标准

药品标准是对药品的质量规格和检验方法所做的技术规定，它具有法律的约束力，是药品生产、供应、使用、检验和管理部门共同遵循的法定依据。

1.《中华人民共和国药典》　以下简称《中国药典》，是我国的国家药品所遵循的标准。药典一般收载使用较广、对防治疾病效果较好的药品，规定其质量标准和检验方法，具有法律约束力。《中国药典》已出版过 11 次，分为四部出版：Ⅰ部收载药材和饮片、植物油脂和提取物、成方制剂和单味制剂

等；Ⅱ部收载化学药品、抗生素、生化药品及放射性药品等；Ⅲ部收载生物制品；Ⅳ部收载通则，包括：制剂通则、检验方法、指导原则、标准物质和试液试药相关通则、药用辅料等。《中国药典》2015 年版首次将上版药典附录整合为通则，并与药用辅料单独成卷，作为新版药典四部，当前药典修订为2020 版。

2. 部颁标准　即原卫生部颁发的药品标准（简称部颁标准或部标准）。对药典尚未收载的常用且有一定疗效的药品，由药典委员会编写部标准，经原卫生部批准后执行，作为药典的补充。包括《中华人民共和国卫生部药品标准·中药成方制剂·第一册》《中华人民共和国卫生部进口药材标准》和《七十六种药材商品规格标准》。

3. 地方标准　即各省、直辖市及自治区卫生厅（局）审批的药品标准（简称地方标准）。收载的品种均为地区范围内使用的生药，只能在本省内使用。调往外省（自治区、直辖市）销售使用的中药必须经调入省药品监督管理部门批准，否则，外省可按假药处理。地方标准不能同《中国药典》或部颁标准相抵触。

（二）生药质量控制的主要内容及方法

生药质量控制的主要内容包括：检查生药中可能混入的杂质及与药品质量有关的项目，根据品种不同或具体情况，检查内容不同，可概括如下。

1. 按生药基源分类

（1）植物类生药　如杂质、水分、灰分、酸不溶性灰分、膨胀度、水中不溶物、重金属、砷盐、吸收度及度等。

（2）动物类生药　动物类生药含较多水分，易霉坏变质，故多规定水分检查以及挥发性碱性（挥发性盐基氮）物质的限量检查。

（3）矿物类生药　如检查重金属、砷盐、镁盐、铁盐、锌盐及干燥失重等项目。

2. 按检查性质分类

（1）限量检查　指常规检查项目，对多数生药均使用，即共性内容。例如，水分限量（＜15%）、有害物质的限量及杂质限量等。

（2）定量检查　指与生药临床疗效直接相关的项目，即个性内容。例如，有效成分的含量、生物活性的强度等。

（三）生药质量标准的制定

生药质量标准的制定必须建立在细致的考察及试验基础上，各项试验数据必须准确可靠，以保证生药质量的可控性和重现性。

生药质量标准由质量标准草案及起草说明组成。质量标准草案包括名称、汉语拼音、药材拉丁名、基源、性状、鉴别、检查、浸出物、含量测定、炮制、性味与归经、功能与主治、用法与用量、注意事项及储存等项。起草说明是说明制定质量标准各个项目的理由，规定各项目指标的依据、技术条件和注意事项等，既要有理论解释，又要有实践工作的总结及试验数据。

五、生药资源开发利用的途径

（1）以生物亲缘关系寻找新药源：根据"植物亲缘—化学成分—疗效相关性"的基本理论从同科属中寻找生药的新资源。

（2）从历代医书、本草记载中挖掘新药源。

（3）从民族药、民间药中发现新药源：如从草珊瑚（*Sarcandra glabra*）中开发出"肿节风针剂"和"复方草珊瑚含片"等。

（4）扩大药用部位，增加新品种：根据中医中药传统经验，往往仅采用药用植物某一部位，而同一药用植物的其他部位也含有类似的药用成分和相同的药理作用。

（5）利用有效成分、有效部位开发新药：如从蒿属植物黄花蒿（*Artemisia annua*）中提取的抗疟药物青蒿素。

（6）通过改造某些药用植物成分的化学结构开发新药物：如从穿心莲内酯开发出的炎琥宁、穿琥宁等。

（7）利用生物技术开发新药源：用植物某一器官、愈伤组织、细胞等，通过人工无菌离体培养，诱导分化成完整植株或生产活性成分的方法。生物技术包括细胞工程、基因工程、酶工程和发酵工程。

六、生药鉴定新技术及创新发展

1. 分子鉴定技术 是指依据大分子（核酸和蛋白）特征的鉴定技术，其可分为核酸分子鉴定和蛋白质分子鉴定两大类。核酸分子鉴定主要集中在 DNA 分子鉴定，其主要依靠能反映个体、居群或物种基因组中具有差异特征的 DNA 片段来鉴定，不受环境影响及经验的限制，在生药材品种鉴定上具有一定优越性。核酸分子鉴定技术包括 DNA 条形码鉴定技术、基于 PCR 的分子鉴定技术及基于分子杂交的分子技术。蛋白质标记技术包括抗血清鉴别技术、蛋白质电泳鉴别、同工酶鉴别技术及蛋白飞行时间质谱鉴定技术。

2. 化学鉴定技术 随着色谱分离、分析技术的发展，高效液相色谱、气相色谱、高效毛细管电泳（HPCE）等方法可更精细和准确地反映生药材化学组分数和量等特征，成为药材鉴定和质量控制的有效方法。而以混合组分整体特征分析见长的光谱技术，如红外光谱、X 射线衍射光谱、紫外光谱、荧光光谱及拉曼光谱等技术在药材鉴定中也显露出其独特的优势。色谱－光谱联用鉴定技术是色谱技术和光谱技术相结合形成的系列生药鉴定技术，主要有高效液相色谱－质谱（HPLC－MS）、气相色谱－质谱（GC－MS）、红外光谱－质谱（IR－MS）、质谱－质谱（MS－MS）及高效毛细管电泳－质谱（HPCE－MS）等，其中应用最广泛的是 HPLC－MS。

3. 生药有效成分的生物合成 为了使生药中的超微量有效成分广泛应用于临床，人们已经开始用人工方法引导药用植物遗传因子的突变与多倍体植物的形成，利用示踪原子探索有效成分在植物体内的形成过程及其影响因素，利用植物和细胞培养方法制备或生产药用植物的有效物质方面的研究有了明显的进展。

4. 海洋生药资源的开发利用 海洋蕴藏着丰富的生药资源，海洋生物在我国已有悠久的应用历史。近年来，我国开展了广泛的现代海洋药物研究，并取得了可喜的成绩。目前我国海洋药物的研究热点主要集中在海洋活性天然产物、海洋多糖、海洋微生物的研究及新药开发和海洋生物基因工程技术的研究四个方面。

5. 生药质量标准的规范化研究 生药优良的品质和规范的质量标准是其能否进入世界医药主流市场的重要影响因素。我国已在生药品种整理、质量研究和生药质量标准规范化方面做了大量工作。生药规范化的质量标准和生药材国际参照执行标准的研究、制订，将极大地推动我国中医药事业的发展，加快中医药走向世界的进程。

七、生药学相关学科

1. 药用植物学 是利用植物学中的形态、构造及分类学知识和方法，研究和应用药用植物的一门学科。它是生药学的基础，生药学又是药用植物学的继续和延伸，两者密不可分。

2. 天然药物化学 是运用现代科学理论与研究方法研究天然药物中的化学成分的一门科学。其研究内容包括各类天然药物的结构特点、理化性质、提取分离方法及主要类型的化学成分的结构鉴定等。天然药物化学与生药学这两门学科互相交叉，并且都逐渐引入生命科学研究技术，如利用生物芯片进行天然药物成分的活性筛选，对生药种属进行 DNA 研究。

3. 分子生药学 是在分子水平研究生药的分类与鉴定、栽培与保护及有效成分生产的科学，所依据的主要是生药学和分子生物学的理论和方法，是生药学的一个极富前瞻性的分支。分子生药学不仅继承了传统生药学的内容和使命，更将赋予生药学新的任务和挑战。

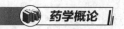

第五节 中药学理论知识与实践技能

一、基础与专业知识

（一）基础知识

中药学与药学学科并列为一级学科，是研究中药的基本理论和具体药物的来源、采集加工炮制、性能、功效、适应证及其使用方法和现代中药的学科，与中医学、药学、化学、生物学等学科密切相关（图2-5）。

中药学所涵盖的基础知识包括基础化学（无机化学、有机化学、分析化学、物理化学）、解剖生理学、微生物学、免疫学、生物化学、药理学、药用植物学、中医学基础、中医诊断学等；涉及专业知识的主要有：中药学、方剂学、中药资源学、中药炮制学、中药鉴定学、中药化学、中药药剂学、中药药理学、中药分析学、药事管理学等。本专业主要研究方向见图2-6。

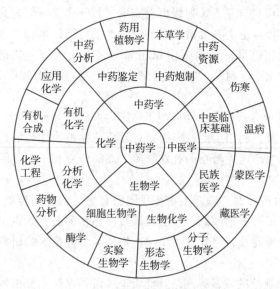

图2-5 中药学学科与相关学科

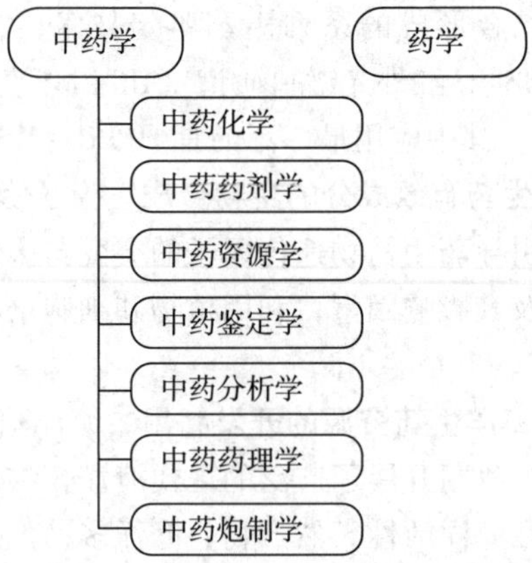

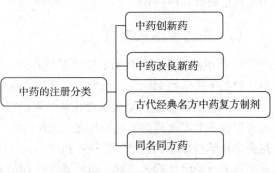

图2-6 中药学学科主要研究方向

（二）中药管理相关的药事法规

1. 中药的分类及注册 《药品管理法》规定，中药与化学药和生物制品同列。按照《中药品种保护条例》的规定，中国境内生产制造的中药品种包括中成药、天然药物的提取物及其制剂和中药人工制成品等。根据《药品注册管理办法》的规定，中药按照中药创新药、中药改良型新药、古代经典名方中药复方制剂、同名同方药等进行注册（图2-7）。

2. 中药事业发展 《中华人民共和国健康促进法》于2020年6月1日实施，其中规定：国家大力发展中医药事业，坚持中西医并重、传承与创新相结合，发挥

中医药在医疗卫生与健康事业中的"独特作用"，国家加强中药的保护与发展，充分体现中药的特色和优势，发挥其在预防、保健、医疗、康复中的作用。

图2-7 中药的注册分类

3. 中药品种的保护 相关法规是《中药品种保护条例》，该条例适用于中国境内生产制造的中药品种，包括中成药、天然药物的提取物及其制剂和中药人工制成品。

4. 中药管理

（1）中药材 《药品管理法实施条例》第三十九条规定："国家鼓励培育中药材，对集中规模化栽培养殖、质量可以控制并符合国务院药品监督管理部门规定条件的中药材品种，实行批准文号管理。"对于中药材中的野生药材，国家采取分级保护，并在《国家重点保护野生药材物种名录》中列明了具体物种。

（2）中药饮片 根据《中国药典》，饮片是指经过加工炮制的中药材，可直接用于调配或制剂。

根据《药品管理法》的规定，中药饮片生产企业履行药品上市许可持有人的相关义务，对中药饮片生产、销售实行全过程管理，建立中药饮片追溯体系，保证中药饮片安全、有效、可追溯。中药饮片的生产需取得《药品生产许可证》，并符合药品生产质量管理相关规定。中药饮片的经营，包括批发及零售，需要取得《药品经营许可证》。企业应当从药品上市许可持有人或者具有相应的药品生产、经营资格的企业购进药品。医疗机构作为中药饮片重要的经营使用单位，各级各类医院中药饮片的人员要求、采购、验收、保管、调剂、临方炮制、煎煮等方面主要遵循《医院中药饮片管理规范》的规定。

（3）中成药 医疗机构在中成药的临床应用方面，主要遵循2010年6月国家中医药管理局会同有关部门制定的《中成药临床应用指导原则》及2017年11月20日原国家食品药品监督管理总局第188号《关于发布中成药通用名称命名技术指导原则的通告》。

（4）古代经典名方 根据《中华人民共和国中医药法》，古代经典名方是指至今仍广泛应用、疗效确切、具有明显特色与优势的古代中医典籍所记载的方剂。生产符合国家规定条件的来源于古代经典名方的中药复方制剂，在申请药品批准文号时，可以仅提供非临床安全性研究资料。2018年，国家中医药管理局会同国家药品监督管理局出台《古代经典名方目录（第一批）》，包括桃核承气汤、麻黄汤、吴茱萸汤等100种名方，包括汤剂、散剂、煮散、膏剂四种剂型。2018年6月1日，国家药监局发布了《关于发布古代经典名方中药复方制剂简化注册审批管理规定的公告》，要求注册申请人应当为在中国境内依法设立，能够独立承担药品质量安全等责任的药品生产企业。

（三）中药领域的专利保护

中医药知识产权是我国知识产权战略的重要领域，既包括利用现行知识产权制度可获得的权利，也包括无法直接利用现行知识产权制度实现保护的中医药传统知识相关权益，产权工作是中医药行业在新形势下的一项新的重要任务。

为申请药品注册而进行的药物临床前研究，包括药物的合成工艺、提取方法、理化性质及纯度、剂型选择、处方筛选、制备工艺、检验方法、质量指标、稳定性、药理、毒理、动物药代动力学研究等都可申请专利保护。此外，对于中药制剂，还包括原药材的来源、加工及炮制研究等。

我国医药知识产权保护意识相对淡薄，导致很多经典名方被其他国家所仿制，给我国的中药产业发展带来了巨大的损失。加强知识产权保护可以避免或减少我国中医药资源流失，使得中医药的长远利益得到保护。此外，专利制度也促进了技术情报的提前公开，他人可以方便地获得药品研制的最新技术资料，在更高的起点上研究开发，避免低水平的重复研究，提高资源利用的效率。

二、基本、专业实践及辅助技能

（一）本专业基本知识技能

需要掌握中医药基本理论和熟悉临床用药的基本知识；掌握中药化学成分提取、分离和检测的基本原理和操作技能；掌握中药质量鉴定分析的基本理论与技能；掌握中药药理学与毒理学的基本理论与实验技能；具有中药炮制加工、制剂制备和制剂分析的基本理论与技能；熟悉药事管理法规、政策与营销的基本知识；掌握文献检索、资料查询的基本方法；了解中药学科的学术发展动态。

（二）专业实践技能

能获得专业实验训练、实训训练、实习和社会实践训练，并在专业课程计划中融合综合性、设计性、创新性实验训练，且内容能适时根据创新及行业进程做适当调整。

现将本专业实验室一般仪器简要介绍如下（图2-8）。

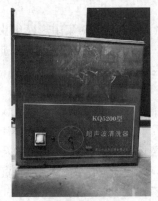
超声清洗器

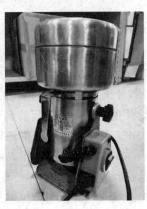
粉碎机

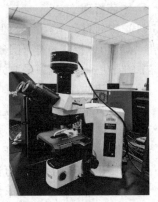
显微镜

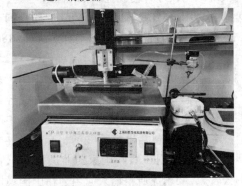
薄层点样器

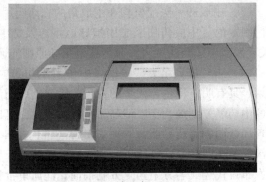
旋光仪

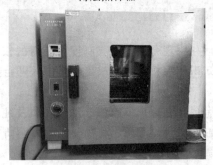
烘干箱

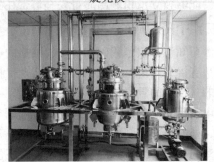
中药提取浓缩一体机

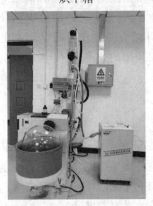
旋转蒸发仪

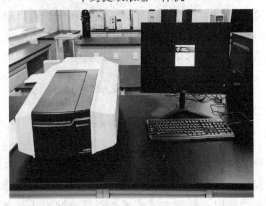
紫外分光光度计

图2-8　中药学专业实验室常用仪器

（三）专业辅助技能

1. 数据库检索技能　具备中药数据库检索操作技能，从外观性状到内在活性成分，深入了解、认识中药作用。其中，香港浸会大学中医药学院数字化项目平台包含许多中医药数据库，并向社会开放（1~5）。中药材图像数据库以高清数码图像展示常用中药材的外观特征，内容全面，查询便捷，是学习中药鉴定学、中药学的良好平台。另有利用计算机和生物学相关理论和技术来研究传统中药的开放平台（6、7），供大家检索学习。

（1）药用植物图像数据库　http://library.hkbu.edu.hk/electronic/libdbs/mpd/。

（2）中药材图像数据库　http://library.hkbu.edu.hk/electronic/libdbs/mmd/。

（3）中草药化学图像数据库　http://library.hkbu.edu.hk/electronic/libdbs/pid/。

（4）中药方剂图像数据库　http://library.hkbu.edu.hk/electronic/libdbs/cmfid/。

（5）中药标本资料库　http://library.hkbu.edu.hk/electronic/libdbs/scm_specimen.html。

（6）计算系统生物学实验室　https://lsp.nwu.edu.cn/index.htm。

（7）中国中医药数据库　http://cintmed.cintcm.com/cintmed/main.html。

2. 药学专业竞赛系列知识之一——概况

我国为加快培养创新创业人才，持续激发大学生创新创业热情，国务院先后颁发了《关于推动创新创业高质量发展打造"双创"升级版的意见》和《关于深化高等学校创新创业教育改革的实施意见》，要求把创新创业教育贯穿人才培养全过程，展示创新创业教育成果，同时全面挖掘和培育优秀项目。每年举办中国"互联网＋"大学生创新创业大赛、"挑战杯"全国大学生课外学术科技作品竞赛。"全国大学生药苑论坛"，堪称药学界的"挑战杯"。除双创及科技作品竞赛外，还有全国医药院校药学/中药学专业大学生实验技能竞赛和全国大学生生物医学工程创新设计竞赛等，多方位、多层次全面激励和衡量大学生科研实践水平。

竞赛的目的在于就中药学类人才培养模式和实践教学体系进行改革和探讨，培养和锻炼中药类学生的实践能力，检验课堂教学水平，强化学生的中医药思维与现代科学思维，促进人才培养质量的提升。通过举办全国性创新比赛，促进学生在创新创业中增长智慧才干，在艰苦奋斗中锤炼意志品质。将挑战精神和创新创业思维贯穿全过程，切实提高学生的创新精神、创业意识和创新创业能力。同时搭建成果转化新平台，推动成果转化和教医研产紧密结合，助力学校实现更高质量发展。

（1）"互联网＋"　全称为中国大学生互联网＋创新创业大赛，其主办单位为教育部。2021年为第七届。这一赛事主要关注的是那些可孵化、可落地、可规模化且有市场需求的项目，因此，学生在参加此项比赛时，应尽量关注产品的商业价值和实际应用价值。

"互联网＋"比赛共分四个赛道：高教主赛道、青年红色筑梦之旅赛道、职教赛道和萌芽赛道，四个赛道侧重点不同。①高教主赛道：主要侧重于高等教育的引领性和创新性，赛道内还分设创意组（在校生专本研博）、初创组（有公司，企业规模较小，企业法人代表为申报人）、成长组（企业相对较大）、师生共创组等，以商业优势和带动就业为主要着眼点。②青年红色筑梦之旅赛道：内设公益组和商业组。a. 公益组：项目以社会价值为导向，在公益服务领域具有较好的创意、产品或服务模式的创业计划和实践，注册或未注册公司均可参赛，师生共创也可参加。重点考查学生团队在此项目中所做的工作。b. 商业组：主要关注解决农业农村和城乡社区发展的痛点问题，助力精准扶贫和乡村振兴，实现经济价值和社会价值的融合。③职教赛道：主要是为高职、高专等职业院校专门设置的赛道，以促进就业为主要目的。④萌芽赛道：主要针对有创新思维的在校高中生的赛道；在该项目中获奖，被C9联盟院校自主招生认可。

（2）"挑战杯"　全称为"全国大学生课外学术科技作品竞赛"，由共青团中央等多单位联合主办。1989年，首届挑战杯比赛举办；2021年为第十七届。经过三十多年的发展，已成为全国大学生重要的创新创业赛事，采取学校、省和全国三级赛制，分预赛、复赛、决赛三个赛段进行。"挑战杯"比赛分"大挑"和"小挑"两个比赛类型，每年交替进行。①"大挑"又称全国大学生课外学术科技作品竞赛，主要关注学生创新思维、社会民生等方面，包括四种类型：a. 自然科学类学术论文；b. 哲学社会科学类社会调查报告和学术论文；c. 科技发明制作A类；d. 科技发明制作B类。②"小挑"又称中国大学生创业计划竞赛，主要关注学生在创业方面的能力，是很接近"互联网+"的类型，要求选手在多个领域提交创业作品，包括但不限于：a. 科技创新和未来产业；b. 乡村振兴和脱贫攻坚；c. 城市治理和社会服务；d. 生态环保和可持续发展；e. 文化创意和区域合作（图2-9）。

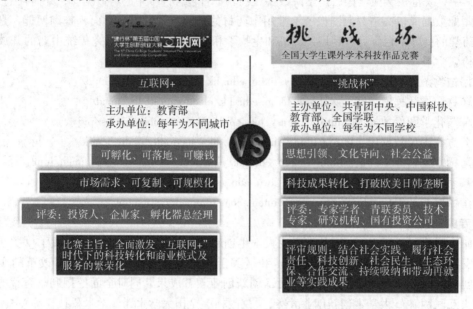

图2-9 "互联网+"和"挑战杯"两项国家级创新创业比赛

（3）全国大学生药苑论坛 由教育部高等学校药学类专业教学指导委员会主办，承办单位一般为中国中医药教育指导委员会，近几年分别在中国药科大学、山东大学、浙江大学举办，该项赛事创办于2008年，被誉为国内药学类专业的"挑战杯"，每年都会吸引全国大批药学学子参加。全国大学生药苑论坛分为"药学科学"和"药学服务"两大分论坛。"药学科学"分论坛包含药剂学、中药学、生化药学、药物分析、药理学、药物化学、制药工程几个分会场。"药学服务"分论坛紧密结合学生在药学服务实践中的经历和心得，围绕"以患者为中心"的药学服务进行选题。

（4）全国中医药高等教育技能大赛 由教育部高等学校中药学类专业教学指导委员会与全国中医药高等教育学会共同主办，每两年举行一次。此竞赛是全国高等院校中药学类专业最高规格的学生竞赛，目的是以赛促学、以赛促教。比赛通常分为中医药基础理论与基本知识竞赛、技能竞赛、团体决赛三个环节。中医药基础理论与基本知识竞赛采取闭卷考试的形式，涵盖中药学、方剂学、中医基础理论及中医诊断学等中医药基础理论教学内容。技能竞赛采用现场操作形式，包括中药材及饮片辨识技术、中药未知粉末鉴别技术、中药炮制技术、中药化学技术、中药分析技术、中药制剂技术、中药药理技术。团体决赛采用现场答题形式。

知识链接

药学专业竞赛参赛经验

1. 定位明确 应根据自己的能力选择在团队中的位置。如擅长绘图，可负责完成壁报。

2. 准备充分 如参加全国大学生药苑论坛，需要充分了解所涉及的实验内容，比如"为什么选择研究这些药物和蛋白"。只有充分掌握实验内容，才能在答辩的时候从容不迫。

3. 技能培养 上述的参赛项目与科研密切相关，需要学生进入实验室，参与实验的方方面面，并学会独立思考和解决问题。另外，应利用课余时间，学习软件使用和论文写作。

三、前景、从业能力与素养

（一）中药学的前景

中药专业是很有发展前景的。西药疗效迅速，但化学制剂的副作用大，天然中药的毒副作用则相对较小，这使人们开始重新认识中药。目前，除了日本、朝鲜以及马来西亚等亚洲国家在加强中药研究外，一些西方国家也开始研究和使用中药。我国近年来加强了对中药研究的投入，一些中药饮片和成药的生产实现了工业化。中成药的产生克服了中药服用麻烦的缺点，又保留了中药的优良特性。

改革开放后，我国积累了巨大财富，加之人口老龄化等社会因素，我国人民不断聚焦健康产业。中医药作为中国特色健康资源，其在治疗疑难杂症、慢性病、老年病、调节亚健康状态、预防保健等方面的巨大优势受到广大群众的认可，"大健康"时代的到来为中医药发展带来了无限机遇。近年来，中药大健康产业已达万亿元规模，且还在不断发展壮大。中药行业在国家的大力扶持下，取得了良好、快速的发展。同时，作为中华民族的宝贵财富，中医药正越来越多地被国际社会接受和关注。2015年5月，国务院发布了《中医药健康服务发展规划（2015—2020年）》，规划提出：中医药将参与"一带一路"建设。"一带一路"沿线国家都有中医药或是传统医药的使用历史，具有一定的群众基础。近些年，随着中医药货物贸易的不断发展及中医药服务贸易的兴起，中医药更是成为很多国家新的经济增长点。

（二）中药学的就业要求

1. 中药学专业培养目标　系统地掌握中药学、中医学基础、药学的基础理论、基本知识和基本技能，具备良好的科学素养以及中医学、药学相关的专业知识和能力；具备从事标准化中药研究开发、药材的品种鉴定及品质评价、中药的质量控制和生产管理、中药药理与安全性评价及临床合理用药等方面综合能力的中药学应用型专门人才。

2. 中药学专业人才必备职业能力

（1）掌握中医学基础、临床中药学、方剂学、药用植物学、有机化学、分析化学、中药化学、中药鉴定学、中药药剂学、中药炮制学、中药药理学、中药制剂分析等学科的基本理论和基本知识；熟悉临床常用药物的基本知识。

（2）掌握中药种植、中成药的制备、质量控制与分析、药效学和药物安全性评价等基本方法和技术。

（3）掌握中药药理与毒理学的基本理论与实验技能；掌握中药及天然药物化学成分的分析、提取、分离和结构鉴定的基本原理和技能。

（4）掌握炮制加工、中药制剂的基本知识和技能；熟悉药物制剂设备和工艺，了解车间设计基本要求。

（5）熟悉药事管理的法规、政策、知识产权保护和中药新药研发的技术要点，具备新药制剂设计、新药药理实验与评价的基本能力，掌握医药市场营销的基本知识。

（6）具有一定的科学研究和实际工作能力；具有创新意识和独立获取新知识的能力。

（三）中药学就业岗位描述

随着国内外中药大健康产业的快速、持续发展，中药学专业就业选择更有余地。除了在各级医院担任中药师工作，在有关学校及中医临床科研机构从事教学、科研工作外，大部分毕业生将在中药企业从事科研、制剂、产品开发和销售工作。

对于医药企业，工作大体分为研发系、生产系、营销系三类。①研发系：包括植化类、制剂类、质量研究类、注册批报类等相关工作。②生产系：包括工艺员（调整生产工艺）、车间主任（安排车间生产）、质检员（化验产品）。③营销系：产品专员（产品知识及应用推广）、市场专员（负责市场活动、战略策划和学术会议）、医药代表（药品销售）。

部分就业岗位描述如下。

（1）中药药物制剂生产　按照操作规程进行制剂生产。从事中药制剂的生产及管理工作；新产品、新技术成果转化的技术操作工作，药品半成品及成品的质量分析、检验工作；车间生产设备的使用、保养、维护工作。

（2）中药药品质量检验　完成原料药、中间体、成品的质量检查。从事中药材、原辅料、半成品及成品的质量分析、检验工作。

（3）中药药品调剂　审查并调配处方，审核并发放药品。接收处方，按照"四查十对"的原则对处方进行审查，调配处方，审核、发放药品，退药处理等。

（4）药库管理　药品出入库管理，完成制定采购计划、资质审核，做好药品入库验收、上账及药品存放管理、出库管理工作。

（5）药品营销　了解药品及市场信息，从事市场调研、药品销售工作。

（四）中药从业职业道德

中药的职业活动事关公众的健康和生命，属于医药学活动范畴。对药学职业活动的要求汇集成的社会法规，称为药学职业道德的准则，简称药学道德。我国古代药业便有"道地药材""遵古炮炙""药真价实""对症下药""童叟无欺"等药学职业道德准则，反映了药学人员采购、生产和销售中的行为准则，其流传数千年，虽然内涵及表达方式有了变化，但仍不失言简意明、易化入自我意识的优点。国家对药学人员、药学职业、药品均有强制性规定，如有违反将承担法律责任、受到惩罚。而在职业活动教育培养中，职业道德也深深融入药学人员的个人意识，成为包括中药学在内的药学群体共同的行为准则和行为规范。

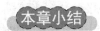

本章小结

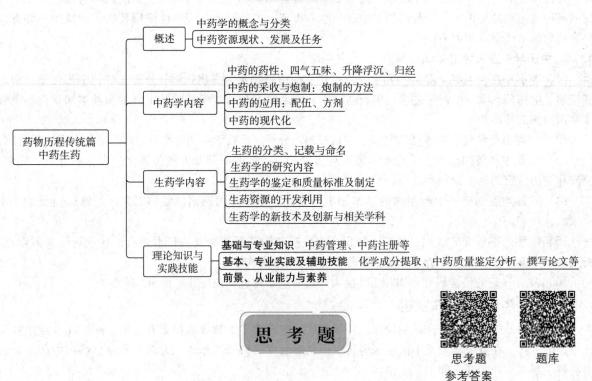

思 考 题

思考题
参考答案

题库

1. 生药根茎叶的一般采收原则是什么？

2. 生药学的研究内容有哪些？

3. 中药学二级学科都有哪些研究方向？各研究方向有何相互联系？

（高慧媛）

第三章

药物历程发现篇——天然药物化学

学习导引

知识要求

1. **掌握** 天然药物化学的研究内容、主要任务及成分结构的多样性。
2. **熟悉** 天然药物化学成分常用的提取、分离与鉴定方法。
3. **了解** 天然药物化学成分生物合成途径的多样性。

能力要求

1. 能够通过化学结构辨认天然药物成分。
2. 能够指认常用的临床使用天然药物的成分与功效。

案例解析

【案例】抗肿瘤天然化合物喜树碱于 1966 年从喜树茎中分离得到并确定结构，在 1971～1972 年曾应用于临床治疗消化系统肿瘤，后因其引起膀胱出血等严重的不良反应而停止使用。其原因就是：喜树碱的水溶性极微，在膀胱中容易析出结晶，刺激膀胱壁而引起出血。伊立替康为喜树碱的半合成衍生物，其水溶性优于喜树碱，有效克服了膀胱出血的不良反应。

【问题】如何解决天然药物的不良反应问题？

【解析】许多结构新颖的天然化合物具有特殊的生物活性，但由于多种原因，还不能作为药物应用于临床，往往需要通过结构修饰或以其为先导化合物来合成类似物等多种天然药物化学的研究方法和技术，使其药效得到较大的提高，或使其不良反应降低，从而进一步提高其成药性。天然药物化学绝不仅是天然药物化学成分的提取、分离、纯化和结构鉴定，同时还要与药学研究的其他相关学科相结合，起到相辅相成的作用，进一步拓宽思路、提高水平，为创制具有自主知识产权的新药打下基础。

　　天然药物化学（medicinal chemistry of natural products）是药学类专业高年级学生的一门重要的专业必修课程，是运用现代化科学理论与方法，研究天然药物中化学成分的一门学科。天然药物化学是在分子水平研究天然药物的药效物质基础及其防治疾病规律的一门综合性学科，是药学的重要组成部分。天然药物化学的学习将为从事中药及天然药物药效物质基础研究和新药开发奠定基础。

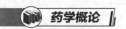

第一节　天然药物化学概述

一、天然药物化学的研究内容

天然药物的发展历史几乎与人类的历史一样长，人类在与疾病做斗争的长期实践中，逐渐认识到天然来源的植物、动物以及矿物等物质对于人体生理病理功能有着不同程度的调节作用，对天然药物的临床使用积累了丰富的经验，在我国民间传说中就有着神农尝百草的经典神话故事。天然药物在我国又称为中草药，与传统的中医理论相伴而生，为中华民族的繁衍昌盛做出了重要贡献。

天然药物化学的研究对象是天然药物中的化学成分，主要研究内容包括各类天然药物化学成分（主要是生理活性成分或药效成分）的结构特点、物理化学性质、提取分离方法、结构鉴定知识以及它们的药理作用，此外还包括各类型化学成分的生物合成途径、化学结构修饰以及全合成等方面的内容。

二、天然药物化学的主要任务

天然药物的来源主要包括植物、动物、矿物以及海洋生物等，并以植物来源为主，种类繁多，化学成分类型众多。以我国的中草药为例，明代李时珍所著《本草纲目》已载药 1892 种，1993 版的《中华药海》收载了八千余种。这一方面说明我国天然药物历史悠久、资源丰富；另一方面，我们也应该充分认识到，对相当一部分中草药还没有进行系统的现代研究，其药效物质基础尚不明确，药理机制不明晰。随着现代科学技术手段在天然药物研究领域的大规模应用，特别是近年来结构鉴定技术、计算机技术以及分子生物学技术的发展，天然药物化学的研究成为朝阳学科。

天然药物化学的主要任务有以下几个方面。

（一）研究天然药物中化学成分的结构和理化性质

目标化学成分的提取分离是天然药物化学研究的第一步。通过掌握不同天然药物中化学成分的结构及其理化性质，设计有效、快捷的化学成分提取分离方法，为进一步药物研发和天然药物质量分析提供依据。

（二）研究天然药物化学成分的结构鉴定

掌握天然药物中化学成分的结构信息，是天然药物化学研究的基础。天然药物化学成分结构鉴定方法通常包括紫外光谱、红外光谱、核磁共振、质谱以及 X 射线单晶衍射等。

（三）研究天然药物的药效物质基础

天然药物的化学成分一般具有类型多样、结构丰富等特点。因此，探索天然药物发挥治疗疾病作用的关键物质基础研究，需要配合以广泛而深入的药理活性筛选以及机制研究，形成天然药物化学、药物化学和药理学的有机整体。有效揭示天然药物防病治病的物质基础，能够为天然药物的临床合理应用和质量控制提供依据。

（四）研究天然药物的开发

天然药物，特别是中草药，在临床应用方面积累了丰富的用药经验，是一个亟待发掘的巨大药物宝库。从天然药物中发现结构新颖的小分子药物是新药研发过程中的有效途径，如青蒿素、紫杉醇的发现。另一方面，许多天然产物小分子化合物由于其活性、毒性以及生物利用度等方面存在不足，不能直接被开发成为临床药物，可将其作为先导化合物，通过进一步的结构修饰、体内代谢、生物转化和构效关系等研究，将其研制开发成药性优良的创新药物。

三、天然药物化学的研究进展

人类在寻找食物的同时，也发现了来源于大自然的宝贵药物资源，天然药物的发展一直伴随着人类社会的进步。天然药物化学作为研究天然药物的基础，一直受到国内外科学界的高度重视。我国是最早进行天然药物化学研究的国家，如中医药学典籍《医学入门》记载了应用发酵法从中药五倍子中制得没食子酸的方法，《本草纲目》更是详尽记载了用升华法制备、纯化樟脑的方法。近代以来，随着生物学、化学等基础学科的发展，天然药物化学的研究也越来越深入和广泛。

（一）天然药物化学研究手段的发展

随着物理、化学等基础学科的发展，天然药物化学研究在提取技术、分离手段以及结构鉴定等方面迎来了革命性的改变。在提取技术方面，传统的提取方式局限于溶剂提取。近年来，超声波辅助提取、CO_2超临界萃取技术已实现工业化应用；分离手段更是日新月异，膜过滤、超滤技术和加压液相色谱技术被广泛应用，特别是以高效液相色谱（HPLC）为代表的色谱分离技术得到长足发展，对于各种类型化学成分的适用性大大增强；结构鉴定方法则基本舍弃了传统的耗时费力的化学衍生化方法，转而采用对样品基本无损耗的波谱学手段，特别是随着高分辨率的核磁共振仪器的普及，新化学成分的发现速度大大提升。以吗啡为例，其于1805年左右被发现，直至1925年才确定其正确结构。而现在，一个新化合物的准确结构确定仅需要几个小时。进入21世纪，计算机技术的发展使天然药物化学研究与量子化学理论结合起来，产生了分子模拟、光谱计算以及虚拟高通量筛选等崭新的研究手段。

知识拓展

量子化学与天然药物化学

量子化学是应用量子力学的规律和方法来研究化学问题的一门学科。计算机辅助的量子化学计算可以获得分子体系的电子波函数，通过这些电子波函数可以求算分子结构、化学反应和分子偶极矩、极化率等性质。量子计算化学在天然药物化学中的应用日渐广泛，在计算核磁共振参数、构象优化以及各种理论光谱数据等方面具有不可替代的作用。常用的量子化学计算软件有Gaussian、ORCA 和 Gamess – US 等。

（二）天然药物化学研究内涵的发展

传统的天然药物化学主要以陆生植物为研究对象。一般认为，天然药物中只有小分子化合物才是研究的重点，大分子化合物如多糖、蛋白质以及其他水溶性成分则被忽略。随着研究的深入，天然药物化学研究的内涵有了新的发展。

1. 研究对象的广泛性不断提升

（1）从植物到动物 动物来源的天然药物由于产量限制、易变质、有效成分结构复杂且不稳定等因素，研究较为困难。近年来，学界针对多种具有药用价值的昆虫，如蚕蛾、斑蝥和牛虻等，均进行了系统化学成分研究，从中发现了众多超微量的活性化合物，如蚕蛾醇、斑蝥素和抗菌肽类成分。

（2）从陆地到海洋 早期，由于海洋开采技术及分离手段的限制，占据地球表面70%的海洋并没有受到天然药物化学家的关注。20世纪70年代以来，海洋天然产物研究的热潮兴起。多种结构类型，如萜醌类、聚醚类等，在陆地动植物中十分少见，而在海洋天然产物中含量丰富。目前，已有多个海洋来源的天然小分子化合物被选作先导化合物用于开发药物，并已获批上市。如阿糖胞苷，是以从海绵中分离得到的尿嘧啶核苷 spongothymidine 为模板合成而得；中国第一款治疗阿尔茨海默病的原创新药 GV – 971，也是提取自海藻鹅掌菜。

（3）从宏观到微观 随着菌类培养技术的发展，天然药物的研究已深入真菌和细菌的代谢产物研究领域。以往很多被认为是植物次级代谢产物的小分子化合物，被证明是由植物内生菌合成。另一方面，土壤乃至海洋来源的真菌和细菌也已被进行系统研究，从中发现一系列以麦角生物碱、细胞松弛素为代表的结构复杂、活性显著的化合物。

（4）从小分子到大分子 随着分离技术及结构鉴定技术的发展，分子量超过1000Da的多糖、大环环肽类等化合物的纯化和结构鉴定成为可能，如人参多糖和黄芪多糖的分离鉴定研究弥补了传统中药化学成分研究的不足。

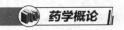

2. 对于结构修饰、全合成以及药理机制研究的重新认识

（1）结构修饰　以往，天然药物化学家只是将小分子化合物进行分离纯化、结构鉴定和简单的活性筛选，没有显著活性的化合物往往被舍弃。而随着合成化学的技术手段在天然药物研究领域的应用，基于构效关系或药效团的化合物结构修饰越来越受到重视。如传统的青蒿素随着使用时间延长，耐药性问题突出，经结构修饰获得的青蒿琥珀酸酯的活性是青蒿素的百余倍，耐药性也得到明显改善。

（2）全合成　该手段则大大提升了天然药物中微量成分成药的可能性。通过全合成研究，学界不仅可以解决天然超微量成分的来源问题，还可以得到大量天然产物的结构类似物，有利于构效关系的明晰。

（3）药理机制研究　摆脱了以往天然药物研究单纯重视化学结构的新颖性而忽视药理活性的窠臼，重新认识了大量以往在细胞研究层面被认为是"无效成分"的天然产物，对它们在体内发挥作用的机制有了更为清晰的认知。

知识拓展

构效关系和定量构效关系

构效关系指的是药物或其他生理活性物质的化学结构与其生理活性之间的关系，是药物化学的主要研究内容之一。狭义的构效关系研究对象多为药物，广义的构效关系研究对象则是一切具有生理活性的化学物质，包括药物、农药、化学毒剂等。

最早期的构效关系研究以直观的方式定性推测生理活性物质结构与活性的关系，进而推测靶酶活性位点的结构和设计新的活性物质结构。随着信息技术的发展，以计算机为辅助工具的定量构效关系成为主要研究方向。定量构效关系是借助分子的理化性质参数或结构参数，以数学手段定量研究有机小分子与生物大分子的相互作用规律。构成定量构效关系的三个要素为：小分子理化性质的参数化；化合物药理活性的定量标识；联系理化性质与药理活性的数学模型。

（三）天然药物化学研究的外延拓展

现代的天然药物化学研究不仅在深度上大大加强，随着交叉学科的兴起，其在研究的广度上亦大大扩展。天然药物化学研究的外延拓展集中体现在两个方面。

1. 天然产物的生物合成研究　生物合成方面的研究进展得益于近年来测序技术以及基因标记技术的进步。从基因和酶的角度研究目标活性分子在生物体内的合成路径，通过基因编辑或生物发酵技术批量产生药用分子，不仅可以解决化学合成高污染、低效率的问题，而且可以实现小分子定点、立体选择性的改造。

2. 基于基因挖掘技术的天然产物研究　真菌微生物的多数基因在常规培养条件下处于沉默状态，必须在特定生理环境下或外来细菌病毒入侵引起免疫应答机制时才会被激活。这些基因由于在常规条件下不表达，因而更有可能在特定条件下被激活，产生骨架新颖、生物活性高的次级代谢产物。如何选用适当的方法来激活这些"沉默代谢途径"，从而得到一些天然条件下不存在的"天然"产物，也是最终获得潜在药物资源的关键问题。

第二节　天然药物化学活性成分多样性

一、生物合成途径多样性

生物合成是利用细胞、组织、器官或其他生物体将简单底物合成为复杂产物的一系列生化反应，其绝大部分属于酶催化过程，往往涉及多个酶催化步骤。植物是自然界的初级生产者，它为了维持自身机体的生命活动，通过一级代谢过程生成糖、蛋白质、核酸、乙酰辅酶 A、莽草酸和氨基酸等一级代谢产物（primary metabolites）。但植物在生长过程中会受到病原生物的侵害和环境不利因素的影响，在特定情况下，一级代谢产物可以作为原料或者前体，通过二级代谢过程生成诸如黄酮、萜类和生物碱等可以适应或者抵抗这些不利因素的二级代谢产物（secondary metabolites）。这些二级代谢产物具有多样的化学结构和药理活性，其生物合成过程涉及多个生物催化酶，这些酶系统构成高效和高选择性的温和催化体系。这些酶可在生物体外催化诸多化学反应，并且表现出良好的化学选择性、区域选择性和立体选择性。

　　基于上述优势，从生物合成角度，可将天然药物的研究分为三个层次。一是发现具新结构或良好活性的二级代谢产物；二是从生成机制角度在分子水平研究二级代谢产物的形成过程；三是利用合成生物学的方法，借助生物合成规律，获取目标二级代谢产物。通过第二、三层次的研究，可以实现目标天然药物的定向获取和改造，起到事半功倍的效果。

　　天然化合物虽然结构多样，但研究发现，其主要通过以下生物合成途径生成（表 3 -1）。

表 3 -1　常见天然化合物的生物合成途径

生物合成途径	天然化合物类型
醋酸 - 丙二酸途径	脂肪酸类、酚类、蒽酮类
甲戊二羟酸途径	萜类
桂皮酸途径	苯丙素类、香豆素类、木脂素类和黄酮类
氨基酸途径	生物碱类

　　其中，多数脂肪酸类、酚类和蒽酮类化合物主要通过醋酸 - 丙二酸途径（acetate - malonate pathway，AA - MA 途径）生成；多数萜类化合物主要通过甲戊二羟酸途径（mevalonic acid pathway，MVA 途径）生成；多数苯丙素类、香豆素类、木脂素类和黄酮类化合物主要通过桂皮酸途径（cinnamic acid pathway）生成；多数生物碱类化合物主要通过氨基酸途径（amino acid pathway）生成。

　　此外，有些天然化合物的生物合成途径涉及上述 2 种以上不同生物合成途径，包括氧化反应、还原反应、羟化反应、甲基化反应、乙酰化反应、异构化反应、糖基化反应和酯化反应等多种反应类型（图 3 -1）。

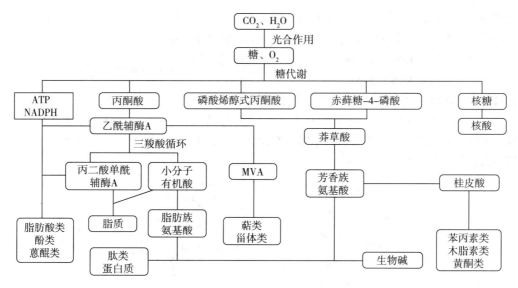

图 3 -1　植物的生物合成途径

　　从本质上讲，生物合成反应是一个环境友好的绿色化学反应过程。对天然产物生物合成途径的研究有助于对天然药物进行结构推导，判断生物体间的亲缘关系，对具有较好活性的天然药物进行"仿生合成"，操纵目标天然药物在培养体系中的生产效率和产率等，不仅经济效益显著，而且对环境保护及绿色产业的构建都具有重要的战略意义。青蒿素的生物合成途径见图3-2。

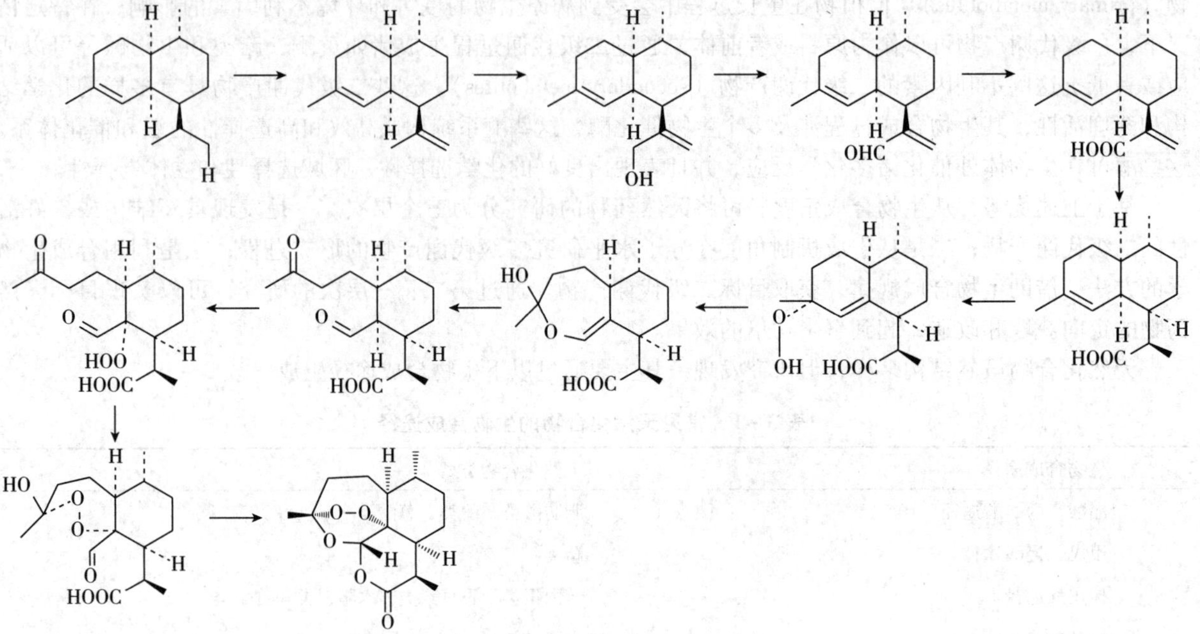

图3-2　青蒿素的生物合成途径

二、天然药物的结构多样性

天然药物中的化学成分数量巨大，种类多样，可根据化学结构的特点分为以下几类：

（一）苯丙素类化合物

该类型化合物一般均具有一个苯环与三个直链碳相连的单元（C6～C3单元），主要有香豆素和木脂素类成分。

1. 香豆素　香豆素类化合物广泛存在于伞形科、芸香科、瑞香科、木犀科、菊科、豆科的植物中，具有苯骈-α-吡喃酮的基本骨架（图3-3）。如具有清热燥湿、明目、止泻等功效的中药秦皮，其主要成分就是香豆素类。

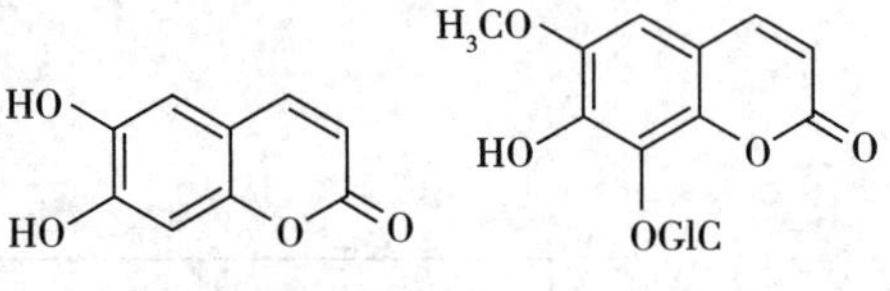

2. 木脂素　木脂素类是由两分子苯丙素氧化聚合而成的一类天然化合物，具有抗肿瘤、抗氧化和抗病毒等广泛的药理活性。如五味子和华中五味子干燥果实中的木脂素类化合物，具有降低血清谷丙转氨酶的作用（图3-4）。

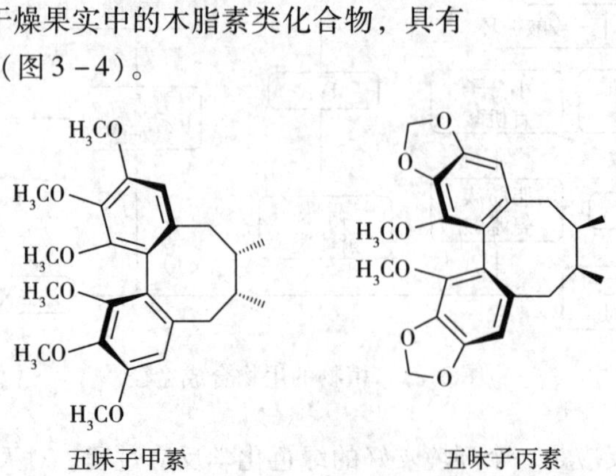

七叶内酯　　　　　　秦皮苷

图3-3　香豆素类

五味子甲素　　　　　　　五味子丙素

图3-4　木脂素类

（二）醌类化合物

醌类化合物是具有不饱和环二酮结构（醌式结构）的一类天然化合物，主要存在于大黄、何首乌、决明子、芦荟、丹参和紫草等植物中，分为苯醌、萘醌、菲醌、蒽醌等，具有泻下、抗菌、抗肿瘤等多种活性（图3-5）。

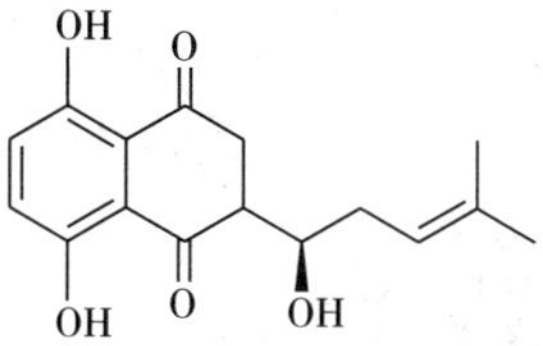

紫草素 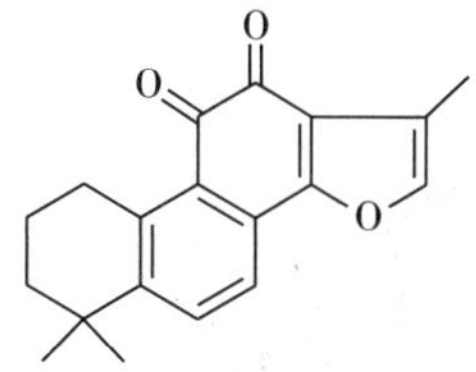　　　　　　　　丹参酮ⅡA

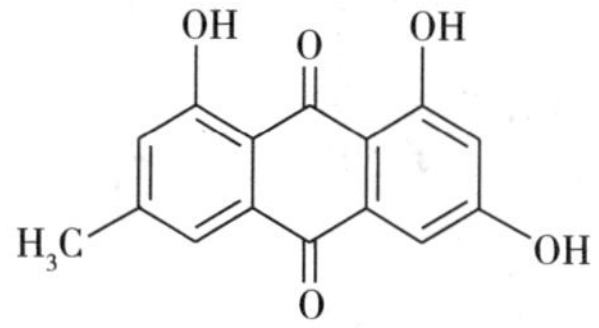

大黄素

图3-5　醌类

（三）黄酮类化合物

黄酮类化合物在自然界中分布广泛，具有抗炎、抗氧化和降糖等广泛的药理活性。其结构具有"两个连有酚羟基的苯环通过中央三个碳原子相互连接"的特点，而且其颜色与结构具有密切的相关性（图3-6）。

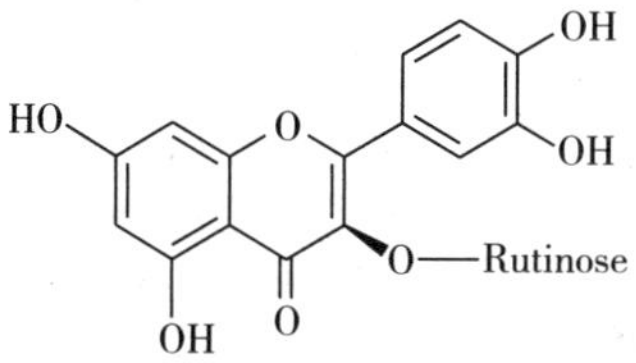

芦丁 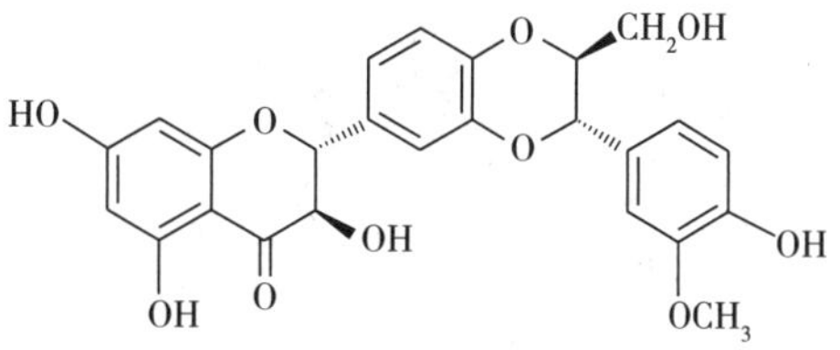　　　　　　　　　水飞蓟素

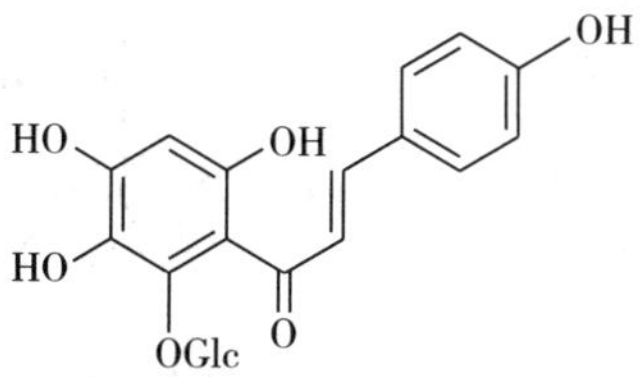

红花苷 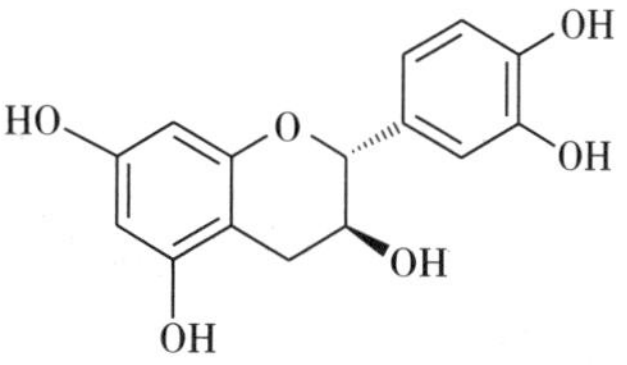　　　　　　　　(+)-儿茶素

图3-6　黄酮类

（四）萜类化合物

萜类化合物的家族非常庞大，是天然药物活性成分的重要来源。该类化合物的骨架以异戊二烯（C5单元）为基本结构单元，单萜含有10个碳原子，倍半萜含有15个碳原子，二萜含有20个碳原子，三萜含有30个碳原子。例如，芍药苷和梓醇均属于单萜，青蒿素属于倍半萜，紫杉醇属于二萜，人参皂苷Re和齐墩果酸分别属于四环三萜和五环三萜（图3-7）。

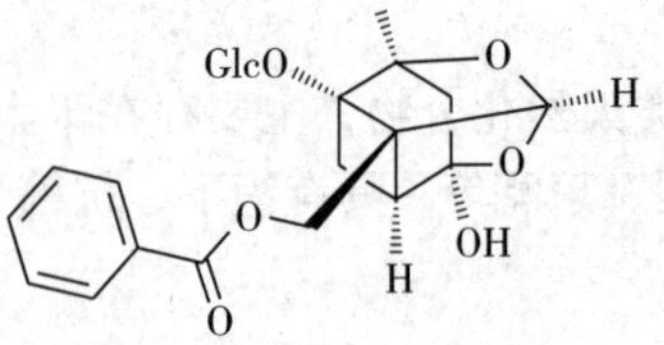

芍药苷 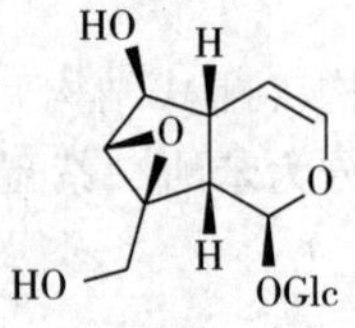　　　　　　　梓醇 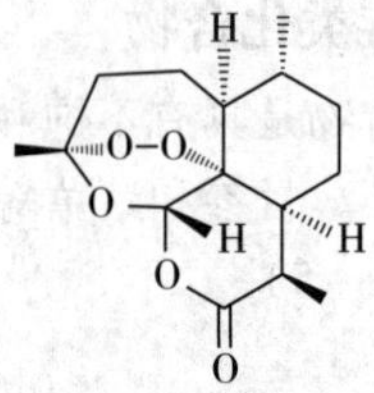　　　　　　　青蒿素

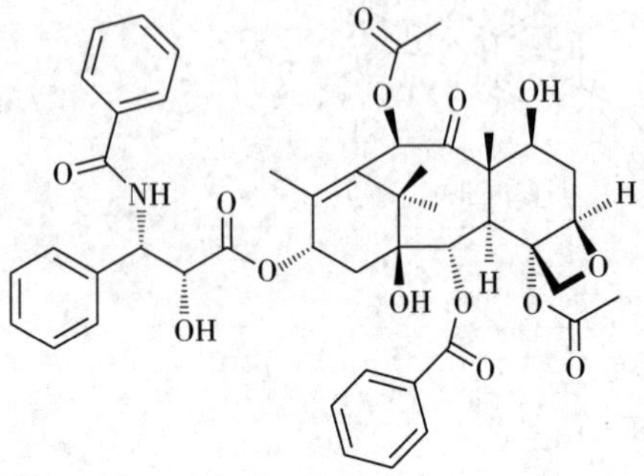

紫杉醇 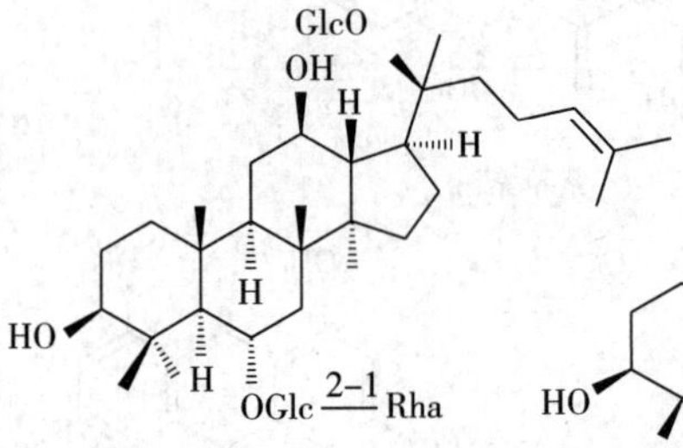　　　　　　　人参皂苷Re 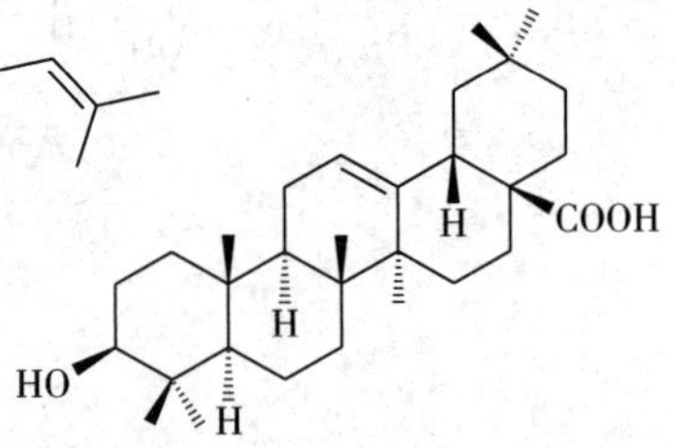　　　　　　齐墩果酸

图 3 - 7　萜类

（五）甾体类化合物

甾体类化合物结构中都具有环戊烷骈多氢菲的母核，具有抗肿瘤、抗糖尿病和强心等多方面的药理活性（图 3 - 8）。

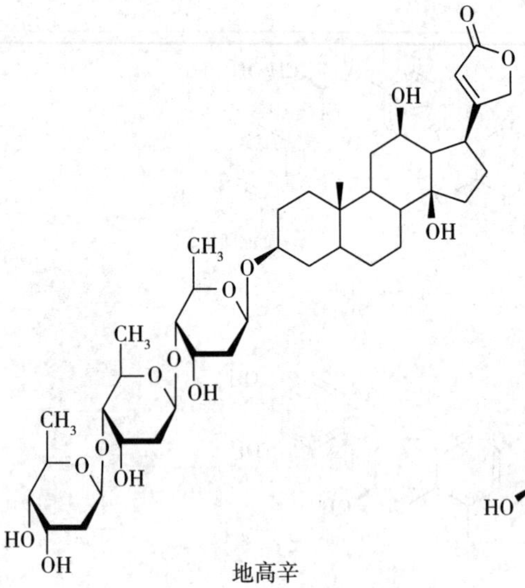

地高辛 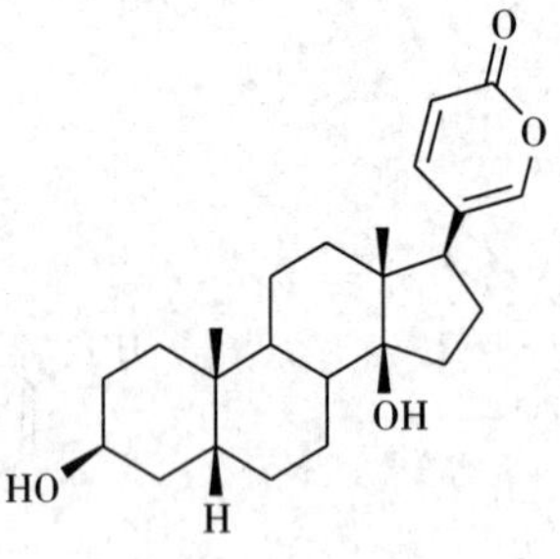　　　　　　　蟾毒灵 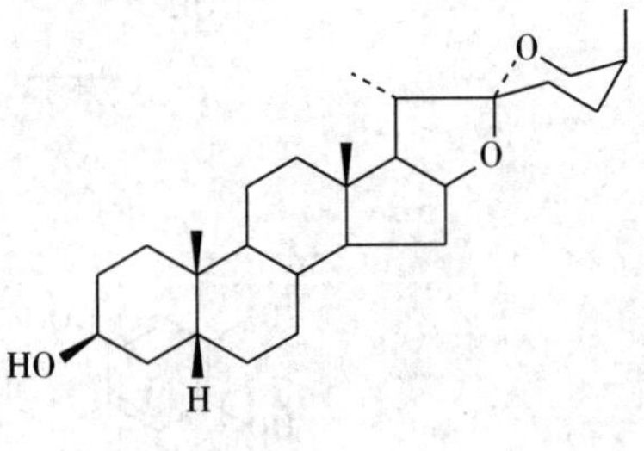　　　　　　　菝葜皂苷元

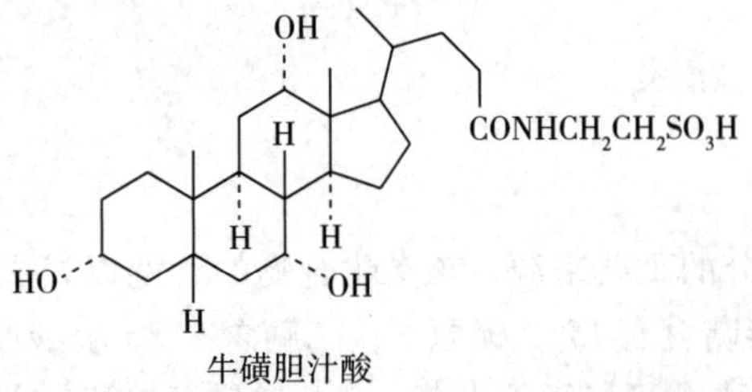

牛磺胆汁酸 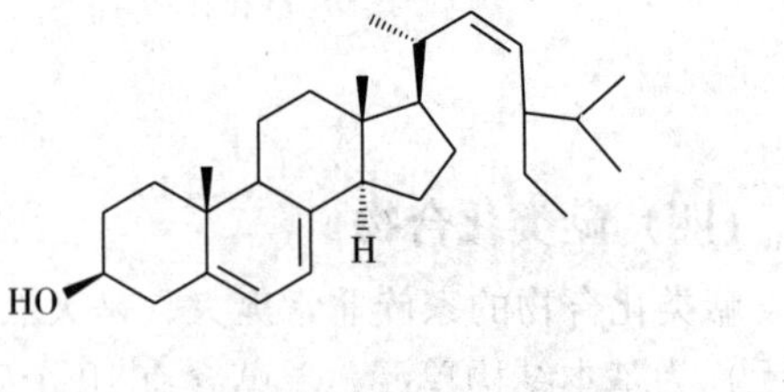　　　　　　　　　　　麦角甾醇

图 3 - 8　甾体类

（六）生物碱

生物碱是人类应用历史最久远的一类天然有机化合物，是临床药物的主要来源，其分子结构中都含有氮原子，且一般都具有碱性。如鸦片中具有镇痛作用的吗啡，麻黄中具有平喘作用的麻黄碱，黄连中具有抗菌消炎作用的小檗碱，可以治疗老年痴呆的石杉碱甲，从金鸡纳中获得的具有抗疟作用的奎宁，青黛中具有治疗慢性粒细胞白血病作用的靛玉红，在临床上作为抗肿瘤药物的长春新碱，乌头中的毒性成分乌头碱等（图3-9）。

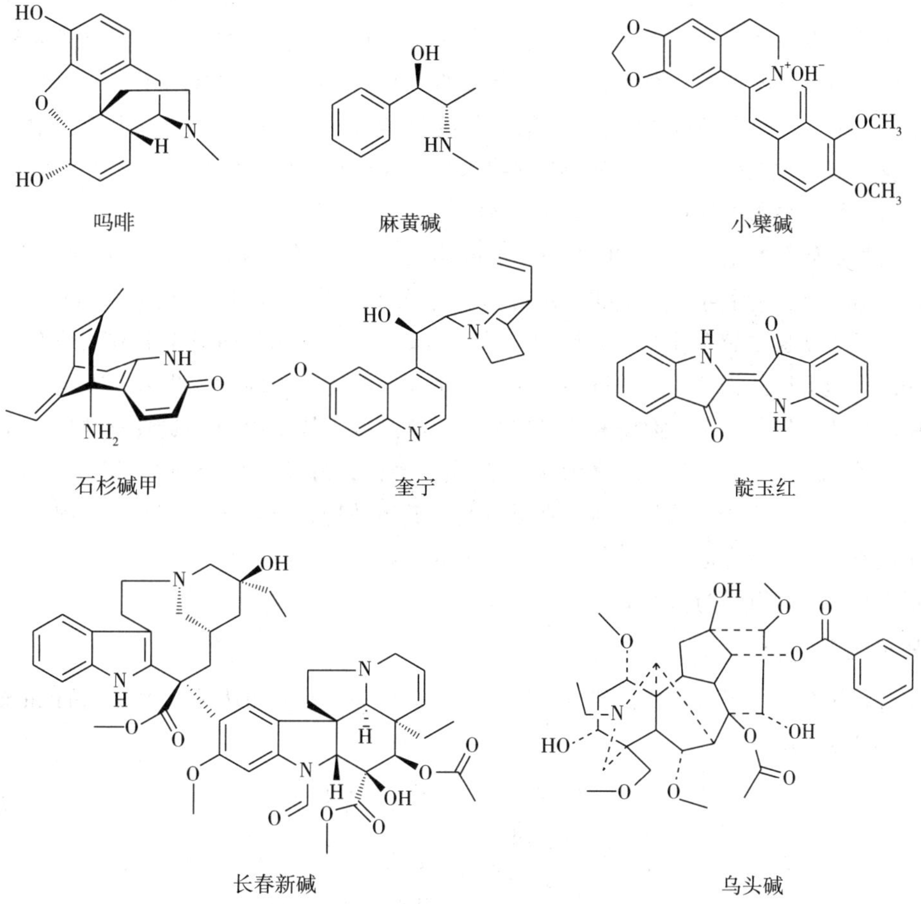

|吗啡|麻黄碱|小檗碱|

|石杉碱甲|奎宁|靛玉红|

|长春新碱|乌头碱|

图3-9 生物碱类

三、天然药物来源多样性

研究发现，陆生生物是天然药物的主要来源。前述天然药物主要源于植物。动物药也是中药的重要组成部分，目前我国供药用的动物超过800种，其中不少动物药的疗效非常显著，如牛黄、熊胆、蟾酥、地龙、斑蝥等。近年来，对动物药中活性成分的研究日益受到关注。例如，从胆汁中发现的胆汁酸不下百种，其中，鹅去氧胆酸、熊去氧胆酸、α-猪去氧胆酸是人工牛黄配方中的重要原料；从蟾酥中分离出20余种蟾毒配基，具有升压、强心的作用；地龙中的游离氨基酸具有较好的解热作用；斑蝥中的斑蝥素具有抗肿瘤作用。

此外，还有众多的天然药物来源于陆生苔藓植物。苔藓植物是由水生向陆生过渡的高等植物，广泛分布于世界各地，几乎所有苔藓都不被昆虫、软体动物或哺乳动物所采食，也不被细菌、真菌或病毒所感染。在我国民间，苔藓被广泛应用于治疗外伤、烧伤、感染、肺结核等症。经研究发现，苔藓植物次生代谢产物以萜类和酚类化合物为主，苔类植物与藓类植物成分差别较大；其所含有的化合物特别是黄酮、联苄和部分萜类化合物多以二聚体或多聚体形式存在；有些倍半萜、二萜及双联苄类化合物仅为苔藓类植物所特有。

而海洋是一个具有巨大时空尺度的由物理、化学、生物和地质过程耦合在一起的复杂开放系统，与陆地系统差别巨大。其占地球表层面积的71%，水体占生物圈的95%，蕴藏的生物总量占地球的87%。在动物界的33个门类中，海洋具有32个，其中15个为海洋所特有，同时还有10亿多种海洋微生物，资源极其丰饶。这些海洋生物在高盐、高压、低温、低光照的环境下生长，与陆生生物截然不同，因而具有独特的基因组和代谢规律，可以产生一系列结构多样、活性独特的天然产物，为先导化合物的发现和结构优化、创新药物及海洋药物的研究与开发提供了丰富而独特的化合物资源，被公认为最具新药开发潜力的资源。但现在研究的海洋生物数量仅为记载量的0.5%，因此，海洋具有广阔的研究开发空间。当前国内外海洋药物研究的热点领域主要包括：海洋生物化学研究的进一步深化；组合化学技术以及基因工程、细胞工程、蛋白质工程、发酵工程等生物技术与海洋药物研发紧密结合，多方面解决海洋药物研发的瓶颈；对海洋微生物资源的研发；对深海、极地海洋生物的深入研究。

国际海洋药物的研发始于20世纪40年代，于60年代末和70年代初开始逐渐兴盛，于80年代进入快速发展期，于90年代中后期形成热潮。在美国"海洋生物技术计划"、欧盟"MSAT"计划、日本"海洋蓝宝石计划"、英国"海洋生物开发计划"等的推动下，海洋药物研究发展驶入快车道，开发"蓝色药库"成为现今世界医药工业发展的重要方向。各制药强国均在不断加大投入，如美国国家研究委员会和国立癌症研究所、日本海洋生物技术研究院及日本海洋科学技术中心、欧盟海洋科学和技术机构等每年均投入上亿美元，作为海洋药物开发研究的经费。当前，海洋天然产物的研究对象涵盖海洋植物（海藻、红树林植物等）、海洋动物（海绵、腔肠动物、软体动物、被囊动物、棘皮动物等）以及海洋微生物（海洋中的细菌、真菌、放线菌）等，从中获得的天然产物结构千差万别。

下面主要介绍常见的海洋药物类型。

（一）芳香族化合物

芳香族化合物主要分布于海藻中，其最大的特点就是富含卤素。如从褐藻中发现的 chlorobifuhalol 和 chlorodifucol（图3-10）。

chlorobifuhalol   chlorodifucol

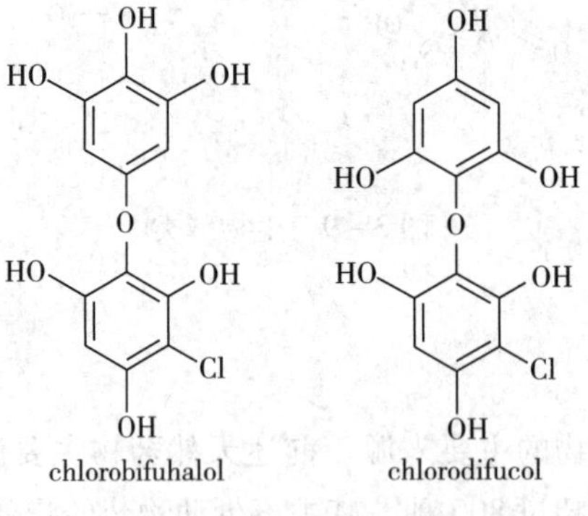

图3-10　芳香族化合物

（二）萜类化合物

萜类化合物广泛分布于海藻、珊瑚、海绵和软体动物等海洋生物中，以单萜、倍半萜、二萜、二倍半萜为主，三萜和四萜较少（图3-11）。例如从海绵中分离得到的倍半萜化合物15-oxopuupehenol、二倍半萜类化合物 variabilin 和三萜类化合物 sodwanone A（图3-11）。

15-oxopuupehenol

variabilin

sodwanone A

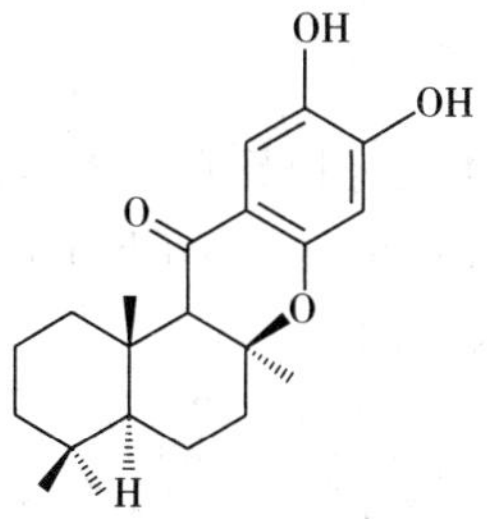

图 3－11　萜类化合物

（三）生物碱类化合物

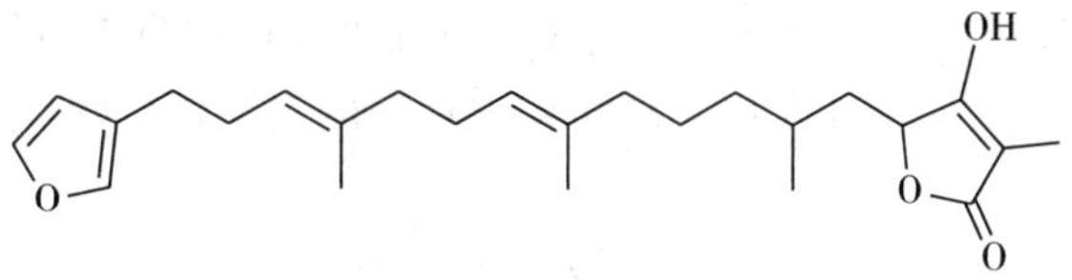

生物碱是海洋生物的主要次生代谢产物，主要存在于海绵中，在海鞘和海洋微生物中也广泛存在，其结构多样，活性丰富。例如：从海绵中分离得到的由氨基酸衍生而来的生物碱 pallidin、二萜生物碱 ageloxime B；从海洋微生物中分离得到的含有喹啉环的生物碱 penicinoline；临床使用的海洋生物来源药物曲贝替定和 lurbinectedin。这些均是含有异喹啉环的生物碱（图 3－12）。

pallidin

ageloxime B

penicinoline

曲贝替定

lurbinectedin

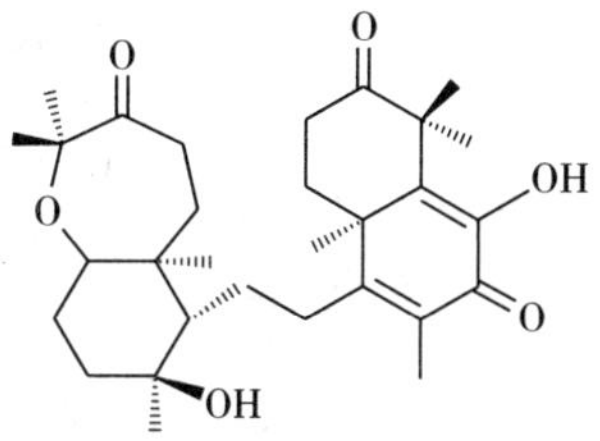

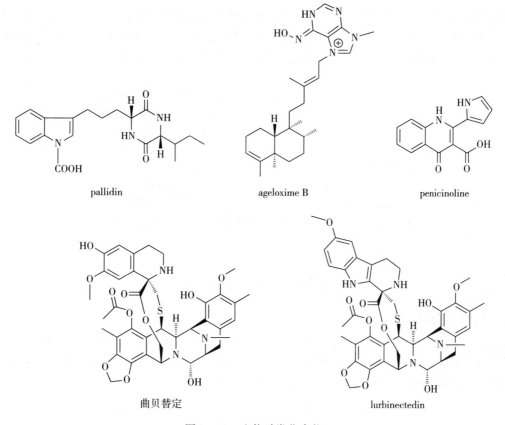

图 3－12　生物碱类化合物

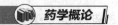
（四）甾体化合物

与陆生植物所含甾体的结构相比，除具有基本的甾核外，海洋甾体化合物具有更为丰富多样的骨架和支链，广泛存在于海洋生物中。例如从海绵中获得的简单甾体类化合物 9(11)-dehydroaxinysterol 和开环甾体类化合物 jereisterol A 以及从角鲨中获得的先导化合物 squalamine（图 3-13）。

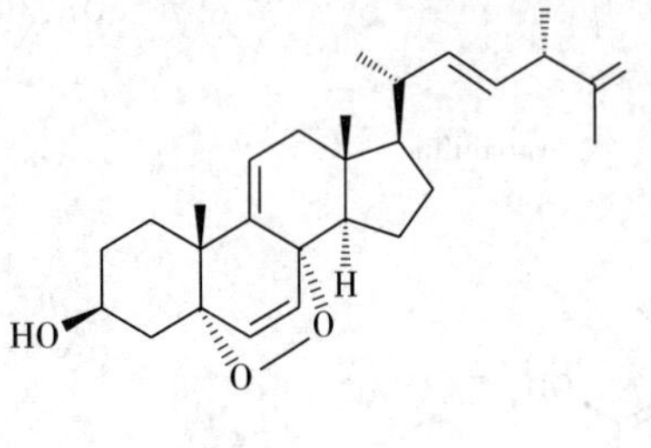

9(11)-dehydroaxinysterol

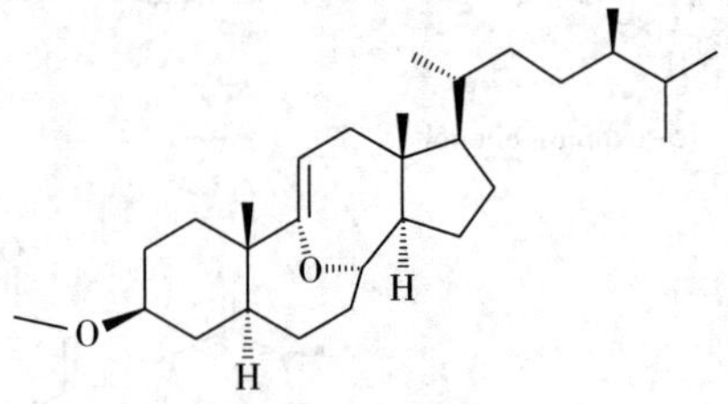

jereisterol A

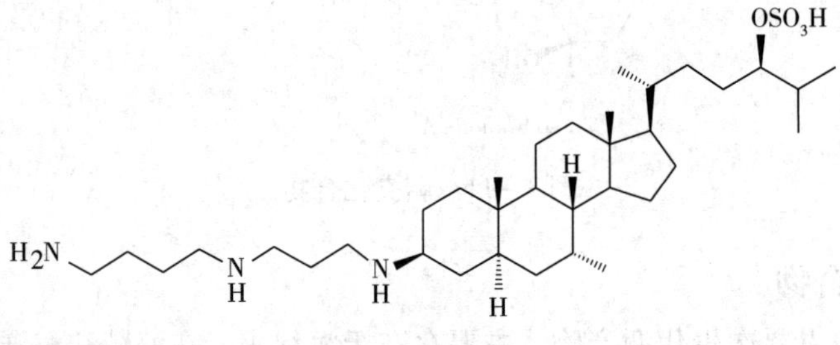

squalamine

图 3-13　甾体化合物

（五）大环内酯类化合物

大环内酯类化合物是海洋生物中常见的一类具有内酯环的化合物，环的大小从十元环到六十元环都有。该类型化合物往往具有丰富的生物活性，特别是抗肿瘤活性较好。例如从海洋微生物中获得的已上市药物 marizomib 以及从草苔虫中获得的正在进行临床试验的化合物 bryostain 1（图 3-14）。

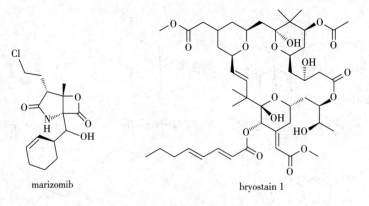

marizomib

bryostain 1

图 3-14　大环内酯类化合物

（六）肽类化合物

海洋生物是肽类化合物的一个重要来源。由于环境特殊，海洋来源多肽类化合物的氨基酸除常见的氨基酸外，还含有大量的特殊氨基酸。例如从海鞘中获得的已上市药物 plitidepsin 以及从海绵中分离得到的 leucettamol A（图 3-15）。

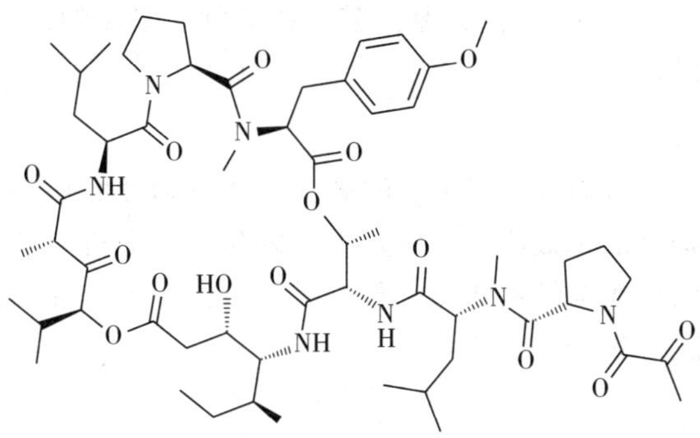

plitidepsin 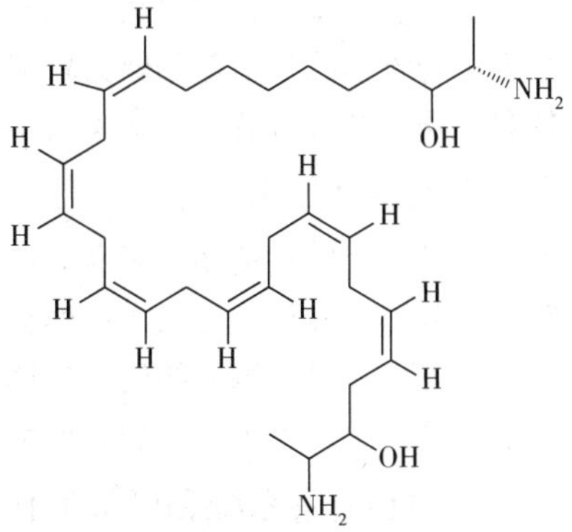   leucettamol A

图 3 - 15 肽类化合物

知识拓展

海洋药物研发现状

目前，国内外共有超过 40 种来自海洋的活性物质或其衍生物被批准上市或进入临床。其中，来自海洋多孔动物门的活性物质 14 个（已上市 3 个）；来自海洋软体动物门的活性物质 10 个（已上市 4 个）；来自棘皮动物门的活性物质 1 个；来自海洋尾索动物门的活性物质 4 个（已上市 2 个）；来自节肢动物门的活性物质 2 个；来自海洋纽形动物门的活性物质 1 个；来自海洋藻类的活性物质 7 个（已上市 5 个）；来自海洋真菌、放线菌的活性物质 4 个（已上市 3 个）；来自海洋脊椎动物的活性物质 6 个（已上市 2 个）。这些活性物质的治疗范围涉及众多疾病领域，显示出独特疗效。

四、天然化合物活性多样性

天然化合物种类数量繁多，结构类型复杂多样，同样也表现出多样的生物活性，如抗炎、抗菌、抗氧化、抗肿瘤、降血糖和免疫调节等。其中，黄酮类化合物在自然界中分布非常广泛，近年来，对于黄酮类化合物的研究持续深入。随着对其构效关系的深入研究，其在医药、食品领域的相关产品也日益丰富。下面我们以黄酮类化合物为例，介绍天然化合物的活性多样性。

（一）抗菌及抗病毒作用

黄酮类化合物的抗菌抗病毒作用已经获得了多方面的证实，如银杏黄酮、槲皮素、山奈酚、木犀草素和黄芩苷等均有抗病原微生物和抗病毒的作用。黄酮类化合物抗 HIV 活性筛选发现，黄芩苷能够抑制 T 细胞 X4 系和单核细胞 R5 系 HIV – Env 蛋白介导的细胞融合；金丝桃素不仅能抗病毒、抗炎、抗肿瘤，更具有抗反转录病毒及抗 HIV 的活性；儿茶素具有治疗尖锐湿疣的作用，以绿茶茶多酚（主要为儿茶素类）研制的植物药 Veregen 用于局部治疗由 HPV 引起的生殖器疣，为美国 FDA 批准的第一个植物药。

（二）抗炎作用

目前已经发现，多种黄酮类化合物具有抗炎活性。据研究，其抗炎作用可能与前列腺素（PEG）生物合成过程中的脂氧合酶受到抑制有关。金荞麦中的双聚原矢车菊苷元具有抗炎、解热、抑制血小板聚集与提高机体免疫功能的作用，临床用于肺脓肿及其他感染性疾病；从甘草中分离得到的具有抗炎活性的黄酮类成分甘草苷已经作为治疗消化性溃疡的药物上市，并被收入日本医药品集。

（三）抗氧化作用

研究发现，黄酮类化合物主要通过抗脂质过氧化、清除活性自由基、对体内酶的作用等发挥抗氧化作用,如橙皮苷、茶多酚、槲皮素、木犀草素等,同时还具有抗衰老和抗辐射的作用。一般情况下,多羟基黄酮类化合物清除自由基的能力较强,并且 C-5、C-7 位酚羟基是其发挥活性所必需的,而 C-7 位酚羟基有较强的酸性时有利于清除自由基能力的提高。

(四)雌激素样作用

许多黄酮类化合物是植物来源的非甾体杂环多酚类雌激素,通过与雌激素受体亲和或抑制其中的一些酶来调节内分泌,和甾体类激素一样具有兴奋和抑制双重效应。大豆及大豆制品中的染料木素、大豆苷元、大豆素等大豆异黄酮的结构与人体内源性的己烯雌酚结构相似,具有雌激素样作用,可以防治一些和雌激素水平不平衡有关的疾病,如更年期综合征、骨质疏松等。

(五)保护心血管系统和肝脏的作用

许多活血化瘀类中药均含有黄酮类化合物,如银杏叶总黄酮、葛根总黄酮等具有扩张冠状动脉血管的作用,临床用于治疗冠心病;芦丁、槲皮素、葛根素、人工合成的黄酮类化合物立可定等均具有明显的扩冠作用,并已用于临床;灯盏花素具有扩张毛细血管、疏通微循环、抗血栓形成、减少脑组织缺血及再灌注损害等功效,临床用于治疗脑血栓所致的瘫痪。

此外,从水飞蓟种子中得到的水飞蓟宾、异水飞蓟素等黄酮类化合物具有很强的保护肝脏的作用,临床上用于治疗急、慢性肝炎和肝硬化及多种中毒性肝损伤。

(六)抗肿瘤及免疫调节作用

黄酮类化合物对肿瘤细胞有直接或间接的作用,主要通过三种途径来实现。①抗自由基作用;②直接抑制肿瘤细胞生长;③抗癌因子:例如槲皮素、水飞蓟素、芦丁、柚皮苷、芹菜素等。同时,许多黄酮类化合物通过作用于巨噬细胞、T 淋巴细胞、B 淋巴细胞、自然杀伤细胞(NK)、LAK 细胞、细胞因子以及影响胸腺来进行免疫调节,增强机体的非特异性免疫功能和体液免疫功能。通过免疫调节进行抗肿瘤治疗现在已是药物研发的前沿,研究发现,从膜荚黄芪根中提取得到的水溶性黄酮在适宜的剂量范围内具有显著的双向免疫调节作用。

第三节 天然药物化学成分提取、分离与鉴定

一、天然药物化学成分的提取技术

天然药物化学成分的提取主要取决于目标成分的性质。化学成分的类型不同,所使用的提取分离方案亦不同。在条件允许的情况下,应进行一些化学成分提取的预实验,掌握目标成分的酸碱性、溶解性和稳定性方面的信息后,再设计提取分离方案。一些经典的天然药物化学成分提取方法可概述如下(图3-16)。

微课

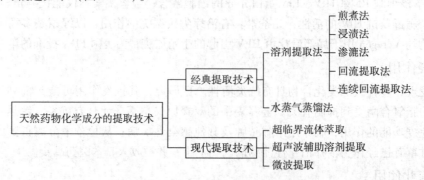

图 3-16 天然药物化学成分的提取技术

（一）溶剂提取法

溶剂提取法是天然药物化学成分研究工作中应用最普遍的提取方法，根据相似相溶的原理，基于目标成分的溶解性，选用合适的溶剂和方式进行提取。需要注意的是，用溶剂法提取天然药物时，一般均需要在提取之前用溶剂浸泡药材一段时间，促使提取溶剂充分进入药材内部，以提高提取效率。

1. 溶剂的选择 溶剂按照极性不同，可分为非极性溶剂、中等极性溶剂和极性溶剂3类。常用于天然药物成分提取的溶剂，根据其极性由弱到强，顺序为：正己烷＜石油醚＜苯＜二氯甲烷＜三氯甲烷＜乙醚＜乙酸乙酯＜正丁醇＜丙酮＜乙醇＜甲醇＜水。

溶剂选择的关键因素是能否充分溶解目标成分，且沸点适中，安全低毒。传统的天然药物，尤其是中草药，常用水进行提取，因其价廉易得、使用安全。强极性的水作为溶剂，适用于提取天然药物中的极性成分，如糖苷类、生物碱盐类、蛋白质和无机盐等。丙酮、乙醇和甲醇等能够与水互溶的溶剂，常与水配成不同比例的混合溶液，适用于各种不同极性的化学成分的提取，这类溶剂对药材细胞的穿透力较好，且回收方便，但有一定的毒性。亲脂性的有机溶剂，如石油醚、三氯甲烷、乙酸乙酯等，提取成分极性范围较小，适用于挥发油、油脂以及游离苷元等低极性成分的提取；但这类溶剂的挥发性强、易回收，但毒性大、易燃易爆，一般不适于工业化大规模使用。

2. 提取方法的选择

（1）煎煮法 传统中草药多用煎煮进行提取，方法简便，对设备要求低，该种提取方式可以不同程度地提取出大部分的天然药物化学成分，为了增加提取效率，还可采用多次煎煮，合并滤液的方式。煎煮法不易获得天然药物的挥发性成分，且不适用于热不稳定成分的提取。

（2）浸渍法 将天然药物适当粉碎，装在合适的容器中，加入溶剂浸渍，反复几次进行提取。该法不需要加热，避免了煎煮法的缺点，但因溶剂渗入药材所需时间较长，提取耗时长，且提取效率较煎煮法低。

（3）渗漉法 将药材适当粉碎后，粗粉装入渗漉桶，由上端不断添加提取溶剂，提取液在重力的作用下流过药材粉末，充分接触后，收集下端流出的提取液。此方法较浸渍法提取效率高，但所需溶剂较多，且耗时长。如传统中药乌头（*Aconitum carmichaelii* Debx.）中总浸膏的提取过程如下：溶剂采用95%乙醇，经浸渍法提取3次，每次7天，出膏率约为18%；而经渗漉法提取7天，出膏率可达25%，且渗漉液生物碱检测为阴性，提示中药乌头的有效成分－生物碱类成分已提取完全。

（4）回流提取法 多采用有机溶剂，需特定的加热回流装置，通过高温加热方式进行提取。此法具有较高的提取效率，且可以节约溶剂，但对热不稳定成分不适用。

（5）连续回流提取法 此法可解决回流法溶剂用量大、操作烦琐和提取效率较低的问题。实验室常用索氏提取器来完成连续回流提取，装置及提取过程示意见图3－17。烧瓶中的溶剂会被加热而进行回流，溶剂会通过蒸汽路径上行并流入套管，浸润药材粉末，目标成分会逐渐溶解在热溶剂中。冷凝管保证了所有溶剂蒸汽都会被冷却回流到套管中，套管会逐渐被热的溶剂充满。当索氏套管近满时，由于虹吸原理，溶剂会自动地沿着虹吸管流出，重新进入烧瓶进行蒸馏。这个过程可循环进行，每次均由新鲜溶剂浸没药材粉末，提取效率较高。每个周期中，都会有一部分化学成分溶解在溶剂中。通过上述提取过程，目标天然药物中的化学成分主要集中于烧瓶的提取液中。这套装置的优点是提取效率高，节约溶剂，缺点是提取物需要长时间加热，热不稳定成分容易破坏。

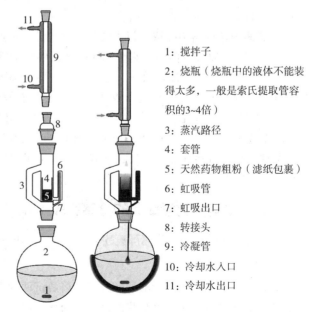

1：搅拌子
2：烧瓶（烧瓶中的液体不能装得太多，一般是索氏提取管容积的3~4倍）
3：蒸汽路径
4：套管
5：天然药物粗粉（滤纸包裹）
6：虹吸管
7：虹吸出口
8：转接头
9：冷凝管
10：冷却水入口
11：冷却水出口

图3－17 索氏提取器及连续回流提取示意图

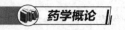
（二）水蒸气蒸馏法

水蒸气蒸馏法用于提取能够随水蒸气蒸馏且不被破坏的化学成分，如解表中药麻黄、藿香等挥发油的提取。此外，香料工业中常用水蒸气蒸馏法提取香料中的挥发性香味成分，如玫瑰精油的提取。这类化学成分有挥发性，当水沸腾时，该类成分随水蒸气一起蒸出，经冷却装置冷凝，收集冷凝液，除去水即可得到提取物。实验室水蒸气蒸馏提取直接用蒸馏水与天然药物药材混合，加热产生蒸汽，挥发性成分即可与水一起蒸出（图 3 – 18）。工业化的水蒸气蒸馏多采用水蒸气发生器，将水蒸气通入适当粉碎的天然药物中，以实现提取的目的。

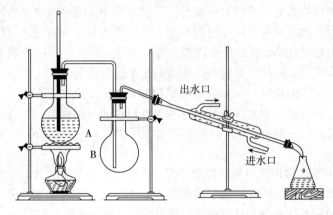

图 3 – 18　水蒸气蒸馏装置示意图

（三）现代提取方法

由于传统提取方法存在提取效率低、时间长等缺点，近年来，天然药物的提取越来越多地使用超临界流体萃取法、超声波辅助溶剂提取和微波提取等现代提取方法。

1. 超临界流体萃取　物质处于其临界温度和临界压力以上状态时，成为单一相态，将此单一相态称为超临界流体。超临界流体萃取是利用超临界流体的独特溶解能力和天然药物化学成分在超临界流体中的溶解度对压力、温度变化非常敏感的特性，通过升温、降压等手段将超临界流体中所溶解的物质分离出来的一种新型提取技术。已知可作为超临界流体的物质有很多，如二氧化碳、一氧化二氮、乙烷等，其中最常用的是二氧化碳。超临界流体萃取具有选择性好、提取速度快、无残留有机溶剂等优点，但其需要专门的设备，提取成本较高。

2. 超声波辅助溶剂提取　超声波是一种弹性机械振动波，在液体介质中可产生强烈的空化效应和机械振动，可使植物和真菌的细胞壁瞬间破裂，使溶剂能够有效渗透到细胞内，且提取过程不需加热，同时缩短提取时间，提高提取效率。超声波辅助溶剂提取技术在天然药物成分提取中的应用越来越广泛，如从穿龙薯蓣（*Discorea nipponica* Makino）中提取有效成分薯蓣皂苷，以 70% 乙醇浸渍 48 小时为对照方法，用 20kHz 超声波提取 30 分钟，其提出率是对照组的 1.2 倍。

3. 微波提取　微波提取法是利用不同组分吸收微波能力的差异，使基体物质的某些区域或萃取体系中的某些组分被选择性加热，致成分流出、溶解于提取溶剂。与传统方法相比，该方法具有提取成分不易分解、耗时短、耗能低、环境污染小等优点。

二、天然药物化学成分的分离手段

天然药物化学成分的分离可概述如下（图 3 – 19）。

（一）溶剂法

1. 酸碱溶剂法　可分为酸溶碱沉和碱溶酸沉两种方法。

（1）酸溶碱沉　在分离某些碱性较强的化学成分，如生物碱，可用酸水提取药材，再向提取液中加碱，使目标成分游离析出，称为酸溶碱沉法。常用中药黄连的有效成分是其生物碱类化合物，黄连中总

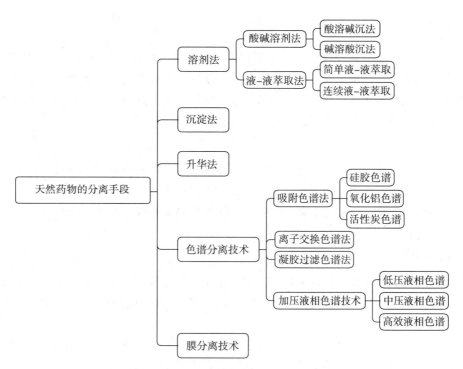

图 3 - 19　天然药物化学成分的分离手段

生物碱的提取即可采用酸溶碱沉法，将黄连饮片加 8 倍量 1.5% 的硫酸溶液，煎煮 3 次，每次 40 分钟，提取液用 Ca(OH)$_2$ 调节 pH 至 5，抽滤，即可得到黄连总生物碱。

（2）碱溶酸沉　同理，如分离酸性较强的有机酸类成分时，可用碱水提取，加酸使之沉淀进行分离。天然药物中的黄酮类成分因多具有酚羟基而呈酸性，可采用碱溶酸沉的方式分离。如从槐米中提取活性成分芦丁，取槐米粉碎，置于提取罐中，沸水洗润后通入饱和石灰水，提取液经多级过滤，冷却后加盐酸调 pH 至 3～4，静置析晶，取出固体水洗至中性，干燥，即得芦丁粗粉。

2. 液 - 液萃取法　是利用混合物中各组分在两相溶剂中的分配系数差异进行分离的方法。

（1）简单的液 - 液萃取　是最为基础的分离手段，是将混合物溶于水中进行分散，利用各组分极性的差异，依次以极性逐步增大的有机溶剂，如石油醚、三氯甲烷、乙酸乙酯、正丁醇进行萃取，即可得到极性由小到大的各化学成分。

（2）连续液 - 液萃取法　分离原理与简单的液 - 液萃取法相同，当混合物中各物质的分配系数差异不大时，采用简单的液 - 液萃取法需萃取几十次乃至上百次才能完全分离。连续液 - 液萃取法即设计一套装置，可使流动相（萃取剂）连续不断地逆向通过固定相（提取母液），以达到多次萃取的效果（图 3 - 20）。连续液 - 液萃取法分为逆流分溶法和液滴逆流色谱。

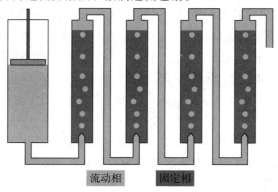

图 3 - 20　连续液 - 液萃取原理示意图

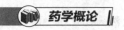

（二）沉淀法

不同类型的天然药物化学成分可通过加入不同的沉淀试剂，使之生成不溶性的盐类等沉淀而析出，以达到分离纯化的效果。如结构中含有羧基、邻二酚羟基的化学成分能够与铅盐形成水不溶性沉淀，从而析出。部分生物碱类化合物也可与苦味酸、磷钼酸、雷氏铵盐等形成沉淀，从而得到分离。如中药两面针中小檗碱即通过与雷氏铵盐形成不溶性沉淀而分离。

（三）升华法

某些特定的天然药物化学成分具有升华现象，利用这一现象可实现具有升华性质成分的分离。如樟木中的樟脑、茶叶中的咖啡因等，均可通过反复升华－凝华的方法得到高纯度的单体。某些矿物类药材的精制也常采用升华法，如传统中药砒霜即为含氧化物类矿物砒石经升华而成的三氧化二砷精制品，临床用于白血病的治疗。

（四）色谱分离法

色谱分离法是利用天然药物提取物中各成分吸附作用、分配作用以及分子大小等的差异进行分离的方法，按照分离原理不同，可分为吸附色谱、分配色谱、离子交换色谱和分子筛色谱等。以下对常见的色谱分离技术做简单介绍。

1. 吸附色谱法　天然药物提取物中各成分对吸附剂（固定相）亲和力的大小不同，用洗脱溶剂（流动相）洗脱时，其在迁移速度上存在显著差别，从而达到分离效果。

根据固定相的不同，吸附色谱可分为硅胶色谱、氧化铝色谱、活性炭色谱等。如流动相极性比固定相极性小，称为正相色谱；反之，则为反相色谱。硅胶和氧化铝均为极性吸附剂，对极性强的物质有较强的吸附力，故硅胶和氧化铝为正相吸附色谱，随着流动相极性的增强，洗脱能力增强。活性炭是非极性吸附剂，对非极性的物质具有较强的亲和能力，为反相色谱，流动相溶剂的极性降低，则洗脱能力增强。洗脱剂应根据被分离成分的理化性质进行选择。另外，为了避免发生不可逆吸附，分离酸性物质时宜用硅胶，碱性物质宜用氧化铝。如清热中药黄芩（*Scutellaria baicalensis* Georgi）的有效成分多为黄酮类化合物，属于酸性成分，采用硅胶柱色谱以二氯甲烷－甲醇为流动相时，分离效果较好；中药钩藤（*Uncaria rhynchophylla*）的有效成分是生物碱类化合物，采用硅胶色谱分离时样品损失大，换用氧化铝色谱可得到满意的分离度和回收率。

2. 离子交换色谱法　是以离子交换树脂作为固定相，以水或含水溶剂作为流动相，当流动相流过装有离子交换树脂的色谱柱时，溶液中的中性分子及不与树脂交换基团发生交换的化合物将从柱底流出，而可交换的离子则与树脂上的交换基团进行离子交换并被吸附到固定相上，随后改变条件，用适当的溶剂将吸附物洗脱下来，即可实现分离。在水溶液或含水溶液中能够解离形成离子的天然药物化学成分，如生物碱、有机酸等，适合用离子交换色谱进行分离。

3. 凝胶过滤色谱法　凝胶过滤色谱的原理主要是分子筛作用，根据凝胶的孔径和被分离化合物分子大小不同进行分离。凝胶是具有多孔隙网状结构的固体物质，被分离物质的分子大小不同，它们能够进入凝胶内部的能力不同。天然药物的提取混合物溶液通过凝胶柱时，比凝胶孔隙小的分子可以自由进入凝胶内部；而比凝胶孔隙大的分子不能进入凝胶内部，只能在凝胶颗粒间隙穿行。因不同化学成分的移动路径不同，保留时间就显示出差异，从而达到分离的目的。

4. 加压液相色谱技术　经典的柱色谱技术中，流动相仅依靠重力作用来缓缓流过固定相，流出液用人工分段收集后再进行分析，柱效低、耗时长，分离效率差。加压液相色谱选用直径较小的载体颗粒作为固定相的载体，以加压输液泵推动流动相洗脱，因色谱填料颗粒小，增加了分离的比表面积和吸附能力，而大大提高柱效，实现了更好的分离度和分离效率。加压液相色谱根据压力大小，可分为低压液相色谱（$<5.05\times10^5$ Pa），中压液相色谱［$(5.05-20.2)\times10^5$ Pa］和高效液相色谱（$>20.2\times10^5$ Pa），其中尤以高效液相色谱最为常用。全套的高效液相色谱仪器常在色谱柱出口处配备高灵敏度的检测器以及分段收集洗脱液的装置，并使用计算机实现色谱条件控制和数据处理，使分离工作效率突飞猛进（图3－21）。事实上，近年来，绝大多数天然药物中新化合物的分离工作大多是利用高效液相色谱法完成的。

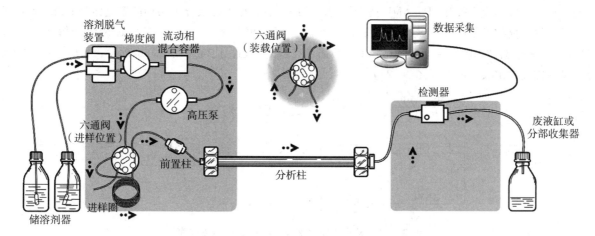

图 3－21　典型高效液相色谱仪工作原理示意图

（五）膜分离技术

膜分离技术是以选择性透过膜为分离介质，当膜两侧存在某种推动力（如压力差、浓度差、电位差等）时，天然药物化学成分的混合物选择性地通过分离膜，从而达到分离目的。典型的分离膜主要是运用分子筛的原理，通过控制孔径的大小来分离混合物的各成分。按分离功能，其可划分为微滤（$\geq 0.1\mu m$）、超滤（$10 \sim 100nm$）、纳滤（$1 \sim 10nm$）、反渗透（$\leq 1nm$）等几类。膜分离技术特别适用于截留天然药物提取液中的大分子鞣质、淀粉、树脂和蛋白质，而不妨碍小分子化合物的通过（图 3－22）。因此，膜分离技术在中药制药中应用广泛，用于除去中药注射剂、口服液和药酒等液体制剂中的不溶性成分和大分子致敏原。

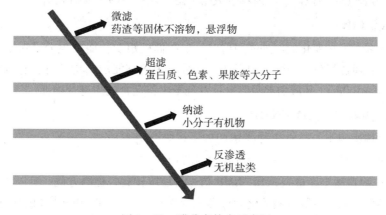

图 3－22　膜分离技术示意图

三、天然药物化学成分结构鉴定方法

从天然药物中分离获得的单体化合物如果结构不确定，即使其具有良好的药理活性也无法进一步开展新药研发工作。但天然化合物存在较多的"未知"因素，且有些成分含量甚少，因此结构鉴定的难度较大，已成为天然药物研究中的一大挑战。1803 年从鸦片中首次分离获得吗啡纯品后，该化合物的结构确定工作引起了全世界许多研究机构的关注，但直到 1925 年才解析出其可能的分子结构式，1956 年通过全合成的方法最终确定其准确的化学结构，整个过程经历了一个半世纪。

近年来，随着现代有机波谱技术的飞速发展，紫外光谱（UV）、红外光谱（IR）、核磁共振谱（NMR）和质谱（MS）的设备操作也越来越方便和快捷，尤其是计算机学科的不断进步，使波谱技术如虎添翼，达到了前所未有的高度。例如：在 NMR 技术中使用脉冲傅里叶变换技术，极大提高了其检测灵敏度和分辨率，使得微量成分的结构测定成为可能，目前 $^{13}C-NMR$ 已成为常规的结构检测手段，多脉冲序列的开发与应用成为打开 2D-NMR 技术的钥匙，进一步简化了复杂分子结构的鉴定过程；在 MS 技术中，各种软电离技术如电喷雾离子源（ESI）、快原子轰击离子源（FAB）、基质辅助激光解析离子源（MALDI）等创新技术的发展，有效克服了经典质谱技术的缺陷，使得高极性、难挥发、不稳定化合物的分子量的准确测定成为可能（图 3-23）。

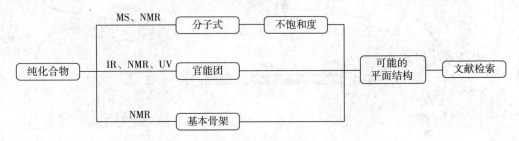

图 3-23　天然药物化学成分结构鉴定主要程序

上述现代有机波谱技术具有非常大的优势：样品用量少，仅需毫克甚至微克级样品；分析方法多为非破坏性过程，可直接获得可靠的结构信息，并可以对样品进行回收；分析速度快，一般样品最快只需数个小时即可完成测试。

（一）紫外光谱（UV）

有机分子在入射光的作用下，价电子由基态跃迁至激发态所产生的吸收光谱。分子结构不同，电子跃迁的能级差和跃迁概率不同，反映在紫外光谱中就是吸收最大值（λ_{max}）和最大摩尔吸光值（ε_{max}）不同，可根据其获得分子结构信息。对有机化合物结构分析用处最大的为普通紫外区（$200 \sim 400nm$），具有 π 键的共轭系统和芳香化合物在该区域内具有吸收，是紫外光谱的主要研究对象。

（二）红外光谱（IR）

当有机分子受到频率连续变化的红外光照射时，引起偶极矩变化而产生分子振动和转动能级的跃迁所产生的吸收光谱，它通过峰位置、强度和形状表征分子中的官能团结构信息。有机分子中共价键的伸缩及弯曲振动在 $4000 \sim 500cm^{-1}$ 区域引起吸收，可对分子中特定官能团进行确证。

（三）一维核磁共振谱（1D-NMR）

化学分子在外磁场作用下，具有自旋磁矩的原子核吸收射频能量，产生核自旋能级跃迁。理论上，凡是自旋量子数不等于零的原子核都可发生核磁共振现象。其中，以 $^{1}H-NMR$ 和 $^{13}C-NMR$ 最为常用。由于 ^{1}H 在氢同位素中的自然丰度最大，$^{1}H-NMR$ 信号灵敏度较高，检测方便，可以获得化学位移、耦合常数、氢质子数等结构信息，多数氢核的化学位移范围在 $0 \sim 20$ 之间。由于 ^{13}C 的磁旋比仅为 ^{1}H 的 1/4，同时自然界的碳元素中 ^{13}C 的丰度比只有 1%，$^{13}C-NMR$ 的检测灵敏度仅为 $^{1}H-NMR$ 的 1/6000，在脉冲傅里叶变换技术的协助下，现在 $^{13}C-NMR$ 已成为通用检测方法，可通过碳核的化学位移推测碳核所处的化学环境和磁环境，多数碳核的化学位移范围在 $0 \sim 250$ 之间。

（四）二维核磁共振谱（2D-NMR）

随着傅里叶变换技术的深入发展，20 世纪 80 年代，2D-NMR 应运而生。它是将 1D-NMR 提供的信息如化学位移、耦合常数等在二维平面上展开绘制成的多种类型的图谱，可清楚准确地反映各种复杂分子结构中各种原子之间的连接、耦合及空间信息。例如：氢-氢化学位移相关谱（$^{1}H-^{1}H$ COSY）是同一个耦合体系中质子之间的耦合相关谱，可以确定同一耦合系统中质子之间的耦合相关；异核多量子相关谱（HMQC）和异核单量子相关谱（HSQC）反映 ^{1}H 核和与其直接相连的 ^{13}C 的关联关系，类似于碳氢直接相关谱；异核多键相关谱（HMBC）可以跨过季碳基至杂原子，高灵敏地检测相隔 2 根键或 3 根键的 C－H 耦合相关；NOESY 和 ROESY 为氢质子空间相关谱，其借助化合物结构中空间相近的质子间偶极相互作用（NOE），从中获取化合物结构、构型和构象等重要结构信息。

（五）质谱（MS）

利用特定的电离方法将有机化合物进行电离、裂解，将所产生各种离子的质核比（m/z）按照由小到大的顺序排列而成的图谱，是目前确定分子式最常用的方法。借助高分辨质谱（HR－MS）可以确定化合物的精确分子量和分子式；结合碎片峰可以获得化合物结构的相关信息。目前常用的经典的质谱分析方法包括电子轰击质谱（EI－MS）以及采用软电离技术的电喷雾电离质谱（ESI－MS）、场解析质谱（FD－MS）、快原子轰击质谱（FAB－MS）、基质辅助激光解析电离质谱（MALDI－MS）等。

常用现代波谱学方法及其在天然化合物结构鉴定中的作用见表 3－2。

表 3－2　常用现代波谱学方法及其在天然化合物结构鉴定中的作用

波谱学方法与实验名称		提供的结构信息
紫外光谱（UV）		①判断分子中有无共轭系统 ②判断分子中有无 α,β－不饱和酮或共轭烯烃结构 ③判断分子中有无芳香结构的存在
红外光谱（IR）		①判断分子中有无含氧官能团 ②判断分子中有无含氮官能团 ③判断分子中有无芳香环 ④判断分子中有无烯烃、炔烃 ⑤判断分子中双键的类型
一维核磁共振（1D－NMR）	氢核磁共振谱（^{1}H－NMR）	①推算分子中质子个数 ②判断分子中有无羧酸、醛、芳香族、烯烃、炔烃质子 ③判断分子中有无杂原子、甲基、亚甲基、次甲基质子 ④判断分子中有无活泼质子
	碳核磁共振谱（^{13}C－NMR）	①推算分子中碳原子个数及其杂化方式 ②判断分子中碳原子的类型 ③判断分子中有无羰基、芳香族、烯烃取代基，并推算取代基数目
二维核磁共振（2D－NMR）	^{1}H－^{1}H COSY/HMQC/HSQC/HMBC/NOESY/ROESY	①准确归属和核实一维 NMR 数据 ②确定相关官能团的取代位置和连接关系 ③推导新的结构片段 ④分析立体结构的构型
质谱（MS）		①借助高分辨质谱（HR－MS）确定化合物精确分子量和分子式 ②判断分子中有无氮原子 ③判断分子中有无 Cl、Br 原子 ④借助碎片离子可获得结构信息

第四节　天然药物化学理论知识与实践技能

一、基础与专业知识

（一）天然药物化学与相关学科的关系

天然药物化学是药学专业的一门运用现代科学理论与方法研究天然药物中的化学成分的专业核心课程，着重介绍各种结构类型化学成分的结构特点、物理与化学性质、提取分离方法及其生物合成途径的基本理论、基础知识和基本技能。在某种意义上，天然药物化学是交叉学科，是运用物理学、化学、生物学和生理学等基础学科的理论实践手段，研究中药和天然药物中化学成分的一门学科。因此，学好天然药物化学要求学习者对于多种基础学科理论知识有着较好的掌握，如化学成分鉴定需要学习波谱学的知识，需要掌握一定的物理基础；天然产物的结构改造以及全合成需要掌握好有机化学基础；天然产物的药理机制研究则需要学习者熟练掌握基础生物学的理论及实践知识。根据天然药物研究的一般过程，可将天然药物化学所需的专业知识概述如下。

首先，天然药物的研究需要选定研究对象，这要求研究者有基本的文献资料检索的技能。我国天然药物的研究对象的选择要特别关注传统中医药典籍，从中选取研究目标往往事半功倍。另外，传统天然药物的近亲种属往往含有与天然药物相似却不同的化学成分，也是潜在的研究对象。因此，对中医药学、药用植物学知识的掌握，对于天然药物的研究也是十分必要的。

天然药物化学研究的第一步往往是提取分离，在文献调研的基础上，研究者掌握天然药物化学成分的结构类型和可能的理化性质，对于提取分离手段的选择则可做到有的放矢。提取分离过程涉及分析化学课程所学的理论知识的实践，特别是现代分离手段几乎离不开各种加压液相色谱，研究者对于色谱知识的掌握程度直接影响分离工作效率。

波谱解析是天然药物化学研究最为核心也是最难的部分。早期的波谱解析课程与天然药物化学课程是一起学习的，随着课程的细化，现在药学专业已形成了单独的波谱解析课程。化学成分的结构鉴定是新药研发的起点，因此，波谱解析能力是天然药物化学研究者必须熟练掌握的技能，也是本门课程区别于其他药学课程最突出的特点。

天然药物化学成分生物活性及其机制的研究与分子生物学、生物化学和药理学的研究内容多有交叉，掌握这些知识对于天然药物化学的研究十分有益。

天然药物化学成分生物合成的研究需要研究者具备植物生理学或微生物学的相关知识；而化学成分的结构改造和人工合成则需要研究者掌握药物化学以及合成有机化学等方面的基础知识。

（二）天然药物化学与知识产权

研究开发创新药物是药学各学科的主要目标之一，而天然来源的小分子是新药最重要的来源之一。对于天然药物来源的小分子化合物，除了可以按照化学药一类申报新药之外，在我国，中药以及天然来源的药物还可以申报中药新药注册。中药新药注册分为9类。

①未在国内上市销售的从植物、动物、矿物等物质中提取的有效成分及其制剂。

②新发现的药材及其制剂。

③新的中药材代用品。

④药材新的药用部位及其制剂。

⑤未在国内上市销售的从植物、动物、矿物等物质中提取的有效部位及其制剂。

⑥未在国内上市销售的中药、天然药物复方制剂。

⑦改变国内已上市销售中药、天然药物给药途径的制剂。

⑧改变国内已上市销售中药、天然药物剂型的制剂。

⑨已有国家标准的中药、天然药物。

由此可见，与化学药不同，中药新药注册允许将药材中提取的有效部位作为成分较为复杂的混合物申报新药，这也给天然药物的开发提供了独特的优势与机遇。此外，从天然药物中获得的、未经报道过的新的小分子结构可以直接作为创新点申报发明专利，这也为天然药物化学的研究开发提供了坚实的制度保障。

二、基本、专业实践及辅助技能

（一）专业数据库

1. 化学文摘社（Chemical Abstracts Service，CAS）数据库　是美国化学会的一个分支机构，是提供世界上最大的公开披露的化学相关信息的数据库，并且提供相关的文献检索软件，为用户提供原始文献和专利的链接。化学文摘社提供若干化学相关信息数据库，其中两个最基本的数据库是 CAplus 和 Registry。

CAplus 包含世界范围内的化学期刊和其他科学期刊上的化学相关文章的文献目录检索信息以及摘要，有超过 3000 万条文献和 2 亿条引用记录。Registry 包含超过 3400 万种无机及有机化学物质的 15 亿余条属性数据、1500 万条反应以及超过 6000 万 DNA 序列。SciFinder 是化学文摘社自己开发的检索软件，定位于服务商业客户和科学研究。SciFinder 作为全球最大的化合物数据库，经其检索未被收录的化合物则可被认为是新的小分子实体。

2. COCONUT（Collection of Open Natural Products） 是由德国耶拿大学的 Maria Sorokina 和 Christoph Steinbeck 教授将从 53 个不同数据库以及文献中获取的信息合并整理而得到。截至 2020 年 10 月，COCONUT 数据库共包含 426895 个无立体化学结构的天然产物以及它们已知的立体化学形式、文献、生物来源、地理位置和各种预先计算的分子特性。COCONUT 数据库是免费的，面向所有用户开放。其 Web 界面允许进行多种形式搜索（例如：分子名称、InChI、InChI key、SMILES、结构、分子式）以及分子属性、子结构和相似性等高级搜索，还能以不同格式下载整个数据库或搜索结果。

3. CMAUP（Collective Molecular Activities of Useful Plants） 提供 5645 种有用植物（包括 153 个国家和地区的 2567 种药用植物）。数据库将药用植物与 646 个人类靶蛋白和 2473 个基因本体、234 条 KEGG 通路关联起来，还包括它们与 656 种人类疾病的关系。

4. TCM@Taiwan（Traditional Chinese Medicine Database @ Taiwan） 是到目前为止全世界最大的可以免费对中医药小分子进行虚拟筛选的数据库，资料库内提供的档案格式可以直接进行分子对接和分子动力模拟。该数据库目前已完成 300 种中医药完整成分的收集。

5. TCMID（Traditional Chinese Medicine Integrated Database） 是一个综合性的数据库，提供中医药与现代生命科学之间的信息和桥梁。TCMID 收集了中医各方面的信息，包括方剂、草药和草药成分。该数据库还收集了现代药理学和生物医学深入研究的药物、疾病的信息，用药物靶点或疾病基因/蛋白质连接天然药物和疾病。

6. NP Atlas（Natural Products Atlas） 旨在涵盖所有发表的主要科学文献中的微生物来源的天然产物。这包括细菌、真菌和蓝藻化合物，但不包括来自植物、无脊椎动物或其他高等生物的化合物，除非这些化合物也已从微生物来源明确识别。其中包括来自地衣、蘑菇和其他高等真菌的化合物，但海洋大型藻类和硅藻的化合物不包括在内。

7. CMNPD（Comprehensive Marine Natural Product Database） 致力于海洋天然产物研究。它提供各种物理化学和药代动力学性质的化学实体信息，标准化的生物活性数据，来源生物的系统分类和地理分布，以及详细的文献引用。

（二）本专业学术期刊

天然药物化学研究的历史悠久，目前仍是科学界研究最为活跃的领域之一。本专业的重要研究成果往往与人类健康、新药研发乃至生物演化息息相关。因此，天然药物化学的重磅研究成果时常发表在自然科学的顶级期刊上，如 *Nature*、*Science* 等，这些成果也是多学科合作的结果。根据研究的偏向性不同，一些更加专业细化的学术期刊也收录天然药物化学的学术报道，现简要介绍如下。

1. 综合性化学研究期刊 包括 *Nature Chemistry*、*Journal of the American Chemical Society*（JACS）、*Angewandte Chemie* 等。此类期刊均属于化学领域的顶级期刊，其收载的天然药物化学研究成果有着足够的创新性和系统性。如结构复杂、生物活性显著的天然产物小分子紫杉醇，其首次发现及全合成的研究成果即发表在 JACS 上。此外，近年来，对于天然产物生物合成的重要研究也多发表在此类期刊上。

国际上的综合类化学研究期刊还包括 *Chemistry-A European Journal*、*Chemistry-An Asian Journal*、*Chemical Communications*、*Journal of Organic Chemistry*、*Organic Letters* 等，这些期刊收载的天然药物化学研究也具有较高的新颖性。由我国学术机构主办的一些综合性化学期刊也收录天然药物化学相关的研究，如

Organic Chemistry Frontiers、*Chinese Journal of Chemistry*、*Chinese Chemical Letters* 等，随着我国化学研究水平的提高，这些期刊报道的天然药物化学相关研究的原创性和新颖性近年来得到了快速提高。

2. 综述性期刊 以 *Chemical Reviews*、*Natural Product Reports* 为代表的综述性期刊主要收录针对某一研究主题的综述类文章，适合全面了解某个研究领域时查阅。其中，*Natural Product Reports* 是天然产物领域最为权威的期刊之一，该期刊定期评选的"热点化合物"代表了天然药物化学研究发现的最为新颖的小分子结构。

3. 天然产物专业期刊 *Journal of Natural Products*、*Phytochemistry* 和 *Planta Medica* 是天然产物领域三个代表性的期刊，特别是 1938 年 *Journal of Natural Products*（最初名为 Lloydia）的创刊标志着天然产物研究成为一门独立的学科。早期一些天然药物化学研究领域的重要研究成果均发表在这些期刊上。天然药物化学的专业期刊还包括 *Fitoterapia*、*Journal of Asian Natural Product Research*、*Phytochemistry Letters*、*Natural Product Research* 等。*Phytomedicine*、*Journal of Ethnopharmacology* 和 *Phytotherapy Research* 主要收录天然药物相关的药理研究；*Marine Drugs* 则收录海洋来源的天然产物研究。

第五节　天然药物化学从业发展方向

一、从业发展

天然药物化学得益于其交叉学科的性质，本专业的学生不仅掌握一般药学专业学生必需的基本知识技能，而且具有一些独特的优势。天然药物化学专业学生不仅可以从事各级医院药剂科、药房的药学工作，还可从事药品生产、经营、服务和管理第一线需要的工作岗位。由于天然药物化学研究在新药研发链条上更靠近前端，本专业研究生在科研机构或药企研发岗位均具有一些优势，现概述如下。

（一）直接从天然药物中发现新药

对于从天然药物中通过活性追踪或化学成分的系统分离得到的单体化合物，如果活性和毒性等均符合新药的要求，即可直接将其开发成新药。这就需要开发者具有提取分离的能力和创新思维。如屠呦呦研究员首次使用乙醚作为提取溶剂，从黄花蒿中将热不稳定的青蒿素提取出来；紫杉醇在太平洋红豆杉中的含量非常低（约 0.004%），使得紫杉醇的分离纯化极为困难，需要借助科学的分离纯化手段，才可能将其从红豆杉中分离出来。

> **知识链接**
>
> **青蒿素和紫杉醇的发现**
>
> 任何药物的发现过程都不是一帆风顺的，青蒿素和紫杉醇是天然药物化学研究领域两个最为知名的例子，两者的发现过程也是充满曲折，充分体现了天然药物化学家必备的创新意识、科学思维和百折不挠的精神。关于青蒿素与紫杉醇的发现历程，可以参考下面两篇文章。
>
> 1. 史清文. 天然药物化学史话：紫杉醇［J］. 中草药，2011，42（10）：1878 - 1884.
>
> 2. 张铁军，等. 天然药物化学史话：青蒿素——中药研究的丰碑［J］. 中草药，2016，47（19）：3351 - 3361.

（二）以天然药物中活性成分为先导化合物研究开发新药

从天然药物中直接得到的单体化合物往往在活性、毒性、生物利用度等方面有一定的缺陷，可将其作为创新药物的先导化合物，通过结构改造和构效关系研究开发成创新药物。这需要开发者有较好的有机合成基本功和合成药物化学的知识。如天然产物喜树碱的发现为抗肿瘤药物伊立替康的合成提供了先导结构。

（三）以天然药物的有效部位开发新药

由于中药与天然药物不同于化学合成药物，世界各国都允许将天然药物提取物作为新药申报。此类新药开发需要开发者分析能力强，能够保证有效部位化学成分清晰可追溯；工艺设计能力突出，可保证提取混合物质量的均一性、稳定性和可重复性。

（四）新药的药效、代谢和制剂开发

这部分的能力要求与药理学、药物分析学和药剂学的要求基本相同。其区别在于，由于天然来源的小分子化合物往往量少，在没有大规模制备之前，研究开发时用量要加倍珍惜。由于成分的复杂性，使用药材有效部位作为新药开发，在体内代谢研究和制剂开发时，均要求开发者具有更为精细的专业技能。

二、创新与创业方向

传统的中医药是天然药物化学研究的宝库，我国是最早进行天然药物化学研究的国家。但是，我们也应该认识到，近代以来，我国科学技术发展水平落后于西方国家，我国天然药物化学的创新药物研究水平亟待提高。作为我国天然药物化学专业的学生，所肩负的创新、就业与创业使命与中医药的现代化息息相关。

（一）研究开发质量可控的中药及天然药物

传统的中药由于种植、采收、储藏以及煎煮等环节缺乏有效控制手段，其化学成分并不稳定，进而影响其药效的发挥。因此，天然药物化学的创新研究首先需要建立符合国际标准的提取分离方法、制备工艺和质量控制方法等。

（二）中药及天然药物的科学化用药

中药的传统用法并不强调剂量，对于毒性的描述也较为模糊。创新中药研究要求中药在临床上合理应用，特别是对于有毒中药的使用，不仅要求剂量准确，而且要尽量实现其减毒增效，这些都离不开天然药物化学研究的进步。

（三）扩大药物资源

由于自然资源的变迁，很多传统中药面临资源短缺的现状，这要求天然药物化学工作者不仅要搞清楚这些濒危中药的药效物质基础，而且要寻找到它们的替代品。天然牛黄资源稀缺，用人工牛黄代替天然牛黄就是一个成功的例子。早期的天然药物化学研究发现，小檗碱是中药黄连和黄柏的主要有效成分，但两者均属较贵重的药材，通过进一步的化学成分研究发现，资源丰富的植物三颗针中的小檗碱含量较高，是替代黄连和黄柏的理想选择。

总之，新的时代需要一大批专业过硬、敢于创新、勇于创业的天然药物化学从业者来推进中药和天然药物的现代化进程，使中药早日进入国际医药主流市场。

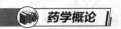

本章小结

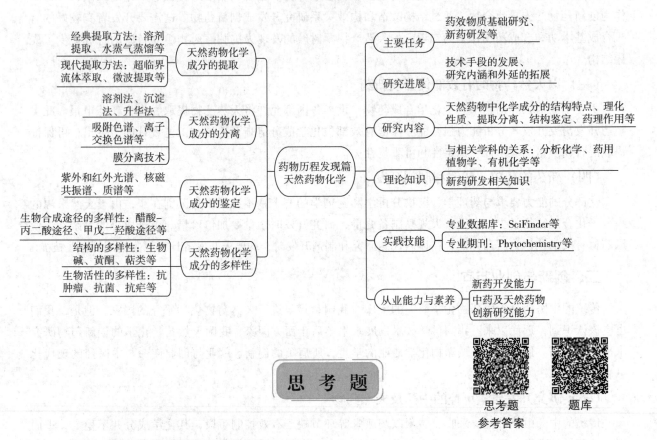

思考题

思考题　题库
参考答案

1. 简述天然药物化学的主要研究内容。
2. 简述常见的提取和分离方法及其使用范围。
3. 简述生物碱化合物的结构特点，并举出三个临床常用的生物碱类天然药物。
4. 简述天然药物研究中的常用结构鉴定方法及其所能提供的信息。

（马骁驰　李行诺）

PPT

第四章

药物历程设计篇——药物化学

学习导引

知识要求

1. **掌握** 药物化学的基本概念、研究内容及研究任务；药物设计的原理、方法及构效关系；常见先导化合物的优化策略。

2. **熟悉** 化学创新药的研发流程；靶向药物设计；计算机辅助药物设计。

3. **了解** 化学创新药的国内外研发现状；药物化学相关学术论文的写作技巧。

能力要求

1. 熟悉化学创新药的研发过程，了解如何应用药物化学的基本原理进行合理药物设计以及先导化合物的优化。

2. 学会追踪化学创新药的最新研究方向和研究手段，熟知药物化学相关论文的写作技巧。

3. 了解本专业的基本、专业实践及辅助技能要求，培养适应职业变化的终身学习能力。

第一节 药物化学概述

一、药物化学的性质

药物一般分为化学药物和生物药物两大类。其中，化学药物是从天然矿物、动植物中提取的有效成分以及经过化学合成或生物合成而制得的特殊化学品，是目前临床上应用最为广泛的药物。小分子化学药物的结构与化学组成小巧，易穿透细胞膜和到达体内任一靶标；而生物大分子药物的相对分子量大、结构复杂，不易透过生物膜，给药剂量低，易在体内降解。因此，化学药物一直是药物研发的重要组成部分。化学药物以化合物作为物质基础，以生物效应作为应用基础，是药物化学的研究对象。探讨药物与人体生命过程的相关性，创制高效、速效、长效、低毒的新药，是药物化学学科的基本工作。

从学科角度来看，化学科学（包括有机化学、无机化学、物理化学等）是阐明药物内在本质的科学，生命科学（包括生物化学、生理学、生物学、药理学、细胞学、免疫学等）是解释药物作用机理及其临床应用基础的科学。药物化学则是连接化学和生命科学而使二者融为一体的交叉学科。

二、药物化学的基本定义

药物化学（medicinal chemistry）建立在化学和生物学基础上，是一门发现与发明新药、合成化学药物、阐明药物化学性质、研究药物分子与机体细胞或生物大分子之间相互作用规律的综合性学科。药物化学课程是药学专业必修的专业基础课程，其研究内容涉及发现、合成和优化先导化合物（lead compound），在分子水平揭示药物及具有生理活性的物质的作用机理，研究药物及具有生理活性的物质在体内的代谢过程。

药物化学作为药学领域重要的带头学科，是一门历史悠久的经典科学，具有坚实的发展基础，积累了丰富的内容，为人类健康做出了重要贡献。19 世纪初，人们从有效植物中获得具有药用价值的小分子化合物，为药物化学的形成奠定了基础。19 世纪中期，随着有机化学的发展，人们发现，从有机化合物中寻找可用于药物研究的活性物质也非常有效，如：水合氯醛的镇静作用、乙醚的麻醉作用等。19 世纪末，阿司匹林作为解热镇痛药物上市，标志着人们可用化学方法改变天然产物的化学结构，使其成为更理想的药物，药物化学作为一门独立学科自此形成。20 世纪 50 年代，随着药物合成化学、生物学、医学的发展，人们逐步阐明药物在体内的作用机理，同时对药物的代谢过程、机体的调节系统、疾病的病理过程等都有了更多认识，因此可以联系生理、生化效应或针对病因去寻找新药，改进了传统的从药物显效基团或基本结构中寻找新药的方法，提出了一系列新的药物设计概念，例如：利用前药（prodrug）、潜效（latentiation）和软药（soft drug）等方法设计合成疗效高、毒副作用低的新药。20 世纪 60 年代至 80 年代，药物的设计、研究和应用逐渐完善，促进了构效关系研究的发展，并由定性研究转向定量研究。20 世纪末，新理论、新技术以及学科间交叉渗透形成的新兴学科，加快了药物化学和药物合成的发展，特别是诺氟沙星用于临床后，药物化学家迅速设计合成了多种喹诺酮类化合物，继而发现了一系列抗菌药物，同时合成了一部分新的抗生素。21 世纪以来，人类迎来了技术和科技的巨大变革，生物技术改造、转基因技术、生命信息科学技术、组合化学技术、高通量筛选技术、人工智能技术等的发展和应用对创新药物发现和研究具有重要意义，为防病治病、新药开发奠定了坚实的基础。因此，药物化学与生物技术、信息科学紧密结合、相互促进，将会成为今后发展的大趋势。

三、药物化学的研究内容

药物化学是关于药物的发现、发展和确证，并在分子水平上研究药物作用方式的一门学科。该学科的研究内容涵盖化学科学和生命科学，既要研究化学药物的结构特征，又要研究与化合物结构特征所对应的理化性质以及药物进入人体后的生物效应、生物转化和毒副作用等。总体来说，药物化学的研究内容主要包括以下五个方面：①基于生物学研究揭示的潜在药物作用靶点，参考靶点的内源性配体或已知活性物质的结构特征，设计新的活性化合物分子；②研究化学药物的制备原理、合成路线及其稳定性；③研究化学药物与生物体相互作用的方式，在生物体内吸收、分布和代谢的规律及代谢产物；④研究化学药物的化学结构（主要包括结构特征和理化性质）与生物活性之间的关系（构效关系）、化学结构与药物代谢之间的关系（构代关系）、化学结构与药物动力学之间的关系（构动关系）、化学结构与药物毒性之间的关系（构毒关系）；⑤寻找、发现新药。其中，如何设计和合成新药是药物化学的核心研究内容。

四、药物化学的研究任务

随着社会经济的发展、人民生活水平的提高以及人类平均期望寿命的延长，人们对药物提出了更高的要求。人口生育的下降、老龄化社会的到来、地球生态环境恶化等不利因素导致人类疾病谱和死因构成发生了显著变化，新药研发面临着不同于既往的形势和任务。2020 年初，新冠肺炎疫情给人类生命安全和身心健康带来巨大威胁，给国际社会带来巨大挑战。近年来，抗生素过度使用或误用导致的耐药性正凝聚成一场"沉默的海啸"，使人类有可能再次陷入生命危机。目前，很多疾病尚未找到良好的药物来彻底治疗，如癌症、阿尔茨海默病等一系列退行性疾病。因此，人类迫切需要研发新的药物以解决上述问题。随着现代科学技术的快速发展，特别是信息技术、计算机以及分子生物学等学科的发展，人们对药物化学的研究任务产生了新的认识，主要体现在以下三个方面。

（一）新药创制的关键步骤是先导化合物的发现

研究人员应发掘具有研究和开发价值的先导化合物，对其进行结构改造和优化，创造出疗效好、毒副作用小的新药，或者改造现有药物或有效化合物以期获得更有效、更安全的药物。先导化合物是最初发现的具有特定生理活性和全新结构的化合物，可被结构修饰，通过构效关系研究以获得预期药理活性的理想药物。先导化合物的发掘有多种途径，随机筛选和意外发现已不再是发现先导化合物的主要途径和方法。有的放矢地对天然产物中的活性成分进行分离，仍是获得先导化合物的主要途径之一。近年来，基于生命基础过程的研究、受体契合学说和对已知药物的总结性研究发掘先导化合物最为引人注目。新药创制和研发已成为药物化学的一个重要学科分支，也就是药物设计学。随着药品专利法的实施，我国新药研究开发战略已开始由仿制向创制转型，药物设计学这一新兴学科也日益受到人们的重视。计算机技术与生命科学的相互渗透进一步拓展了新药研发领域，加快了新药研发的速度和效率，成为辅助现代药物研发的常规方法之一。

（二）药物化学需为合理使用化学药物提供理论基础

研究药物的理化性质与化学结构的定性、定量关系，探究其稳定性，以确保药物质量，为药物剂型开发、分析检验、药物流通过程中的贮存运输条件提供化学基础。研究药物的结构与生物活性之间的关系，为临床药物研究中的配伍禁忌和合理用药以及新药研发过程中药物的结构改造提供指导依据。推测和确定药物在机体内的代谢过程及其代谢产物，了解药物作用机制，为药物的化学结构修饰和剂型制备提供重要依据。药物代谢动力学、前体药物与软药的理论研究与实践，以受体作用模式为基础的合理药物设计，为近代分子药理学的发展奠定相应的化学基础。

（三）药物化学需为生产化学药物提供经济、合理的方法和工艺

药物化学的主要内容为：研究药物合成路线及工艺条件，提高合成水平，发展新原料、新工艺、新技术、新方法和新试剂。药物化学的中心环节是：提高药物的产量和质量，降低生产成本，获得最高的经济效益。目前，使用有机合成反应相关数据库，在有机合成设计的基础上，发展药物合成工艺设计，快速找到经济、合理的合成工艺路线已成为现实。把研究成果转化为生产实践，即形成生产工艺学，近几十年的发展已使化学制药工艺学成为一门独立的学科。

第二节　药物化学在新药开发中的应用

一、新药研究与开发的现状

（一）新药研发现状及趋势

新药研发是人类最复杂的智力活动之一，也是衡量一个国家综合科技实力和大规模组织社会资源能力的一个重要标志。一款新药从发现到上市投产平均需要 10 ~ 15 年，花费超过 10 亿美元，这就是新药研发领域著名的"双十定律"，该定律主要适用于化学药物的研发。2010 年以来，新药研发的平均成本仍在不断攀升。据 2020 年统计报告分析，从头开发一个新药至该药获批上市需要耗费 21.8 亿美元，较 2010 年的 11.8 亿美元翻了近乎一倍。此外，一般新药的专利保护期为 20 年，新药获批上市销售后的实际有效的专利保护期仅有 6 ~ 10 年，专利到期后就会出现大量的仿制药，专利药的市场销售份额便呈断崖式下滑。由此可知，新药的研究和开发是一项周期长、耗资大、风险高的行业。2020 年，全球受新冠肺炎疫情的影响，批准新药数量较往年有所下降，我国新药研发创新能力相较于医药产业强国仍存在较大差距。2020 年的报告数据显示：美国食品药品管理局（FDA）共批准药品 861 个，其中新化学实体（new chemical entity，NCE）药物为 41 个；欧洲药品管理局（EMA）批准上市药品共计 75 个，其中新活性化合物为 33 个；中国国家药品监督管理局（NMPA，前 CFDA）批准国产首次注册药品 910 个，按剂型去重后共 374 个药品品种，国产 1 类新药获批上市品种为 15 个，其中抗肿瘤化学药物依然是我国创新药研发的热点。

在全球范围内，创新药的市场收益规模远超仿制药和生物类似药，2019 年占全球制药市场总规模的 67%，其中，化学药品一直是创新药中最重要的领域。2019 年我国医药行业的细分市场中，化学药品市场规模占整个行业市场份额的 50%。然而，我国化学药品长期以仿制药为主，国家药品监管部门自 2017

年做出了积极尝试，加速药品审评审批，支持国内创新药企发展，鼓励传统药企的创新投入和转型。虽然化学创新药的发展受到诸多外部因素的影响，但在当前市场环境下，化药仍是最常用、最普遍、最大量且重要的临床治疗药物，也是当前药物研发数量最多的方向。随着政策推动、技术发展、研发费用的持续投入以及高等药学专业人才的培养，化学创新药的发展将依旧保持良好的发展前景。

（二）新药的发现

新药研发包括研究和开发两个阶段，在确定候选药物之前为研究阶段，确定候选药物之后为开发阶段。新药研究阶段即新药的发现（drug discovery）主要包括三个重要环节，即药物靶点的确证、先导化合物的发现以及先导化合物的优化，这个阶段一般需要 2~5 年（图 4-1）。

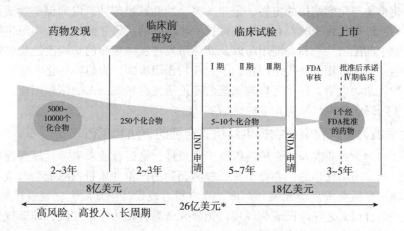

图 4-1 新药研发的基本流程

*塔夫茨（Tufts）药物开发研究中心数据。

1. 药物靶点的确证 指一个靶点被调控会有治疗用途的科学证据累积过程。靶点确证可以是化学或基因确证。化学确证指可通过化学物质调控目标生物大分子达到治疗效果；基因确证则指可利用基因技术（如：动物基因敲除或人体基因变异等）产生治疗效果。确定靶点和靶点分析需要对治疗的疾病做大量的文献调研和生物信息分析，从基因序列到晶体结构，从基因组学到蛋白质组学。这个阶段整理的信息以及后续的临床或动物实验验证特别重要，是新药创制的出发点，也是以后施行各种操作的依据。

2. 先导化合物的发现 是把筛选中发现的苗头化合物（hit）变成可被继续优化的先导化合物的过程。先导化合物可能是筛选获得的一个苗头化合物或一系列同系物，也可能是源自文献的化合物。先导化合物的发现途径主要包括以下几个方面：①从天然产物活性成分中发现先导化合物（如：动植物、微生物和海洋药物来源）；②通过分子生物学途径发现先导化合物；③通过随机机遇发现先导化合物；④从代谢产物中发现先导化合物；⑤从临床药物的副作用或者老药新用途中发现；⑥从药物合成的中间体中发现先导化合物；⑦通过化合物库筛选发现先导化合物。

3. 先导化合物的优化 是选择一个先导化合物对其进行临床前评估，将其转化为候选药物的过程。发现的先导化合物往往具有作用强度弱、特异性低、药代动力学性质差、毒副作用大、化学或代谢不稳定等缺陷，一般不能直接成为药物。因此，药物化学家通常利用分子对接、生物电子等排原理、前药原理、软药设计、定量构效关系研究等技术方法，针对先导化合物的各种缺陷进行结构改造和修饰，反复优化以确定药物候选物。

（三）新药的开发

新药开发（drug development）阶段主要包括五个重要环节，即临床前试验、研发中新药申请、临床试验、新药上市审批以及上市后研究和再审批，这个阶段一般需要 5~10 年。

1. 临床前试验 候选药物确定后，第一阶段的目标是完成临床前药效学和毒理学研究，准备材料，向药监部门提交"实验用新药"（investigational new drug，IND）申请。该阶段需要：一是在动物水平确定药物的有效性和安全性，即评估药物的药理和毒理（包括急性/亚急性毒性、慢性毒性、生殖毒性、致癌性、致突变性等）作用以及药物的吸收、分布、代谢和排泄情况；二是在符合药品生产质量管理规范（GMP）要求的车间内进行生产工艺、质量控制、稳定性等方面的研究。这个阶段一般需要 1~2 年。

2. 研发中新药申请　药物候选物通过临床前试验后，需向药监部门提交 IND 临床研究申请，获批后才能对其进行临床研究。

3. 临床试验

（1）Ⅰ期临床试验　是初步的临床药理学和人体安全性评价试验，需征集 20~100 例正常和健康的志愿者，目的在于观测人体对新药的耐受程度和药代动力学，为制定给药方案和安全剂量提供依据。

（2）Ⅱ期临床试验　是初步评价新药的有效性和安全性，需征集 100~500 例相关病人，目的是获得药物治疗有效性的资料，并为设计Ⅲ期临床试验以及确定给药剂量和给药方案提供依据。

（3）Ⅲ期临床试验　是在更大范围的病人志愿者身上进一步评价药物的有效性和耐受性（或安全性），需征集 1000~5000 例临床和住院病人，在医生的严格监控下，获得该药有效性的资料，鉴定其副作用以及与其他药物的相互作用关系。Ⅲ期临床试验是治疗作用的确证阶段，也是为药品注册申请获得批准提供依据的关键阶段。

整个临床试验一般需要 3~7 年。

4. 新药上市审批　候选药物通过三个阶段的临床试验后，分析所有资料和数据，药物的安全性和有效性得到了证明，新药持有人则可向药监部门提出新药申请，新药获得批准后方可上市。此后，新药持有人必须定期向药监部门呈交阶段性报告，包括药物的不良反应和质量管理记录。

5. 上市后研究和再审批　Ⅳ期临床试验需征集不少于 2000 例的受试者，同时要进行社会性考察。新药持有人必须持续向药监部门提交药物不良反应和配伍禁忌等报告。一般在药物上市后的 4~10 年，药监部门会重新审核药物的有效性和安全性，并根据监测结果要求新药持有人修订药品使用说明书。

二、药物设计的原理方法

合理药物设计是药物化学的精髓，是该学科创新思维的源泉。随着多学科和交叉学科的迅猛发展，合理药物设计涉及化学、药物化学、生物学、结构生物学、分子生物学、生物化学、计算机科学、药理学和毒理学等多学科知识，已成为药物研发的一种新技术和新方法。一般而言，合理药物设计可分为直接药物设计和间接药物设计。①直接合理药物设计：是指根据药物作用靶点（如：蛋白质、核酸等）的三维结构、电荷分布以及结合位点形状等信息，寻找和设计与靶点相互作用且能够调节其功能的药物分子。②间接合理药物设计：主要用于小分子药物的发现研究，是从活性小分子的构效关系出发，通过化学结构的改造和修饰，获得活性好、毒性低的新型化合物。

自 20 世纪 60 年代起，计算机科学、化学和生命科学的相互渗透和融合，孕育了计算机辅助药物设计（computer - aided drug design，CADD），大大提高了创新药的研发水平和效率。计算机辅助药物设计是在传统的合理药物设计基础上，以化学、生物学、计算机科学和信息学为基础，通过模拟、计算和预测药物分子与靶标生物大分子之间的相互作用以及药物在体内的复杂过程，分析药物活性、代谢和毒性等各种性质与结构之间的相互关系，从而指导和辅助药物新靶点发现和新型药物分子研发的分支学科。

常见的合理药物设计方法可分为基于结构的药物设计（structure - based drug design）和基于作用机理的药物设计（mechanism - based drug design）。

（一）基于结构的药物设计

基于结构的药物设计是指以靶点的三维结构或已知活性化合物的结构信息为依据，合理地设计新药，又可分为基于受体结构的药物设计（SBDD）和基于配体结构的药物设计（LBDD）。

1. 基于受体结构的药物设计　基于受体结构的药物设计属于直接药物设计，在合理药物分子设计中占据极其重要的地位。随着人类基因组学和蛋白质组学的快速发展，大量疾病的关键致病靶点逐一被发现，使得药物作用的受体生物大分子数目急剧增加。近年来，冷冻电镜（cryo - EM）、X 射线晶体衍射、多维核磁共振等技术日趋成熟，越来越多受体的三维结构被解析，而对于未知结构的药物靶点也可用同源建模法进行结构预测，在极大程度上促进了基于受体结构的药物设计方法的发展。一般而言，药物学家在获得受体的三维结构信息后，采用分子模拟软件分析药物结合部位的结构性质（如：静电场、疏水场、氢键作用位点分布等），再通过数据库搜寻或运用全新药物分子设计技术寻找、设计分子形状和理化性质与受体作用位点相匹配的分子结构，然后合成这些化合物并测试其生物活性，通常需要 10 ~ 15 次循环的努力才有可能找到最为合适的药物分子。基于受体结构的药物设计通常有三种方法，包括活性位点分析法、数据库搜寻法和全新药物设计（*de novo* drug design）。

（1）活性位点分析法　是利用探针（分子或碎片）寻找与受体活性位点相匹配的原子或基团，通过分析二者之间的相互作用，获得分子或碎片在活性部位的可能结合位置。这种方法通常不能直接产生完整的配体分子，但经活性位点分析得到的有关配体 - 受体结合的信息对于全新药物设计具有指导性。目前常使用的活性位点分析软件有 DRID、GREEN、HSITE、MCSS、HINT、BUCKETS 等。

（2）数据库搜寻法　也就是所谓的计算机辅助虚拟药物筛选（computer - aided virtual screening），利用计算机技术把受体三维结构数据库中的小分子数据逐一与搜寻标准进行匹配，寻找符合特定性质和三维结构形状的小分子，从而发现合适的药物分子。数据库搜寻方法分为基于受体结构和基于配体结构的搜寻。①基于受体结构的搜寻方法：是将小分子配体对接到受体的活性位点，搜寻其合理的取向和构象，使得配体与受体的几何形状和相互作用匹配最佳，也就是常说的分子对接。在药物设计中，分子对接主要用来从化合物数据库中搜寻与受体生物大分子有较好亲和力的小分子，发现全新的先导化合物。目前代表性的分子对接软件主要有 DOCK、F1exX 和 GOLD 等。②基于配体结构的搜寻方法：是根据药效团模型进行的三维结构数据库搜寻，该方法首先要建立一系列活性分子的药效构象，提出共有的药效基团，然后在现有的数据库中搜寻符合药效团模型的化合物，常用的软件包括 Catalyst 和 Unity 等。

（3）全新药物设计　也被称为从头设计方法，根据受体活性部位的形状和结构特征（如：空间性、电性、疏水性及氢键等），让计算机自动构建出形状和性质互补的新分子，该分子能够与受体活性部位很好地契合并有可能成为新的先导化合物。全新药物设计中配体分子的产生方法主要包括自动模板定位法、原子生长法、碎片生长法、碎片连接法和位点连接法等。全新药物设计常用的软件有 LUDI、Leapfrog、GROW、SPROU 等。

2. 基于配体结构的药物设计　基于配体结构的药物设计是在药物作用的受体结构未知的情况下常用的间接药物分子设计方法，大致可分为两类：一是三维定量构效关系，即探索系列小分子药物三维结构与活性的关系；二是药效团模型，即根据已知活性药物结构反推受体结构模型，再进行合理药物设计。

（1）三维定量构效关系　是基于配体分子结合在同一靶点相同部位的基本假定，将药物的结构信息、理化参数以及生物活性进行拟合计算，建立合理的定量关系的数学模型，再以此设计新的药物分子。比较分子场方法（CoMFA）是目前应用最广泛的三维定量构效关系方法，其操作步骤可简述如下。①确定药物分子的活性构象，再按照一定规则对药物分子进行叠合；②在叠合好的分子周围定义分子场的空间范围，把定义的空间按照一定的步长均匀划分产生格点，在每个格点上用一个探针离子来评价格点上的分子场特征（静电场、立体场、疏水场和氢键场等），在 CoMFA 分子中可以采用不同的分子场势能函数；③通过偏最小二乘法建立化合物活性和分子场特征之间的关系。目前，CoMFA 计算方法面临的两个最大难题是活性构象确定和叠合规则选择。近年来，CoMFA 的改进、比较分子相似性方法（CoMSIA）和 4D - QSAR 方法的提出、遗传算法等在 CoMFA 方法中的应用给这种传统方法注入了新活力。

（2）药效团模型　药效团是分子中能够识别受体并对生物活性起重要作用的结构特征，包括特定的化学官能团、氢键、正负电荷和疏水基团等。药效团模型法可在受体三维结构未知的情况下，收集一系列活性小分子，进行结构和活性研究，并结合构象分析、分子叠合等手段，得到一个基于活性小分子共同特征的药效团，再由此出发进行合理药物设计。药效团模型非常适合作为虚拟筛选数据库的搜索，也被应用于分子对接中，以更好地区分正确构象与错误构象，从而提高分子对接的成功率。在药物虚拟筛选过程中，基于受体结构的分子对接和基于配体结构的药效团搜索两种方法相辅相成，有效提高了虚拟筛选的准确性和可靠性。药效团模型法在药物虚拟筛选中的应用是药物研发的一种新手段，随着药物研究数据的不断积累和数据库系统的不断完善，基于药效团的虚拟药物筛选技术在合理药物设计中的应用将会越来越多，有助于推动创新药物的研发（图 4 - 2）。

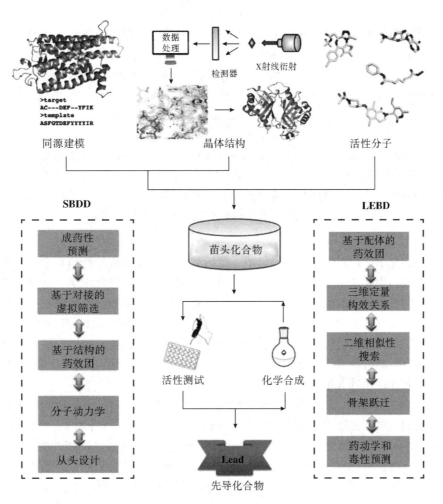

图4-2 基于受体和配体结构的合理药物设计

（二）基于作用机理的药物设计

基于作用机理的药物设计是在基于结构的药物设计的基础上，进一步考虑疾病发生过程的分子病理生理学机制、药物与受体相互作用的动态过程、药物对受体构象的调节以及药物在体内的传输、分布和代谢等。基于作用机理的药物设计兼顾药物在体内作用的各个方面，选择性地阻止或抑制疾病发生发展过程中最关键的病理环节，由此设计出的药物一般具有活性强、作用专一、毒副作用低等优点（图4-3）。

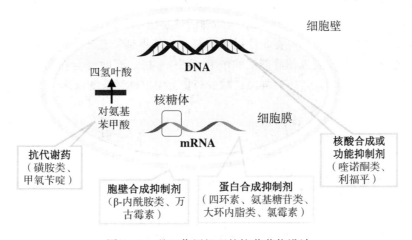

图4-3 基于作用机理的抗菌药物设计

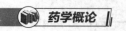

过去对药物作用机理的认识往往滞后于先导化合物的发现，现在的药物研发则倾向于探寻分子作用机制并以此设计药物。正常情况下，首个具有全新作用机制的药物通过研发获得批准的风险远大于针对已明确作用机理疾病而研发的创新药；同时，对于作用机理尚不明确的药物，其研究失败率往往很高。因此，基于作用机理的合理药物设计在药物研发过程中非常重要。

三、药物设计的构效、构毒、构动、构代关系

药物化学中常用的构效关系（structure – activity relationship，SAR）术语是药物分子的化学结构与药理活性（构效）、毒副作用（构毒）、药动学（构动）以及药物代谢（构代）等关系的总称。研究和分析构效关系是药物分子设计的必要补充，需要在实践过程中逐项优化、反复推理，再将其用于新一轮的药物设计与合成，经多次反馈和迭代，逐渐将活性化合物转化为药物候选物。

（一）药物设计的构效关系

根据药物分子的化学结构对药理活性的影响，可将其分为结构非特异性药物和结构特异性药物。结构非特异性药物是指药物活性主要取决于药物分子的各种理化性质，与化学结构的关系不大；而结构特异性药物指的是药物活性主要取决于药物分子和受体的相互作用，化学结构的细微改变将会引起药物与受体的匹配变化，从而直接影响药效。药物构效关系的确定有助于进一步的新药设计和结构改造；因此，药物学家一般尽可能多地合成结构相似的化合物并测定其药理活性，然后精确归纳药物结构和药理活性的关系。通常情况下，药物分子的理化性质、电子密度分布、立体结构以及官能团等均会影响药效，具有相同药理作用的药物往往具有相同或相似的化学结构特征。

1. 理化性质对药效的影响 药物分子的理化性质众多，其中溶解度、分配系数和解离度对药效的影响最大。药物在转运扩散至血液或体液时，需要有一定的水溶性（又称亲水性）；而其通过脂质生物膜时又需要有一定的脂溶性（又称亲脂性）。各类药物因作用不同，对水溶性和脂溶性的要求不同，如：作用于中枢神经系统的药物需跨过血脑屏障才能发挥药效，因此需要较高的脂溶性。亲水性或亲脂性过高或过低都会对药效产生不利影响。药物亲水性和亲脂性的高低主要通过脂水分配系数（P）来衡量，脂水分配系数是药物在有机相和水相中分配达到平衡时的浓度比值，P增大则药物的脂溶性增加、水溶性降低。药物分子化学结构的改变对其脂水分配系数影响显著，因此，合理药物设计时往往通过引入烷基、卤素原子、芳环、酯基等增加药物的脂溶性，引入亲水性基团（如：磺酸基、羧基、羟基、氨基等）则会增加药物的水溶性。

多数药物具有弱酸性或弱碱性，在体液中可部分解离，药物的解离度取决于药物分子的解离常数和介质的 pH 值。药物通常以未解离的形式穿透生物膜，进入细胞后，在膜内的水相介质中解离成离子型发挥作用。若药物的生物活性主要是由离子型产生，则药物活性随着解离度的增加而增强；反之，药物的生物活性主要是由非离子型所产生时，则其活性随着解离度的增加而减弱。药物化学结构的细微变动可能会对药物的解离常数产生较大影响，进而影响药理活性。例如，巴比妥酸在体内主要以离子型存在，难以跨过血脑屏障，无中枢镇静作用；在 5 位引入苯基和乙基得到苯巴比妥，该药在体内的解离度大大降低，易于进入中枢神经系统，发挥镇静催眠的作用（图 4 – 4）。有时也会在药物设计时引入季铵等易于解离的化学基团，使药物难以通过血脑屏障，减少药物的中枢神经系统毒性。

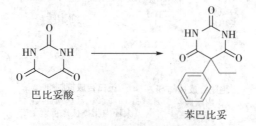

巴比妥酸　　　　　苯巴比妥

图 4 – 4　解离度对药效的影响

2. 电子密度分布对药效的影响 药物靶点大多为蛋白质（如：G蛋白偶联受体、激酶、离子通道等），药物分子与受体蛋白结合后才会产生药效。究其本质，蛋白质由氨基酸经肽键结合而成，除肽键外，氨基酸本身也存在各种极性基团，导致电子云密度分布的不均匀，电子云密度高的区域易形成负电荷，而电子云密度低的区域则会带有正电荷。如果药物分子的电子云密度分布与受体的电子云密度分布呈互补状态，则有利于产生静电引力，促进二者结合，增强药效。因此，在合理药物设计时引入不同极性的官能团，可改变药物的电子云密度分布，从而影响药物与受体的结合，引起药效变化。例如，硝基卡因是制备局部麻醉药普鲁卡因的关键中间体，硝基的吸电子作用降低了苯环对位酯基氧上的电子密度，与受体的正电荷部位结合较弱，几乎不具有麻醉作用。后来，药物学家将硝基还原成氨基，通过共轭诱导效应使苯环对位酯基氧上的电子密度增大，与受体的正电荷区域结合增强，呈现良好的麻醉作用（图 4-5）。

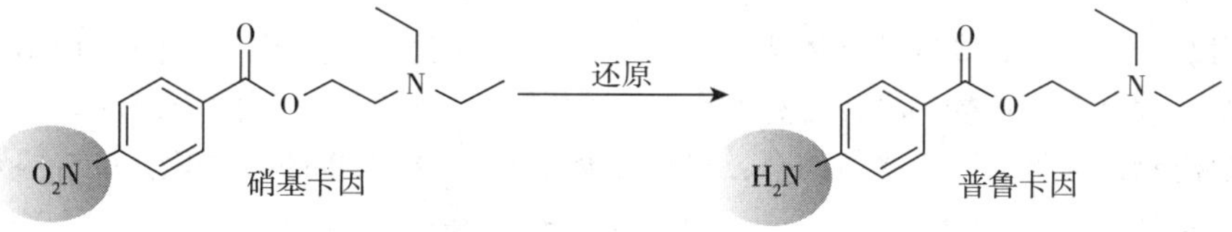

图 4-5 电子密度对药效的影响

3. 立体结构对药效的影响 药物与受体结合时，不但电性要相互适应，而且空间结构需要互补。药物和受体的立体结构互补程度越大，二者结合形成的复合物就越稳定，产生的药效也就越强。药物分子的构型、构象以及特定基团的改变都会影响药物和受体的互补性，从而影响药物活性。一般而言，药物分子中的旋光异构、几何异构以及构象异构均会影响药物的生物活性。

案例解析

【案例】20世纪50年代，西德格兰泰药厂发现沙利度胺（反应停）具有镇静催眠作用且能有效抑制孕妇晨吐。1957年，格兰泰药厂率先将沙利度胺推向欧洲市场，称之为包治百病的"神奇药物""没有任何副作用的抗妊娠反应药物"，一度成为孕妇的理想之选。不久，德国和澳大利亚的医生指出沙利度胺可致婴儿畸形，造成婴儿四肢短小、形如海豹，因此这些婴儿被称作海豹儿。据不完全统计，反应停事件祸及全世界40多个国家1万余例新生儿。此后，全球范围内开始关注和重视药品上市后的安全性，各国陆续建立和完善药品上市后的安全性监测制度。

【问题】1. "反应停"事件背后的罪魁祸首是谁？

2. 沙利度胺是否有其他临床用途？

【解析】沙利度胺是一种手性药物，是由左旋和右旋异构体构成的外消旋混合物。其中，右旋异构体可以减轻孕妇的早期妊娠反应，左旋异构体却具有致畸性，也正是导致海豹儿的罪魁祸首。研究表明，左旋沙利度胺会直接或间接与CRBN和DDB1两种多肽结合，抑制多肽活性，导致四肢发育畸形。

手性药物因手性中心产生的光学异构体除旋光性不同外具有相同的理化性质，但其生物活性可能存在以下四种情况：药理活性和作用强度相同；药理活性相同但作用强度不同；一个有活性而另一个没有活性；药理活性不同甚至相反。上述案例中的沙利度胺实际上是 S 构型和 R 构型的旋光异构体。R 构型的化合物具有抑制妊娠反应和镇静的作用，S 构型的化合物则有严重的致畸性。几何异构是药物分子中双键或环等刚性或半刚性结构的存在导致分子内旋转受到限制而产生的异构现象。几何异构体的理化性质和药理活性都有可能存在较大差异。例如，反式己烯雌酚中，两个羟基之间的距离刚好与天然雌激素雌二醇相同，而顺式己烯雌酚中两个羟基的距离仅为反式异构体的一半，因此前者具有较好的雌激素活性。药物分子内原子或基团的空间排列因单键旋转而产生动态立体异构现象，称为构象异构（图4-6）。

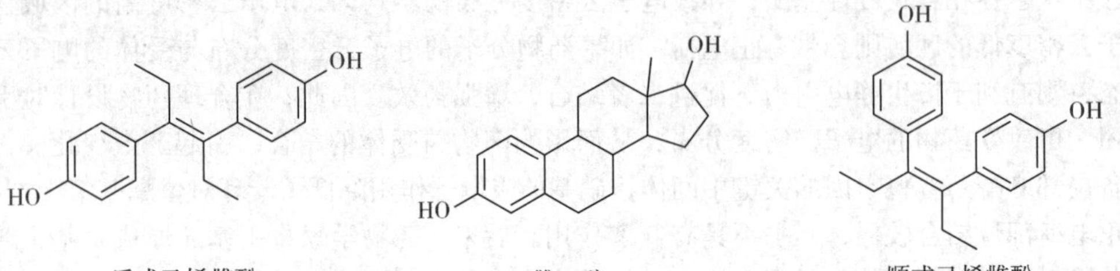

反式己烯雌酚   雌二醇   顺式己烯雌酚

图4-6 几何异构对药效的影响

受体的作用部位一般具有高度的立体选择性，受体只能与药物多种构象中的一种结合，产生特定的药理作用。例如，含有五个环的吗啡、含有四个环的左啡诺、含有三个环的依他佐辛、含有两个环的哌替啶具有相同的构象，均可与阿片受体结合，产生镇痛作用；这些能被受体识别和结构互补结合的药物构象称为药效构象（图4-7）。

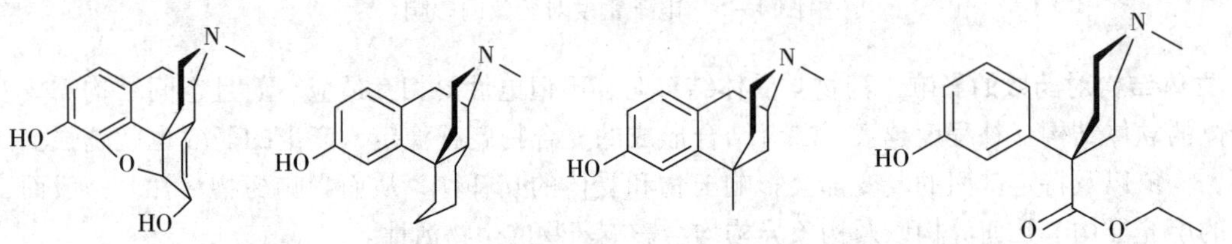

吗啡   左啡诺   依他佐辛   哌替啶

图4-7 构象异构对药效的影响

4. 官能团对药效的影响 药物的药理活性依赖于分子整体，某些特定官能团的引入可使整个分子的结构和理化性质发生变化，影响药物与受体的结合，从而影响药效。药物分子结构中含有多种可影响药理活性的官能团，研究这些官能团的作用有助于我们更合理地设计新药。药物分子中常见官能团对药效的影响概述如下。①引入烃基，可改变药物的脂溶性、解离度、空间位阻以及稳定性；②羟基和巯基均可与受体蛋白形成氢键，但引入羟基会增加药物的水溶性，引入巯基则会增加药物的脂溶性；③引入卤素，可影响药物的电荷分布、脂溶性和作用时间，增强药物与受体的电性结合；④引入碱性（如：胺、肼、胍及含氮杂环等）或酸性基团（如：羧基、磺酸基和磷酸基等），可增加药物的亲水性和溶解度，药物成盐后溶解度会进一步增大；⑤引入醚和硫醚，可增加药物的跨膜能力；⑥酰胺基易与受体形成氢键，可增强药物与受体的结合；⑦引入酯基，可增强药物的脂溶性，有利于药物的吸收和转运；⑧胺基可与蛋白质或核酸中的酸性基团成盐，也可与受体蛋白中的部分氨基酸形成氢键。

（二）药物设计的构毒关系

药物药效团所产生的生物效应为毒性反应时，该基团被称为毒性基团。进行合理药物设计时，应避免引入毒性基团或能在体内经转化生成毒性基团的潜在毒性基团，毒性基团和潜在毒性基团越少，药物越安全。常见的药物毒副作用包括诱变性、致癌性、致畸性、血液毒性、脑毒性、神经系统毒性、肝肾毒性、心脏毒性等。统计数据表明，某些化学结构骨架与药物的特定毒性相关。药物的毒性基团往往具有亲电性（如：脂肪链上的氯或溴化物、磺酰酯、环氧乙烷基、乙烯亚胺基、α, β-不饱和酮或酯等），在体内与蛋白质、核酸或其他生物大分子发生脱靶相互作用，产生不可逆的共价结合，导致毒副作用和持久性损伤。潜在毒性基团本身不会产生毒性，但在体内酶（如：CYP450、过氧化物酶、葡萄糖醛酸基转移酶等）的催化作用下，会代谢产生能够与体内生物大分子产生共价结合的反应性基团，引起毒副作用。药物分子中可被代谢活化产生毒性基团的结构也被称为警示结构。例如，对乙酰氨基酚高剂量给药时，在CYP450的2E1酶氧化作用下生成 N-乙酰亚胺醌，会耗竭肝内储存的谷胱甘肽，进一步与某些肝脏蛋白的巯基结构形成共价加成物，导致肝毒性（图4-8）。

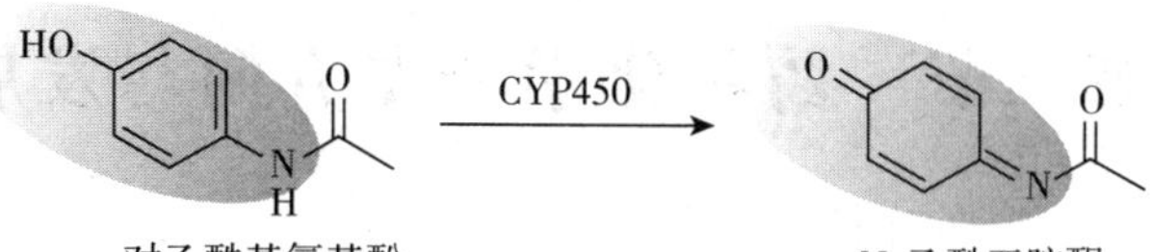

图4-8　对乙酰氨基酚中的警示结构

（三）药物设计的构动关系

药物的临床应用是一个相当复杂的体内作用过程，药物疗效除与配体本身的生理活性相关外，还受到体内药物动力学过程中多种因素的影响。药物必须能够顺利穿透各种生物膜，并以足够高的浓度到达受体结合部位，才能最终发挥临床疗效。因此，合理药物设计在考虑药物分子的药效学和毒性时，还需兼顾其在体内的吸收、分布、代谢、排泄过程，即药物的药代动力学性质。药动基团是药物分子中不具有明显的生物活性却决定药代动力学性质的化学基团，通常在药物设计过程中模拟自然界存在的物质（如：氨基酸、磷酸基、糖基等），经化学键与药效团结合后改变药物分子在体内的转运。此外，药物化学家 Christopher A. Lipinski 在1997年提出筛选类药分子的基本法则，符合 Lipinski 规则的化合物通常具有更好的药代动力学性质，在生物体内代谢过程中呈现更高的生物利用度，因而也更有可能成为口服药物。Lipinski 规则也就是类药5原则，包括五个方面的内容：①氢键供体不超过5个；②氢键受体不超过10个；③脂水分配系数（$\log P$）不超过5；④分子量在500Da以下；⑤可旋转键数不超过10个。Lipinski 规则是药物分子设计和药物筛选中最常用的规则之一，但该规则不能作为预测非口服药物候选物的标准，尤其是对于经吸入途径发挥药效的药物。

（四）药物设计的构代关系

药物代谢指在酶的催化作用下将药物（通常是非极性分子）转变成极性分子，再通过人体正常系统排出体外的过程。药物代谢往往会使有效药物转变为低效或无效的代谢物，或由无效结构转变为有效结构，也有可能将药物转化成毒副作用较高的产物。因此，药物化学家在进行合理药物设计时，应充分考虑药物分子在体内代谢过程中发生的化学变化，针对性地增强药物体内药效或降低其毒副作用。药物代谢一般分为两步：第一步是官能团化反应，酶对药物分子的特定结构进行氧化、还原、水解和羟化等，引入或暴露药物分子的极性基团（如：羟基、羧基、巯基和氨基等）；第二步是轭合反应，第一步反应产生的极性基团与人体的内源性成分共价结合后，生成极性大、水溶性好、易排出体外的化合物。酶催化反应对底物的化学结构有特定要求，因此，不同化学结构的药物呈现不同的代谢特征。分析归纳药物的构代关系，有助于我们设计更有效的药物。例如，氨苄西林亲脂性较差，口服用药时生物利用度较低，将分子中的极性基团羧基经酯化后生成匹氨西林，口服吸收好，在体内被酯酶水解，释放出氨苄西林，从而发挥抗感染的作用（图4-9）。

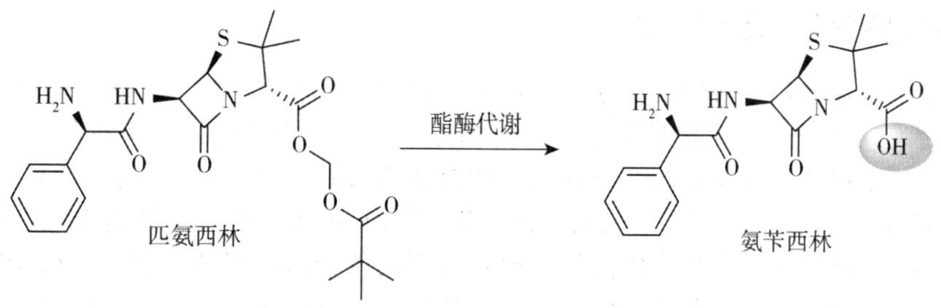

图4-9　代谢对药效的影响

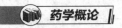

第三节　药物化学分支方向与发展

一、靶向药物设计

普通药物进入人体后，仅有极少部分真正作用于病变部位，这是限制药物疗效、引起药物毒副作用的根本原因。研发具有像导弹一样具有精准靶向能力的药物是药物学家的终极目标。靶向药物指的是被赋予了靶向能力的药物或其制剂，药物或其载体能够瞄准特定的病变部位，并在目标部位蓄积或释放有效成分。靶向药物设计的主要目标是：发现对机体最需要部位靶向给药的途径，优化药物传输，提高药物治疗效果，降低药物毒副作用。靶向药物作用于特定病变部位，可减少对正常器官、组织和细胞的伤害，主要用于癌症治疗，近十年来已成为抗肿瘤新药的主流。

肿瘤在发生发展过程中往往涉及异常分子和基因突变，针对这些特定分子和基因设计靶向药物，选择性杀伤肿瘤细胞，不仅对肿瘤细胞具有选择性的杀伤作用和更高的疗效，而且对耐药性细胞呈现出良好的杀伤作用。传统放化疗目标不明确，在杀伤肿瘤细胞的同时也会击溃人体正常细胞。然而，靶向治疗就像精准制导的巡航导弹，有的放矢，能准确击中癌变部位，在目标局部形成相对较高的浓度，提高药效的同时降低药物的毒副作用。

根据靶向机理不同，靶向药物可分为被动靶向（利用特定组织、器官的生理结构特点，使药物在体内能够产生自然的分布差异）、主动靶向（赋予药物或其载体主动与靶点结合的能力）和物理靶向（利用光、热、磁场、电场、超声波等物理信号，人为调控药物在体内的分布和释药特性，实现对病变部位的靶向）；根据标靶层次不同，靶向药物又可分为组织器官水平、细胞水平及亚细胞水平三类。

目前针对肿瘤细胞的靶向药物大致包括以下几种。①EGFR 酪氨酸激酶抑制剂，如：吉非替尼、埃罗替尼等。②抗 EGFR 的单抗，如：西妥昔单抗、帕尼单抗等。③抗 HER－2 的单抗，如：曲妥珠单抗。④Bcr－Abl 酪氨酸激酶抑制剂，如：伊马替尼、尼洛替尼等。其中，2001 年 10 月上市的甲磺酸伊马替尼是获准治疗肿瘤的第一个小分子靶向药物。⑤抗 VEGFR 的单抗，如：贝伐珠单抗。⑥抗 CD20 的单抗，如：利妥昔单抗，是获准治疗肿瘤的第一个单克隆抗体靶向药物。⑦抗 IGFR－1 的单抗，如：NVP－AEW541。⑧mTOR 激酶抑制剂，如：替西罗莫司。⑨泛素－蛋白酶体抑制剂，如：硼替佐咪。⑩其他，如：Aurora 激酶抑制剂、HDAC 抑制剂等。

除了以肿瘤细胞为靶，药物分子还可以肠道感染部位和中枢神经系统以外的周围区域为靶。靶向胃肠道感染部位的药物应避免药物吸收进入血液，离子型药物不能穿透细胞膜难以被吸收，因此可将药物完全离子化以实现胃肠道靶向。例如，离子化程度很高的磺胺类化合物不能通过腔壁，被广泛应用于胃肠道感染的治疗。另一方面，只要增加药物极性，使它们不易通过血脑屏障，就可实现以中枢神经系统以外的周围区域为靶的药物设计，这就意味着药物不易产生中枢神经系统的毒副作用。

二、先导化合物的合成与优化

新药研发包括苗头化合物的发现、先导化合物的结构优化、候选药物的临床评价等一系列药物研究开发过程。在药物发现过程中，药物学家经常会遇到先导化合物类药性差、药物代谢动力学特性不佳、毒副作用等问题，为了提高先导化合物的成药性、加速新药研发进程，对先导化合物进行结构的合成与优化已成为目前新药研发的关键环节。例如，James W. Black 等人以组胺结构为基础，得到第一个组胺受体拮抗剂布立马胺，然后通过化学结构修饰，得到口服活性较高的甲硫米特。甲硫米特在临床试验中使得患者溃疡在三周内消失，但该药分子中的硫脲结构导致粒性白细胞缺乏症。因此，研究者利用生物电子等排体胍类似物来代替硫脲，最终发现全球首个重磅炸弹药物"西咪替丁"（图 4－10）。

先导化合物合成与优化的主要内容包括：①增强化合物对靶点的选择性或特异性；②提高化合物的代谢稳定性；③在整体动物的药代动力学实验中，使 ADME/T（吸收、分布、代谢、排泄/毒性）达到设定的标准；④改善药物的溶解性和化学稳定性，消除化学不稳定原子或基团；⑤根据药物的作用部位调节化合物的脂水分配系数；⑥提高药物的安全性，在高于药理有效浓度（或剂量）下测试化合物的不良反应或毒性，确保候选药物的安全性。通常，先导化合物的合成与优化策略分为剖裂、拼合、生物电子等排原理、设计前药、设计软药或硬药等。

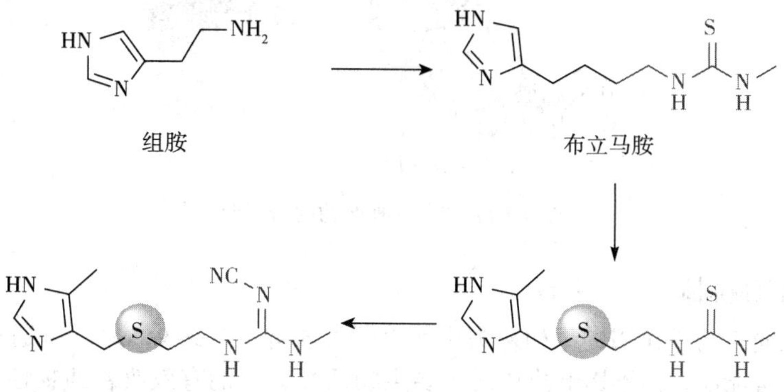

图 4 - 10　西咪替丁的发现和优化

（一）剖裂和拼合

1. 剖裂　主要是对比较复杂的先导化合物进行结构简化的操作，常用于复杂天然活性物质的优化。一般是将先导化合物剖析成两个或数个片段，即分子剪裁，合成的简化物经活性评价和构效关系分析，提取决定活性的基本结构或特征。因此，剖裂是对药效团的剥离过程。例如，天然产物 Sampangine 是依兰树茎皮中的生物碱提取物，具有体外广谱抗真菌疗效，在此基础上通过结构简化探索，发现了四环化合物（ZG - 20），进一步剔除 C 环和 D 环后，最终得到二环化合物（ZG - 20 - 41），该化合物呈现出更高的抗真菌活性（图 4 - 11）。

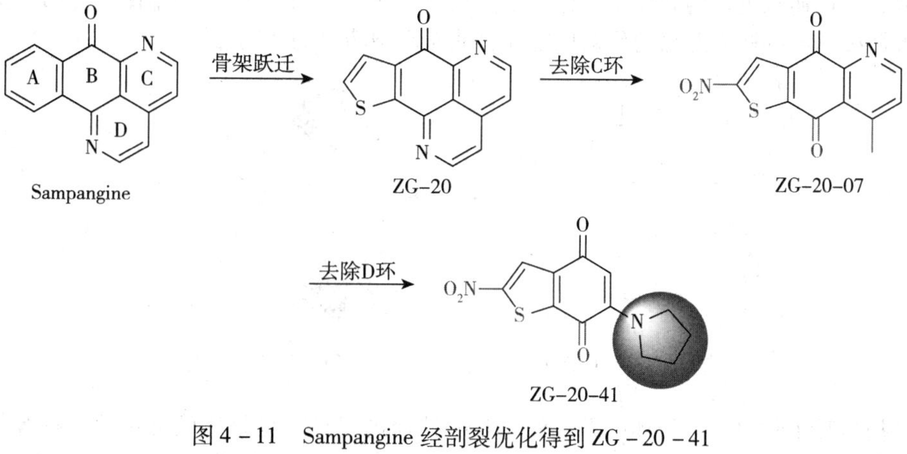

图 4 - 11　Sampangine 经剖裂优化得到 ZG - 20 - 41

2. 拼合　与剖裂相反，拼合是将两个药物或药效团经共价键结合成单一分子的操作，拼合得到的药物称为孪药。拼合的主要目的是提高药物的作用强度，或促使药物与疾病相关的两个不同靶点同时作用以提高疗效。拼合可用单键或连接基相连，连接基可调整两个分子之间的距离。孪药可在体内分裂成原来构成的两个药物，以改善药效学和药代动力学性质。整个分子起作用时，药物则是作用于双位点或双靶点的单一分子，也就是所谓的双靶点药物。例如，在高血压的多种致病机制中，血管堵塞导致血流不畅以及肾上腺素受体的影响都是重要原因，将 β 受体阻断剂普萘洛尔与具有血管扩张能力的肼基哒嗪骨架拼合后得到普齐地洛，该药既具有较强的 β 受体阻断作用，也是磷酸二酯酶抑制剂，具有扩张血管的作用，二者结合后降压作用更显著（图 4 - 12）。除双靶点药物外，针对疾病成因的多靶点药物已引起人们的关注，越来越多地应用于先导化合物的合成和优化。

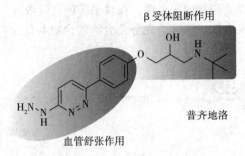

图4-12 普齐地洛的拼合设计

（二）生物电子等排体

药物分子中起相同生物学作用的结构称为生物电子等排体（bioisostere），是通过使用另一种官能团替代药物分子中原有官能团，而不影响药物的主要生物活性，并能有效改善药物性质的一种概念。目前被广泛接受的生物电子等排体定义是 Burger 于 1991 年提出来的，指的是一类化合物或基团，它们拥有近似的分子形状和体积、相似的电子分布，并表现出相似的物理特性。作为激动剂或拮抗剂，生物电子等排体能对相同的生化相关体系发挥作用，并产生彼此相关的生物特性。电子等排体虽然具有相似的理化性质，但在电性、体积和极性等方面仍存在一定的差异，因此，在利用生物电子等排体进行药物设计时，不仅要注意一般电子等排体的性质（即：以一个电子等排体代替另一个电子等排体时，两者的理化性质相近），同时要兼顾两者在极性、电性、立体化学等方面的差异。2017 年 4 月，第一个氘代新药氘代丁苯那嗪获批上市，用于治疗成人患者与亨廷顿病相关的舞蹈病以及迟发性运动障碍，证实了用氘原子（D）替换氢原子（H）在药物设计中的有效性。D 是 H 的一种稳定性同位素，两者在结构上仅差一个中子，氘代药物往往与原研药物具有相似的理学特征和生物活性。然而，C–D 键的稳定性是 C–H 键的 6~9 倍，因此，利用 D 替换代谢软位点处的 H 能够提高药物的代谢稳定性，延长药物半衰期，提高疗效（图 4–13）。此外，可以逆转电性的氟原子等化学基团也可作为 H 的生物电子等排体。例如，用三氟甲基替换甲基在很多情况下可以提升药物的代谢稳定性，从而影响药物的生物活性。

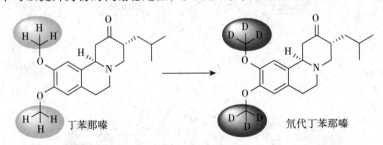

图4-13 丁苯那嗪经氘代后优化得到氘代丁苯那嗪

除原子替换这种生物电子等排体的方式外，开链结构进行环合也是比较常见的一种等排方式。环状结构的形成可以减少柔性键的自由旋转，限制分子构象，因此，利用这种方法可以判断分子的活性构象，在先导化合物的合成与优化过程中可增加活性构象的比例。例如，诺氟沙星为抑制细菌解螺旋酶的强效抗菌药，将其分子结构中的 8 位与 1 位烷基环合后，得到更高活性的氧氟沙星，后者的 S 构型称左氧氟沙星，抑菌作用强于 R 构型的氧氟沙星（图 4–14）。

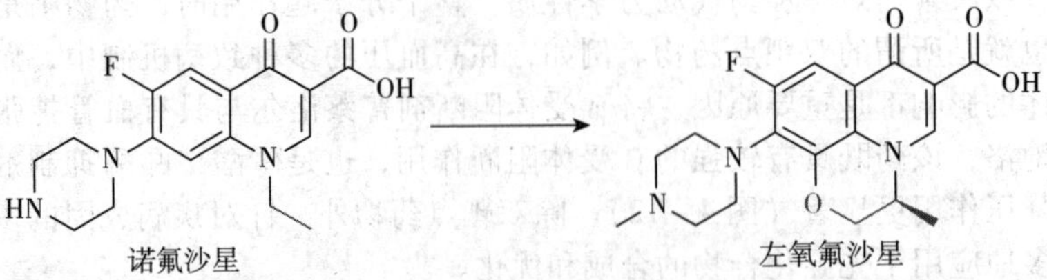

图4-14 诺氟沙星经分子内环合后得到左氧氟沙星

（三）设计前药

前药最早由 Adrien Albert 于 1958 年提出，当时是用来描述某个经生物转化后可产生具有药理作用的化合物所引用的概念。一直以来，前药被定义为本身无活性，但经转化可生成一个或多个活性代谢产物的化合物。后来，Rautio 等又进一步完善了前药的定义，即：在体内经过酶或化学作用释放出可达到预期药理活性的母体药物分子的可逆性衍生物。前药设计在克服药物用药障碍、增强化学和代谢稳定性、提高水溶性或脂溶性、增加口服或局部给药的吸收度、增强血脑屏障渗透性、延长作用时间、提高生物利用度、减轻不良反应等方面已成为一种被广泛接受的有效策略（图 4 – 15）。

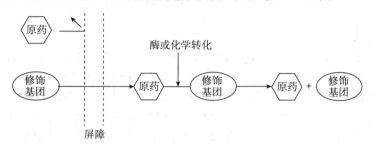

图 4 – 15　前药的设计理念

氢化可的松是内源性糖皮质激素，局部用药时因体内浓度高于正常水平而引起一系列全身副反应。研究表明，分子中 α，β – 不饱和酮的 3 – 酮基是活性主要部分，因而将其设计成前体药物，选用半胱氨酸酯作为前体基团制备了酮基前药。局部应用时，该前药比母体药物活性大、全身毒性小，其可能的作用机制是噻唑环在体内自发开环断裂 C – S 键，生成希夫氏碱中间体，再与皮肤细胞内部分蛋白的巯基结合而积蓄于局部皮肤，在炎症部位缓慢水解释放出母体药物，从而减少全身毒副作用（图 4 – 16）。此外，螺噻唑烷前药的方法也被用于 α，β – 不饱和醛酮类抗癌药物的优化，目的是延长药物作用时间，降低药物毒性。

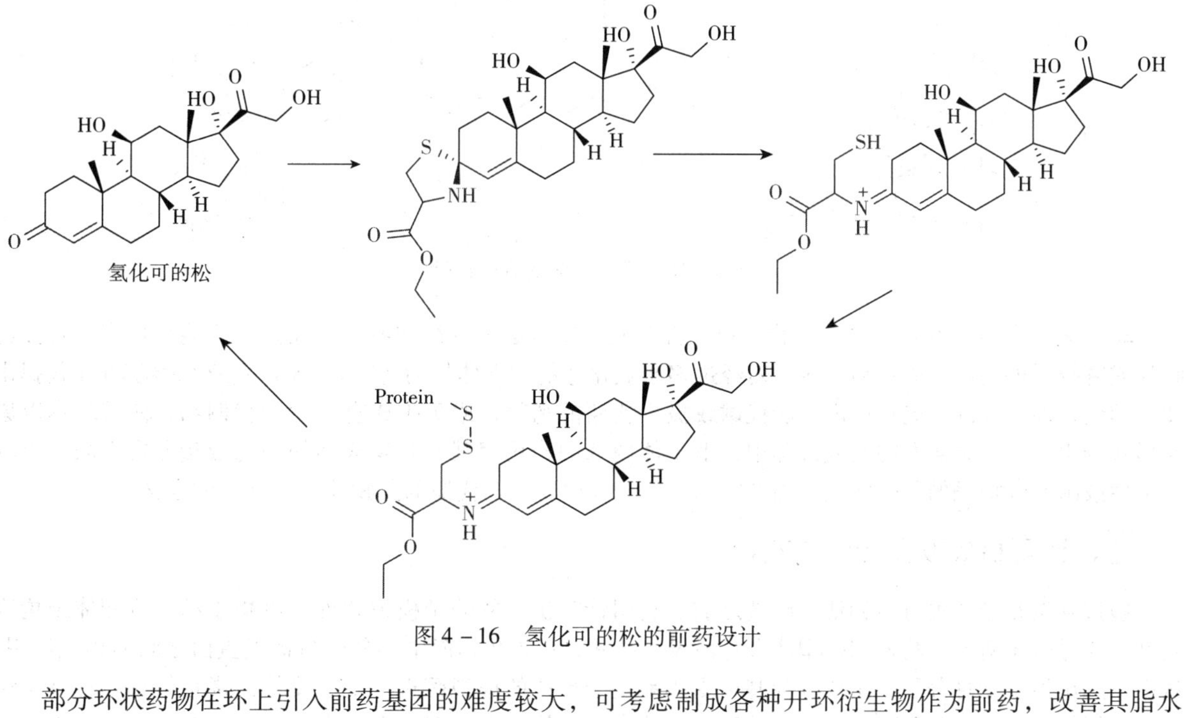

图 4 – 16　氢化可的松的前药设计

部分环状药物在环上引入前药基团的难度较大，可考虑制成各种开环衍生物作为前药，改善其脂水分配系数。例如，毛果芸香碱是治疗青光眼的常用药物，滴眼时不易渗入角膜，生物利用度低，作用时间短，需频繁给药。将其制成开环双酯衍生物，则稳定性增加，室温下可贮存 5 年以上，生物利用度提高，作用时间延长，在体内经酯酶水解，再经环合能够定量生成毛果芸香碱（图 4 – 17）。

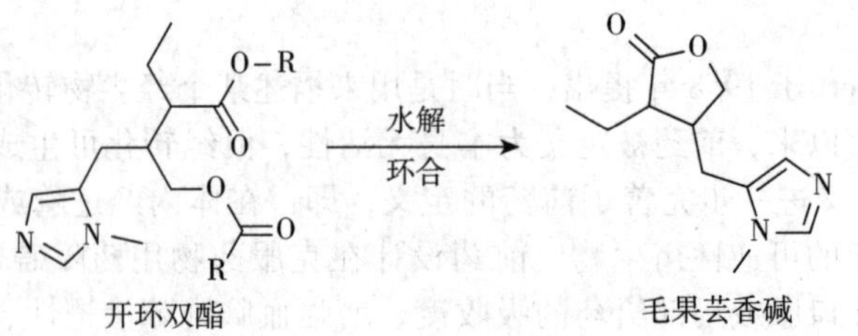

图 4-17 毛果芸香碱的前药设计

（四）软药和硬药

1. 软药 指的是本身有生物活性的药物在体内起作用后，经代谢转变为无活性和无毒性的化合物。药物一旦到达作用位点，完成了预期的药效反应，就应经代谢途径以适宜的速率排出体外，否则会造成药物的体内蓄积，引起毒副作用。软药设计的主要目的是降低药物的毒副作用，其策略是在原药药物分子中设计极易代谢失活的部位（软部位）。软药缩短了药物在体内的过程，避免了有毒代谢中间体的形成，使毒性和活性得以分开，减轻药物的毒副作用，提高治疗指数。通过软药设计进行先导化合物的合成与优化须满足两个条件：一是分子结构中含有软部位；二是代谢过程明确，即代谢方式和代谢速率须按预期进行。例如，阿曲库铵是辅助麻醉的肌肉松弛药，该药由于季氮原子上的 β 位存在吸电子的酯基，在生理条件下可发生 Hoffmann 降解反应，从而促进药物代谢，避免药物在体内蓄积而引发中毒（图 4-18）。

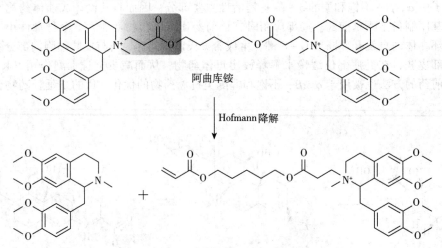

图 4-18 阿曲库铵的软药设计

2. 硬药 与软药相反，硬药是指具有发挥药效作用所必需的结构特征，在体内不能被代谢，直接经胆汁或肾排泄的药物，或不易代谢，需经过多步氧化才能排出体外的药物。Ariens 在 20 世纪 70 年代提出硬药理论，即：设计一类在体内不能代谢或极少代谢的药物，避免生成有毒性的代谢物，使其基本以原药形式排出。在药物研发的实践过程中，由于体内酶的作用很强，开发成功的硬药数量非常有限。仅有亲水性或疏水性极强的化合物或者因功能基位阻较大而不易被代谢的药物才符合硬药的定义。

三、计算机虚拟设计筛选药物

虚拟筛选是指在进行生物活性筛选之前，利用计算机上的分子模拟软件，以靶点结构或配体结构为基础，通过分子对接、药效团模型法和片段设计技术，模拟数据库中小分子与靶点蛋白之间的相互作用，从而筛选出潜在活性分子，主要分为基于受体和基于配体的虚拟筛选。基于受体的虚拟筛选也称基于结构的虚拟筛选，利用分子对接技术，基于受体的三维结构，在结合位点处自动匹配化合物数据库中的小分子，然后对可能的结合模式运用基于分子力场的打分函数进行结合能计算，最终得到化合物能量排名。与基于配体的虚拟筛选相比，其优势是能够避免活性化合物微小的结构变化所引起的活性改变，但尚存不足：①打分函数的准确性和适用性，一般考虑到计算速度，通常采用比较简单的打分函数，但简单的打分函数不能很好地考虑较弱的相互作用；②基于受体的虚拟筛选需要明确受体结构和指定结合位点，但很多重要靶点的受体结构尚未被解析；③分子对接亟须解决的问题还包括分子柔性、熔化剂效应等。一直以来，分子对接是以靶点结构为基础的虚拟筛选的标准方法，计算速度、大分子结构和蛋白质序列数据是推动虚拟筛选发展最重要的三个因素。

近几年，冷冻电镜、X 射线晶体衍射以及核磁共振等技术的趋于完善，使得结构生物学家已经在高精度条件下解析了多种蛋白－配体复合物的共晶结构，更多生物大分子的三维结构也正在被解析。截至 2020 年 12 月 2 日，蛋白结构数据库（PDB）共收录 171916 个蛋白结构。对于结构尚不明确的蛋白质，通常可利用计算机进行同源建模来预测其三维结构。2020 年 11 月，谷歌旗下人工智能（artificial intelligence，AI）公司 DeepMind 开发的程序 AlphaFold2 能在几天内通过氨基酸序列来精确预测蛋白质的 3D 结构，引起 AI 领域和生物学界的轩然大波以及世界范围内的追捧。有些时候，AlphaFold 预测的结构与利用 X 射线晶体学和冷冻电镜等金标准实验方法所确定的结构几乎一致。因此，AlphaFold 有望成为首个获得诺贝尔奖的人工智能成果，它把现在最好的深度学习算法与生物医药领域结合起来，产生了较大的应用突破。通过利用 AlphaFold2 准确预测的蛋白结构，药物学家可以更准确地推测药物分子和蛋白的相互作用模式，从源头上提高计算辅助药物发现与设计的精准度，让药物研发加速升级。

基于配体的虚拟筛选往往针对那些没有蛋白结构的靶点，此时需要构建药效团模型。其方法主要包括如下。①药效团模型：是对一系列已知活性的化合物进行药效团研究，通过构象分析、分子叠合等方法归纳得到对化合物活性起到关键作用的化学基团信息。②定量构效关系：是一种借助分子的理化性质参数或结构参数，以数学和统计学手段定量研究有机小分子和生物大分子相互作用以及有机小分子在生物体内的 ADME/T 等。③结构相似性法：是通过各种描述符或指纹进行相似性匹配，从而判断化合物是否具有类似活性或治病机理。作为分子对接的重要补充手段，基于配体的虚拟筛选具有速度快、通用性好（不受靶点结构限制）等优点。

髓过氧化物酶（MPO）是一种溶酶体蛋白，在人类先天性免疫系统中发挥重要作用。$MPO/H_2O_2/Cl^-$ 系统在炎性综合征中发挥重要作用，使得 MPO 成为开发新型抗炎药物的重要靶点，目前已知的 MPO 抑制剂共有 7 个。2017 年，Jalal Soubhye 等人针对 Zinc 数据库中的 727842 个小分子，设计了一套计算机虚拟设计筛选药物流程，主要包括：类药五原则虚拟筛选－基于药效团模型的虚拟筛选－基于分子对接的虚拟筛选－毒理学筛选－体外活性测定，最终获得 12 个体外活性较好的 MPO 抑制剂。这就是基于分子对接的虚拟筛选和基于配体的虚拟筛选在计算机辅助虚拟设计筛选药物领域中的典型应用（图4－19）。

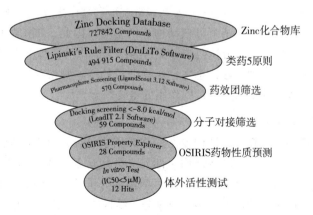

图 4－19 基于 MPO 靶点的虚拟筛选策略

当前，随着人工智能技术在计算机视觉、语音识别和自然语言处理三大领域中取得巨大成功，人工智能的关键技术也逐渐应用于化学和药物研究，加速了化学信息的处理，提升了药物研发效率。寻找最优的合成路线、构建分子结构和性质与活性的定量关系模型、实现化合物的虚拟高通量筛选，是当前人工智能与化学、药学、生物等学科的交叉研究热点。在人工智能深度参与和高性能计算能力的支撑下，未来机器学习和物理模型的有机结合可能会成为新的科研模式，并将引发医药甚至多个领域颠覆性的创新浪潮。

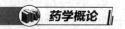

第四节　药物化学理论知识与实践技能

一、基础与专业知识

（一）药物化学基础知识

药物化学是药学领域中重要的带头学科，与有机化学、药理学、生物学等学科关系密切，经过一百多年的发展，对药学各个学科影响深远（表4-1）。通过药物化学的学习，可以了解先导化合物的发现途径、优化手段，揭示药物的生理活性和在体内的代谢过程，并从分子的角度揭示药物的作用机理。近年来，分子生物学、量子生物学和计算机科学的高速发展，让拥有悠久历史的药物化学焕发了新生命力，人们对药物分子的研究也从宏观转入微观分子水平。

表4-1　药物化学相关学科分类列表

化学类	生物类	其他学科
有机化学、无机化学、分析化学、物理化学、量子化学、结构化学、物理有机化学等	生理学、病理学、毒理学、药理学、生物化学、分子生物学、分子药理学、药代动力学、生物工程、基因工程、临床药理学等	X射线晶体学、计算化学、计算机图形学、数学、物理学、人工智能等

大多数药物通过与受体或酶特异性结合形成药物-受体复合物，继而产生药理作用。药物-受体之间的结合包括可逆性结合和不可逆性结合（共价结合）两类，前者一般作用力较弱，后者一般作用力较强。临床上使用的药物大多数属于可逆性结合，包括：离子键、氢键、范德华力、疏水作用、偶极-偶极相互作用、电荷转移复合物以及金属配位作用。

化学药物的结构中包含基本骨架和化学官能团，其中基本骨架又分为脂肪烃环、芳烃环和杂环。基本骨架和各种基团或结构片段的变化可引起整个分子结构和性质的变化，从而影响药物与受体的结合、药效、药代动力学性质及毒副作用等。母核是使药物具备构效关系的关键结构，通常同一类药物具有相同或相似的母核，比如：青霉素类抗生素的6-氨基青霉烷酸和喹诺酮类抗生素的喹诺酮都是药物分子的基本母核。部分新药物的发展往往是在某个母核结构上的衍生，因此，结构相似的同类药物在命名时通常被赋予相似的词缀，比如：地西泮、劳拉西泮、奥沙西泮等。当然，基于相同的受体作用位点等因素，不同的药物母核也可能有相似的药理活性。总之，药物分子的基本骨架和官能团组成结构和立体构型等决定药物理化性质、药效行为，甚至为产生毒副作用的重要因素。

（二）药物化学学习方法

药物化学学科涉及的药物品种繁多，结构复杂，临床用途各异，给学习带来一定难度。结构决定性质，性质决定效用，药物化学的学习应围绕结构-性质-效用这条主线，学会整理，学会记忆，多做练习。此外，要善于归纳总结，努力区分和掌握不同类型药物分子的结构特征，重视构效关系、重点药物的基本合成方法及其体内代谢过程的学习，多画药物分子结构图，多思考，并应善于总结。

（三）相关行业法律法规、知识产权

药学领域是一个特殊而重要的技术领域，2020年的数据表明，全球前15大制药公司每年用于新药研发的费用接近1000亿美元。为了鼓励药物研发和技术创新，规范新药的研制和审批，加强药品的监督管理，维护药品市场的秩序，保障用药安全，维护人民身体健康，我国先后出台了一系列有关的知识产权法律和行政法规，包括《中华人民共和国专利法》《中华人民共和国商标法》《中华人民共和国药品管理法》（以下简称《药品管理法》），《新药审批办法》《新药保护和技术转让的规定》《药品行政保护条例》等。根据《药品管理法》有关要求，对新药设立3~5年监测期，在监测期内，不受理进口和国产的注册申请（表4-2）。

表4-2 化学药品新药监测期期限表

注册分类	监测期期限
1	5年
2.1	3年
2.2	4年
2.3	4年
2.4	3年

新药研发具有周期长（平均8~12年）、高投入（平均每个新药的开发费用超过10亿美元）、高回报等特点。通过专利对新药进行知识产权保护，为企业带来高额的经济回报，且可以使制药企业获得20年独占市场的机会。因此，全球制药企业都非常重视新药的知识产权保护（发明专利、药品包装外观设计专利及商标权）。

我国非常重视药品的知识产权保护，确定了专利保护、商标保护，新药的行政保护、药品行政保护，商业秘密保护等多种保护手段，并通过对相关法律法规的修订，努力在知识产权和维护公共健康之间寻找符合国情的平衡点。

知识链接

我国的化学药品注册分类改革

为鼓励新药创制，提高药品质量，促进产业升级，我国对化学药品注册分类进行改革。第十二届全国人大第十七次会议审议通过了《关于授权国务院在部分地方开展药品上市许可持有人制度试点和有关问题的决定》，原国家食品药品监督管理总局发布《关于发布化学药品注册分类改革工作方案的公告》（2016年第51号），对化学药品注册分类进行调整，化学药品新注册分类共分为5个类别，具体见表4-3。

表4-3 化学药品新注册分类、说明及包含的情形

注册分类	分类说明	包含的情形
1	境内外均未上市的创新药	含有新的结构明确的、具有药理作用的化合物，且具有临床价值的原料药及其制剂
2	境内外均未上市的改良型新药	2.1 含有用拆分或者合成等方法制得的已知活性成分的光学异构体，或者对已知活性成分成酯，或者对已知活性成分成盐（包括含有氢键或配位键的盐），或者改变已知盐类活性成分的酸根、碱基或金属元素，或者形成其他非共价键衍生物（如络合物、螯合物或包合物），且具有明显临床优势的原料药及其制剂
		2.2 含有已知活性成分的新剂型（包括新的给药系统）、新处方工艺、新给药途径，且具有明显临床优势的制剂
		2.3 含有已知活性成分的新复方制剂，且具有明显临床优势
		2.4 含有已知活性成分的新适应症的制剂
3	仿制境外上市但境内未上市原研药品的药品	具有与原研药品相同的活性成分、剂型、规格、适应症、给药途径和用法用量的原料药及其制剂
4	仿制境内已上市原研药品的药品	具有与原研药品相同的活性成分、剂型、规格、适应症、给药途径和用法用量的原料药及其制剂
5	境外上市的药品申请在境内上市	5.1 境外上市的原研药品（包括原料药及其制剂）申请在境内上市
		5.2 境外上市的非原研药品（包括原料药及其制剂）申请在境内上市

二、基本、专业实践及辅助技能

（一）基本技能及专业实践技能

（1）掌握典型药物的理化性质，特别是影响药效、毒性、质量控制和分析以及剂型选择有关的理化性质；掌握常用药物的作用机制、体内代谢、毒副反应（临床应用）。

（2）熟悉药物的结构特征与药效之间的关系以及各类重要药物的发现和发展过程；熟悉常用药物的化学结构、中英文通用名及化学名称；熟悉各类药物发展及结构类型，了解其最新进展，能够对常用化学药物的合成原理和合成路线进行设计及评价；熟悉化学药物的制备及结构修饰的原理和方法，懂得杂质与制备的关系、如何控制杂质以及保证药物质量的方法。

（3）了解新药设计和创制的基本原理和方法；了解新药研究的基本方法和新药发展方向；了解行业法律法规、知识产权相关规定。

（二）专业实践技能

1. 专业模拟软件

（1）Chimera　是由美国加州大学旧金山分校开发的一款可高度延伸的程序，是用于分子结构和相关数据的交互可视化及分析的软件，功能包括：密度图、超分子自组装、序列比对、对接结果、轨迹和构象集合等，在生物、医药、化学的科研、教育等方面应用极为广泛。

（2）PyMOL　是一个开放源码，由 Warren Lyford DeLano 编写，并由 DeLano Scientific LLC 将其商业化。PyMOL 是一款强大的分子可视化软件，适用于创作高品质的小分子或生物大分子（蛋白质）的三维结构图像，功能包括：高质量的论文发表图形、动画制作等。据悉，全球公开发表的关于蛋白质结构图像的科学文献中，有四分之一借助该软件完成。

（3）MOE（Molecular Operating Environment，分子操作环境）　是由加拿大化学计算集团公司 Chemical Computing Group ULC. 开发的针对制药和生命科学的综合软件系统。MOE 在统一的操作环境下能通过分子模拟、蛋白质结构分析、小分子数据处理以及蛋白质与小分子对接研究等应用工具全方位支持小分子药物及生物药设计。

（4）Discovery Studio（DS）　是基于 Windows/Linux 系统开发的面向生命科学领域的新一代蛋白质模拟、药物的设计与优化和模拟环境工具，其领域涵盖实验生物学、新药发现、生物信息学、结构生物学、酶学、免疫学、病毒学、遗传与发育生物学、肿瘤研究等。目前的主要功能包括：蛋白质的表征（包括蛋白–蛋白相互作用）、同源建模、分子力学计算和分子动力学模拟、基于结构的药物设计工具（包括配体–蛋白质相互作用、全新药物设计和分子对接）等。

（5）SYBYL　由 Tripos 公司开发，为专门为药物小分子与生物大分子科学领域研究者设计的分子模拟软件。内容包括药物小分子的建模、构象分析、三维定量构效关系研究、药效团建模、虚拟筛选、生物大分子的同源模建、活性位点分析、数据库搜索等。该软件适用于药物研发的各个阶段，并已逐渐渗入生命科学、环境科学、化学化工等诸多领域。

2. 通用软件

（1）MestReNova　是西班牙 Mestrelab Research 公司开发的科学软件，主要由 NMR、MS、NMR Predict Desktop、DB 四个部分组成，集 NMR 和 LC/MS 数据处理分析、预测、发表、验证和数据的储存、检索以及管理等功能于一身，具有功能强大健全、操作简便人性化、处理结果准确美观等优势。

（2）TopSpin　是全球最大的 NMR 仪器制造商 Bruker 提供的核磁仪器控制及谱图解析软件。TopSpin 具有用户友好的图形界面，日常除了控制核磁采集流程，还可以通过连线访问大量的实验库，包括标准的布鲁克脉冲序列和用户生成的实验库，使化合物得到快速解析。

（3）Mercury　由英国剑桥晶体数据中心（Cambridge Crystallographic Data Centre）制作的剑桥结构数据库系统下的一款软件，用于观察研究晶体的三维结构，是目前应用最受欢迎的晶体学软件，用于药物分子结构解析。

（4）Chemdraw　由美国 CambridgeSoft 公司开发的 ChemOffice 系列软件中最重要的一员。该软件功能十分强大，可编辑、绘制与药物化学有关的所有图形，例如：建立和编辑各类分子式、方程式、结构式、立体图形、对称图形、轨道等，并能对图形进行编辑、翻转、旋转、缩放、存储、复制、粘贴等多种操作。最新版本的软件还可以生成分子模型、建立和管理化学信息库并增加了光谱化学工具等功能。

3. 专业特色技术及仪器

（1）核磁共振（NMR）技术　是 20 世纪中叶起步并发展起来的，研究原子核对射频辐射（radio - frequency radiation）的吸收，包括：核磁共振氢谱（$^1H - NMR$）和核磁共振碳谱（$^{13}C - NMR$）。NMR 技术发展十分迅猛，已经从过去的一维谱图（1D）发展到如今的二维（2D）、三维（3D）甚至四维（4D）谱图，成为分子结构解析以及物质理化性质表征的最常规技术手段。

（2）微反应器系统　即微通道反应器，是一种建立在连续流动基础上的微管道式反应器，用以替代传统反应器（如：玻璃烧瓶、漏斗；药物合成中常用的反应釜等传统间歇反应器）。该系统的优势包括：反应温度、时间控制精准，物料按精确比例瞬间混合并高效传热，无放大效应等。该系统现已应用于制药领域的研发和生产。使用微反应器可以对候选药物合成小试工艺直接放大，小试最佳反应条件不需要做任何改变就可以直接进入中试生产，因此不存在常规反应器的放大难题，从而大幅度缩短了产品由实验室到市场的时间。

（3）药物合成与结晶工艺开发仪　该仪器主要用于药物合成工艺优化及药用晶型的研究，能够实现高温、低温、电磁及机械搅拌等多种反应条件，此外，还可在线采集温度、pH 值、转速、近红外光谱、结晶过饱和度，观测产物晶型、粒度、反应物、产物、杂质浓度等多种工艺参数，控制产品的结晶条件，进行高通量结晶和盐类筛选，获得满足特定晶型需要的原料药。

（三）专业辅助技能

1. 专业数据库

（1）Reaxys 数据库　是 Elsevier 旗下全球最大的物质理化性质、实时反应数据库和药物化学数据库，收录超过 1.38 亿种化合物、5000 万种单步和多步反应、5 亿条经过试验验证的实验数据、6000 万条文摘记录；涵盖全球 7 大专利局、16000 种期刊和 1000 多种图书；涵盖农业及生命科学、生物化学、分子生物学、免疫学及微生物学、医学、神经系统科学、药理学及毒理学等。

（2）化学物质索引数据库（Chemical Index Database）　为化学物质特性数据库，包含大量具药理活性及生物活性的物质性质信息数据，包括理化特性数据，如熔点、沸点、闪点、溶解性、多晶物质状态、光谱吸收特征数据、药物治疗分类等。

（3）Insight 数据库　是"丁香园"旗下的医药行业综合数据平台，2013 年根据原有的药学数据库改版而来，涵盖药品注册受理、药品上市信息、制药企业报告、药物临床试验、药品中标、医保目录、药物专利、一致性评价、医疗器械审评等信息。

（4）药智数据　是一个综合性的开放式（80% 免费向公众开放）数据系统，医药数据库的覆盖面较广。药智数据分为药品研发、生产检验、合理用药、市场信息、中药材（独有）、医疗器械等板块 100 余个数据库。

（5）药渡数据　药渡数据上线于 2013 年，目前包括药物数据、工艺数据、全球批准、中国注册、临床试验、专利信息、靶点信息、不良反应等多方面数据库。数据库涵盖 20000 种药物和生物制品、2000000 项全球批准，280000 项临床试验，1500 个靶点及 1800 种适应症。

（6）药物非活性成分数据库（Inactive Ingredient Search for Approved Drug Products）　为 FDA 批准药物所使用的非活性成分数据库，即 FDA 上市产品中包含的辅料信息数据，数据更新与 FDA 同步。目前包含：非活性成分名称、给药途径或剂型、CAS 登记号、美国药典/FDA 物质登记系统唯一标识码、处方中辅料使用量。该数据库可以为药物研究开发者提供辅料安全用量的事实性数据。

（7）化学物质毒性数据库（Chemical Toxicity Database）　本数据库为药物开发者提供大量活性物质的毒理学、化学安全性方面的资料，收载约 15 万个化合物（包括大量化学药物）的有关毒理方面的数据，如急性毒性、长期毒性、遗传毒性、致癌与生殖毒性及刺激性数据等，并能提供数据来源。

2. 专业文献检索

（1）SciFinder Scholar　由美国化学文摘社（CAS）开发，SciFinder 是全世界最大、最全面的化学和科学信息数据库，它涵盖了化学文摘自 1907 年创刊以来的所有内容，更整合了 Medline 医学数据库、欧洲和美国等 60 余家专利机构的全文专利资料等，涵盖化学、生物学、生命科学、医学等诸多领域。

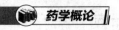

（2）中国期刊全文数据库（CJFD）　该库是目前世界上最大的连续动态更新的中国期刊全文数据库，收录国内11581多种重要期刊，以学术、技术、政策指导、高等科普及教育类为主，同时收录部分基础教育、大众科普、大众文化和文艺作品类刊物，内容覆盖自然科学、医学等各个领域，全文文献总量为71273439篇。

（3）Science Citation Index（SCI）数据库　美国科技信息所（Institute for Scientific Information，ISI）著名的科学引文索引数据库，是全球知名的科技文献检索工具，因其具有开创性的内容、高质量的数据以及悠久的历史而在全球学术界有极高的声誉，被称为三大检索系统之首。SCI包含的学科超过170个，收录自然科学和工程领域内的8000多种高质量学术期刊近百年的数据内容，能够帮助科研人员轻松地找到最新、最相关、最前沿的科技文献。

（4）美国化学学会（ACS）数据库　该库最早可回溯至1879年，其期刊是化学领域中被引用次数最多的期刊，现有63种期刊（其中有19种已停刊），分为25个主题组，总共大约有300万页信息。内容涵盖以下领域：药物化学、有机化学、毒物学、食品科学、物理化学、应用化学、分子生物化学、分析化学、资料系统计算机科学、药理与制药学等。

（5）ScienceDirect全文数据库　是全球最大的科技与医学文献出版发行商之一的爱思唯尔（Elsevier）出版集团的核心产品，也是全球最著名的科技医学全文数据库之一。其直观友好的使用界面使研究人员可以迅速链接到Elsevier出版社丰富的电子资源，包括期刊全文、单行本电子书、参考工具书、手册以及图书系列等。用户可在线访问24个学科2200多种期刊，15000多种图书，查看1000多万篇全文文献。

知识拓展

药物化学学科优势院校

近年来，我国的药物化学学科发展迅速，各类医药院校培养了一大批掌握基本理论知识和专业技能，具有良好的职业道德、人文素养、实践能力和创新精神的专门人才。参考全国第四轮学科评估结果（2017年），现将部分具有较强优势的院校（排名不分先后）简介如下（表4-4）。

表4-4　药物化学学科优势院校

院校名称	学科简介
中国药科大学	1948年，该校最早在全国设置药物化学专业，1955年开始招收研究生。该校目前建有"江苏省药物分子设计与成药性优化重点实验室"和"江苏省中小企业技术服务示范平台"，药物化学科研实力强劲。在2017世界大学排名中心（CWUR）学科排行榜中，该校药物化学学科位列全球第三位。在全国第四轮学科评估中，药学学科被评估为A＋类
北京大学药学院	该院药物化学系建于1996年12月建立，药物化学学科于2001年被评为国家重点学科，主要由药物化学系及药学院其它从事药物设计与合成的课题组组成。曾获国家自然科学二等奖2项，教育部自然科学一等奖1项，教育部自然科学二等奖2项，北京市科技进步二等奖1项等奖励。在全国第四轮学科评估中，药学学科被评估为A类
沈阳药科大学	该校于1931年始建于江西瑞金，已培养十余万名药学专门人才，是我国历史最悠久的综合性药科大学。药物化学学科于1956年开始招收研究生，是我国批准的第一批硕士点（1981年）和第二批博士点（1984年），设有博士后流动站（1991年），同时也是辽宁省级重点学科（1996年起）。在全国第四轮学科评估中，药学学科被评估为A类
山东大学药学院	该院前身为始建于1920年的齐鲁大学药科，是我国最早成立的高等药学专业院校之一。经过多年的发展，学院的综合实力已跻身国内同类院校的先进行列。现拥有"药物化学"国家重点（培育）学科和药物化学、微生物与生化药物、药剂学、药理学4个山东省重点学科。在全国第四轮学科评估中，药学学科被评估为A－类
第二军医大学药学院	该院始建于1949年，是全军唯一能培养各种层次药学人才的教学科研基地。在学科建设方面，该院的药学一级学科是国家重点学科，药物化学学科于2007年被评为国家重点学科。在全国第四轮学科评估中，药学学科被评估为A－类

资料来源：各院校官方网站。

3. 专业学术期刊及学术论文写作

（1）专业学术期刊 药物化学是在化学和生物学基础上对药物结构和活性进行研究的一门学科，具有独特的专业特色。常见发表药物化学相关研究的 SCI 期刊有：*Journal of Medicinal Chemistry*、*European Journal of Medicinal Chemistry*、*ChemMedChem*、*ACS Medicinal Chemistry Letters*、*Bioorganic & Medicinal Chemistry*、*Nature Chemical Biology*、*Cell Chemical Biology*、*Nature Reviews Drug Discovery*、*Medicinal Research Reviews*、*Drug Discovery Today*、*Current Medicinal Chemistry* 等。

（2）学术论文写作 一般而言，药物化学专业学术论文主要包括研究性论文、综述和通讯。大部分药物化学相关的研究性论文都包括摘要、前沿、药物的设计合成与优化、化合物结构确证、活性研究、构效关系讨论、分子对接、结论等方面的内容，写作时常用归纳和演绎两种逻辑思维方法。例如，在药物筛选过程中，对于新靶点的构效关系没有前期研究，主要通过设计合成不同结构的化合物，测定其生物活性，然后基于这些数据归纳总结药物的构效关系，这就是归纳法在药物化学论文写作中的具体体现。与之相反，演绎法是从一般原理推导出特殊结论。例如，根据已知靶点的构效关系进行合理药物设计，合成目标化合物并测定其活性，符合构效关系的目标化合物均表现出预期的生物活性，这是演绎法在药物化学论文写作中的具体应用。此外，利用分子对接探讨药物分子和受体之间的相互作用，以合理设计药物分子或解释化合物的构效关系，是药物化学相关研究论文常用的方法。

学术论文的写作不仅需要缜密的逻辑思维，还要求使用专业语言。药物化学属于自然科学，也有自己特有的专业术语，例如：先导化合物的发现（lead discovery）、先导化合物的优化（lead optimization）、组合化学（combinatorial chemistry）、基于结构的药物设计（structure‐based drug design）、分子对接（molecular docking）、生物电子等排体（bioisostere）、前药原理（prodrug principle）、软药（soft drug）等。此外，药物化学学术论文中的化学结构式、合成路线、药理活性的柱状或量‐效曲线图、构效关系总结等均具有较强的学科特色。总之，只有结合创新药物研发的具体例子不断学习和积累上述知识，才能提高学术论文写作的规范化和标准化技能。

4. 药学专业竞赛系列知识之二——实操技能

21 世纪最显著的特征就是创新，创新是人类特有的认识能力和实践能力，是人类主观能动性的高级表现形式，既是一个宏观的社会实践过程，又是一个微观的心理反应过程。然而，如果没有正确的原理指导、原则规范和过程提示，创新活动有可能陷入茫无头绪的境地。因此，了解创新的基本特点和原理、准备安排、思路创新、技能培养和答辩技巧对于参加创新活动（科研实践大赛、知识竞赛、全国大学生电子商务"三创赛"、全国大学生创新创业年会、全国大学生智能技术应用设计大赛、"互联网＋"大学生双创大赛等）非常必要。需要说明的是，创新、创业（简称"双创"）过程并非具有固定的程序，对象不同，表现形式也各异，"双创"是探索未知的活动，没有固定的套路，但在活动当中仍有一些基本特点值得把握。

（1）准备安排 "双创"是一个漫长而曲折的过程，需要持之以恒、锲而不舍的精神。机会留给有准备的人，要想培养自己的创新能力、在赛事中获得成功，应做好以下前期准备。①组建团队：志趣相投、团队协作是成功的必备条件之一。②选题、选项目：创新的过程其实就是发现问题、提出问题、解决问题的过程，要立足药物化学专业，适当交叉。③参赛材料：申请书、答辩 PPT 尽量提前准备。无论是创新大赛还是创业大赛，申请书一定要提前准备，等比赛通知下达后再准备则时间来不及。提前准备申请书的好处是，可以对可行性进行充分讨论、润色。④财务准备、多媒体宣传、团队分工。⑤其他方面准备：除了以上必要的准备外，还应该注意比赛时间、地点、材料提交时间节点等细节准备，正所谓"细节决定成败"（图 4 - 20）。

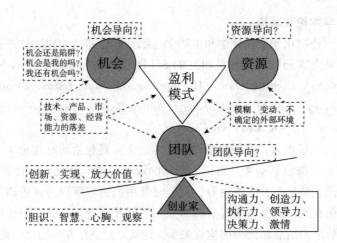

图 4-20 创业模型示意图

（2）**思路创新** 是创新能力形成的核心与关键。创新一定以问题为导向，不能无病呻吟，应先发散再集中，最后解决实际问题。

（3）**创意来源** 提倡标新立异，但不能违背科学原理。创新不能违反学科规律，提出的观点和思路要具有可行性，要有推广价值。由于药物化学学科的特殊性，大学生在有限的时间内很难完成药物研发的整个过程，因此，应以问题为导向、专业知识为基础，适当与其他学科交叉，解决药物化学相关的技术问题。

（4）**市场前景** 提倡追求卓越，但不能好高骛远。方法和技术要有高度、有新意，但不可盲目追求最优、最佳、最美、最先进，应具有可推广性。技术创新设想各有千秋，应按照相对较优原则，对设想进行判断，机理要简单、构思要独特、路径实现要简单，不可超出现有药物化学学科技术范围。

（5）**技能培养** 能够从创新大赛中脱颖而出，技能的培养是重要的。大学生可以从以下几个主观方面培养与提高创新技能。①文献情报消化能力：善于从海量的文献中发现重点、新问题、新观点和新材料。②实验操作能力：培养独立思考、实事求是的科学态度、科学习惯以及科学的思维方法，积极参与老师的课题研究，培养动手能力。③组织协调能力：在创新实践中善于沟通、虚心学习、积极主动、换位思考。④演讲能力：在科技实践活动中非常重要，是体现自身价值的一种重要手段，是创意被人接受认可的重要途径之一。⑤时间管理能力：利用完成的时间，抓住碎片时间，合理安排，有计划地实施。

（6）**答辩技巧** 一场精彩绝伦的答辩是得到评委认可的重要因素。我们要解决的问题是：如何在规定的时间内将自己的项目介绍清楚？如何在答辩环节做到从容自如？如何让评委在短时间（一般竞赛答辩为 10 分钟左右）内听懂你在干什么？因此，在演讲中要注意以下几个方面。①注重语言的凝练：思路要清晰，减少概念性语言表达，详细陈述项目具体实施情况。②熟练掌握答辩内容：减少语气词使用，使答辩看起来更加专业。③精心制作 PPT：多展示具体落地实施的"证据"，PPT 中避免使用大段文字，并注意字号、字体的恰当使用，尽量用图或表来展示。④注意着装：大方得体，不能过于另类，要体现出对评委和观众的尊重。⑤重视答辩礼仪：举止得当，有礼有节，陈述过程中适当利用视频，在视觉上打动评委。⑥提升熟练度：确保以合适的语速将项目介绍控制在 5 分钟以内。⑦角色认知：把评委当成你的合伙人，提高自信，相信自己一定能成功。⑧用词严谨：没有把握的词语应避免提及，回答问题要抓住问题主旨，切忌答非所问。

（7）**申请书撰写** 申请书撰写尤为重要，将直接决定你在初赛中能不能晋级。根据参赛的性质不同，大致可分为"商业策划书"和"创新项目申请书"两类。无论是哪一类型的申请书，都要做到心中有数，详略得当，主次分明，结构清晰。申请书一般没有固定的格式，但优秀的申请书往往包含以下内容（表 4-5）。

表 4 – 5 商业计划书内容

构成		内容
执行摘要		公司、团队、产品、技术简介，项目创新点的简要概述
正文	产品与服务	设计理念、现有主要产品或服务的详细介绍、未来打算开发的产品或服务
	市场分析	顾客需求、市场容量、市场前景、SWOT 分析、目标市场
	营销策略	总体营销规划、4P 组合、市场细分
	企业战略	总体战略与各个阶段的营销战略
	生产管理	产品研发、原料供应、生产技术和流程、生产条件要求及现状
	公司团队	团队成员、组织架构
	融资计划	资金来源与运用、投资收益与风险分析
	财务管理	经营业绩预测、财务报表及其分析、融资（额度、对象、方式、汇报、产出）、投资（资金使用、监管）
	风险管理	风险预测、风险分析、风险防范
	风险资本的退出	退出方式和时间
	项目启动计划与进展	人员安排、资金设备计划、时间计划、地点选择
附件		产品数据资料、问卷样本及其他背景材料

知识链接

创新项目申请书（报告模板）

可参照以下提纲撰写，要求内容翔实、清晰，层次分明，标题突出。

第一部分：立论依据

1. 研究意义：对于基础研究，应着重结合国际科学发展趋势，论述项目的科学意义；对于应用基础研究，应着重结合学科前沿、围绕国民经济和社会发展中的重要科技问题，论述其应用前景。

2. 国内外研究现状：主要阐述国内外研究进展，包括取得哪些成就以及存在的问题、瓶颈。

3. 本项目的创新之处：解决了哪些问题、实现了怎样的突破。

4. 主要参考文献及出处：格式：论文—作者. 题目. 刊名. 年份. 卷（期）. 页码.

第二部分：研究方案

1. 研究目标、研究内容和拟解决的关键问题。

2. 拟采取的研究方法、技术路线、实验方案及可行性分析。（本部分重点阐述）

3. 年度研究计划及预期研究成果。

第三部分：研究条件与基础

1. 已取得的研究工作成绩及与本项目有关的研究工作积累：着重填写申请人近期的主要工作业绩以及与本项目相关的研究工作积累。

2. 已具备的实验条件，尚缺少的实验条件和拟解决的途径：包括利用各类重点实验室和部门开放实验室的计划与落实情况。

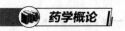

第五节　药物化学从业能力与素养

一、职业发展

药物化学课程让学生熟悉药物的发现过程，了解药物的理化性质和体内代谢过程；药物化学实验课程能够使学生了解药物合成和提纯的基本操作，培养学生分析、解决问题的能力。二者为学生今后从事药物合成、研发类工作提供了理论和实践经验，让学生有更多的就业机会。药物化学方向在医药企业的就业岗位分为三大类，即研发类、生产类和营销类（图4-21）。

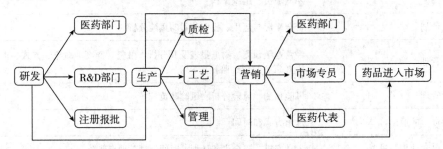

图4-21　医药企业就业岗位分类

1. 研发类　首先涉及的是 R&D 部门。国家和各大药企对 R&D 的投入逐年递增，从业者需要熟悉先导化合物的优化手段、药物合成方法和改良合成过程并了解绿色化学理念和质量研究，这些都能在药物化学中找到答案。注册报批也是研发类的重要部门，需要将药物化学、临床前和临床试验资料进行整理，经办人必须具有丰富的药物化学等知识，很适合药物化学专业文字整理能力强的学生。

2. 生产类　是医药企业需求最大的岗位。其中，工艺员负责调整生产工艺，保证生产的正常进行，同时保证生产现场的安全操作和生产效率；质检员负责药品质量检查等工作。药物化学能够提供足够的理论知识，保证在生产类岗位工作的顺利进行。

3. 营销类　医药企业在投入大量的研发经费后，必须通过后期药品销售得到回报。因此，营销也是非常重要的部门，职位包括产品专员、医药代表和市场拓展。只有学好药物化学，才能分辨市场同类药物的优缺点，从而做好药品营销。医药代表的工作竞争异常激烈，需要从业者具有良好的心理素质和从业素养，应在药物化学课程学习的过程中着重培养。

二、创新、就业与创业能力

很多人认为，创新就是创造了一种发明、一个新想法。药学专业的学生更容易将创新和研发新药、开发新的药品合成路线联系在一起。创新的含义其实更广泛，就药物化学而言，研发一个新药品、优化一个合成路径、将现有的产品改变剂型、推出一个新用途固然是创新；但是，推出一项新服务、开发一个新程序、推广一个新的系统流程或者满足社会未被满足的潜在需求也都属于创新。

很多学生认为，创新是一种天赋。纵观国内外创新创业教育现状，创新是可以通过训练来培养的能力。创新不需要灵光乍现，是在遵守原则和道德的基础上，经过长时间学习和实践得到的一种能力。对学生来讲，创业就是开一家试剂公司、一个药店吗？我们认为的创业，一定是有创新的创业，这样的创业会一次次创造性地打破市场均衡，即不断创新。

机遇对于创新尤为重要。纵观药物化学历史，我们会发现，创新的机遇一般来自：国家产业政策调整，造成市场结构的变化；人口老龄化造成神经退行性疾病的治疗药物的研发存在着巨大的市场；个人认知的视角变化，思路转变，效用与副作用转换；关注意外事件，如思考成就青霉素的发现；主动在实践中发现不协调问题，尝试解决，如眼部韧带溶解酶这一发明；全方位丰富自己的知识，强化解决问题的手段。

学生应该积极参加"挑战杯""大创""互联网＋"等创新项目，在项目的实行过程中培养创新意识，学会团队合作，创新实践机会。创新项目从选题到完成，需要将文献的内容、书本的知识转换成创新意识和创新能力。对于药物化学领域的选题，可以从先导化合物的发现、优化到化合物的合成和结构鉴定，活性的筛选和合成工艺的优化都是我们创新的范围。在日常的学习中，要重视创新思维的培养和发现创新机遇，找到目前的痛点并进行解决。创新项目实行的过程必然存在很多不定因素，随时可能面临失败，需要充分的心理准备。团队的合作、彼此的配合也会在项目实行的过程中不断磨合。最后，药学学生需要坚持自己的职业素养和道德底线，本着"求是"的精神，实现创新。

本章小结

药物历程设计篇 药物化学

药物化学概述
- **学科性质** 连接化学和生命科学的交叉学科
- **学科定义** 发现与发明新药、合成化学药物、阐明药物化学性质、研究药物分子与细胞或生物大分子之间相互作用规律的综合性学科
- **研究内容** 揭示靶点，设计新化合物；研究药物制备原理、路线及稳定性；研究药物ADME/T；研究构效、构代、构动、构毒关系；寻找、发现新药
- **研究任务** 知识创新、技术创新和创制新药；为合理用药提供理论基础；为药物生产提供方法和工艺

药物化学在新药开发中的应用
- **新药研发现状** 化学药是创新药中最重要的领域；新药发现分为靶点确证、先导物的发现和优化部分；新药开发包括临床前试验、IND申请、临床试验、上市审批、上市后研究和再审批阶段
- **药物设计原理** 基于受体结构、配体结构以及作用机理的药物设计
- **药物设计的构效、构毒、构动、构代关系** 药物分子的理化性质、电子密度分布、立体结构以及官能团等均会影响药效；毒性基团和潜在毒性基团越少，药物越安全；合理药物设计需兼顾药代动力学性质；合理药物设计应充分考虑其在体内的代谢过程

药物化学分支方向与发展
- **靶向药物设计** 靶向药物能够瞄准特定的病变部位，并在目标部位蓄积或释放有效成分
- **先导化合物的合成与优化** 提高化合物的选择性和代谢稳定性；使药物的ADME/T达到设定标准；改善药物的溶解性和化学稳定性；调节化合物的脂水分配系数；增强药物安全性
- **虚拟筛选** 利用分子模拟软件，以配体结构或靶点结构为基础，通过分子对接、药效团模型法和片段设计技术，模拟数据库中小分子与靶点蛋白之间的相互作用，从而筛选出潜在活性分子

药物化学理论知识与实践技能
- **药物与受体或酶特异性的方式** 离子键、氢键、范德华力、疏水作用、偶极–偶极相互作用、电荷转移复合物以及金属配位作用等
- **药物结构中包含的基本结构** 母核、药效团、药动团和毒性基团
- **影响药效的因素** 药物分子的官能团类型、理化性质、电子云密度、立体构型等
- **基本技能** 掌握典型药物的理化性质、作用机制、体内代谢、毒副反应
- **专业实践及辅助技能** 药物化学的专业模拟软件、通用软件、文献检索软件的使用，专业特色仪器、专业数据库、文献检索数据库的功能，本专业竞赛技能、专业论文撰写等

药物化学从业能力与素养
- **药物化学的职业发展** 分为在药企的发展和在社会服务中的发展，如药剂师、GMP专业人才、药品销售人才、高端药学专业人员、药品监管人才等
- **创新、就业与创业能力** 创新是可以通过训练来培养的能力

思考题
参考答案   题库

思 考 题

1. 化学药物和药物化学是如何定义的？

2. 药物化学主要包括哪些研究内容和研究任务？

3. 化学创新药的研究和开发分别由哪几个阶段构成？

4. 简述合理药物设计的原理和常用方法。

5. 简述 Lipinski 类药 5 原则及注意事项。

6. 什么是先导化合物？先导化合物的发现途径有哪些？请简述先导化合物的优化内容及常用策略。

7. 药物进入人体后发挥药效的原理是什么？请列举说明。

8. Chemdraw 软件在药物化学领域的应用非常广泛，请简述该软件的功能。

9. 请举例说明：创新项目申请书一般需包含哪些要素？

10. 请举例说明：创新机遇的来源有哪些？

（余志义　祝宝福　侯熙彦）

第五章

PPT

药物历程生物篇——生物制药

学习导引

知识要求

1. **掌握** 生物技术药物的概念与分类；生物技术药物的特性。
2. **熟悉** 生物技术药物的研究发展趋势；生物制药专业学术文章撰写方法。
3. **了解** 生物医药产业的概念与范畴；生物制药工业的发展；生物制药专业的就业方向。

能力要求

1. 熟练掌握生物技术在药物开发应用领域中的各种技术手段。
2. 将生物技术和药物研究有机结合，阐述如何解决目前药物生产发现的各个环节遇到的瓶颈问题。

案例解析

【案例】青蒿素取自植物黄花蒿，野生资源中青蒿素的含量较低且质量不稳定，栽培品种质量更是良莠不齐。化学手段合成青蒿素过程复杂，且成本较高。Keasling 团队获得了青蒿酸和双氢青蒿酸等青蒿素前体的基因工程酵母菌，可以在每升酿酒酵母中生产 25g 青蒿酸，从而使青蒿素的工业化生产实现半合成高效转化。另一方面，青蒿素的生物合成途径几乎完全被阐明，通过调控基因表达来选育新的黄花蒿品种也是提高青蒿素产量的有效途径。生物技术的应用给了青蒿素一个更为开阔明朗的明天。

【问题】解决青蒿素的资源和产量问题用到了哪些生物技术？

【解析】利用药用生物功能基因组构建青蒿素生物研究平台，进行次生代谢产物合成和调控机制的解析及抗病抗逆等优良性状的遗传机制研究，都可为黄花蒿的资源紧缺提供思路。生物合成学借助工程菌进行青蒿素的半合成，从而实现青蒿素生产的工业化，也是另一个正在进行的研究方向。

第一节 生物技术概述

一、生物技术的概念与分类

（一）生物技术的概念

生物技术（biotechnology）是指人们以现代生命科学为基础，结合其他基础科学的科学原理，采用先

111

进的科学技术手段，按照预先的设计改造生物体或加工生物原料，为人类生产出所需产品或达到某种目的。生物技术是人们利用微生物、动植物体对物质原料进行加工，以提供产品来为社会服务的技术。它主要包括发酵技术和现代生物技术。因此，生物技术是一门新兴的、综合性的学科。

现代生物技术综合基因工程、分子生物学、生物化学、遗传学、细胞生物学、胚胎学、免疫学、有机化学、无机化学、物理化学、物理学、信息学及计算机科学等多学科技术，可用于研究生命活动的规律和提供产品为社会服务等。生物技术主要内容包括基因工程、细胞工程、酶工程、发酵工程和蛋白质工程等。

（二）生物技术的分类

1. 基因工程（genetic engineering） 又称基因拼接技术和 DNA 重组技术，以分子遗传学为理论基础，以分子生物学和微生物学的现代方法为手段。该技术是将不同来源的基因按预先设计的蓝图，在体外构建杂种 DNA 分子，然后导入活细胞，使这个基因能在受体细胞内复制、转录、翻译表达的操作，以改变生物原有的遗传特性、获得新品种、生产新产品。基因工程是生物工程的一个重要分支，它和细胞工程、酶工程、蛋白质工程、微生物工程共同组成了生物工程。

2. 细胞工程（cell engineering） 是细胞生物学与遗传学的交叉领域，主要利用细胞生物学的原理和方法，结合工程学的技术手段，按照人们预先的设计，有计划地改变或创造细胞遗传性的技术。该技术包括体外大量培养和繁殖细胞，或获得细胞产品，或利用细胞体本身。其主要内容包括：细胞融合、细胞生物反应器、染色体转移、细胞器移植、基因转移、细胞及组织培养。

3. 酶工程（enzyme engineering） 是酶学与工程学相互结合发展的一门新技术，就是将酶或者微生物细胞、动植物细胞、细胞器等置于一定的生物反应装置中，利用酶所具有的生物催化功能，借助工程手段将相应的原料转化成有用物质并应用于社会生活的一门科学技术。它包括酶制剂的制备、酶的固定化、酶的修饰与改造以及酶反应器等方面内容。酶工程的应用主要集中于食品工业、轻工业以及医药工业中。

4. 发酵工程（fermentation engineering） 是指采用现代工程技术手段，利用微生物的某些特定功能，为人类生产有用的产品，或直接把微生物应用于工业生产过程的一种新技术。发酵工程的内容包括菌种的选育、培养基的配制、灭菌、扩大培养和接种、发酵过程和产品的分离提纯等方面。

5. 蛋白质工程（protein engineering） 以蛋白质分子的结构规律及其与生物功能的关系作为基础，借助计算机计算、图形显示和辅助设计等功能，通过化学、物理和分子生物学的手段进行基因修饰或基因合成，对现有蛋白质进行改造，或制造一种新的蛋白质，以满足人类对生产和生活的需求的技术。蛋白质工程融合了遗传工程、蛋白质化学和计算机技术等多个学科，为合理药物设计提供了思路，而合理药物设计又拓展了蛋白质工程的研究方向和范围。

知识链接

生物工程不同分支之间的关系和联系

生物工程主要包括基因工程、细胞工程、酶工程、蛋白质工程和发酵工程 5 个部分。基因工程和细胞工程的研究结果，目前大多需要通过发酵工程和酶工程来实现产业化。基因工程、细胞工程和发酵工程所需要的酶，往往是通过酶工程来获得。酶工程中酶的生产，一般要通过微生物发酵的方法来实现。由此可见，生物工程各个分支之间存在着交叉渗透的现象。

二、生物技术的发展

生物技术不完全是一门新兴学科，它包括传统生物技术和现代生物技术两部分。传统生物技术是指生活中广泛应用的制造酱、醋、酒、面包、奶酪及其他食品的传统工艺。现代生物技术则是指 20 世纪 70 年代末至 80 年代初发展起来的，以现代生物学研究成果为基础，以基因工程为核心的新兴学科。现代生物技术按照人类意愿创造或改造生物功能和类型，从而解决人类目前面临的重大问题，如粮食、健康、环境和能源等（图 5-1）。

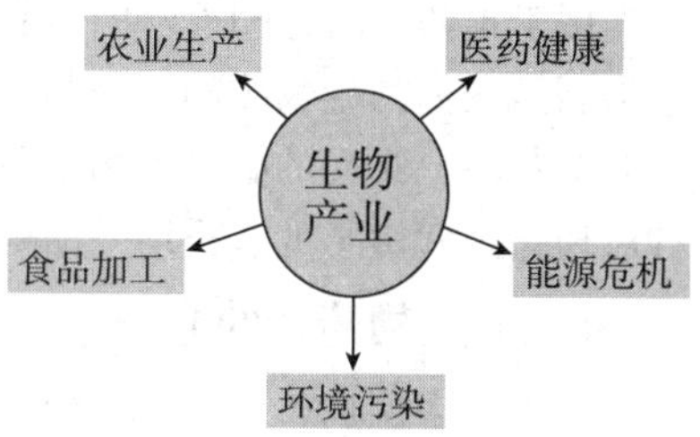

图 5-1　生物工程的应用方向

医药生物技术是生物技术领域中最活跃、产业发展最迅速、效益最显著的领域。开发制造奇特而又贵重的新型药品是生物技术发展的重要方向。抗生素是人们最为熟悉、应用最为广泛的生物技术药物。利用细胞培养技术或转基因动物生产蛋白质类药物是近几年发展起来的另一种生产技术。用基因工程生产的药物，除了人工生长激素释放抑制激素外，还有人胰岛素、人生长激素、人心钠素、人干扰素、肿瘤坏死因子、集落刺激因子等。生物技术还可用于疾病的预防和诊断，传统的疫苗生产方法对于某些疫苗的生产和使用，存在着免疫效果不够理想、被免疫者有被感染的风险等不足，而用基因工程技术生产重组疫苗可以达到安全、高效的目的。用基因工程技术还可生产诊断用的 DNA 试剂，即 DNA 探针，也可用来诊断遗传性疾病和传染性疾病。以基因工程为基础的治疗遗传疾病、肿瘤、心血管、代谢性疾病的基因治疗方法是 21 世纪的一大热点领域。基因治疗就是制备正常基因代替或校正遗传缺陷基因，或关闭、降低、调控异常基因的表达，以达到治疗疾病的目的。生物技术在医药行业的应用极大地促进了医药行业的发展进步，其在疾病诊断和治疗中的作用也越来越显著。随着生物技术的继续发展，人类健康事业必将达到一个新的高度。

知识拓展

紫杉醇的仿生物合成

　　紫杉醇是从红豆杉树皮中提取的一种次生代谢产物，因其复杂的结构、极高的抗癌生物活性和独特的抗癌作用机制而得到高度关注。由于其植物来源受限，且化学全合成步骤复杂冗长，紫杉醇的价格一直居高不下。化学家们开始对其进行仿生合成研究。对紫杉醇生物合成路径及相关酶的研究是进行紫杉醇异源生物合成的基础。目前已经可以在大肠杆菌和酿酒酵母中异源合成紫杉醇的前体物质紫杉烯和 5α-羟基紫杉烯，但由于紫杉醇生物合成途径尚不完全清楚，要利用生物合成实现紫杉醇的持续供应，仍需付出艰苦努力。紫杉醇在红豆杉中含量极低，且直接提取紫杉醇比较困难。利用植物细胞培养法高效生产紫杉醇以及采用有效的提取和分离手段对紫杉醇及其类似物进行提取，也可以从根本上解决红豆杉原料不足的问题。以红豆杉十年生的幼茎为材料，诱导愈伤组织并筛选高产细胞株系，通过植物细胞培养法生产紫杉醇也已经进入发展研究阶段。

第二节　生物药物概述

一、生物药物的概念与分类

（一）生物药物的概念

　　生物药物（biopharmaceuticals）是指运用生物学、医学、生物化学等的研究成果，综合利用物理学、化学、生物化学、生物技术和药学等学科的原理和方法，利用生物体、生物组织、细胞、体液等制造的一类用于预防、治疗和诊断的制品。生物药物包括生物技术药物和原生物制药。广义的生物药物指包括生物制品在内的生物体的初级和次级代谢产物或生物体的某一组成部分，甚至整个生物体用作诊断和治疗的医药品。狭义的生物药物指采用生物技术制备的治疗性生物制品，是由体外细胞合成的、结构复杂且对理化因素敏感的、非均一结构的生物大分子混合物。

（二）生物药物的分类

对于许多疾病，生物技术药物都有较好的疗效。目前临床上常用的生物药物有基因工程药物、抗体工程药物、血液制品、诊断试剂和疫苗等（图5-2）。

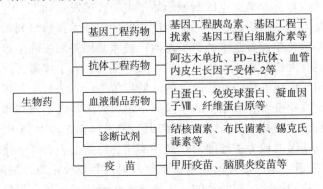

图5-2　临床常用生物药物

1. 基因工程药物　是先确定对某种疾病有预防和治疗作用的蛋白质，然后将控制该蛋白质合成过程的基因取出来，经过一系列基因操作，最后将该基因放入可以大量生产的受体细胞，这些受体细胞包括细菌、酵母菌、动物或动物细胞、植物或植物细胞，在受体细胞不断繁殖的过程中，大规模生产具有预防和治疗这些疾病作用的蛋白质，即基因疫苗或药物。

2. 抗体工程药物　抗体是指能与相应抗原特异性结合且具有免疫功能的球蛋白。利用抗体功能的药物被称作抗体工程药物。抗体工程药物主要包括多克隆 抗体、单克隆抗体、基因工程抗体三种。

3. 血液制品药物　血液制品是指各种人血浆蛋白制品，包括白蛋白、免疫球蛋白、凝血因子Ⅷ、凝血酶原复合物、纤维蛋白原等。

4. 诊断试剂　按一般用途，可分为体内诊断试剂和体外诊断试剂两大类。除用于诊断的旧结核菌素、布氏菌素、锡克氏毒素等皮内用的体内诊断试剂外，大部分为体外诊断制品。

5. 疫苗　是指用微生物或其毒素、酶，人或动物的血清、细胞等制备的供预防、诊断和治疗用的制剂。临床常用的疫苗有灭活疫苗、减毒活疫苗、类毒素疫苗等。随着生物技术的发展，一些新型的基因工程疫苗也被投入市场，如亚单位疫苗、结合疫苗、合成肽疫苗、基因工程疫苗等。

二、生物药物的特点

青霉素是第一个应用于临床的抗生素，是一种高效低毒、广泛应用的重要抗生素。它的研制成功大大增强了人类抵抗细菌性感染的能力，带动了抗生素家族的诞生。它的出现开创了用抗生素治疗疾病的新纪元。药物化学中已经实现了青霉素的全合成，而更为简洁和高效的青霉素生产是通过发酵法进行的。

课堂互动

　　除了青霉素，还有我们哪些经常接触的药物是通过生物技术方法生产的？根据已有的生物学知识，简要探讨：生物药物一般具有哪些特性？

（一）药理学特性

1. 治疗的针对性强　治疗的生理、生化机制合理，疗效可靠，如细胞色素c用于治疗组织缺氧所引起的一系列疾病，其临床疗效显著高于其他化学药物。

2. 药理活性高　生物技术药物是将体内原有物质，通过生物学手段分离精制而获得，纯度较体内原有物质高，因而表现出极高的药理活性。如临床使用的 INF – α，其一次使用剂量才相当于 $30 \sim 50\mu g$ 的蛋白质。

3. 毒副作用小、营养价值高　蛋白质、核酸、糖类、脂类和维生素等生物药物本身就直接取自体内，也多数为机体生命活动所必需的营养物质。这些物质与人体有更高的亲和性，进入机体后更易被吸收和利用，在补充营养的同时也参与正常的代谢调节。因此，生物药物对人体的毒副作用小，还能发挥一定的营养补充作用。

4. 生理副作用时有发生　生物药物制备的原材料多为微生物或动植物体，生物体之间的种属差异或同种生物体之间的个体差异都很大，所以用药时会发生免疫反应和过敏反应。尤其是分子量较大的蛋白类药物更易发生生理性副作用。另外，生物体内原有的生物活性物质在自身机体的调节作用下存在一个动态平衡，而生物药物在临床中使用的剂量往往大大超过机体本身存在的浓度，短时间的高浓度摄入可能导致机体的调节失衡，如注射高剂量的干扰素 α 经常引起发热等副反应。

（二）理化特性和生物学特性

1. 原料中的有效物质含量低，杂质种类多且相对含量高　如激素、酶在体内含量极低，这类药物的分离提纯工艺都较为复杂。

2. 组成结构复杂且稳定性差　生物药物的分子结构中具有特定的活性部位，该部位有严格的空间结构，一旦结构破坏，生物活性也就随之消失。如酶类药物，温度、压力等多种理化因素均易引起其活性破坏。

3. 易腐败、易染菌　生物药物的营养价值高，易染菌、腐败。有效活性物质被破坏后，可能产生有毒、热原或致敏物质等。因此，生物药物原料应新鲜无污染，并严格注意保存环境。在生产过程中，应对低温、无菌等操作严格要求。为确保质量，从原料的选择到药物生产的各个环节，均需严加控制。

4. 注射用药有特殊要求　生物药物易被肠道中的酶分解，所以多采用注射给药。注射药比口服药要求更严格，包括均一性、安全性、稳定性、有效性以及理化性质、检验方法、剂型、剂量、处方、储存方式等方面。

（三）检验特殊性

生物药物具有生理功能，因此，其不仅要有有效成分的理化检验指标，更要有生物活性检验指标。活性检验方法根据不同生物药物的特异生理效应或专一生化反应来拟定。通常采用一个国际上法定的标准品或按严格方法制备的参照品作为测定时的参考标准。

知识链接

中国已上市新冠疫苗分类

目前，中国已上市 5 款新冠疫苗，包括 3 款灭活疫苗、1 款腺病毒疫苗、1 款重组蛋白疫苗。

1. 灭活疫苗　是通过 Vero cell 细胞系扩增活病毒，再用 β – 丙内酯灭活病毒，最后浓缩纯化，与辅料混合，制成疫苗。因为一针疫苗无法长期刺激 B 淋巴细胞而使其分化成高亲和力的浆细胞和记忆细胞，所以采用间隔 14 ~ 28 天两次接种的方式。

2. 腺病毒疫苗　是将新冠病毒的 S 蛋白基因导入腺病毒。接种后，人体会产生抗 S 蛋白的抗体，从而对新冠病毒产生免疫力。因为腺病毒可以持续刺激机体产生抗体和记忆细胞，只需要注射一针。

3. 重组蛋白疫苗　是通过基因工程方式在工程细胞中表达新冠病毒抗原，经纯化后与佐剂混合制成的疫苗。重组蛋白疫苗需要接种 3 次，每次间隔一周。

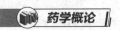

【案例】埃博霉素于1993年由德国首次被报道。其主要从黏细菌亚目的纤维堆囊菌（*Sorangium cellulosum*）菌株发酵液中分离获得。2007年，埃博霉素类似物 ix－abepilone（伊沙匹隆）上市。

【问题】通过微生物生物转化的方式获得的埃博霉素与紫杉醇优缺点相比较？

【解析】微管可维持细胞正常功能，对有丝分裂过程中染色体的移动、细胞形成的调控、激素分泌和细胞受体的固定等具有重要作用。微管蛋白是微管形成的重要基础。临床抗肿瘤一线用药紫杉醇就是作用于微管/微管蛋白系统的装配和解聚，使微管束排列异常，形成星状体，纺锤体失去正常功能，导致肿瘤细胞死亡。

埃博霉素在许多方面优于紫杉醇：抗癌活性比紫杉醇高；能抑制所有的对紫杉醇过敏的或对紫杉醇抗药的肿瘤细胞；对有多种抗药性的癌症有较好的治疗效果；对一些多种药物治疗未果的癌症患者依然有治疗效果；不受细胞排毒蛋白的作用，故没有紫杉醇类的抗药性问题。生物药物较传统药物更具有商业前景。二者的特性对比见表5-1。

表5-1　埃博霉素与紫杉醇的结构、性质与效应比较

特性	紫杉醇	埃博霉素
化学结构	复杂	相对简单
水溶性	水溶性差	水溶性好，优于前者30倍左右
细胞内毒素活性	有	无
副作用	中性粒细胞减少症，外周神经病变，脱发与过敏反应	副作用小
耐药性	耐药性差	对多药耐药结直肠癌、紫杉醇耐药卵巢癌仍具有敏感性

三、生物药物与化学药物的区别

阿司匹林是一个经典的化学药物，而胰岛素是一个经典的生物技术制药的产物。对比二者的结构特点，探讨：在生产和应用方面，化学药物和生物药物有哪些不同？

生物药物和化学药物均可用于疾病的预防、诊断和治疗。但是在基本特点、产品来源和产品分类上，二者均有明显区别（表5-2）。

表5-2　生物药物和化学药物的区别

	生物药物	化学药物
理化特性	含量低，稳定性差，不易保存	纯度高
生理活性	活性高，毒副作用小，营养价值高	见效快，但副作用较多
来源	有机生物体、组织、细胞、体液等	合成、半合成、提取
成分	蛋白质、核酸、糖类、脂类	小分子物质

1. 理化特性和生理活性不同 生物药物的特点是药理活性高、毒副作用小、营养价值高。生物药物的缺点为：原料中有效成分的含量低、稳定性差、不易保存等。化学药物多为合成的单体物质，少为天然药物复方制剂。化学药品提取加工工艺复杂，但有效成分纯度高；直接作用于靶向器官，见效快，但副作用较多；易于人体吸收和排泄，疗效明显。但化学药物生产质量要求高，检测项目多。

2. 来源不同 生物药物是利用现代生物技术生产的药物。产品主要来源于有机生物体、组织、细胞、体液等。化学药品有两种来源：通过合成或者半合成的方法制得的原料药及其制剂；天然物质中提取或者通过发酵提取的新的有效单体及其制剂。

3. 成分不同 生物药物主要有蛋白质、核酸、糖类、脂类等，多为一些机体本身存在的大分子物质。化学药物主要是一些具有特征化学官能团的小分子物质。

第三节 生物制药分支方向与发展

一、生物药物开发思路

生物药物在传染病的预防和某些疑难病的诊断和治疗中起着其他药物所不能替代的独特作用。如用免疫法制得的动物原料、通过改变基因结构制得的微生物或其他细胞原料等。将生物技术药物用于癌症、心脑血管系统疾病、遗传性疾病、传染性疾病、自身免疫病、糖尿病和神经退行性变性疾病等疾病的治疗，是目前生物药物发展的重要方向。随着生物技术的发展，有目的地人工制得的生物原料成为当前生物制药原料的主要来源。经过近几十年的发展，生物技术制药已形成行业特有的思路。

（一）通过生物发酵进行药物生产

微生物发酵这一现象最初在 1897 年被德国人毕西纳发现。自此，人们开始逐渐探索微生物发酵原理，并利用这一原理将微生物发酵引入生产、生活。自 20 世纪 40 年代开始，发酵技术得到了迅速的发展。微生物发酵制药技术为制药工艺的发展和创新开辟了新的途径。微生物发酵技术在制药工艺中的典型应用即是弗洛里和钱恩研制的青霉素批量生产方法。在微生物发酵制取青霉素成功之后的数十年中，氨基酸发酵、各类酶制剂发酵等微生物发酵技术被广泛应用于制药工艺。如今，微生物发酵制药技术是一项较为成熟、应用广泛的制药工艺，其为药物制取开辟了一条有效途径（图 5 - 3）。随着微生物发酵技术的进一步发展和创新，其必将为医药行业做出更大的贡献。

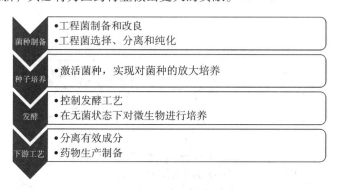

图 5 - 3 生物发酵制药的工艺流程

（二）通过基因组学发掘天然药物资源

天然产物是药物大家庭中不可缺少的一个组成部分。传统的获取天然产物的方式为从天然动植物中提取分离、全合成或半合成。这三种获取方式在成本和资源方面都有一定限制，不利于药物的大规模长期生产。近年来，基因工程的应用为这一局面打开了思路。其中，本草基因组学（herbgenomics）的发展贡献最为显著。本草基因组学的快速发展为合成生物学研究提供了大量可供选择和改造的生物学元器件，综合运用各种组学技术，极大地加速天然产物合成途径的解析研究，将有助于有效设计和寻找植物及真菌药物。在本草基因组学研究的基础上，对天然资源进行品种改造，使得天然资源中有效成分的合成增速或增量。另一方面，对中药有效成分生物合成相关元器件进行发掘和表征，借助工程学原理对其进行设计和标准化，通过在底盘细胞中装配与集成，重建生物合成途径和代谢网络，实现药用活性成分定向、高效的异源合成，从而提升中国创新性药物的研发能力和医药产业的国际核心竞争力。

中草药是天然产物的大宝库，本草基因组学作为中草药研究的热点领域，在中药现代化发展中发挥着重要作用。中药蛋白质组学将蛋白质组学技术应用于中药研究领域，对寻找中药的可能靶点和阐明中药有效成分的作用机制具有重要意义（图5-4）。

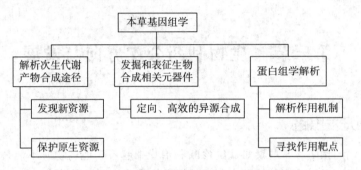

图5-4　本草基因组学在药物发现中的应用

（三）将生物技术药物用于特殊疾病治疗

基于其独特的生物活性，生物技术药物在代谢和免疫相关的一些疾病中发挥着化学药物不可替代的作用，如癌症、心脑血管性疾病等。

肿瘤治疗一直是药物研发的热点领域，而生物药物在抗肿瘤领域也发挥着越来越重要的作用。普通抗肿瘤药物制剂在抑制肿瘤增殖的同时，对正常组织细胞也有损伤。靶向治疗是一种只针对癌细胞生长、分裂和扩散过程的癌症治疗方法。目前常用的靶向治疗通过抑制癌基因信号通路和肿瘤相关血管生成而进行。单克隆抗体偶联药物（antibody-drug conjugate，ADC）是实现肿瘤靶向治疗的主要类型。ADC是通过一个化学连接将细胞毒性化学物质共价结合到重组单克隆抗体上，其中，细胞毒性化学物质发挥抗肿瘤作用，重组单克隆抗体发挥肿瘤靶向作用。ADC将药物靶向递送与强效杀细胞活性有效结合（图5-5）。

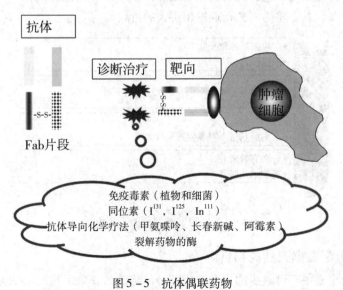

图5-5　抗体偶联药物

随着生活习惯的改变，高血脂引起的各类心脑血管疾病也是目前难以克服的重大疾病。他汀类药物广泛用于降血脂，在临床效果得到认可的同时，副反应也不容忽视。近年来，对血脂代谢的深入研究发现，肝细胞会分泌一种蛋白，称前蛋白转化酶枯草杆菌蛋白酶 9（proprotein convertase subtilisin/kexin type 9，PCSK9）。PCSK9 可以与肝细胞膜表面的低密度脂蛋白受体（low – density lipoprotein receptor，LDLR）竞争结合，使 LDLR 失去结合低密度脂蛋白（low – density lipoprotein，LDL）颗粒的功能，使血液中的 LDL 升高。在此研究基础上，PCSK9 抗体抑制剂诞生。临床上，药物阿利西尤单抗和依洛尤单抗的适应证均为降脂，其临床效果得到认可。

二、生物药物开发手段

20 世纪 90 年代以来，以基因工程技术为核心的现代生物技术结合现代生命科学基础取得重大研究进展和突破，因此也推动了生物技术药物的开发和应用。生物技术的发展结合临床医药学的研究，一些新兴的学科和技术飞速发展，在疾病的预防、诊断和治疗方面发挥越来越重要的作用。目前，生物芯片、生物信息产业、基因治疗、药物基因组学等生物开发手段进一步推进了生物药物的发展进步。

（一）生物芯片技术

生物芯片（bioarray）是指能对生物成分或生物分子进行快速并行处理和分析的厘米见方的固体薄型器件，其主要种类有微阵列芯片、过滤分离芯片、介电电泳分离芯片、生化反应芯片和毛细管电泳芯片等。近年来，生物芯片技术得到了迅猛发展，已有多种不同功用的生物芯片问世。目前，生物芯片技术已应用于分子生物学和疾病的预防、诊断和治疗以及新药开发、司法鉴定和食品卫生监督等诸多领域，已成为各国学术界和工业界所瞩目并研究的一个热点。生物芯片技术的飞速发展，引起了制药业的极大兴趣，使得生物芯片技术在药物研究与开发领域得到越来越广泛的应用，已逐渐渗入到药物研发过程中的各个步骤。目前，生物芯片技术已经应用于药物靶点发现与药物作用机制研究、超高通量药物筛选、毒理学研究、药物基因组学研究以及药物分析等药物研发环节。可以预见，随着生物芯片技术的不断发展，生物芯片技术将在药物研究与开发领域，尤其是在中药现代化研究中得到更广泛、更深入的应用。

（二）合成生物学

合成生物学（synthetic biology）是 21 世纪生物学领域的新兴交叉学科，基于工程设计理念，通过生物元件的挖掘与设计、元件和功能的组装和集成、系统的优化与适配，获得符合预期目标的人造生命单元或系统。合成生物学的核心理念是系统化设计和工程化构建，遵循从生物元件、生物模块到生物系统自下而上的设计思路，利用生物系统内最基本的元件 DNA、RNA 和蛋白质等生物分子，借助转录调控和代谢调控等开关组件，将基本元件组成功能模块和系统，实现新的功能或生成新的物质。

目前，合成生物学在植物来源萜类化合物的生物合成方面取得了许多突破性进展，包括青蒿素、紫杉醇、番茄红素、银杏内酯等多种药用活性成分。利用合成生物学技术实现青蒿素的商业化生产是合成生物学的标志性成果，为解决来源稀缺、结构复杂的天然药用物质的供应提供了行之有效的方法和途径，大大促进了合成生物学的发展和应用。

相比于植物天然物质的生物合成途径，微生物活性物质的生物合成途径更加多样和复杂，目前研究较为成熟的是聚酮合成酶途径物质的异源表达。放线菌是次级代谢活性产物的重要来源。目前已知的 15000 多种微生物来源的天然抗生素中，有将近 70% 是由放线菌产生的。随着越来越多次级代谢生物合成基因簇的发现，借助合成生物学的克隆组装技术和生物设计理念，不但可以提高现有微生物药物的发酵水平，还可以获得具有新结构和新活性的微生物药物。目前合成生物学在微生物药物领域的研究开发，实质上是组合生物合成学的延伸和拓展。

（三）生物信息学

生物信息学（bioinformatics）是 80 年代末随着基因组测序数据迅猛增加而逐渐兴起的一门新的学科领域，其核心是基因组信息学。生物信息学是分析处理生物分子信息、揭示生物分子信息内涵的一种技术，它包含基因组信息的获取、处理、存储、分配和解释，揭示人类及重要动植物的基因信息，继而展开生物大分子结构模拟和药物设计。其研究不仅可提供生物大分子空间结构的信息，还能提供：电子结构的信息，如能级、表面电荷分布、分子轨道相互使用等；动力学信息，如生物化学反应中的能量变化、电荷迁移、构象变化等。生物信息学的发展给生命科学带来了革命性的改变。它的成果不仅对相关基础学科有巨大的推动作用，而且还将对医药、卫生、食品、农业等产业产生巨大的影响，引发新的产业革命。

（四）基因治疗

基因治疗（gene therapy）是指将外源正常基因导入靶细胞，以纠正或补偿缺陷和异常基因引起的疾病，以达到治疗目的。基因治疗也包括转基因等方面的技术应用，也就是将外源基因通过基因转移技术将其插入病人适当的受体细胞中，使外源基因制造的产物能治疗某种疾病。从广义上说，基因治疗还可包括在 DNA 水平采取的治疗某些疾病的措施和新技术。经过十多年的发展，基因治疗的研究已经取得了不少进展，但如今都还处于初期临床试验阶段，还不能保证稳定的疗效和安全性。尽管存在着许多障碍，但基因治疗的发展趋势仍是令人鼓舞的。或许正如基因治疗的奠基者所预言的那样，基因治疗这一新技术将会推动 21 世纪的医学革命。

（五）药物基因组学

药物基因组学（pharmacogenomics）是一门应用遗传信息指导临床选择最佳药物，以最适合的剂量提高药物疗效、减少或避免不良反应、改善预后和节约医疗成本的交叉学科。药物基因组学的研究对象是与药物在体内吸收、转运、代谢和作用等相关的基因，通过研究各种基因与药效和安全性之间的关系，为临床药物治疗提供更加丰富的信息。这是 20 世纪 90 年代末发展起来的一门基于分子药理学与功能基因组学的新兴学科，其发展一直较为缓慢。2015 年之后，随着精准医学计划的提出，药物基因组学开始飞速发展。目前，药物基因组学不仅是精准医疗的重要组成部分，同时还是最终落实个性化医疗的桥梁。

第四节　生物制药理论知识与实践技能

一、基础与专业知识

（一）生物制药的学科基础知识

生物技术制药（biotechnological pharmaceutics）是指利用基因工程、细胞工程、发酵工程、酶工程、蛋白质工程等生物技术的原理和方法，研究、开发和生产用于预防、治疗和诊断疾病的药物的一门科学（图 5-6）。1968 年限制性核酸内切酶的发现，使人们有了可以操作基因的工具，由此开启了生物技术制药业飞速发展的四十年，并成为生物技术产业中最为辉煌的领域之一。至今，已有 180 余种生物技术药物上市，用于治疗和预防心肌梗死、脑卒中、多发性硬化症、类风湿关节炎、肿瘤、糖尿病等疾病，还有百余种生物技术药物正处于 I 期至Ⅲ期临床研究阶段。

生物技术制药已成为一门发展迅猛的新学科。围绕着这一新学科，学生会学习一系列主干科目，如分子生物学、微生物学和药理学等，同时还应掌握基因工程制药、动物细胞工程制药、抗体工程制药、疫苗及其制备技术、酶工程制药、发酵工程制药、微生物转化、蛋白质药物的化学修饰、新型生物技术制药等方面的内容（图 5-6）。

发酵工程制药是将微生物学、生物化学和化学工程学有机结合，并利用微生物的性状，通过运用现代工程技术实现多种生物共同培养并产生药用物质的一种技术。该技术体系相关的微生物学内容包括制药所需微生物资源及培养、微生物代谢产物、优良菌种的选育、菌种保藏、培养基的配制等。通过学科交叉学习，学生可更好地掌握发酵原理、反应步骤、物质变化、调控机制等方面知识（图 5-7）。

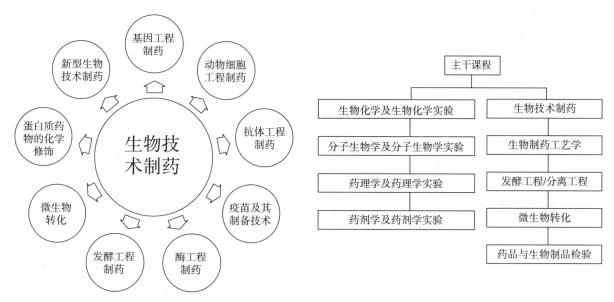

图5-6　生物技术制药主要学习内容　　　　　图5-7　生物制药相关学科

（二）学习方法

基于生物制药科学的发展，知识更新对于教师和学生来说尤为重要，如药物基因组学、肿瘤免疫治疗、特异性工程化免疫细胞及药物研发的新技术、新方法等。学习本门课程，应注重"传统药学学科"和"生物学科"交叉融合，既要掌握原理，又要善于应用。以教材为基础，多阅读相关文献和生物技术相关书籍，如有机会进入实验室进行实际操作，将会对生物制药学科的书本内容有更深入的认识。只有扎实基础知识、掌握技术原理、懂得挖掘丰富的生物资源、善于关注新技术、将新旧知识进行有机结合，才能更好地适应生物技术制药领域的发展，新的生物技术药物将不断被研究、开发和利用，进而造福社会。

（三）行业法律法规和知识产权

2020年12月1日，《中华人民共和国疫苗管理法》（以下简称《疫苗管理法》）正式实施。《疫苗管理法》要求疫苗生产环节实施比药品生产更加严格的准入制度。储存和运输环节要求在规定的温度下进行，并且严格检测。同时，《疫苗管理法》也明确规定，疫苗犯罪行为将受到比一般药品犯罪行为更为严重的处罚，对相关责任人将依法实行罚款、行政拘留、从业禁止直至终身禁业。《疫苗管理法》的实施弥补了我国在疫苗方面法律法规的空白，为我国新冠疫苗接种的有序开展提供了法律保护。

2021年3月1日，国家药监局发布《疫苗生产流通管理规定（意见征求稿）》，要求我国的疫苗在生产、运输、储存、使用和不良反应报告等一系列环节均应实现可追溯。

二、基本、专业实践技能及辅助知识与技能

（一）基本技能及专业实践技能

（1）掌握原核和真核基因工程菌株的构建、筛选和鉴定的方法。

（2）掌握动物细胞培养的基本方法和注意事项。

（3）掌握单克隆抗体的制备方法和基本过程以及噬菌体抗体库构建的基本过程。

（4）掌握疫苗、基因重组疫苗、联合疫苗的制备流程。

（5）掌握酶的来源和生产以及酶纯化的主要技术流程。

（6）掌握发酵菌种育选及保藏方法、发酵工程制药的过程与控制以及典型药物发酵生产的工艺流程。

（7）掌握微生物转化常见的基本反应类型及反应特点；甾体药物制备中常用的微生物转化反应类型及特点；组合生物组学的基本概念及基本技术手段；微生物转化中药的基本途径。

（8）掌握蛋白质化学修饰剂选择的一般原则以及常用PEG定点修饰和修饰反应。

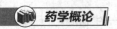

（9）掌握核酸药物、基因治疗和细胞治疗的应用原则及技术特点。

（二）专业辅助知识与技能

> ### 知识链接
>
> #### 宏基因组学（metagenomics）
>
> 迄今，仅有约1%的细菌可在实验室环境中培养，人们对微生物世界的认识基本都来源于对单个种群的孤立研究结果。然而，微生物是通过其群落而非单一种群来执行在自然界物质与能量循环中的作用的。宏基因组学是以环境样品中的微生物群体基因组为研究对象，以功能基因筛选和测序分析为研究手段。

随着现代科学信息技术的迅猛发展，每一个行业都受到了大数据的冲击。随着基因组测序技术的进步以及发展，对于生物制药领域来说，其所具有的低成本、高速度成为现实，进而使相关的生物医药数据信息呈现指数式增长，生物制药这一研究领域也就逐渐进入到大数据时代。

本门课程中，无论是"发酵工程制药"还是"微生物转化制药"，从自然资源中发现的微生物及其天然产物都是生物制药科学的宝贵资源。近年来，以基因组学、蛋白质组学和宏基因组学为代表的组学研究在生物制药产业中占有越来越重要的地位。基因组学是指对生物的 DNA 序列和功能的分析。随着基因组学的快速发展，大量基因的具体功能得以揭示，不但为人类研究微生物遗传的多样性提供了新的线索，也为生物制药研究中"发酵工程制药"和"微生物转化研究"带来了新的契机。

1. 生物制药专业软件

（1）BLAST（Basic Local Alignment Search Tool）　"基于局部比对算法的搜索工具"，由 Altschul 等于 1990 年发布。Blast 能够实现比较两段核酸或者蛋白质序列之间同源性的功能，它能够快速地找到两段序列之间的同源序列，并对比对区域进行打分以确定同源性的高低。

（2）SNPdetector　是美国国立癌症研究所人类遗传学实验的 Jinghui Zhang 和他的同事们开发的基于 PCR 重测序检测 SNP 的软件包。该软件可以检测多种序列突变，尤其是对于杂合子的检测。其检测流程是一个自动化的过程，不需要人工参与，准确性较好。软件对于生物技术制药涉及的诱变育种、杂交育种、原生质体融合和基因工程育种等过程的基因筛选都很有帮助。

（3）Primer　为引物设计程序，是由加拿大的 Premier 公司官方打造的一款功能强大且界面简洁的用于 PCR 或测序引物以及杂交探针的设计评估软件。Premier 的主要功能分为四大块，其中有三种功能比较常用，即引物设计、限制性内切酶位点分析和 DNA 基元（motif）查找。

2. 专业数据库　生物药品在研发的过程中，常需要在前期进行生物信息学分析，这样可以在开展课题的前期将研究靶点进一步明确，是目前生物制药研究的主流方向之一，也是文章撰写的重要步骤之一。

如癌症基因组图谱项目（the Cancer Genome Atlas，TCGA），此数据库旨在利用基因测序技术和生物信息学技术，明确基因改变与癌症发生、发展之间的相关性，为后续基因筛查、靶向药物研发等提供依据。得益于 TCGA 以及其他相关研究，人们逐渐明确了癌症的发生和发展与一些基因的突变有着密不可分的关系，例如 BRCA1/2、p53、Rb 和磷酸酶以及与张力蛋白同源的基因 PTEN 等。

以下列举在生物药品研发前期重要的几个数据库（表5-3）。

表5-3　生物药品研发常用数据库

中文名称	英文名称	网址	用途
癌症基因组图谱项目数据库	the Cancer Genome Atlas，TCGA	https://portal.gdc.cancer.gov/	癌症患者基因表达数据及临床信息
基因表达数据库	Gene Expression Omnibus，GEO	https://www.ncbi.nlm.nih.gov/geo/	肿瘤及正常患者基因表达谱及临床信息

续表

中文名称	英文名称	网址	用途
基因组织表达数据集	the Genotype – Tissue Expression, GTEx	https://www. gtexportal. org/home/datasets	下载正常人源组织，并根据 GTEx 提供的注释文件筛选出有用的样本

3. 药学专业 SCI 背景知识之一——文献类型

药学院校肩负着为国家和社会培养高级医药专门人才的重要任务。合格的药学人才不仅要有较强的专业知识和操作技能，还应具有良好的综合素养，尤其应该具有科技创新意识和能力，学术论文写作就是培养这种能力的基本途径之一。

（1）article　也称 full paper 或 regular paper，是研究者对研究成果做全局性的详细阐述的论文，是医药行业研究者最常写的文章类型。药学的研究论文一般会在题目中表明分析对象、方法和药物效应机制等内容。全文围绕题目展开细节描述和结果分析（表 5 – 4）。

表 5 – 4　Article 的格式和要点

格式	要点
Abstract（摘要）	背景、研究目的、实验方法、结果和结论的简要介绍
Introduction（引言）	问题何在：交代课题提出的背景、前人研究情况和存在的问题，说明该课题的性质、范畴，突出研究目的
Materials & Methods（材料与方法）	如何解决问题：细致描述实验对象、实验材料、实验设备，实验过程要有足够细节以便同行重复，并给出对实验结果的统计处理
Results（结果）	有何发现：论文的核心，要言简意赅、避免重复、善用图表
Discussion（讨论）	发现的意义：全文的灵魂，解释结果的理论意义、实际价值
Conclusion（结论）	全文的总结：结果的要点、研究的意义和推广前景
Acknowledgments（致谢）	可选项：对所受人、财、物力的支持致谢，非必选项
References（参考文献）	阅读、引用、参考的图书和期刊资料

（2）review　一般是研究者对前人的实验结果或某一特定研究领域科研成果的总结与评述。综述的类型很多，包括文献综述（literature review）、研究综述（research synthesis）、综合性研究述评（integrative research review）、研究述评（research review）等。其中，外延最宽的是文献综述，此类论文的视野有宽有窄，一般介绍新的原始研究的综述范围狭小，可聚焦于药物本身、研究方法和热点机制等某一方向，是学生必修功课之一，从事药学研究的本科生、研究生在进入创新创业项目或学位论文研究工作时，必须完成一篇或多篇文献综述，以帮助自己理清方向和思路。而对某个行业或领域进行系统回顾性综述，往往是该行业或领域的顶尖研究者来做的工作，初学者可以拿来学习，以尽快通盘了解该领域研究现状和存在的问题，但不宜作为写作试水的选择（图5 – 8）。

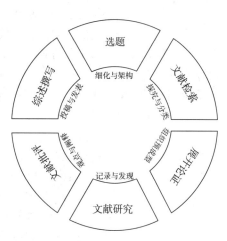

图 5 – 8　文献综述过程

（3）letter　也叫 express paper 或 express article 或 express letter，是一种篇幅较短、内容较少的论文，往往属于前沿研究课题，变动极快，当前研究成果较少，不足以构成正常研究论文，但为了抢占先机而写作、投送的快报。letter 更注重时效性，主要是一些研究者新发现的初步结果或一种新机制，但这些初步成果可能有待进一步阐述，新机制也可能正处于研究过程之中。新药研发、药物重新定位、临床用药等各类研究竞争激烈，以 letter 形式发表研究成果确有先发优势。

（4）meta - analysis　即"荟萃分析"，是运用定量方法概括多个研究结果的系统评价。这是全面收集所有相关研究，并逐一进行评价、分析，再用定量合成的方法对资料进行统计学处理而得出综合结论的过程。因为是描述性二次分析，往往存在混杂偏倚、文献报道偏倚以及分析方法本身缺陷等问题，需要从各个环节对 Meta 分析论文进行质量控制。其中，文献漏检可能会造成结果偏倚甚至结果错误。因此，研究者务必具备文献检索能力或寻求图书馆专业人员的帮助，务必查全文献并保证入选研究的质量。Meta 分析选题不宜过大，选取药效、机制或临床应用中的某一点进行分析综合即可。

（5）case report　临床病例报道是对于我国医务人员可行性较高的 SCI 论文类型，因为它不需要实验设计、实验数据和统计分析等，而且中国人口基数庞大，只要认真观察，总能发现与众不同的病例。随着临床药师工作的深入，药学专业的病例报道也逐渐增多。case report 的结构与 article 类似，只是把 materials & methods（材料与方法）部分换成了 case report（病例）。病例介绍要清楚地交代病程细节，要有治疗方案、用药调整及随访的结果等。但绝不能照搬原始病历，也不能使用非客观性或推测性表述。discussion（讨论）是病例报告最重要的部分，是期刊判定病例是否值得发表的关键。因为涉及患者隐私，需要从患者或监护人处获取研究对象的许可和书面同意，以免后续产生纠纷。

4. 药学专业竞赛系列知识之三——工作模式

激励高校学生实事求是、刻苦钻研、勇于创新、多出成果、提高素质，培养学生创新精神和实践能力，是未来学生培养的趋势。对于生物技术制药专业的学生，除了主线专业课的学习外，课外科研实习也是他们获取技能的一个主要方式。因此，生物技术制药专业的学生应在早期开展科研实习，掌握分子生物学实验技能，将课本内容与实际工作相结合，这样对本科目的学习大有裨益。

现介绍药学专业学生早期实验室培养的两种工作模式，以便学生对药学专业学习有更合理的规划。

（1）Co - op 项目　是指"cooperative education"，字面翻译为"合作教育"，定义为一种"带薪实习合作教学"，即"与工作相结合的学习"（work - integrated learning），也就是我们通常所说的"工学结合"，它是基于学校、用人单位与学生三方之间的一种合作关系。某医科大学药学院自 2014 年起，便与加拿大英属哥伦比亚大学（University of British Columbia）和加拿大卡尔加里大学（University of Calgary）开展 Co - op 培养模式，在培养过程中，根据这两所大学提供的"英文评估表"，制作了更适合中国学生的"中文评估表"，这些评估表的内容包括：学习能力、沟通能力、创造力、执行力等多方面的评估。

经过不断的尝试和改进，我国已探索出更适合本科学生的"Co - op 培养模式"，具体如下。①面试招募：通过中英文双语面试，考验申报学生的英语水平和随机应变能力。②开展课题，导师评估：利用评估表对学生的工作能力进行评估。③学科竞赛：对于评估成绩较好的学生，推荐学生参加各类学科竞赛，如挑战杯、互联网＋、大学生创新创业比赛、全国大学生药苑论坛、iCAN 国际创新创业大赛等，在比赛中积累经验并获得成绩。④文章发表：通过在实验室的学习，积累一定的数据或者对相关研究领域开始有一定的认识，这时可以让同学们着手撰写研究型论文或综述，掌握撰写和投稿的相关技能。⑤保研/参加夏令营：通过前期的积累，有的同学已获得不少荣誉，以这样的成绩去参加保研和名校夏令营，同学们一般都会获得不错的成绩，甚至有的同学会获得直博的机会（图 5 - 9）。

（2）Summer Student 早期科研项目模式　通过借鉴北美 Summer Student（暑期学生）早期科研项目模式，我国形成了一套独有的针对药学各专业本科生的暑期科研培训模式。可将原有的大学生创新创业培养项目进行进一步改进，即"在课题开展前，对学生展开实验室安全培训"和"在课题开展后，增加学生展示环节"。在整个培养过程中，负责老师还会邀请知名专家进行科研指导和文章撰写指导，邀请已经获奖的师兄师姐进行经验分享（图5-10）。这一培养模式可让学生在大学期间尽早开展科研活动，有助于学生科研兴趣的培养和科研方向的确定，对于生物制药学科的教学改革是一个新的探索方向。

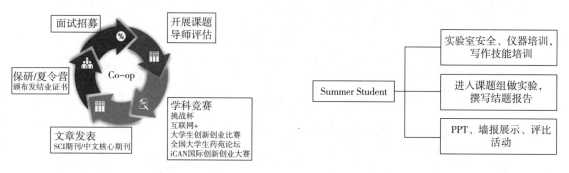

图5-9　Co-op 培养模式示意图　　　　图5-10　Summer Student 培养模式示意图

第五节　生物制药从业能力与素养

一、从业发展和专业素养

为了适应现代医学事业的发展，生物制药专业学生在基础课程中应掌握基因工程、发酵工程、细胞工程等现代生物技术，同时还应掌握制药工程基本理论和知识，熟悉常用药物制剂的生产工艺和设备以及药事管理法规与政策。在培养过程中，应着重培养学生主动获取知识及掌握相关领域科技研究发展动态的能力、独立分析解决问题的能力以及创新创业的能力；应重视学生外语水平的培养，使学生具有较高的听说读写能力，能熟练地阅读本专业外文书刊和进行国际学术交流。

从现今情况看，从事生物医药产品研究与开发的人才数量严重不足，因此，生物制药专业的就业前景非常好。以就业于生化药厂为例，毕业生可从事生物药物的资源开发、产品研制、生产、技术管理、质量控制等全产业链的工作。生物制药专业的就业领域也非常广泛，包括生物药物生产经营企业、生物药物研制与开发单位等。

二、创新、就业与创业能力

（一）创新能力培养

生物制药专业的学生除完成课业外，应尽早开展科研实习，学以致用。应鼓励学生积极参与大学生创新创业项目，安排实力较强的教师对学生实施大创项目研究训练工作的指导，使学生在实施过程中获得全方位的锻炼。后期，可将实施效果较好的项目作为学科竞赛项目，进一步提升学生的创新、实践能力。

（二）就业能力培养

2016年，生物制药专业毕业生的就业率高达98%，薪资待遇水平稳居全行业第二，制药企业对于人才的需求量也是稳中有升，生物制药专业毕业生的就业前景和生物制药产业一样朝气蓬勃。但随着产业改革的不断推进，企业对于人才质量的要求越来越高，且随着国家教育改革政策的实施，大批工程科技人才涌入市场，提高了毕业生的竞争压力，未来就业市场的形式必将是荷枪实弹的岗位争夺战。生物制药专业学生成为"懂医精药"的药学人才是必然的，并且，具有一定研究能力的硕士生和博士生将会成为今后生物制药行业的主流人才（图5-6）。

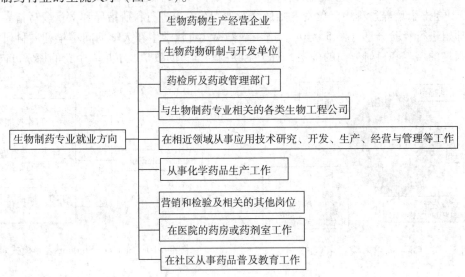

图5-6　生物制药专业就业方向

（二）创业能力培养

在发展创业能力这一目标的指引下，针对生物制药专业学生的课程也应进行战略性变革：一是以通用能力培养为目标，二是以实践为导向，三是重视跨学科学习，四是专业课程通识化。

在培养生物制药专业学生创新创业能力方面，以学科竞赛、科研合作、职业能力实践为抓手，通过产教融合、校企协同育人，提高学生对区域产业经济发展的参与度，使学生深刻感受创新创业能力对其未来职业发展的重要性及作用，提升创新创业能力培养在应用型人才培养中的贡献度。为实现上述目标，一方面应深入推进产教融合，依托校企合作项目，让学生全程参与校企联合科技攻关，全面提升学生创新创业能力和职业能力；另一方面，应统筹校内外资源，提高指导水平，全面提升学生的创新创业能力。

本章小结

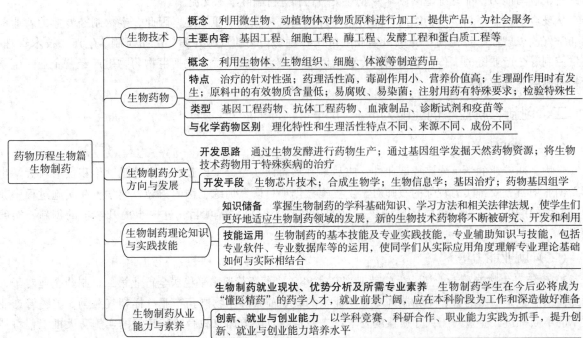

思考题
参考答案　　题库

思 考 题

1. 生物制药的概念是什么？生物药物主要可以分为几大类？
2. 生物制药具有哪些特点？
3. 在大数据背景下，生物制药专业学生应该具备哪些新技能？
4. 微生物转化技术在抗癌药物生产中如何应用？
5. 生物制药专业毕业生的就业领域有哪些？

（刘慧迪　张　芳）

第六章

药物历程作用篇——药理学

案例解析

【案例】 有一种疾病在中国史书和文学作品中反复出现，通常被称为"长卿病"（汉·司马相如，字长卿）。《周大将军襄城公郑伟墓志铭》中回顾郑伟生平"……而消渴连年，屡有相如之患；至于大渐，遂如范增之疾。"诗圣杜甫多次在诗中谈及自己的疾病："我多长卿病，日夕思朝廷。肺枯渴太甚，漂泊公孙城。""闭目逾十旬，大江不止渴""病渴三更回白首，传声一注湿青云"……苏东坡也自我诊断患了消渴病，还把病因归咎于自己"日啖荔枝三百颗"。为治疗这类疾病，东西方医药研究者均在寻找有效的治疗药物。

早在中世纪，欧洲人就发现法国紫丁香可以缓解糖尿病患者的多尿症状并减少尿糖，近代发现其中的有效成分是胍类物质。1918 年，科学家成功从紫丁香中提取了胍类物质，但因其肝毒性较大，无法实际应用，之后科学家开始探索胍类衍生物。1957 年，法国科学家斯特恩（Jean Sterne）将有降血糖活性的紫丁香提取物山羊豆碱命名为二甲双胍，应用于糖尿病治疗。现在，二甲双胍已经是糖尿病治疗的核心用药，而且其应用范围已远不止糖尿病领域。

【问题】 该案例涉及哪些药理学知识？药理学的性质和任务是什么？

【解析】 该案例涉及内分泌系统疾病——糖尿病（古代中医称为消渴病）及其药物的新药开发和二甲双胍的药理作用、临床应用。二甲双胍是治疗糖尿病的基石用药（临床应用），可以改善糖尿病三多一少的症状——多尿、多饮、多食和体重下降（药理作用）。

药理学研究药物与机体（包括病原体）相互作用及其作用规律。其任务是阐明药物的作用及机制、体内过程，以指导临床合理用药、开发新药、发现药物新用途、探索疾病和生命的本质。

药物（drug）是指可以改变或查明机体的生理功能及病理状态，用于预防、诊断和治疗疾病的化学物质，包括中药、化学药和生物制品等。毒物（toxicant）是指在较小剂量即对机体产生剧烈毒性作用，损害人体健康的化学物质。药物和毒物之间并无严格界限，任何药物剂量过大时都可产生毒性反应。

第一节　药理学概述

微课

一、药理学的概念与分支

课堂互动

1. 药理学在药学工作各环节中发挥怎样的作用？
2. 药理学如何联系药学和医学学科？

（一）药理学的概念

药理学（pharmacology）是研究药物与机体（包括病原体）相互作用及其作用规律的一门学科。由此可知，药理学主要研究两方面的内容。一方面，它研究药物对机体的作用及作用机制，即药物效应动力学（pharmacodynamics），简称药效学，即在药物影响下机体发生的变化及其机制。另一方面，它也研究药物在机体的影响下所发生的变化及规律，即药物代谢动力学（pharmacokinetics），简称药动学，包括吸收、分布、代谢及排泄等药物的体内过程，即机体如何对药物进行处置，特别是血药浓度随时间而变化的规律（图6-1）。

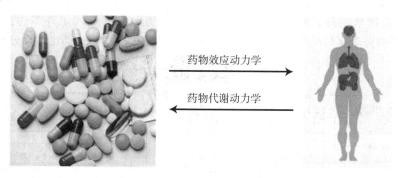

图6-1　药理学研究内容示意图

药理学通过药效学与药动学研究，阐明药物作用及作用机制，因而在药物发现与筛选、药物研究与开发、药品质量控制以及药品临床应用中都发挥重要作用。药理学为新药的研究开发和临床合理用药提供基本理论、基本知识和科学的思维方法，使其成为药学学科的核心课程。图6-2展示了药理学在药学工作链中的作用。在医学领域，药理学也是核心课程之一。药理学的研究与应用使其成为药学与临床医学间的桥梁学科，也成为联系基础医学和临床医学的桥梁学科。此外，药理学研究对探索生物机体的生物化学及生理学现象也有积极的作用。因此，药理学也是推动生命科学发展的重要学科之一。

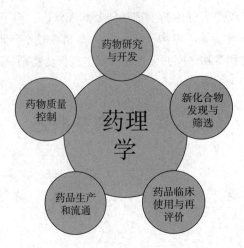

图 6 - 2　药理学在药学工作链中的作用

在近现代医学发展中，毒理学与药理学二者密切相关，已发展成为相互辅助、具有基础理论和实验手段的学科系统，共同保护人类和其他生物免遭化学物质的伤害。尤其是在新药开发的临床前研究阶段（也包括临床研究以及上市后药物监控），药理学研究包括以符合《实验动物管理条例》的实验动物为研究对象的药效学、药代动力学以及毒理学研究，目的在于保证用药的安全、有效、可控，以提供充分的证据，推进临床试验及上市使用。

毒理学（toxicology）是一门研究化学因素（包括药物、环境污染物和工业化学物质等）、物理因素和生物因素对生物体有害作用的应用学科，是一门研究有害因素对机体的毒性反应、发生频率和中毒机制的科学。

毒理学主要应用生物学、生理学、病理学、药理学和生物化学等医学基础学科的理论和技术，通过动物实验、临床观察和流行病学方法进行研究，可为安全性评价、研制选择性高的药物及防治毒性反应、促进人类健康提供科学依据。

（二）药理学的分支

近几十年来，药理学的研究随着不同学科的发展和相互渗透，形成了许多边缘交叉的分支（图6-3）。其中，分子药理学是当代药理学理论研究的核心，许多药理学理论都建立在分子水平上。

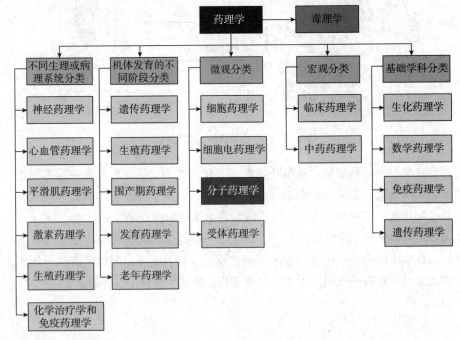

图 6 - 3　药理学分支

二、药理学的任务与发展

（一）药理学的任务

人体用药后，药物会对机体产生影响而发挥药物效应，同时，机体也会对药物产生影响，使药物在体内的存在部位、存在状态和量发生变化，这就是药物与机体的相互作用。阐明药物与机体的相互作用及作用机制就是药理学的核心任务。

1. 阐明药物作用及其机制　主要研究药物对机体的作用及其作用机制，以阐明药物防治疾病的规律。

2. 阐明药物体内过程及其规律　主要研究机体对药物处置的动态变化规律。

3. 指导临床合理用药　在上述药效学和药动学研究的基础上，在临床诊断的前提下，可根据药物的药理学特点制订合理的药物治疗方案，包括合理选药、药物的剂量、途径、用药次数，同时还要考虑合并用药时药物间的相互作用和用药的个体化。

4. 开发新药，发现药物新用途　药理学的基础知识为新药研发和老药新用提供科学的依据和保障。运用药理学知识可以正确地评价一个新药的药效和安全性，以避免直接用于临床而对人体造成不必要的伤害。另外，运用药理学知识在评价和应用老药治疗的过程中，可以发现和证实老药的新用途。

（二）药理学的发展史

药理学的发展过程就是人类同疾病不断斗争的过程。药理学的前身是古代的本草学以及后来的药物学，直到近代，才在其他自然科学发展的基础上逐渐形成现代药理学。

1. 本草学阶段　远古人类为了生存，在寻觅食物的同时也发现了药物。古代药物以植物来源为主。我国最早的药物学著作是《神农本草经》，大约著书于公元1世纪前后，共收载药物365种，并按其作用和毒性进行了分类，这也是世界上最早的药物学著作之一。

2. 近代药理学阶段　18世纪，化学学科和生理学的迅速发展为药理学的发展奠定了科学基础。19世纪初实验药理学的创立标志着近代药理学阶段的开始（图6-4）。

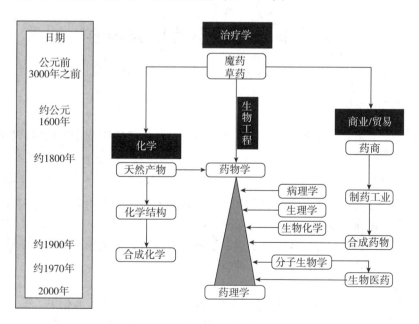

图6-4　药理学发展史

首先，化学的发展将植物药从古老的、成分复杂的粗制剂发展为化学纯品。例如，德国药师 F. W. Serturner 首先于 1803 年从罂粟中分离提纯吗啡，随后士的宁、咖啡因、奎宁、阿托品等生物碱相继问世。其次，生理学的兴起对药理学的发展起到了重要作用。19 世纪，生理学家建立了许多实验生理学的方法，并用来观察植物药和合成药对生理功能的影响。1819 年，F. Magendie 用青蛙实验确定了士的宁的作用部位在脊髓。这些工作为药理学创造了实验方法，此后诸如催眠药、解热镇痛药和局部麻醉药等被大量应用于临床。

3. 现代药理学阶段　大约从 20 世纪初开始。1909 年，德国人 P. Ehrlich 发现砷凡纳明可以治疗梅毒，开创了应用化学药物治疗传染病的新纪元。1940 年，英国学者 H. W. Florey 在 A. Fleming（1928）研究的基础上提取出了青霉素，使化学治疗进入抗生素时代。20 世纪中叶，自然科学技术的蓬勃发展为新药研究与开发提供了理论、技术和方法，使药理学的研究从原来的系统、器官水平发展到细胞、亚细胞及分子水平，对药物作用机制的研究也逐步深入。近几十年来，随着其他学科的发展，尤其是分子生物学技术的应用，药理学的发展更加迅速，现已形成许多各具特色的分支学科以及与其他学科相互渗透而形成的边缘交叉学科。

知识链接

青蒿素的发现和应用

20 世纪 60 年代，疟原虫对奎宁类药物已经产生了耐药性。中国科学家屠呦呦受中国典籍《肘后备急方》启发，成功提取出青蒿素，被誉为"拯救 2 亿人口"的发现。青蒿素及其衍生物能迅速消灭人体内的疟原虫，对恶性疟疾有很好的治疗效果。2015 年 10 月 5 日，屠呦呦获 2015 年诺贝尔生理学或医学奖，成为第一个获得诺贝尔自然科学奖的中国人。随着后续的研究和探索，科学家们发现，青蒿素对于对大部分肿瘤细胞也有抑制作用，对肺动脉高压也有一定的治疗作用。

第二节　药理学的研究内容

一、药物效应动力学

药效学是药理学研究的核心内容之一，主要研究药物对机体的作用及作用机制，为指导临床合理用药提供理论依据。

（一）药物的作用

1. 药物作用的基本类型　药物对机体的作用是使机体原有生理、生化功能水平发生变化，而不会产生新的作用。药物作用的基本类型包括兴奋（stimulation）和抑制（inhibition）。使机体原有的功能水平增强，称为兴奋，如利尿药使尿量增加、肾上腺素使血压升高等；使机体原有的功能活动减弱，称为抑制，如地西泮的镇静催眠作用、氯丙嗪的抗精神病作用等。

2. 药物的作用方式

（1）直接作用（direct action）　药物直接对所接触的器官、细胞产生的作用。

（2）间接作用（indirect action）　通过机体反射机制或生理性调节间接产生的作用。

如去甲肾上腺素收缩血管使血压升高为直接作用，血压升高后心率反射性减慢则为间接作用，即药物作用于甲部位使甲部位产生的作用为直接作用，而在乙部位产生的则为间接作用（图 6 - 5）。

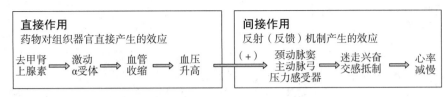

图6-5　去甲肾上腺素的直接作用和间接作用

3. 药物作用的特点——选择性　药物只对少数器官或组织发挥明显作用，而对其他器官或组织的作用较小或无作用的特性，称为药物作用的选择性（selectivity）。选择性高的药物主要影响少数器官或组织的功能；选择性低的药物的效应范围较广，可影响多种器官或组织的功能，临床应用时可产生较多不良反应。如碘选择性地作用于甲状腺；强心苷选择性地作用于心脏；而阿托品的选择性较低，对腺体、内脏平滑肌、心脏、眼睛及中枢神经系统等多处组织器官都有作用。药物作用的选择性主要与下列因素有关。

（1）药物分布　如甲状腺腺泡细胞膜的碘泵可主动摄取血流中的碘，使甲状腺中碘的浓度可达到血浆中的25倍。

（2）药物结构　如强心苷选择性地作用于心脏细胞膜的强心苷受体（Na^+，K^+ - ATP 酶）。

（3）细胞结构　如青霉素通过抑制细胞壁合成，选择性地杀灭革兰阳性细菌，而人和哺乳动物的细胞无细胞壁，所以不良反应很少。

（4）药物剂量　如小剂量阿司匹林主要作用于血小板，通过减少血栓素 A_2 形成而起到抗血栓形成的作用；而大剂量阿司匹林则因直接抑制血管壁中前列腺素 I_2 的形成而削弱抗血栓形成的作用。

药物作用的选择性不仅是药理学中药物分类的基础，如将药物分为作用于心血管系统的药物、作用于内脏系统的药物等，还对指导临床选药、提高疗效、减少不良反应具有重要作用。

（二）药物的治疗作用与不良反应

课堂互动

　　王某，男，28 岁，在自己的农田喷施内吸磷时，吸烟引起爆燃，农药喷溅一身，被田间劳动的村民急送往医院抢救。王某瞳孔散大，呼吸困难，口吐白沫，全身抽搐。对该患者应该先对因治疗还是先对症治疗？哪个更重要？医生给予王某洗消皮肤，反复注射阿托品和解磷定，属于什么治疗？为什么？

1. 药物作用的两重性　由于药物的选择性是相对的，多数药物有多方面的作用。凡符合用药目的，有利于改变患者的生理、生化功能或病理过程，使患者的机体恢复正常的，称为治疗作用（therapeutic action）；凡与用药目的无关，并为患者带来不适或痛苦的反应，统称为药物不良反应（adverse drug reaction，ADR）。药物对机体能产生治疗作用，同时也会出现不良反应，称为药物作用的两重性。

2. 药物的治疗作用　根据药物的治疗效果，治疗作用又分为以下两种。

（1）对因治疗（etiological treatment）　指能够消除原发致病因素的治疗。如青霉素应用于肺炎，其治疗目的在于杀灭机体内的致病菌——肺炎链球菌，以达到治病求本、根治疾病的目的。

（2）对症治疗（symptomatic treatment）　指用药目的在于改善疾病症状的治疗。如解热镇痛药对乙酰氨基酚用于发热、镇痛药哌替啶用于癌症晚期剧痛，以达到治病去标、改善患者痛苦、提高患者生活质量的目的。对症治疗在某些情况下比对因治疗更重要，如急性中毒的治疗，尤其是对于病因不明的重度病例，急救中应先采用对症治疗以维持患者的生命体征（血压、呼吸、脉搏），为对因治疗赢得治疗时机。因此，临床上应遵循"急则治其标，缓则治其本，标本兼治"的原则。

（3）补充治疗（supplement therapy）或替代治疗（replacement therapy）　指补充体内营养或代谢物质的不足。如硫酸亚铁治疗缺铁性贫血、胰岛素治疗 1 型糖尿病等。补充治疗虽能部分纠正病因，但并

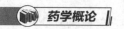

未去除病因，因此不能归于对因治疗。

案例解析

【案例】 留守儿童欢欢，因为一直照顾她的外婆被查出患有开放性肺结核，当地医生建议欢欢也检查一下，以免被传染。外婆带欢欢来到儿童医院，经检查没有发现欢欢患有结核，但感染科医生仍建议给欢欢预防性地服用 3 个月抗结核的药。

【问题】 欢欢检查未发现患有结核，为什么预防性地服用抗结核的药？

【解析】 与开放性肺结核成人有接触的儿童，即使检查提示没有感染结核，也需要预防性服用抗结核药。这是因为，结核菌感染后需 4~8 周才能建立充分变态反应，检查的阳性指标就是看有没有发生这一反应，而在该变态反应产生之前，检查可以无异常：结核菌素试验可呈阴性，胸片无改变。与开放性肺结核成人密切接触的儿童均为高危人群，应定期检查和随访。而且，根据结核早期治疗的原则，如果结核菌素皮试阴性，即使无任何症状和 X 线检查异常，也应预防性服用异烟肼 3 个月，再复查结核菌素皮试，如果仍为阴性，可停止治疗；如果皮试转为阳性，则按结核感染治疗 6~9 个月。

知识拓展

结核的治疗

1. 一线抗结核药和二线抗结核药 抗结核药物根据抗菌效果和不良反应，分为一线药和二线药。疗效好、毒性低的为一线药，包括异烟肼、利福平、乙胺丁醇、吡嗪酰胺、链霉素，能有效治疗大部分结核病人；疗效较差或毒性较大的为二线药，包括对氨基水杨酸、乙硫异烟胺、卷曲霉素、环丝氨酸、利福定等，用于对一线抗结核药耐药或不能耐受的患者。另外，罗红霉素、左氧氟沙星、莫西沙星、加替沙星等也可用于耐药结核。

2. 抗结核治疗原则 抗结核治疗需遵循早期、适量、联合、规律、全程的原则，才能确保治疗彻底。早诊断、早治疗，药物容易发挥作用；抗结核药物的毒性相对较高，适宜的剂量既能发挥最大杀菌或抑菌效果，也使毒性反应不大，患者可以耐受；抗结核药单独应用容易产生耐药性，联合用药可防止耐药性产生，还能增强药效；用药不能随意间断，要遵循规律；抗结核化疗要坚持全程治疗，防止复发。

3. 多耐药结核病 对一种以上抗结核药物耐药的结核称为"多耐药结核"，而至少对异烟肼和利福平同时耐药的结核称为"耐多药结核"（MDR-TB）。耐多药/利福平耐药结核病患者最多的国家是中国、印度和俄罗斯，共占全球总数的 47%。

知识链接

结核病的流行病学及新药的发展

在我国古代，结核病被称为"痨病"，欧洲则称之为"白色瘟疫"。在链霉素发明之前，其被视为绝症。至今它仍然是重要的传染病，有研究表明，全球约三分之一的人感染过结核菌。2016年统计数据显示，全球每年有新发结核患者约 960 万，有 150 万人因结核病死亡。中国的结核病年发病人数约 130 万，占全球发病人数的 14.3%，是全球 22 个结核病流行严重的国家之一，同时也是全球 27 个耐多药结核病流行严重的国家之一。

贝达喹啉（bedaquiline）于2012年在美国获准上市，成为40多年以来首个获批的具有新作用机制的抗结核病药物。在我国，该药也于2016年12月获批，作为联合治疗的一部分，治疗耐多药肺结核。德拉马尼（delamanid）于2014年在欧洲、日本等地获批上市，用于治疗耐多药结核，其在我国也于2018年3月获批上市。新药的出现令人鼓舞，但耐药结核感染形势依然严峻，控制结核的工作依然任重道远。

3. 药物的不良反应

课堂互动

女性在怀孕期间，特别是前3个月用药，需要注意什么？为什么？

药物的不良反应与药物本身的特性、机体的反应特性有关，一般很难避免。因此，在制订治疗方案时，应充分考虑药物的治疗作用和不良反应，权衡利弊得失，制订合理的用药方案。药物的不良反应可总结为表6-1。

表6-1 药物不良反应的分类及其特点

序号	分类	特点	举例
1	副作用	治疗剂量下产生	一般药物都有
2	毒性反应	因剂量过大或用药时间过长而产生	急性或慢性有机磷酸酯类中毒
3	变态反应	与剂量和药理作用无关	青霉素过敏
4	后遗效应	停药后的残存效应	巴比妥类的宿醉现象
5	继发反应	治疗作用发挥后引起	二重感染
6	停药反应	突然停药后原有疾病加剧	长期服用可乐定降血压，停药次日血压明显回升
7	特异质反应	特异体质者产生	遗传性血浆假性胆碱酯酶活性降低者使用琥珀胆碱
8	耐受性	机体对药物的反应性降低	长期服用地西泮，患者对药物的敏感性降低
9	依赖性	长期反复用药引起心理和（或）生理上对药物的依赖状态	某些麻醉药品或精神药品，如：吗啡
10	光敏反应	服药后暴露于阳光下产生的皮肤超敏反应	氯丙嗪
11	基因毒性	药物对基因的直接影响	沙利度胺引起的海豹胎

案例解析

【案例】姚先生，38岁，是个收入很不错的白领，换工作后几乎天天加班。2个月后，他即使不加班也无法在晚上12点前入睡，而且出现焦虑、疲劳等现象，无奈选择了药物助眠，长此以往，出现不服用催眠药无法睡觉的现象。

【问题】姚先生失眠的原因是什么？如果您是一名药师，请推荐一些药物。采取哪些措施可避免此现象的产生？

【解析】姚先生失眠的原因主要有两个：其一，焦虑症导致失眠；其二，长期应用催眠药导致依赖性产生，一旦停药便出现戒断症状（药物的不良反应）。

治疗失眠的药物主要有：苯二氮䓬类，如地西泮、奥沙西泮、艾司唑仑等；非苯二氮䓬类，如扎来普隆、佐匹克隆、唑吡坦等（药物的治疗作用）。为避免依赖性产生，应严格控制镇静催眠药的剂量与疗程，避免长期使用。为避免出现戒断症状，需停药时，应逐渐减量停药（指导合理用药）。

（1）副作用（side reaction）　指药物在治疗剂量时产生的与治疗目的无关的作用。副作用与治疗作用同时发生，一般较轻微，多数可自行恢复。副作用的产生主要是由于药物的选择性低，药物的作用范围较广，对多数组织器官都有作用。当药物对某个组织器官的作用成为治疗作用时，其他作用则成为副作用，因此，副作用可以随治疗目的不同而改变。如阿托品松弛内脏平滑肌的作用在治疗内脏绞痛时为治疗作用，其抑制腺体分泌的作用引起口干为副作用；而阿托品用于麻醉前以防止吸入性肺炎的发生时，其抑制腺体分泌的作用成为治疗作用，而松弛内脏平滑肌引起术后腹气胀、尿潴留则成为副作用（图6-6）。另外，由于副作用是药物本身固有的作用，多数较轻微并可以预知。

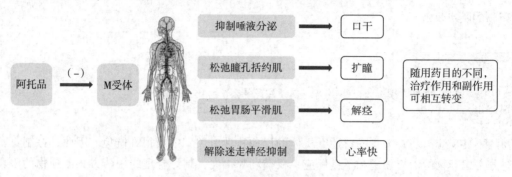

图6-6　阿托品的药理作用

（2）毒性反应（toxic reaction）　药物剂量过大或用药时间过长使药物在体内蓄积而发生的危害性反应。因用药剂量过大而立即发生，称为急性毒性（acute toxicity），如一次大量使用有机磷酸酯类农药导致喷洒农药者中毒；因长期用药使药物在体内蓄积而逐渐发生，称为慢性毒性（chronic toxicity），如长期使用牛黄解毒片导致慢性砷中毒。"三致"毒性反应（致癌、致畸、致突变）一般较严重，甚至可危及生命。但毒性反应一般是可以预知的，可通过严格掌握用药剂量及疗程和定时进行监测来预防毒性反应的发生。

（3）变态反应（allergic reaction）　又称过敏反应，是机体对药物产生的病理性免疫反应。这种反应与药物本身的药理作用、剂量无关，只发生于少数过敏体质患者，并且不可预知。导致变态反应的可能是药物本身或其代谢产物或其中的杂质。变态反应的临床表现包括药热、皮疹、哮喘、溶血性贫血等，严重时还可引起过敏性休克。

（4）后遗效应（residual effect/after effect）　指停药后血药浓度降至阈浓度以下而残存的药理效应。如晚上服用巴比妥类催眠药，特别是长效巴比妥类后，次日早晨仍有头晕、困倦、乏力的"宿醉"现象。

（5）继发反应（secondary reaction）　指药物治疗作用发挥后所引起的不良反应，是治疗作用的不良后果，又称治疗矛盾。如长期服用广谱抗生素引起二重感染，即肠内敏感菌被抑制或杀灭后使一些不敏感菌如白色念珠菌等大量繁殖，导致继发性白色念珠菌性肠炎。

（6）停药反应（withdrawal reaction）　是指长期用药后突然停药，原有疾病症状迅速重现或加剧的现象，也称反跳现象。如长期使用普萘洛尔降压，突然停药出现血压升高的现象。

（7）特异质反应（idiosyncratic reaction）　指少数特异体质患者对某些药物特别敏感，可能与先天性遗传异常有关。如遗传性血浆假性胆碱酯酶活性降低患者在使用骨骼肌松弛药琥珀胆碱时，由于其代谢受到抑制，可产生呼吸肌麻痹、窒息的严重特异质反应。

（8）耐受性（tolerance）　连续用药后机体对药物的反应性降低，必须增加药物剂量方可保持原有药物效应，称耐受性。停药后，机体对药物的反应性可逐渐恢复到原有水平。短时间内用药后立即发生者，称快速耐受性（tachyphylaxis）；长期应用化疗药物后，病原体或肿瘤细胞对药物的敏感性降低，称耐药性（resistance），也称抗药性。

（9）依赖性（dependence）　对于某些麻醉药品（narcotics）或精神药品，患者连续使用后能产生依赖性（drug dependence），表现为患者产生主观和客观上需要连续用药的欲望。依据药物使人体产生的依赖性和危害人体健康的程度，通常分为两类：精神依赖性和躯体依赖性。

（10）光敏反应（photosensitivity） 应用药物后暴露于阳光下产生的皮肤超敏反应，包括光毒性和光过敏性反应，表现为假卟啉症、急性皮肤红斑狼疮样反应等。光毒性是化合物受光激活后直接损伤皮肤所致，发生快（数分钟至数小时内）；光敏反应是细胞介导的免疫反应，常发生于用药 24 ~ 72 小时后。

（11）基因毒性（genotoxic effect） 药物、化合物、放射线对基因的直接影响，可引发致畸、致癌、致突变作用。致畸作用（teratogenesis）指药物能影响胚胎的正常发育而引起畸胎，称为致畸作用。致突变（mutagenesis）、致癌（carcinogenesis）作用，其实质很大程度上也是药物对基因不同程度的直接影响。致畸、致癌与致突变试验合称"三致"试验，均属于安全性评价中的重要观察指标。

知识链接

基因毒性杂质

2018 年 6 月 15 日，某药企在对缬沙坦（一种治疗高血压的药物）原料药生产工艺进行优化评估的过程中，发现并查出其中一未知杂质为亚硝基二甲胺（NDMA），含量极微，属于基因毒性杂质。原料药中的杂质很常见，不过，基因毒性杂质往往被看作一种特例，即便在低浓度条件下也有安全风险，因为它们可能具有致突变性，可能导致 DNA 损伤从而增加患癌风险。不该在药品中出现的基因毒性杂质 NDMA、NDEA（亚硝基二乙胺）是 N - 亚硝胺类化合物。国际癌症研究机构将 N - 亚硝胺类物质列为人类致癌物。其中，NDMA 和 NDEA 都是 2A 类，前者对人类致癌性的证据有限，动物致癌性证据充足，是常见的同时具有肝毒性、基因毒性和免疫毒性的化学物质；后者也具有基因毒性。饮用水中若同时存在 NDMA 和 NDEA，即便浓度很低也有产生遗传毒性的风险。药品监管机构提醒，制药企业有责任开发、使用合适的方法来检测杂质，改进生产过程时也应如此。如果检测到新的杂质，企业应充分评估并采取措施，以确保产品对患者安全。

（三）药物的量 - 效关系

量 - 效关系（dose - response relationship）是药理学的核心概念，是指在一定剂量范围内，药物剂量或血药浓度与药效的强弱呈一定关系。以药物的效应为纵坐标，药物的剂量或血药浓度为横坐标作图所得的曲线，即为量 - 效曲线。通过量 - 效关系的研究，可定量地分析药量与效应之间的规律，阐明药物的作用性质，为临床用药提供理论依据。

药理效应可分为用数或量分级的量反应和只能用阳性和阴性表示的质反应。两种反应均可随药物的剂量或浓度的增加而增强，有一定的规律性。药理效应是连续增减的量变，称为量反应，如血压的升降、平滑肌的舒缩，可用具体数量或最大反应的百分率表示。其量 - 效关系曲线呈直方双曲线，如将横坐标药物浓度改为对数值作图，则得到典型的对称 S 形曲线。有些药理效应只能用全或无、阳性或阴性表示，称为质反应，如生成或死亡、惊厥或不惊厥等，必须用多个动物或多个实验标本进行实验，以阳性率表示其效应。在药理实验中，药理效应不同，对数据进行统计分析的方法就不同。

能引起药理效应的最小剂量称为最小有效量。剂量增加，效应随之增强，继续增加剂量而效应不再继续上升时，称为最大效应（E_{max}）。其中，能引起 50% 阳性反应或 50% 最大效应的浓度或剂量，分别用半数有效浓度（EC_{50}）及半数有效剂量（ED_{50}）表示。引起死亡时的剂量为致死量，引起半数动物死亡者为半数致死量，用半数致死浓度 LC_{50} 或半数致死剂量 LD_{50} 表示。采用这些指标可以在一定程度上比较作用规律相似的两药的作用强度和毒性大小（图 6 - 7）。临床上药物的治疗量常常是根据临床观察确定的，凡药典收载的药物都有规定。

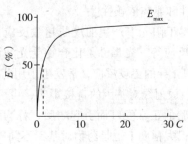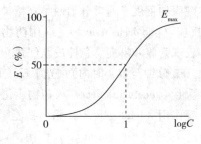

图 6-7　量-效曲线

（四）治疗指数与安全范围

临床上用治疗指数（therapeutic index，TI），即 LD_{50}/ED_{50} 表示药物的安全性，此数值越大表示药物越安全。但这仅适用于治疗效应和致死效应的量-效曲线相互平行的药物。对于两条曲线不平行的药物，还应适当参考安全范围，即 1% 致死量（LD_1）和 99% 有效量（ED_{99}）之间的距离来衡量药物的安全性（图 6-8）。

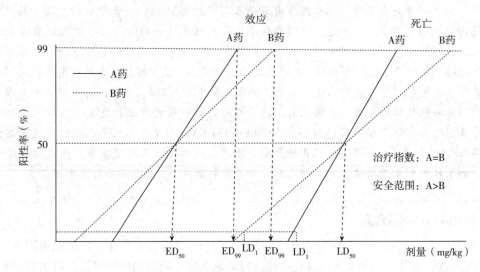

图 6-8　治疗指数与安全范围示意图

临床用药有严格的量效限制，每种药物都有其常用的治疗量，剧毒药物还有极量限制，是由国家药典明确规定的。极量通常指的是出现疗效的最大剂量，常用的治疗量应该比最小有效量大，而比最小中毒量小得多，并且不能超过极量，否则可能引起医疗事故。极量有一次量、一日量、疗程总量及单位时间用药量（一般指静脉滴注速率）之分，应予以区别。每个新药在临床试用前，应先从大量动物实验中求得其中毒量及致死量，临床用药也有中毒量及致死量的问题，是从个别不幸中毒或致死的病例的记录中总结出来的（图 6-9）。

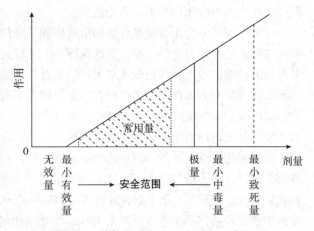

图 6-9　药物剂量与作用的关系示意图

（五）药物作用的机制

药物作用的机制是指研究药物作用起始到效应产生的过程，即药物在何处起作用和如何起作用。一般来说，药物可通过下列机制发挥效应。

1. 改变理化环境 非特异性药物作用机制主要与药物的理化性质如溶解度、解离度、渗透压、表面张力等有关，是通过化学反应或物理作用改变细胞周围的理化条件而产生药理效应。如口服氢氧化铝等抗酸药（弱碱性化合物）可中和胃酸，治疗消化性溃疡；静脉注射甘露醇可提高血浆渗透压引起组织脱水而消除脑水肿；使用二巯基丙醇等络合剂与砷、汞等发生络合反应，了解救其中毒等。

2. 影响酶的活性 酶是细胞生命活动的重要物质，许多药物通过影响酶的活性而呈现作用。如新斯的明通过抑制乙酰胆碱酯酶的活性而产生间接的拟胆碱作用；卡托普利通过抑制血管紧张素转换酶，产生抗高血压作用；尿激酶可激活血浆纤溶酶原而溶解血栓。

3. 参与或干扰细胞代谢过程 有些药物通过补充生命代谢物质的不足，治疗相应缺乏症。如维生素 C 治疗坏血病、铁剂治疗贫血等。另有一些药物的化学结构与正常代谢物非常相似，可进入代谢过程而呈现抗代谢效应。如甲氨蝶呤的化学结构与叶酸相似，通过干扰核酸和蛋白质的合成而产生抗肿瘤作用。

4. 影响细胞膜离子通道 细胞膜上有许多离子通道，如无机离子 Na^+、K^+、Ca^{2+}、Cl^- 等。有些药物可直接作用于这些通道，而影响离子进行跨膜转运，产生药理作用。如硝苯地平通过阻滞钙通道，抑制 Ca^{2+} 内流，降低细胞内 Ca^{2+} 浓度而使血管扩张，血压下降；局部麻醉药通过抑制 Na^+ 通道，阻断神经传导，产生局部麻醉作用。

5. 影响生理物质分泌与释放 生理物质包括自体活性物质、神经递质和激素等。有些药物通过影响生理物质的合成、贮存、释放、灭活等过程而发挥作用。如解热镇痛药可抑制体内前列腺素的生物合成而产生解热镇痛抗炎作用；磺酰脲类通过促进胰岛素的释放产生降血糖作用。

6. 影响核酸代谢 如利福平抑制细菌依赖于 DNA 的 RNA 多聚酶，阻碍 mRNA 的合成，发挥其抗结核病的作用。

7. 影响免疫功能 许多疾病涉及免疫功能。免疫抑制药（环孢素）及免疫增强药（左旋咪唑）通过影响免疫功能产生药理效应，前者用于器官移植的排斥反应，后者用于免疫缺陷性疾病的治疗。

8. 作用于受体 随着分子药理学的发展，对受体认识的不断深入，现已证实许多药物是通过激动或拮抗相应的受体而发挥作用的。

9. 影响物质转运 如丙磺舒竞争性抑制尿酸在肾小管的重吸收，增加尿酸的排出，用于治疗痛风。

10. 基因治疗 是指将外源基因直接或通过载体间接导入患者体内，以选择性地改变机体内某种基因的表达而达到防治疾病的目的。这些外源基因称为基因药物，它们可包括正常基因、抑制基因、自杀基因和突变基因等。

11. 非特异性作用 一些药物并无特异性作用机制，如消毒防腐药对蛋白质的变性作用，可用于体外消毒防腐。

（六）受体学说

受体学说的提出和完善是药理学发展史上具有里程碑意义的事件，它使得许多药物的作用机制得以阐明，也促进了许多新药的研发。

1. 受体的基本概念与特性 受体（receptor）是位于细胞膜、细胞质或细胞核内，能与相应的配体分子特异性结合，传递信息，引起生物效应的大分子蛋白质。它具有特异性、竞争性、可逆性、饱和性、灵敏性和多样性等特性。

2. 药物与受体相互作用的学说 受体与药物结合后可产生效应，也可不产生效应，通过对药物与受体结合和效应的分析，科学家曾提出过几种学说，包括占领学说、速率学说和二态模型学说等。其中，被广泛认同的是占领学说，其最初提出的基本观点为：①受体需与配体结合才能被激活而产生效应。②效应强度与药物占领受体的数量呈正比。

但是科学家发现，药物占领了受体却可以不产生效应，且发生最大效应时常有 95% 以上的受体尚未被占领。因此，科学家后来又对该学说进行了补充修订，提出产生效应必须具备的两个条件。①亲和力（affinity）：即药物与受体相结合的能力。②内在活性（intrinsic activity）：即药物与受体结合后能激活受体引起特异药理作用的能力（图6-10）。

根据该学说，与受体结合的药物被分为两类。①激动剂（agonist）：既有亲和力又有内在活性的药物，即它们可与受体结合，并激动受体产生效应。②拮抗剂（antagonist）或阻断药（blocker）：只有亲和力而无内在活性的药物，故通常并不能激动受体产生效应，但能阻断激动剂与受体结合，因而对抗或取消激动剂的作用。

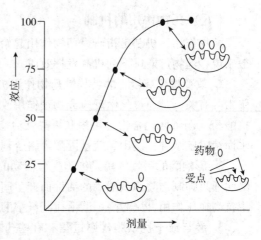

图6-10　药物与受体相互作用—占领学说

知识拓展

受体学说的发展

受体学说对生命科学的发展产生了巨大影响。其发展已近一个世纪，历经四个发展阶段。

第一阶段为受体概念的提出。1878年，J. N. Langley发现，毛果芸香碱可促进猫的唾液分泌，使用阿托品后就抑制了唾液的流出。因此，他设想在神经末梢或腺体上存在某种特殊的物质，阿托品及毛果芸香碱可与之形成复合物，影响猫的唾液分泌。后来他发现，烟碱可使鸟类的某些去神经的肌肉收缩，说明烟碱的作用不是通过神经支配。而箭毒能明显拮抗烟碱所引起的肌肉收缩效应，说明这两种物质均作用于肌肉细胞，可能是与其中某些成分相结合，他称这些成分为"接受物质"（receptive substance）。1908年，Ehrlich等根据抗体对抗原具有高度特异性提出了"受体"（receptor）概念，并提出了"锁与钥"的受体-配体作用假说。

第二阶段为药理学研究阶段。Clark和Gaddum根据研究工作，于1926年和1937年提出受体的占领学说（occupation theory）。1954年，Ariens修正了占领学说，指出药物与受体结合不仅要有亲和力，而且还要有内在活性才能激动受体产生效应。

第三阶段为放射配体结合研究阶段。1962年，Jacobson和Jensen首先用高放射比度的氚标雌二醇（$^3H-E_2$）证实大鼠子宫、阴道存在雌激素受体，进一步证实了受体作为实体的存在，是受体研究的里程碑。目前，该方法仍是我们研究受体的基本方法。

第四阶段为分子生物学研究阶段。代表工作是从N胆碱受体α-亚单位的核苷酸顺序推出一级结构的氨基酸顺序。此后，受体研究突飞猛进，已有数十种受体的一级结构和功能关系被阐明。目前，针对受体分子三维结构的研究已取得可喜的进展。

---

3. 受体的分类　根据受体位置和结构、信息传导过程、效应性质等特点，将受体大致分为下列四类。

（1）配体门控离子通道受体（ligand-gated ion channel）　位于快反应细胞的膜上，多由4~5个亚基组成，其中的几个亚基组成离子通道。当药物与该受体结合后，可影响离子通道的开关状态，进而影响离子在细胞内、外的跨膜流动，产生去极化或超极化，引起细胞兴奋性的变化，如烟碱类乙酰胆碱受体和A型γ-氨基丁酸（$GABA_A$）受体。

（2）G蛋白偶联受体（G-protein-coupled receptor）　是鸟苷酸调节蛋白的简称。该类受体位于细胞膜内侧，可间接地影响离子通道或第二信使。当激动剂与受体结合后，只有通过G蛋白的传导，才能将生物信息传递而引起效应，如M胆碱受体、α和β肾上腺素受体、阿片受体等。

（3）激酶偶联型受体（kinase-linked receptor）　亦称跨膜酶受体，该类受体胞外有识别部位，胞内有催化部位，含有酪氨酸激酶活性或能激活胞内蛋白激酶，直接调节蛋白磷酸化，产生细胞反应，如胰岛素受体。

（4）核受体（nuclear receptor） 又称基因转导型受体，主要通过 DNA 转录的调节来调节功能蛋白质的合成进而发挥效应，因此这一过程较慢，以小时计，如位于细胞质的甾体激素受体和位于细胞核的甲状腺素受体。

二、药物体内过程与药物代谢动力学

药代动力学是近几十年迅速发展起来的，在量上对药物机体内过程的规律，特别是血药浓度随时间而变化的规律进行研究的一门新学科。这些体内过程包括：①药物自给药部位进入体循环的吸收过程；②药物在体内不同组织、器官的分布过程；③通过生物转化（或代谢）和分泌（或排泄）机制的消除过程。

定量研究这些过程主要有两个目的：一是药理学家可以通过它们确定药物在机体内的处置过程以及影响处置的多种因素；二是临床医生或药师根据药动学参数确定临床给药途径、剂量和给药的次数。尤其对于一些有毒剂量和治疗剂量相差很小的药物，药动学的这些参数更为重要。由此可见，它不仅是现代药理学的重要组成部分，而且在新药设计、提高疗效与减少毒性、优选用药方案与改进药物剂型等方面都具有重要的理论指导意义。

（一）药物的体内过程

从药物进入机体至排出体外的体内过程，也称为生理处置和广义的药物代谢。它包括药物在体内的吸收（absorption）、分布（distribution）、代谢（metabolism）和排泄（excretion），简称 ADME。其中，吸收、分布与排泄统称为药物的转运，排泄和代谢称为药物的消除，代谢又称生物转化（图 6 – 11）。

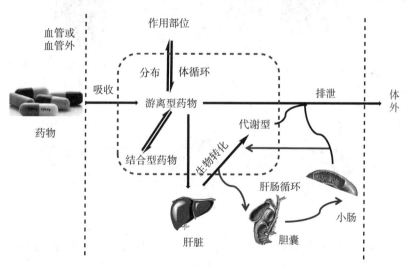

图 6 – 11 药物的体内过程

1. 药物通过生物膜的转运 药物通过生物膜的能力主要决定于药物的脂溶性、解离度及分子量，其转运机制可分为被动转运和主动转运两大类。

（1）被动转运 不消耗能量，药物透过的推动力取决于生物膜两侧的浓度梯度，即浓度差。分子量小、脂溶性大、极性小的药物容易通过。如弱碱性药物地西泮在胃肠道内基本都是非解离型，易于扩散。

（2）主动转运 消耗能量，可由低浓度或低电位差的一侧转运到较高一侧。需要膜上的特异性载体蛋白如 $Na^+,K^+ – ATP$ 酶（钠泵）和 $Ca^{2+},Mg^{2+} – ATP$ 酶（钙泵）等参与。肾脏近曲小管主动分泌和排泄丙磺舒和青霉素，二者竞争同一分泌机制（载体），前者可以减少后者的排泄而升高青霉素在体内的浓度，从而延长药物的作用时间（图 6 – 12）。

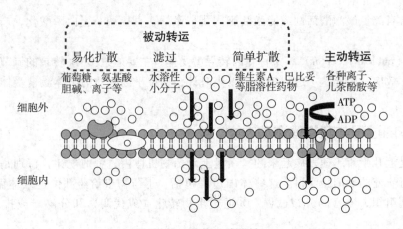

图 6 – 12 药物的跨膜转运

2. 吸收 药物从给药部位进入血液循环的过程称为吸收。吸收速率主要取决于药物的理化性质、剂型、剂量与给药途径、可供吸收部位的面积与血流量等。根据吸收部位的不同，可将其分为经消化道吸收与消化道外吸收。小肠是口服药物的主要吸收部位。如果药物在肠腔内不被破坏，经胃肠道吸收的药物都要经过肠黏膜与门静脉而进入肝脏。某些药物经肠壁或肝脏转化，进入体循环的药量减少，这就是所谓的首过消除或首关效应（图 6 – 13）。如利多卡因口服后在肝转化，血中几乎测不到原型药。而口腔吸收、直肠吸收几乎没有首关效应。

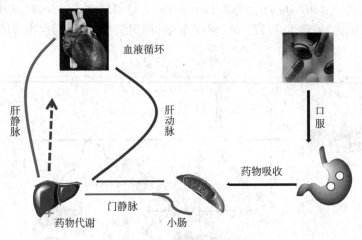

图 6 – 13 首关效应示意图

3. 分布 系指药物自用药部位吸收后，通过各种生理屏障从血液转移到各组织器官的过程。药物在体内的分布多数是不均匀的，随药物的吸收与排泄不断变化且处于动态平衡状态中。药理作用强度取决于药物在靶器官的浓度。了解药物在体内的分布有助于认识和掌握药物的作用与应用。例如季铵盐难穿透血脑屏障，不具中枢作用等。一般情况下，血药浓度与剂量及药效成比例，是观察药效与确定剂量的可靠指标。

药物的分布主要与下列因素相关：①药物与血浆蛋白的结合率；②局部器官血流量（体内再分布）；③体液 pH 和药物的解离度；④组织亲和力；⑤体内屏障（血脑屏障、胎盘屏障）；⑥药物转运体。

药物的体内分布直接关系着药物的贮存、消除、药效和毒性。一个理想的药物应该能够选择性地分布到需要发挥疗效的作用部位（靶器官），并在必要的时间内维持一定的浓度，尽量少地向其他无关部位分布，以保证药效的高度发挥和安全。

4. 代谢 药物作为外来物质，机体的反应是尽可能地将其排除。体内的药物主要在肝内通过生物转化变为极性高的水溶性代谢产物而利于排出体外。极性低的药物能被大量吸收进入体内，在排泄过程中也易被再吸收，不易消除。有些药物可不经过生物转化而直接被消除。

生物转化又称狭义的药物代谢，是指药物在体内发生的化学结构改变。肝微粒体的细胞色素 P450 酶系统是促进药物生物转化的主要酶系统，故又称肝药酶，现已分离出 70 余种。此酶系统能作用于数百种药物。生物转化可分为两个时相，第一时相为氧化、还原或水解反应，第二时相为结合反应。生物转化的意义在于：①促进药物排泄；②促进药物灭活；③产生活性代谢物（某些无活性药物或前体药物经生物转化后形成活性代谢物）；④产生毒性代谢物。

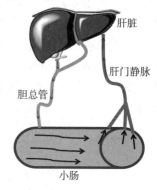

图 6 - 14　肝肠循环示意图

5. 排泄　指体内药物或其代谢物排出体外的过程，也是药物在体内最后的过程。它与生物转化一起构成了药物的消除。肾脏是大多数药物排泄的重要器官，经胆汁排泄也较重要，某些药物也可从肺、乳腺、唾液腺或汗腺排出。有些药物可经肝排入胆汁，再由胆汁流入肠腔，然后再经肠道被重吸收。此过程称肝肠循环（图 6 - 14）。进行肝肠循环的药物排泄减慢，抑制肝肠循环可促进药物排泄。如强心苷中毒时，可用考来烯胺抑制肝肠循环，促进药物排泄。

（二）药物代谢动力学

课堂互动

　　老年人、儿童服用药物治疗疾病时，需要注意什么？为什么？

一个已知剂量的全身作用的药物必须通过以下途径以一定浓度到达作用部位，才能产生其特有的效应（图 6 - 15）。

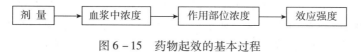

图 6 - 15　药物起效的基本过程

由此可见，血浆药物浓度虽然与药物剂量密切相关，但也取决于药物吸收、分布、代谢和排泄的程度和速率，这种浓度是随时间而变化的，而这种变化往往是与药物效应的变化相平行的。因此，在不同时间内研究血浆药物浓度的变化，对评价药物的治疗和毒性作用具有重要意义，在选择和调整药物剂量和给药间隔时间方面也是非常有用的。当然，药代动力学的这种研究并不能代替临床观察和判断，而只是一种补充。

1. 体内药量变化的时间过程　时量关系（time - concentration relationship）是血浆药物浓度随时间的推移而发生变化的规律，通常以药 - 时曲线（concentration - time curve）表示。整体动物一次性非血管给药的药 - 时曲线见图 6 - 16。

2. 半衰期　生物半衰期（half - life，$t_{1/2}$）是药物效应下降一半所需要的时间，而药物的血浆半衰期是指血药浓度下降一半所需要的时间。生物半衰期是衡量一种药物从体内消除快慢的指标，又称消除半衰期。同样，药物吸收半衰期及药物分布半衰期分别为药物吸收一半及药物分布一半所需时间。只有当药物的吸收和分布远快于消除的情况下，消除半衰期才能较准确地衡量体内药物消除的速率。半衰期是临床上确定给药间隔长短的重要参数。

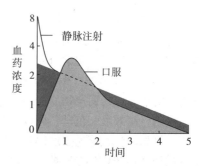

图 6 - 16　药 - 时曲线下面积示意图

除此之外，还有代表药物被吸收进入血液循环的程度和速率的生物利用度、体内药量与血药浓度的比值——表观分布容积和代表单位时间内血中药物被消除情况的清除率等药动学参数。其中，生物利用度是评价药物制剂优劣的重要参数。制剂中的药物由于颗粒大小不同以及晶型、赋形剂、制备工艺等的差异，不同工厂生产或同一工厂生产不同批号的同一产品被机体吸收利用的量都有显著差异，即生物利用度不同。

3. 连续恒速给药 临床治疗中，为了维持有效血药浓度，通常采用等剂量等时间间隔多次重复给药。这种给药方法的药－时曲线最初呈峰值与谷值交替组成的锯齿形上升，然后逐渐趋于平稳，并保持在一定水平范围内呈锯齿形波动。血药浓度处于一定水平的稳定波动状态，称为稳态血药浓度（steady state plasma concentration，C_{ss}），也称坪值（plateau），此时给药量与消除量达到动态平衡，见图 6－17。约经过 5 个半衰期，血药浓度达到稳态。给药间隔越短，血药浓度波动越小；给药剂量越大，血药浓度越高。

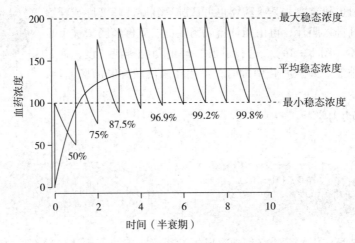

图 6－17 多次间歇给药的药－时曲线

由此可见，临床上用药方案的制定是遵循严格的药动学规律的。临床上合理的用药方案应该维持坪浓度在最低有效浓度和最低中毒浓度之间。如果增加每日总剂量，则坪浓度也会升高。当每日总剂量固定时，服用次数越多，则每次用量越少，锯齿形曲线的波动就越少。所以在临床上，如果某药的有效浓度与中毒浓度比较接近，在一日总剂量不变的情况下，剂量服用次数增多而每次服用的剂量减少比较妥当。另外，对于儿童服用药物，通常规定每日的总剂量，可酌情分几次服用。

应根据药物药动学的各种参数，综合考虑患者的体质、所患的疾病等，选择最适宜的剂量和给药次数，尽量做到用药个体化，提高疗效，减少不良反应的发生。

三、药理学研究方法

药理学大师盖达（Gaddum）曾经说过，药理学家是多面手，凡是可以阐明药物作用的技术都要用上。药理学家要善于采用多学科如生理、生化、仪器分析等方法，在整体、器官、组织、细胞以及亚细胞和分子水平进行药理学研究。

1. 生物化学方法 生物检定是根据活性来测定含量的，因此，只能测定活性物质本身而不能测定活性物质的前体或代谢产物。而化学或物理学方法不受此限。生物检定包括荧光分光光度法、气相色谱与质谱联用、高效液相色谱、原位伏安法、微透析法、抗体微探针法、酶同位素衍生物法、放射受体结合法等。例如，荧光分光光度法是根据物质具有特定的激发波长和荧光发射波长的原理，使待测物质首先衍生或经结构转化为能够被激发出荧光的化合物后，再进行测定。

2. 形态学方法 通过观察组织形态的改变，可以了解药物的作用部位和机制。它包括荧光组织化学、免疫细胞化学、通路跟踪技术、放射自显影等。例如，荧光组织化学是根据单胺与甲醛生成荧光物质的原理，将经过处理的脑组织制成切片，用荧光显微镜观察单胺类神经元的起源和纤维走向，从而绘制出各种单胺类神经元分布的图谱。这对解释中枢作用药物的药理作用有重要意义。将放射性同位素标记的药物注射到动物体内，一定时间后制作组织切片，将照相底片与组织切片相接触，即可观察到药物在脏器或细胞的不同分布情况，有助于更直观地了解药物的靶器官和作用部位。

3. 电生理学方法 细胞活动时，膜电位会发生改变，这种细胞膜电位的变化是细胞内外离子交换的结果。用电子仪器可以精确地记录静息和活动状态下细胞膜膜电位的变化。常见的有脑电图技术和心电图技术。目前药理学研究应用的电压钳、膜片钳等技术可以测定用药之后单个细胞或细胞上单个离子通道的电流变化情况。

4. 行为学方法 药理学常根据药物对未经特殊训练的动物的外表行为以及反射的影响来研究药物的作用，如镇静、催眠、麻醉、肌肉松弛、抗惊厥、对学习记忆的影响等。也用一些经过训练的动物的行为来研究药物的作用，如迷宫试验、各种经典条件反射以及操作式条件反射试验等。后者是指对动物的某种自发出现的动作进行强化，使动物的这种动作出现的频率大大增高。如大鼠偶然踩到杠杆即给予食物强化，形成条件反射后，动物即不断地踩杠杆（条件反应）以获得食物。改变出现条件反应和强化的关系，即可形成不同类型的操作式条件反射，这种条件反射可以持续很长时间，因此可观察药物作用的整个过程。

水迷宫试验主要用于研究空间学习记忆能力，分为定位航行和空间探索两个部分。定位航行试验是每天将动物面向池壁，分别从 4 个入水点放入水中，记录其寻找到隐藏在水面下平台的时间，即逃避潜伏期。之后进行的空间探索试验中，去除平台，任选一个入水点将动物放入池中，记录其在一定时间内的游泳轨迹，考察其对原平台的记忆。

5. 细胞分子生物学方法 生命科学的发展由宏观到微观，药理学的发展也由整体器官、组织水平深入到细胞水平和分子水平。随着受体理论、离子通道、自体活性物质、信息传递、细胞因子等分子水平上的研究突破，药理学可以在细胞和分子水平阐释药物作用及其机制。细胞分子生物学领域内的许多重大发现及生物技术，如细胞和亚细胞的结构和功能检测、蛋白质和细胞因子的功能检测及分子生物学技术，为药物研究提供了机制研究和筛选靶点的可能性。同时，细胞和分子水平的筛选模型及高通量筛选体系在新药的研究中也发挥了源头和起点的作用。

随着现代科学技术的发展以及学科的相互渗透，生物物理学、遗传学、分子生物学、数学、计算机应用等学科的研究方法也越来越多地应用于药理学的研究。如色谱技术（气相、液相、气－质或液－质联用等）、电生理学技术（诱发电位、微电极记录、电压钳、膜片钳技术等）、分子生物学技术（DNA 克隆、DNA 聚合酶链式反应、蛋白质表达及转基因技术等）、电镜技术、放射自显影技术、放射免疫分析技术及其他先进技术的引入，使药理学得以更快地发展。

药理学的实际目的是在理论上为临床合理用药打下可靠的基础以及为防治疾病提供高效低毒的药物和治疗方法。一切新的理论、新的药物和新的疗法都必须在整体动物、正常人和患者身上得到验证。过去，因受技术的限制，既缺少客观、精密、能安全方便地用于人体的观察方法和指标，又没有在实验设计和数据处理上充分应用统计学方法和概念，临床评价药物常停留在朴实的经验和印象上。近年来，由于电子仪器监护系统的发展、许多无损伤测定法以及微量测定体内药物浓度和机体生化变化方法的建立，加上生物统计学在评价药效中的充分运用，临床药理学（包括药动学和药效学）也有了迅速的发展。

第三节　药理学分支方向与发展

19 世纪，德国的 Rudolf Buchhheim 建立药理学实验室，编写出药理学教材，创立了实验药理学，标志着药理学这门学科正式诞生。随着化学、生物学、医学等学科的进步和技术的发展，药理学产生了众多分支，譬如神经药理学、遗传药理学、分子药理学、定量药理学、网络药理学等，毒理学也从药理学中独立出去（图 6-3）。

一、分子药理学

"分子药理学"（molecular pharmacology）一词最早出现在 1956 年，由王振纲先生于 1963 年引入国内。分子药理学是在分子水平阐明具有生物活性的药物小分子如何与核酸、蛋白质及膜上受体等生物大分子相互作用，以产生相应药理效应的科学。其内容包括药物立体化学、电化学和结构参数，受体的功能及构象分析，药物与酶或其他生物大分子的相互作用，药物对基因复制、转录和翻译水平的影响，抗生素及其他生长抑制剂的作用机理，药物引起的生物大分子结构改变或变构跃迁，激素或药物对细胞调控机制的影响，药物对膜功能的影响等。

19 世纪末、20 世纪初，Schmiedberg 用动物开展实验，推动了实验药理学的进步，使其发展为器官药理学。但要明确解释药物对机体的作用以及药物在体内发生了怎样的化学变化，还是需要深入分子层面才行。1953 年 DNA 双螺旋结构被发现后不久，Ariens EJ 等人就提出了"分子药理学"一词，并把它定为研究药物与受体相互作用的学科。由于生物化学和分子生物学等学科的迅猛发展，各种新技术不断出现，特别是聚合酶链式反应（polymerase chain reaction，PCR）、人类基因组解码，分子药理学取得迅猛发展，对药物的作用机制研究就从系统、器官水平转入细胞、亚细胞、分子甚至是量子水平；药物代谢动力学、药物效应动力学以及药物毒理学都得以在分子水平被解释。半个多世纪以来，已分离纯化得到多种受体、酶、通道以及其他生物活性物质等，如对 N 胆碱受体、肝药酶、各型离子通道、载体基因序列和空间结构的明确，对天然药物有效成分（山莨菪碱、强心苷、青蒿素、紫杉醇等）的提纯、结构式确定等，不仅将对药物作用机制的研究深入到分子水平，也为新药研发设计提供了新的思路和重要依据。例如众所周知的糖尿病，长期以来广为人知的是患者发生高血糖，严重者超过肾糖阈会有尿糖，所以研发降糖药物多从增加胰岛素分泌或提高组织对胰岛素的敏感性等方向入手，胰高血糖素类似肽 – 1（glucagon – like peptide – 1，GLP – 1）受体激动剂或二肽基肽酶 – 4（dipeptidyl – peptidase 4，DPP – 4）抑制剂的研发就源于此（图 6 – 18）。而钠 – 葡萄糖共转运蛋白 – 2 抑制剂（sodium – glucose cotransporter – 2 inhibitor，SGLT – 2i）的研发思路则完全不同，受家族遗传性肾性糖尿病的启发，其通过完全非胰岛素依赖的机制降低血糖，并不依赖于改善胰岛素分泌或抵抗，具有独特的疗效和特点（图 6 – 19）。

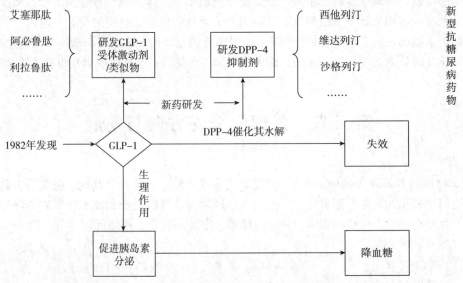

图 6 – 18　GLP – 1、DPP – 4 的生理作用及新型抗糖尿病药物的研发

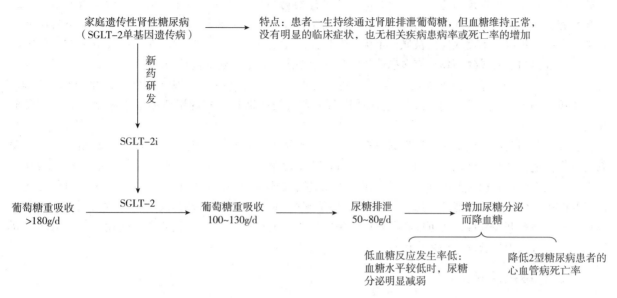

图 6 - 19　钠 - 葡萄糖共转运蛋白 - 2 抑制剂的机理和特点

分子药理学作为现代药理学的主流，它的理论和实际应用不仅渗透到药理学的各个领域，也渗透到其他基础医学、临床医学和药学学科的研究之中。化学理论和技术的发展使人们能从动物、植物、矿物等天然药物中提取有效成分、合成新药，使药物更加纯粹、使用更加方便和精准。生物化学的发展使人们能够观察药物对机体功能的影响，从而使药物作用不再神秘。此外，遗传学、化学生物学、系统生物学、结构生物学和合成化学等领域的技术进步，为探索药物与靶点间相互作用以及确定药物对活体动物的影响创造了机会，包括理解细胞信号和药物作用在细胞、器官和机体的分子机制，也包括药物设计和蛋白质结构的突破性进展。化学生物学的进展通常会有新配体发现；系统生物学提供了定量的方法，帮助理解药物在复杂生物系统中的作用，对临床医学具有重要意义。结构生物学可能在微观空间结构方面阐明药物与受体的相互作用。

二、遗传药理学

遗传药理学（pharmacogenetics）是研究物种因先天性的遗传变异，导致的对外源性物质反应异常的学科。研究表明，某些人群发生的严重药物毒副反应具有显著遗传背景。20 世纪 50 年代，遗传药理学作为一门独立学科出现。遗传药理学重大事件见表 6 - 2。

表 6 - 2　遗传药理学重大事件

时间	事件
1956 年	伯氨喹引起的溶血与红细胞的葡萄糖 - 6 - 磷酸脱氢酶遗传缺陷有关
1957 年	Kalow 和 Staron 发现琥珀酰胆碱致呼吸暂停与血清胆碱酯酶遗传缺陷有关
1959 年	Motulsky 和 Vogel 首次提出"遗传药理学"
1960 年	Evans 等发现异烟肼代谢率的遗传差异
1989 年	周宏灏首次报道东西方人群在普萘洛尔的代谢和药理效应方面存在种族差异
1997 年	"药物基因组学"一词首次出现
2003 年	基因组 HapMap 计划启动；人类基因组序列基本完成

遗传药理学的研究内容广泛，因个体的酶、转运体及受体的遗传缺陷，导致不同患者在药物代谢酶活性强弱、药物转运体能力大小及药物受体敏感性等方面存在的种族性、区域性差异，都属其研究范畴。

药物反应受多种因素影响，而遗传因素是相对稳定的决定因素。如果异常药物反应和各种基因型组

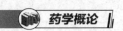

的关系已明确，就可以按照遗传药理学的信息，选择药物品种以及给药剂量，进行安全有效的治疗。遗传变异和基因多态性不仅导致了药理效应和毒性的个体差异，也导致许多已上市新药因为在不同遗传背景的人群中发生严重不良反应而被撤出市场。遗传药理学的研究目的，是发现在药物反应个体差异中起作用的候选蛋白以及导致药物反应多态性的常见基因多态性，通过建立离体/在体模型、计算机模型，进行遗传学、分子生物学等方面的流行病学研究，阐明其在药物反应个体差异和疾病发生方面的作用，以便根据患者特定遗传药理学信息，选择适用药物和恰当的剂量，实现用药剂量个体化、治疗方案个体化。

目前，各国药物研究机构、管理部门都对遗传药理学的发展给予高度重视，FDA 鼓励制药公司开发新药时提供遗传药理学证据，我国也建议药厂进行药物代谢酶研究。美、日多家制药公司在开发新药时，要求保留全部受试者遗传基因标本，以便在发生严重药物不良反应时能够追本溯源。未来，遗传药理学的研究结果不仅在临床上能够为患者选择最合适的药物，而且能够判断最为安全、有效的剂量，减少不良反应；在新药开发领域，还可以在研发过程中筛选出最有效的适应症和最适合的使用对象，从而提高药物疗效，最大限度帮助实现精准医疗。

三、定量药理学

定量药理学（pharmacometrics）是采用建模和模拟手段，用参数和图法表达结果，定量地评价药理效应及影响药效的因素，为实验设计、研究决策及临床合理用药提供依据的工具学科。它是在传统的药物代谢动力学基础上形成的交叉学科。国内也有的将其翻译为"计量药理学""药物统计学"等，其核心内容主要包括药物动力学（国外以群体药物动力学为主流）、药动学/药效学（PK/PD）联合模型的模型化与仿真两大部分。其任务是用数学和统计学方法量化药物与患者的关系，定量描述、解释和预测药物在体内的吸收、分布、代谢和排泄以及药物在体内的药理效应；定量与药动学及药效学相关的不确定性；运用数据及模型对药物开发和药物治疗做出合理决策；定量药理学模型也可以用于帮助监管部门在药品审批及药品使用方面做出决策。

在新药研发过程中运用定量药理学，可以优化试验设计方案，提高试验成功率，缩短新药上市进程；在临床药物治疗中运用定量药理学，可以优化给药方案，减少副反应，提高疗效。运用定量药理学模型来指导早期新药研发（包括Ⅰ期和Ⅱ期临床试验），可极大减少在临床试验中服用无效药物剂量患者的数量，并且在有些情况下，可以免去不必要的临床试验。运用该模型来指导Ⅲ期临床试验，可以帮助优化设计方案，从而提高试验的成功率及大大降低研发成本。据报道，在 2005 ~ 2006 年提交 FDA 的 31 个新药申请中，定量药理学对超过 85% 的新药审批和新药如何使用的决策起到重要作用。

定量药理学是一门需要进行大量数据处理的工具学科，学生需要有较好的数学基础和数据处理软件的使用技能，而不深入了解生物学和病因学，就无法接触到定量药理学的核心。中国的医药专业不考数学，当前医生和药师的数学基础薄弱，不会使用现代数学模型处理数据，而医院掌握着包括疾病和新药试验在内的各种数据，导致数据处理效率低下，资源浪费严重。目前的定量药理学从业者主要来自药学专业，也有部分来自临床医学、工程学、统计学等专业的人员。通常单一专业的本科课程教育不能满足定量药理学从业者的需求，建议定量药理学从业者修习的课程见图 6 - 20。

药物代谢动力学	临床试验模拟	SAS
药理学	回归分析	NONMEM
临床药物治疗学	统计程序设计	DMPK和药物转运
生物定量分析	新药研发	非参数算法
群体药动学	决策分析	注册科学
贝叶斯原则及医学应用	ANOVA	

图 6 - 20　建议定量药理学从业者修习的课程

根据最新的定量药理学研究文献可视化分析，发文量最多的研究机构是瑞典乌普萨拉大学和荷兰莱顿大学，被引频次最高的论文来自美国加利福尼亚大学和瑞典乌普萨拉大学。美国各大药企都有专门的定量药理学部门；加利福尼亚大学、佛罗里达大学、纽约大学、田纳西大学医学院等拥有众多顶级实验室和完善的人才培养方案；FDA 有"定量药理学审评部"并制订定量药理学发展纲要，在这个学科领域，美国目前处于世界领先水平。欧洲定量药理学水平最高的是瑞典乌普萨拉大学，拥有号称全世界计量药理领域研究方向最全的实验室。此外，澳大利亚、新西兰、西班牙、法国也有具较高研究水平的大学。中国是世界上第一个成立"定量药理学学会"的国家，但当前在定量药理学领域的影响力不足，目前，一些高校、医院等机构有相应实验室，但研究人员数量少、人才缺口大，在未来，高等医药院校、具有科研职能的大医院和药企在这个方向会逐步产生旺盛的需求。

课堂互动

1. 有定量药理学，那是否有定性药理学呢？
2. 定量药理学和精准医疗有什么关系？

四、网络药理学

"网络"的一般概念，是基于不同组件之间的相互连接性以及其相互依赖性来解释结果。网络药理学是通过对多层次生物网络进行参数分析，选择关键节点（node）对药物分子进行设计的新学科。

（一）网络药理学的缘起

1. 系统生物学 1998 年，美国科学院院士 Leroy Hood 教授提出了系统生物学的概念，将之定义为一门研究生物系统中所有组分的构成及在特定条件下各组分相互关系的学科，以系统实验和计算方法，通过建立模型，预测生物系统的真实性。系统生物学的发展启示了药理学工作者，"分子到药物"的简单模式将逐渐被"生物学到药物"的模式取代，药物靶点将从单一分子扩展至分子组合、某个信号转导通路甚至几个通路的组合。

2. 网络药理学的确立 网络药理学（network pharmacology）是以系统生物学和多向药理学（polypharmacology）为理论基础，融合生物信息学、计算机科学，利用生物网络分析的方法，选取特定的节点进行靶点分析、药物重定位、新药设计的药理学分支学科。2007 年，Andrew L. Hopkins 在 *Nature Biotechnology* 杂志上系统阐述了网络药理学的定义（图 6-21）。传统药理学与网络药理学研究方法的差异见表 6-3。

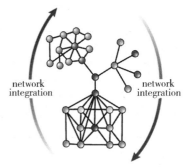

图 6-21 网络药理学

表 6-3 传统药理学与网络药理学研究方法的差异

研究方法	研究模式	优点	缺点
传统药理学	"一个药物、一个基因、一种疾病"模式	认识体内各种单个分子靶点与疾病和药物的关系	周期长、耗时多、产出少；难以研究复方的组分、作用及其机制
网络药理学	以多靶点为基础，从系统网络角度探讨药物作用的机制，指导临床合理用药	药物重定位；提高药物疗效，降低药物不良反应，节省研发经费，提高研发效率，在系统及分子水平解释细胞、器官行为对功能的影响	不能完全反映机体的系统特点，且某些可能并不真实；不能预测反常系统应答

（二）网络药理学研究相关技术和应用

网络药理学预测药物治疗疾病的作用机制，可通过药物/中药成分数据库得到活性化合物，再通过化合物靶标关系数据库得到靶标信息，通过基因信息数据库注释靶标基因，将药物靶标蛋白与疾病数据库中的靶标蛋白求交集，将交集蛋白与药物分子、疾病、信号通路之间的关系进行整合，构建一个复杂网络，用算法对其中的蛋白与药物分子、信号通路的连接邻近度做评测，进行网络拓扑参数分析，再通过这些参数，把重要节点筛选出来，进行药物作用机制的推导。常见算法见表6-4，常用路径查询匹配软件见表6-5，常用图查询匹配软件见表6-6。

表6-4 常用网络模块挖掘算法

名称	算法描述
层次聚类算法	
分裂算法	从网络着手，找到已连接的相似性最低的节点对，移除其间的边。重复该过程，直到将网络划分成越来越小的子网络。其中具有代表性的是GN（girvan-newman）算法和HCS（highly connected subgraphs）算法
凝聚算法	与分裂算法相反，将每个节点视为一个单独模块，利用相似度方法计算出各节点对之间的相似性，找出相似性最高的节点对，并用边相连得到一个新的更大的模块。例如：Newman快速算法
图划分聚类算法	
RNSC算法	基于代价函数的聚类算法，其核心思想是给每一个可能的模块定义一个相应的代价值，用于代表模块聚类的好坏，然后在所有可能的模块中寻找值最小的模块。该类算法简单、易于理解，但不能识别模块重叠区
密度聚类算法	
CPM算法	CPM算法是由Palla等提出的一种算法，利用它可以分析相互重叠的模块结构，应用软件Cfinder就是以该算法的思想为基础开发的
MCODE算法	是针对检测蛋白质网络中的蛋白质复合体而提出的一种聚类算法。主要包括节点赋权重、模块预测以及可选的后期处理操作

表6-5 常用路径查询匹配软件

名称	特点	网址
PathBLAST	用于蛋白质相互作用网络中的路径查询匹配和保守路径的比较分析	http：//www. pathblast. org
MetaPAT	用于代谢路径的查询匹配	https：//github. com/metapat
MetaRoute	用于代谢网络中源节点与目标节点之间的路径搜索匹配	http//www-bs. informatik. uni-tuebingen. de/Services/MetaRoute

表6-6 常用图查询匹配软件

名称	特点	网址
NetworkBLAST	用于两个或多个蛋白质相互作用网络的比对及其保守功能模块的挖掘	http：//www. cs. tau. ac. il/~bnet/networkblast
MaWISH	用于两个蛋白质相互作用网络的局部比对	http：//vorlon. case. edu/~mxk331/softwareBresearch/Yu/mn/itm_probe
SAGA	用于近似子图匹配	http：//www. eecs. umich. edu/saga
Graemlin	用于多个生物网络之间的全局和局部比对分析	http//graemlin. stanford. edu
NetMatch	用于查找与查询网络具有相同连接方式的原网络中的子网络	http：//baderlab. org/Software/NetMatch

1. 网络药理学的研究方法 网络药理学的研究思路通常分为两类。

（1）根据公共数据库和已有的公开数据，建立药物作用机制网络预测模型，预测药物的作用靶点，从生物网络平衡的角度解析药物的作用机制。

（2）利用各种组学及高通量/高内涵技术，通过观察药物与模型间的相互作用，获取数据，以生物信息学手段进行分析，构建药物-靶点-疾病网络，从整体揭示疾病间、药物间、疾病与靶点、靶点与药物的关系，建立预测模型，再进一步探讨所研究药物的网络药理学机制（图6-22）。

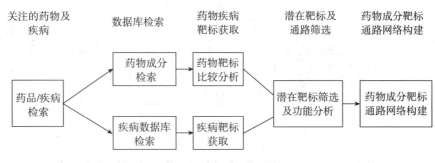

图 6 - 22　网络药理学分析路径

课堂互动

1. 多向药理学在传统与当前的认知中有什么差异？
2. 组学技术涵盖哪些内容？

2. 生物网络数据库　网络药理学所需生物网络数据库包括药物化学数据库、中药成分数据库等。其中，常用的药物化学数据库见表 6 - 7；中药成分数据库见表 6 - 8；疾病相关蛋白数据库见表 6 - 9；化合物靶标关系数据库有 STITCH 数据库和 PharmMappes 数据库；基因信息数据库有 GO 数据库、WebGestalt 数据库和 DAVID 数据库；蛋白相互作用数据库有 STRING 数据库和 STITCH 数据库；蛋白序列和功能数据库有 Uniprot 数据库。

表 6 - 7　常见药物化学数据库

名称	特点	网址
PubChem	隶属于 NCBI 数据库的子数据库，是专门针对化学结构搜索的数据库，使用方便而且免费	https://pubchem.ncbi.nlm.nih.gov/
ChEMBL	欧洲生物信息研究所（European Bioinformatics Institute, EBI）开发的在线免费数据库，截至 2019 年 10 月，该数据库共收集 12482 个靶点、187.9 万个化合物，共有 15500 万条生物活性信息	https://www.ebi.ac.uk/chembl/
ChemSpider	以化学结构式为基础的最丰富的单一化学信息在线资源	http://www.chemspider.com/

表 6 - 8　常见中药数据库

名称	特点	网址
TCMSP	中药系统药理学数据库和分析平台	https://tcmspw.com/tcmsp.php
TCM - Mesh	中药制剂网络药理学综合分析数据库	http://mesh.tcm.microhioinformatics.org
ETCM	中药和方剂的整合数据平台，嵌合了物理化学性质、成药性评价、靶点预测以及药物靶标和疾病靶标相关功能和通路的系统分析功能的数据库	http://www.nrc.ac.cn:9090/ETCM/
TCMIP	中医药大数据管理及整合药理学计算服务于一体的智能化数据挖掘平台	http://www.tcmip.cn/TCMIPindex.php/Home/Index/indcx

表 6 - 9　疾病相关蛋白数据库

名称	特点	网址
CTD	关于化学物质与基因的相互作用、化学物质在体内的运输和积累的数据库	http://ctdbase.org/
TTD	提供药物的主要靶标的相关信息	http://db.idrblab.net/ttd/
OMIM	侧重于疾病表型与其致病基因之间的关联	https://omim.org/

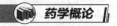

名称	特点	网址
GeneCards	人类基因的综合数据库，提供简明的基因组、蛋白组、转录、遗传和功能上所有已知和预测的人类基因。信息包括指向疾病的关系、突变和多态性、基因表达、基因功能、途径、蛋白质与蛋白质相互作用、相关药物及化合物和试剂以及工具等	https://www.genecards.org/

第四节　药理学理论知识与实践技能

一、基础与专业知识

（一）药理学课程

药理学是药学专业的主干课程之一，药学专业本科生需要掌握扎实的药理学基础理论和系统知识，具有独立从事科学研究、教学工作或担任专门技术工作的能力。尽管药理学是药学专业的主干课程，但它与各基础医学学科的关联密切，且应用广泛。因此，学习药理学之前，要具备人体解剖学、生理学、生物化学和病理学等相关基础知识（图 6-23）。在充分掌握先修课程知识的前提下，学习药理学时应重点攻克每个章节的"代表药"，把握药物的共性与个性，运用归纳法、比较法等，总结常用药物的特点，以促进记忆、巩固知识。另外要注意，在理论学习的同时，也不能忽视实验教学。药理学是一个实验性很强的学科，课程教学实施包括理论教学和实验教学两部分。

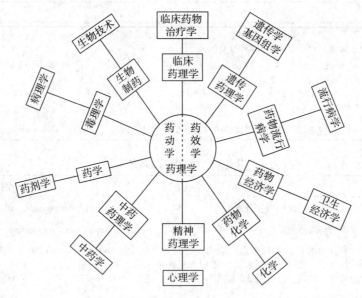

图 6-23　药理学在相关学科的应用

（二）相关学科课程

1. 毒理学　与药理学紧密联系，是具有相似相通基础理论和实验手段的学科系统，共同保护人类免遭化学物质的伤害。在新药研发的各个研究阶段，研究包括药效学、药动学以及毒理学研究，旨在保证用药安全、有效、可控，以提供充分证据推进临床试验和批准上市。药学专业本科生在学习中，应注重理论与实践相结合，尤其是结合 GLP 实验室研究特点提升实验技能，结合 GLP 管理制度培养良好的科研习惯，结合 GLP 法规要求提高文化素养。

2. 药物化学　与药理学联系紧密，以结构－效应关系串联两门课程，有助于对相关学科知识的整合，有助于实验课、创新创业活动中的知识转化。

3. 药物分析　药理学是定量科学，药理学效应强度存在量－效关系，毒理作用也存在量－效关系。掌握正确的代表性药物分析方法，验证药物分析理论知识，能加深对本学科专业知识的理解。

4. 药剂学　用于解决药物的给药形式和给药途径，也研究制剂在体内吸收、分布、代谢、排泄，探索如何发挥或提高药物功效。制剂的规格形式、制备工艺等均是为达成药物的药理学效应而存在的。

二、基本、专业实践及辅助技能

（一）专业课基本技能

1. 实验动物　饲养、分组、机能学实验方法、形态学实验方法；实验动物给药量的计算。

2. 组织、细胞　离体培养、膜片钳技术、生物化学与分子生物学等。

3. 药物筛选所需技能　靶标蛋白的表达、纯化；药物－靶标相互作用的检测等。

（二）专业实践工具

1. 药理学相关专业软件　见表6－10。

表6－10　药学/生物科研常用软件

序号	软件名称	适用范围及功能
1	GraphPad Prism	必备的科研绘图工具，功能强大
2	Image J/ Quantity One	均属图像处理软件，可以对 western blot 等图片进行定量分析，也可以对免疫荧光图片进行定量分析，还可以对细胞图片或者菌落图片进行计数，是药理学、生物学研究必不可少的软件。Image J 是免费软件
3	Adobe Illustrator/ Photoshop	两款功能强大的图形处理软件，对后期结果整理、整合结果图片以达到发表要求非常有用。Illustrator 适合处理矢量图形，PS 适合处理像素图形，二者结合运用为宜
4	Winplas	功能强大且极易上手的质粒绘图的专业软件，可以绘制高质量质粒图谱，广泛应用于制作论文、教程插图
5	UCSC Genome Browser	功能多样的基因组浏览器
6	CellNetAnalyzer	一种细胞网络分析工具，基于 MatLab 的代谢网络和信号传导网络分析模块，是一个典型的代谢流分析工具，可以进行代谢流的计算、预测、目标函数的优化和端途径分析、元素模式分析以及代谢流之间的对比等。可以基本满足研究一个中型代谢网络的结构，尤其是计算流分配的要求
7	ModFit LT	目前最全面的流式细胞仪 DNA 细胞周期和细胞增殖分析软件，是研究凋亡细胞生物学与药理学的一大利器
8	IBM SPSS Statistics	世界上最早采用图形界面的统计软件，其突出特点是操作界面极为友好、输出结果美观
9	Primer Premier	引物设计的利器，药理学、生物学类专业研究几乎都会用到；也可以实现限制性内切酶位点的查找以及蛋白质氨基酸序列的比对等功能

2. 实验技术

（1）实验动物操作　实验动物是生物医学研究中不可或缺的工具，在探寻疾病发病机制、药物临床前筛选等方面有着十分重要的作用。

①饲养：小鼠繁殖迅速，饲养成本较低，是应用最为广泛的一种实验动物（图6－24）。

②捉拿：用左手拇指和食指抓住小鼠尾部，再用手掌尺侧及小指夹住尾根部，用左手拇指及食指捏住其颈部皮肤进行固定（图6－25）。

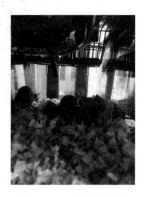

图6-24　小鼠的饲养

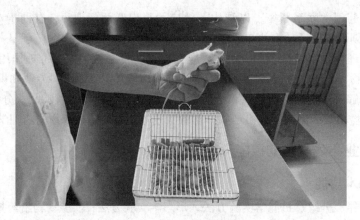

图 6-25 小鼠的捉拿

③内眦取血：眼眶后静脉丛取血时，固定小鼠头部，使眼球充分外凸，毛细玻璃管沿内眦眼眶后壁刺入，深度约 2～3mm（图 6-26）。

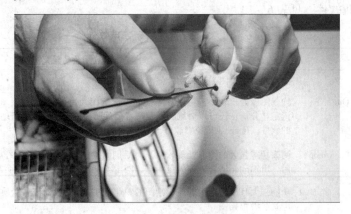

图 6-26 小鼠内眦取血

④腹腔注射：以拇指和食指抓住其头颈部皮肤，紧握鼠背，使其腹部伸展，固定好，使其腹部向上，注射器在小鼠左/右下腹部中线旁 2mm 的位置刺入，入针角度约 30°～60°，每次腹腔注射药液量为 0.1～0.2ml/10g 体重（图 6-27）。

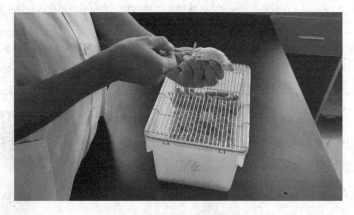

图 6-27 小鼠腹腔注射

⑤灌胃：左手固定小鼠，右手持灌胃器，将灌胃针经口角插入口腔，再将灌胃针沿食管缓慢插入胃部 2～3cm，每次灌胃量控制在 0.1～0.3ml/10g 体重（图 6-28）。

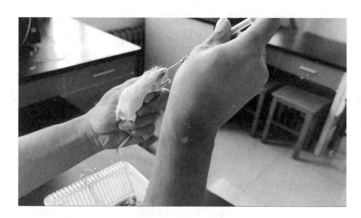

图 6 - 28　小鼠灌胃

（2）组织病理学技术　病理诊断被认为是疾病诊断的"金标准"或"最终诊断"。因此，它广泛应用于临床医学、法医学工作以及新药研发和各种生物医学科研。样品制备、读片等工作是实验研究的常规活动（图 6 - 29，图 6 - 30）。

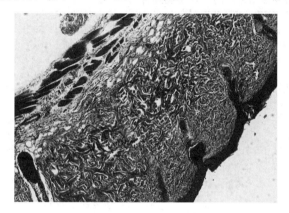

图 6 - 29　小鼠皮肤光镜照片（100 ×）

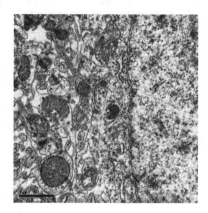

图 6 - 30　大鼠海马电镜照片

（3）行为学　行为学实验主要研究药物对学习、记忆功能及情绪活动（如焦虑、抑郁等）的影响，也进行药物依赖性实验评价。关于动物学习、记忆的实验方法有跳台、避暗、穿梭箱、爬杆、迷津（如 Y 型迷路；Morris 水迷宫，见图 6 - 31）、操作式条件反射等，应激模型有强迫游泳实验、悬尾实验等。

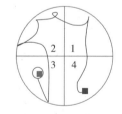

图 6 - 31　水迷宫轨迹图

3. 仪器设备

（1）酶标仪　酶联免疫吸附试验（enzyme - linked immunosorbent assay，ELISA）简称酶标法，是从荧光抗体技术、同位素免疫技术发展而来的一种快速、敏感、特异且自动化的检验技术，广泛应用于食品安全检验、临床检验、药物和毒物研究等方面。所用仪器的学名为微孔读板仪，在国内俗称酶标仪是因早期主要用于酶联免疫检测，沿袭而来。其工作原理就是升级版的分光光度计，凡检测可转移到微孔板中的液体物质，与光信号相关，需要高通量、节省试剂的实验，均可考虑使用之，是当前药理毒理研究的常规仪器设备。

（2）流式细胞仪　流式细胞分析技术（flow cytometry，FCM）是 20 世纪 70 年代初发展起来的一项技术，常用于细胞分析和细胞分选，在医学基础研究、临床检验中有广泛的应用。流式细胞仪的基本结构包括流动室及液流系统、激光源及光学系统、光电管及检测系统、计算机及分析系统，其中，流动室是仪器核心。该仪器在检测细菌耐药性、细胞凋亡多药耐药基因等的药理毒理研究方面是常用设备。

（3）膜片钳　膜片钳技术是一种基于电工学和电化学原理的分析手段，可以通过检测细胞电信号，

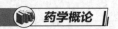

研究化学物质、电、力等刺激对细胞功能的影响，进而探究细胞活动的机制。将膜片钳技术与激光扫描共聚焦显微镜、双光子显微镜、荧光显微镜等技术结合，可以在检测细胞的电流变化的同时，对细胞的电信号传递活动进行成像观察。在通道药理学研究中，膜片钳是必不可少的仪器。

（4）Morris 水迷宫　Morris 水迷宫实验（Morris water maze test）是空间学习记忆能力研究的经典方法，在行为药理学研究中经常使用。仪器的使用对实验室条件的要求也较高，实验环境要保持温度、声音、时间等的一致。由于数据较多，其对实验者数据处理能力的要求也较高。

知识链接

药理学优势校所

1. 学科评估　是目前全球范围内体现中国高校学科建设水平最具权威性、公信力和影响力的官方评估结果。教育部的第五轮学科评估已于 2020 年末启动，但目前，第四轮学科评估结果仍是最权威的评价排名（表6-11）。

表6-11　教育部第四轮药学学科评估结果：药理学学校排名

排名	学校名称	评估结果
1	北京协和医学院	A+
2	中国药科大学	A+
3	北京大学	A
4	沈阳药科大学	A
5	浙江大学	A
6	复旦大学	A-
7	上海交通大学	A-
8	山东大学	A-
9	中山大学	A-
10	四川大学	A-
11	第二军医大学	A-

2. 世界大学排行榜　是评价各学校的重要依据。目前公认较有影响力的排行榜包括：国际教育研究机构（Quacquarelli Symonds）发布的 QS 世界大学排名、英国泰晤士高等教育（Times Higher Education）发布的 THE 世界大学排名、U. S. News 世界大学排名和上海交通大学世界一流大学研究中心发布的 ARWU（Academic Ranking of World Universities）世界大学学术排名。中国高校的"药理学与毒理学"学科在 US News 2021 世界大学排名中的情况见表6-12。

表6-12　中国高校"药理学与毒理学"学科 US News 2021 世界大学排名表

序号	学校名称	全球排名	得分
1	中国药科大学	15	75.9
2	复旦大学	20	71.3
3	北京大学	20	71.3
4	上海交通大学	24	69.3
5	中山大学	31	67.8
6	浙江大学	38	65.8

续表

序号	学校名称	全球排名	得分
7	四川大学	46	64.1
8	沈阳药科大学	57	61.0
9	南京医科大学	79	57.2
10	中国科学院大学	86	55.8
11	山东大学	91	54.8
12	苏州大学	110	50.3
13	吉林大学	112	49.9
14	上海中医药大学	131	47.4
15	首都医科大学	138	46.1
16	西安交通大学	142	45.7
17	南京大学	144	45.3
18	温州医科大学	148	44.8
19	武汉大学	149	44.7
20	华中科技大学	151	44.5

注：US News 全球排名特别关注学校的整体学术研究和名誉，而不是仅看单独的本科或者研究生课程。

（三）专业辅助技能

1. 药学专业 SCI 背景知识之二——文章撰写　药学专业论文是对药学科学研究工作的书面总结，它是将药学科学工作创造性的研究成果以文献形式发表，以确认对该项发现或发明拥有优先权的依据。同时，文章撰写也是药学技术、发现、发明的信息交流方式，使其不受地域、时域的限制，知识得到传播与传承，因此，科技论文的写作尤为重要。文章撰写的基本要求在于以下几点。①创新性：创新是论文的核心和灵魂。创新在于有所发现，有所创造，有所革新，推陈出新。②科学性：在于论文本着科学的态度、科学的原理，在客观事实的基础上反映事物本质。③真实性：在于实事求是，尊重客观事实，忠于事实和原始资料。④逻辑性：通过科学的论据和逻辑推理来论证和阐述问题。

（1）综述写作　综述（review）是综合评述的简称，在于总结该研究内容的现状及未来发展的方向，通过对几十、上百篇论文进行消化、整理、归纳分析、形成浓缩的信息，有益于他人快速了解该方面知识，利于传播与更新。综述具有综合性，能全面、系统地反映国内外药学的概况。此外，综述要求新颖性，应在一定时期内，一般以近 5 年为主，对学术性期刊进行总结。综述是对原始文献的选择和组织，以别人的观点来表达作者的意见，两者相辅相成，融会贯通。综述是对知识的再创造，内容一般围绕该课题的发展史、目前的发展水平、存在的问题和挑战、未来的发展方向这几方面展开。具体写作流程如下。

①确定综述的大概方向。从权威综述期刊，比如 *Chemical Reviews*、*Chemical Society Reviews*、*Accounts of Chemical Research*、*Advanced Materials*、*Nature Review* 等中，查阅相关综述，总结已发表综述的侧重点和亮点。

②确定综述的主题，开展文献调研。在 Web of Science、PubMed、Elsveier、Springer Link 等文献检索网站上进行文献检索。对于经典的文献，可以直接去已发表的综述中寻找。

③文献阅读。刚开始阅读文献时，通读整篇文献，了解研究性文献的结构特点，把握文献的重点。首先阅读 Abstract 部分，把握文献主要内容，再结合图表进一步理解文献。文献笔记重点标注 Abstract 以及结论性文字。Discussion 部分的主要撰写内容为研究时存在的问题，需重点阅读。另外，在文献管理软件 EndNote 中对文献进行分类，方便后期进行文献查找。

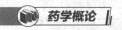

④构建综述框架。文献阅读达到一定量之后，可构建综述框架。综述一般包括 Introduction、Content、Discussion、Conclusion 四个部分。需重点构建 Content 中的每一小节，在文献阅读时就需将文献归类到与之对应的小节。

⑤综述初稿撰写。Introduction 主要是研究方向的背景介绍，需要大量的文献储备，建议在四个部分中最后写。Introduction 的最后一部分要介绍综述的主题和综述的内容，突出综述的创新点。Content 是综述的写作核心，一般采用总分的写作方式。Discussion 是个人对问题的剖析，此处文献引用量不宜多，这些问题一般在研究性文献中有所提及，可参考已发表的综述进行分析。Conclusion 是对综述的总结以及对研究方向的展望。Abstract 部分是对整个综述的概述，要突出综述的创新点，建议最后写。

⑥初稿完成后的工作。需要重点检查以下几个问题：顺序是否需要调整？某些小节是否需要调整？文献是否充足？内容是否有所重复？引用的文献内容是否存在错误？应注意语法错误，语句要精简，避免过长的句子。Content 中每个大节的最后一部分需进行总结，比较优缺点、异同点等。

⑦综述中的图片整理。综述中的图片分为引用文献中的图片和本人原创图片。引用文献中的图片可以从文献中截图，或去杂志网页下载原图。若引用图片，发表前需向作者申请使用权限。

（2）研究论文写作　研究性论文（article）是指针对某一些问题、现象进行深入分析、讨论并得到有意义结论的文章。基本原则是架构清晰，设置研究标准，精确。研究性论文是对科研工作中得到的材料与结果进行科学的归纳、分析和推理，在此基础上形成具有创新性的发现或方法的文献。创新思想的获得，在于平时研究的过程，每当头脑中思想的火花闪现时，我们应立刻将其捕捉。

一篇高水平的研究性论文应当具有创新性、科学性、实用性、规范性。写作应力求简洁清晰、逻辑完善。科技论文，尤其是英文 SCI 论文的写作，要紧扣主旨，语句应地道且内容应具有学术性及专业性。论文构思撰写，应对论文的论点、论据和论证方法进行设计，论文的层次结构、图表绘制应规范、科学、简洁，同时需注重排版美观精致。论文不仅要如实反映研究的过程，提供准确的实验数据，客观、全面地分析研究结果，还要进行逻辑严密的推理，得到严谨有说服力的结论。研究性论文写作需要确定课题，查阅文献，提出科学问题，设计实验思路，完善实验方法，归纳整理实验结果，最后总结与讨论。写作时要求思路清晰，数据准确，结构完整，语言精练。研究论文一般分为以下几部分。a. 文章标题：应尽量使用公布性语气。b. 论文摘要：应条理清晰，论点明确，论据充分，推断合理。c. 论文引言：应提出研究的问题或假说，提出科学问题及拟采用的研究方法，文字通顺，层次分明。d. 研究结果：应客观反映数据结果，用词需准确。e. 讨论：应对研究成果进行评价。其余部分可根据期刊要求自行删减。写作流程如下。

①确定研究的大概方向。查阅相关文献，结合自己感兴趣的领域，提出未解决的科学问题，思考解决的办法。

②确定实验思路，设计实验。实验的设计讲求科学性，应保证客观原则，同时追求可行性。详细有效的实验方案，可为后期的实验操作提供便捷有效的指导。

③研究结果的分析与解释。要将对材料的分类与分析、数据的汇总与统计、逻辑的演绎、图表的演

示最终落实到研究性论文中。

④文章总结与讨论。可从对该研究的理解、实验结果的分析、依旧存在的问题、该研究未来发展方向的思考等多个角度进行讨论。

（3）投稿及修稿 选择与稿件内容相符的药学专业期刊进行投稿，应参考"中国科学院文献情报中心期刊分区表"（http://www.fenqubiao.com/），务必避开"预警期刊"，尽量选择中科院分区"一区/二区"的杂志进行投稿。投稿前，根据该期刊的"投稿须知"对文章的格式及版面进行修改，过程枯燥且漫长，考验同学对于时间和精力的安排和管控能力。除正文和附加数据、图片外，投稿需要 Cover letter，向编辑介绍文章创新点、意义及对编辑处理稿件的感谢，一并将符合期刊要求的稿件投送至目标期刊。

投稿流程包括：Complete submission（完成投稿）—Assigned editor（安排编辑）—Under review（专家评审）—Decision letter（编辑根据外审意见决定拒稿/修稿）—Revision（作者根据审稿意见进行"Point to point"修稿，修回时需要再次准备一份 Cover letter）—Decision letter（认真修回的文章，一般会有很大的可能性被接收发表）—Accepted 接收/ Declined 拒稿。投稿过程中，要有足够的耐心和抗挫折能力，回复编辑和审稿人的意见时，应保持礼貌、不卑不亢、正面回复，这些对于稿件顺利接收都是非常重要的细节。

知识链接

Cover letter（模板）

Dear Editor：

We wish to submit our manuscript entitled "题目" for your consideration to publish in "杂志名" as a research article.

In this review, we introduced … Then we discussed … Furthermore, we concentrated more on … By this purpose, the relationship between A and B were presented to the readers from multiple aspects. Finally, we discussed the …

There is no conflict of interest existing in the submission of this manuscript, and the manuscript has been approved by all authors for publication. The work described is original and is not considered for publication in any other journals.

We highly appreciate your time and assistance in handling this manuscript, and we look forward to hearing from you soon.

Yours Sincerely，

通讯作者姓名

单位

地址

---

2. 药理学/毒理学期刊 药理学的学科任务是研究药物与机体相互作用及其机制，指导临床合理用药，研发新药、发现药物新用途并为探索生命和疾病本质提供实验资料。因此，药理学与生物学、医学、药学等多学科联系紧密，药理学研究论文经常发表在生物化学、遗传学、免疫学等学科的期刊上，有的会发表在临床期刊上。多数药学专业的综合期刊都辟有药理学栏目，也发表药理学研究论文。期刊影响因子是衡量期刊水平的重要指标之一，但不同学科间无法比较影响因子高低，一定要结合分区进行综合考量。

（1）高影响因子研究期刊 2020 年影响因子超过 10 的期刊有 *Nature Reviews Drug Discovery*、*Pharmacological Reviews*、*Trends in Pharmacological Sciences*、*Advanced Drug Delivery Reviews*、*Annual Review of Phar-*

macology and Toxicology、*Drug Resistance Updates*、*Pharmacology & Therapeutics* 七种，此类期刊属于药理学领域的顶级期刊。影响因子在 5～10 之间的期刊也仅有 19 种，其中包括药学学报（*Acta Pharmaceutica Sinica B*）和中国药理学报（*Acta Pharmacologica Sinica*）。

（2）适合一般研究者和在校生投稿的期刊　影响因子在 2～5 之间，审稿时间较为紧凑，适合一般研究者和在校生投稿，包括 *Biochemical Pharmacology*、*European Journal of Pharmacology*、*European Journal of Clinical Pharmacology*、*Toxicology* 等。这些期刊创刊于 20 世纪 50 年代至 20 世纪 70 年代，属于历史悠久、口碑良好的专业药理毒理学杂志，尽管影响因子不高，但都属于医学 2 区，药学 1/2 区。除此之外，还有很多生物医药相关杂志接受药理学、毒理学投稿，但投稿前要对目标杂志做充分了解，以免误投不良期刊。

国内期刊多为在中国科学技术协会主管下，分别由中国药理学会、中国毒理学会、中国药学会等单独主办或联合主办的公开出版物，如《中国药理学与毒理学杂志》《中国临床药理学杂志》《中国药理学通报》均为药理学专业杂志，但审稿周期一般较长。

第五节　药理学从业能力与素养

一、从业发展和专业优势

药理学是基础医学与临床医学的桥梁学科，其职业范围比较广，最直接的职业是在制药公司的新药研发部门从事药理、药效学评价的技术或管理工作。由于新药临床研究的主要内容是临床药理学研究，经过药理学研究训练的人员比较适合在制药公司从事临床监察员的工作。此外，基础药理学研究或创新药物研究都需要有一定药理学研究背景的人才。

毒理学是专业性很强的学科，新药的安全评价必须在 GLP 实验室进行，因此，在 GLP 实验室工作是毒理学专业人员最合适的职业场所。当然，毒理学涉及的面也很广，除了新药的安全评价外，工业毒理、环境毒理研究也是密切相关的职业（表 6-13）。

表 6-13　药理学职业面向

所属专业大类（代码）	所属专业类（代码）	对应行业（代码）	主要职业类别（代码）	主要岗位类别（或技术领域）	职业资格证书或技能等级证书举例
医药卫生大类（62）	药学类（6203）	卫生（84）	医疗临床辅助服务员（4-14-01-00）	临床研究助理（临床监察员）	药师
		批发业（51）		新药安全性评价（毒理学研究员）	执业药师
		医药及医疗器械批发（515）	药师（2-05-06-01）		健康管理师
		零售业（52）	医药商品购销员（4-01-05-02）	药物筛选（药理活性测试）	
		医药及医疗器械专门零售（525）	医药代表（2-06-07-07）	药效学试验	
		医药制造业（27）	医学研究人员（2-01-08-00）	药学服务	
				医药营销	
				药品调剂	
				药品采购	
				药品仓储	

注：对应行业（代码）参见国民经济行业分类和代码（2017 版），主要职业类别（代码）参见国家职业分类大典（2015 版）。

为了使大家对职业、岗位有更深的理解，下面简要介绍两个职业。

1. 临床监察员 临床监察员（clinical research associate，CRA）也称临床研究助理，主要负责组织相关项目的临床监察，并负责制订相关项目的临床监察实施计划；临床监察员一般要求具有临床医学、卫生统计学和药学等方面的专业知识，具有 GCP（good clinical practice）证书，具有丰富的临床试验工作经验，具备较强的对外沟通协调能力和语言表达能力。临床监察员的主要工作内容有：临床试验单位临床试验的监察；临床数据的整理与统计；政府相关部门的技术沟通与支持；与产品有关的技术资料的调研与撰写。

由于中国病例资源丰富，与欧美等西方发达国家相比，人力成本低廉，许多跨国制药企业都将药品的研发和临床试验转移到中国来进行。为了临床试验的顺利进行，这些世界 500 强的药企急需大批有医药从业知识和从业背景的医务人员成为其临床监察员，来保证项目的顺利实施。因此，国内 CRA 人才市场面临相当严重的缺口。现在市场行情明显为供不应求，尤其有经验、懂外语且非常敬业的 CRA 是稀缺的人力资源。做 CRA 最好有医学背景，有扎实的医学知识，能顺利与临床医师交流，这样工作起来会比较容易。

2. 毒理学研究员 一般要求要熟悉中国国家药品监督管理局（National Medical Products Administration，NMPA）和美国食品药品管理局（Food and Drug Administration，FDA）有关药物安全性评价的法规；有从事生物制品安全性评价的相关工作经验；有撰写毒理研究报告的相关经验；有一定的组织协调能力；有较好的英语读、写、听、说能力。工作内容主要为：负责新药毒理试验方案的设计、实施以及实验过程的监察；负责汇编药理毒理研究新药注册申报资料。

药理学相关就业岗位见表 6-14。

表 6-14 药理学相关就业岗位

序号	就业单位	岗位需求
1	制药企业	药品生产，相关管理制度和标准的建立
2	药学科研机构	从事药物研发，如：药物筛选、药效学评价、安全性评价、试验数据管理和统计分析、药品注册、专利申请等
3	药品经营企业	为临床医生宣讲新药品的药物特点和注意事项；为公司研发提供技术改进与产品开发所有的临床需求；药品流通及销售等工作
4	医院药剂科	从事医院制剂、质检、临床药学等工作
5	药品管理部门	药品安全评价、药品注册、安全监管、市场监督
6	药品检验所	药品的药理学研究
7	医药院校	药理学理论、实验教学和科研等

二、创新、就业与创业能力

药理学是研究药物与机体相互作用及作用规律的学科，也是医药院校各个专业学生的一门主干必修课程。作为一门重要的应用型学科，药理学为药物筛选、药效学评价、实验动物造模、临床合理用药和开展药学服务提供理论依据和科学指导。

药理学涉及病理学、病理生理学、药物化学等多学科的内容，该学科主要培养学生掌握药物的药理作用、临床应用以及不良反应监测和药物相互作用等基本知识，具备继续学习和适应职业变化的创新能力。药理学以培养"既会做药又会用药"的药学人员为核心，该专业学生具备在新药评价和研发、药品生产和质量控制、处方审核和药品调配、指导临床合理用药和参与药学服务等工作岗位中就业的能力。药理学注重培养学生自主学习和终身学习能力，结合学生个性特点，努力提高自身创业能力，促进学生个性健康发展，成为会创新、敢担当的高素质应用型人才。

本章小结

学科发端　药物学的千年积累和工业革命的理论、技术准备，19世纪德国Rudolf Buchhheim开创药理学

药理学概述 ── **药理学的概念**　研究药物与机体（包括病原体）相互作用及其作用规律的一门学科

药理学的研究内容 ── **药物效应动力学**　研究药物对机体的作用及机制，为指导临床合理用药提供理论依据

　　　　　　　　── **药物代谢动力学**　定量研究药物在机体内的过程，并运用数学原理和方法阐述其动态规律

药物历程作用篇 药理学

药理学的分支与发展方向 ── **分子药理学**　现代药理学的主流

　　　　　　　　── **遗传药理学**　研究物种因先天性遗传变异导致机体对外源性物质反应异常的学科

　　　　　　　　── **定量药理学**　采用建模和模拟手段，用参数和图法表达结果，定量地评价药理效应及影响药效的因素，为实验设计、研究决策及临床合理用药提供依据的工具学科

　　　　　　　　── **网络药理学**　通过对多层次生物网络进行参数分析，选择关键节点对药物分子进行设计的新学科

理论知识与实践技能 ── 药理学是药学专业主干课程之一；药理学在相关学科中的应用

　　　　　　　　── **相关学科**　药理学要与毒理学、药物化学、药剂学、药物分析等学科课程穿插复习、交互印证，以加深对药学专业知识的理解

　　　　　　　　── **实践技能**　药理学实验综合运用分子生物学、免疫学、形态实验学、机能实验学技术，包括离体试验和在体试验，要广泛涉猎，提升设计与动手能力

药理学从业能力与素养 ── **从业发展**　药企、科研院所、医院、药品管理部门

　　　　　　　　── **能力与素养**　药理学以培养"既会做药又会用药"的药学人员为核心

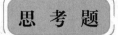

思考题
参考答案

1. 患者张某，男，45岁。因心绞痛发作，医生给予硝酸甘油治疗，并特别嘱其要舌下含服，不能采用口服给药，用药后30分钟内不能喝水。请说明原因。

2. 患者李某，男，30岁。因饮食不当出现腹痛、腹泻而就诊，医生给予治疗量的解痉药阿托品后，患者腹痛、腹泻缓解，但感觉口干、心跳加快、视物模糊等。请向患者说明原因。

3. 药理学学科的任务有哪些？

4. 试述分子药理学的发展与化学、生物学各学科的关系。

5. 试述近年来国际国内定量药理学的优势研究部门。

6. 试列举网络药理学常用的生物网络数据库。

7. 试简述网络药理学分析路径。

（许　勇　彭　电）

第七章

药物历程质控篇——药物分析

学习导引

知识要求

1. **掌握** 国内外药典的主要组成与内容；药物及其制剂的鉴别试验、检查内容、含量测定方法；药品质量标准制订的基本规律和代表性药物的分析方法；药物分析专业实践和辅助技能。

2. **熟悉** 药物分析的基础与专业知识；药物的化学结构、理化特征、存在状况与分析方法选择之间的关系；药物分析方法学的验证；药物分析从业发展和专业优势特点。

3. **了解** 药物分析的性质、任务及特点；药品质量控制中的生物学和数学新方法与新技术；药物分析的创新、就业和创业能力。

能力要求

1. 具备强烈的药物全面质量控制的观念以及相应的知识技能。

2. 能胜任药物研发、生产、供应和临床使用过程中的分析检验工作。

3. 具有探索和解决药物质量问题的基本思路和能力。

案例解析

【**案例**】2006 年，某药企生产的克林霉素磷酸酯葡萄糖注射液（"欣弗"注射液）经使用后出现严重不良反应（欣弗事件），造成 90 多例患者受到严重损害，死亡 11 例。权威部门技术检验表明，该药品无菌检查和热原检查不符合规定。国家药监局通报：该公司在此阶段生产的注射液未按批准的工艺参数灭菌，降低灭菌温度、缩短灭菌时间、增加灭菌柜装载量，影响了灭菌效果。

【**问题**】药品生产过程中如何进行质量控制？

【**解析**】药品质量控制的任一环节都必须严格按照规程操作，药学工作者应该树立严肃的药品质量控制观念。

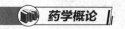

第一节 药物分析学概述

一、药物分析的概念与性质

药品不同于一般的商品，是一类事关人类生命健康的特殊商品。药品管理应当以人民健康为中心，坚持风险管理、全程管控、社会共治的原则，建立科学、严格的监督管理制度，全面提升药品质量，在药品研制、生产、经营使用过程中都必须执行严格的科学管理规范，并采用各种有效的技术手段对药品进行严格的质量分析和检验，保证全过程信息真实、准确、完整和可追溯。因此，药品质量的全面控制是一项涉及多学科、多领域的综合性工作。

药物分析学是分析化学在药学领域中的一个重要分支学科，它主要运用物理学、化学、生物学的方法与技术，研究、解决化学结构已经明确的合成药物、中药和生化药及其制剂的质量控制的项目和指标限度，从而制定科学、可控的药品质量标准，也是体内药物分析检测的重要手段。药物分析学已经逐渐成为独立于分析化学的一门综合性的应用学科，尤其在新药的研发、仿制药一致性评价以及药品生产方面发挥着越来越重要的作用。因此，药物分析学主要探讨药品质量管理与监督检验的基本规律，是一门研究与发展药品质量控制的"方法学科"，是药学学科的重要组成部分。药物分析是我国高等教育药学类专业规定设置的一门重要的专业核心课，是临床药学学科的基础课，也是国家执业药师资格认证规定考试的专业课程之一。本课程的学习可为从事药品质量标准研究与监督检验工作奠定基础。

二、药物分析学的任务与历史沿革

（一）药物分析学的任务

1. 保证临床用药的安全和有效 药物分析学科和药物分析工作者的首要任务是保证用药的安全和有效，在药品的生产、经营与临床使用等环节对药品进行全面与全程的质量控制与监督。为了实现药品的全面质量管理，除了对药品的常规理化检验以及药品质量标准的研究和制定外，尚需深入对药物生产过程的质量监控。

2. 建立新药的质量标准 随着科学技术的发展，尤其是相关学科的发展，药物分析学也在不断地发展。一方面，我国新药研究由仿制为主转向自主创新为主，在缓控释制剂、靶向制剂和纳米微球制剂等药物新剂型的研制以及新化合物研究开发中，均要求有科学可行的质量标准的研究和制定。另一方面，对于研制开发能参与国际市场竞争的中药、利用现代生物技术研制生化药物和基因工程药物，均须进行相应的质量标准研究。

3. 完善和提高现行药品质量标准 随着科学水平的日益提高，新方法、新技术的不断应用，药物临床检测与监管水平的普及与提高，人们对原有药品有了新的认识。因此，原有质量标准需要进一步的完善和提高，质量控制的方法需要不断改进，更应注重方法的专属性、重现性和可控性。

在完善和提高现行药品质量标准的过程中，应追踪国际分析新技术的前沿，改进或自主开发质量控制平台和分析技术，使分析方法更加准确、灵敏、专属和快速，并力求向自动化、最优化和智能化方向发展，以使我国的药品质量研究与世界同步。特别是基于"质量源于设计（QbD）"理念的全过程质量有效控制，可实现药品质量从源头到产品的一站式技术质量控制。

例如：中药材黄连在1953年版《中国药典》含量测定项下为丙酮沉淀法，测定总生物碱；1990年版为吸收系数法；1995年版为薄层扫描法；2005年版为以小檗碱为对照的薄层扫描法；2020年版为高效液相色谱法，以盐酸小檗碱为对照，同时控制小檗碱、表小檗碱、黄连碱和巴马汀的含量。

再如：中药千里光在近年被新发现有严重肝毒性，因而被欧美国家禁用。研究表明，其毒性成分为阿多尼弗林生物碱，可以通过控制阿多尼弗林生物碱的限量，保证其临床应用安全。故新版《中国药典》采用高效液相–质谱法（HPLC–MS）控制阿多尼弗林碱的限量，规定"本品按干燥品计算，含阿多尼弗林碱（$C_{18}H_{23}NO_7$）不得超过0.004%"。

4. 药代动力学研究与治疗药物监测　为了全面控制药品的质量，开展体内药物分析也是十分紧迫的任务。通过研究药物在体内的吸收、分布、代谢和排泄过程，揭示药物在人或动物体内的动态变化规律；掌握治疗药物检测（TDM）的实验方法和技术，有利于指导临床安全、合理用药，减少药物的不良反应。

5. 仿制药一致性评价　仿制药一致性评价是指对已经批准上市的仿制药，按与原研药品质量和疗效一致的原则，分期分批进行质量一致性评价，即仿制药需在质量与药效上达到与原研药一致的水平。药品生产企业须以参比制剂为对照，开展包括处方、质量标准、晶型、粒度和杂质等主要药学指标的比较研究，对于固体制剂还需要进行溶出曲线和生物等效性研究。其中会应用液相色谱、液质联用、气质联用等，进行处方逆向分析以及杂质谱、质量标准、包材相容性和生物样品分析检测等研究内容，从而保证分析结果的真实、准确、可靠。

（二）药物分析学的历史沿革

药物分析学的历史沿革与分析化学的发展沿革是一致的。

分析化学有着悠久的历史，古代冶炼、酿造等工艺的高度发展，都与鉴定、分析、制作过程的控制等手段密切联系。在东、西方兴起的炼丹术、炼金术等都可视为分析化学的前驱。在科学史上，分析化学曾经是研究化学的开路先锋，它对元素的发现、相对原子质量的测定、定比定律、倍比定律等化学基本定律的确立、矿产资源的勘察利用等，都曾做出重要贡献。

从分析化学发展历程的角度，可以将其分为3个阶段。第一阶段是经典分析化学（19世纪末至20世纪30年代）：用物理化学中的溶液平衡理论、动力学等研究分析化学中的基本理论问题，如沉淀的形成和共沉淀、指示剂变色原理、滴定曲线和终点误差、缓冲原理及催化和诱导反应等，建立了溶液中的四大平衡理论，使分析化学从一门技术转变成一门独立的科学。第二阶段是近代分析化学（20世纪30年代至70年代）：原子能和半导体技术兴起，要求使用超纯材料，如99.99999%砷化镓，要求纯度高，须控制其微量杂质的限度，对于这一类问题，化学分析无法解决，因而促进了仪器分析和各种分离方法的发展，开创了仪器分析的新时代——物理方法大发展。第三阶段是现代分析化学（20世纪70年代至今）：现代分析化学把化学与数学、物理学、计算机科学、精密仪器制造、生命科学、材料科学等学科结合起来，成为一门综合科学。

传统的药物分析大多是应用化学方法分析药物分子，控制药品质量。20世纪80年代以前，容量分析法和重量分析法在药物分析方法中一直占有主导和统治地位。然而，现代药物分析无论是分析领域还是分析技术都已经大大拓展，是分析化学的重要分支。药物分析充分运用各种色谱技术的高效分离和高灵敏的检测装置，以获取最大量的信息，借助计算机辅助进行目标检索、数据处理，对药物内在质量的综合评价取得突破，从20世纪初的一种专门技术，逐渐发展成为一门日臻成熟的科学。

知识链接

周同惠院士与我国分析化学发展

周同惠，我国分析化学、药物分析和色谱学专家，我国兴奋剂检测的奠基人，中国科学院院士。

1. 艰难回国，投身药学研究　周院士于 1955 年 7 月冲破重重阻碍从美国回国。在他的带领下，我国药物分析与中草药活性成分的分析方法学研究水平进入世界前列。

2. 筹建中国兴奋剂检测中心，填补空白　经过两年多的努力，周院士的团队于 1989 年建成了中国第一个兴奋剂检测中心，填补了我国竞技体育违禁药物检测工作的空白，也为第 11 届亚运会在北京的召开做出了突出贡献。

我们敬仰"周老"的拳拳爱国之心，殷殷报国之志，更要领会他提倡的药物分析工作者踏实创新的作风：要不断努力充实自己，博采众家之长，紧跟科学的发展，才能充分发挥分析化学作为科学技术的"眼睛"和"先行官"的作用。

第二节　药物分析学的主要内容

微课

一、国家药品质量标准

案例解析

【案例】2007 年 7 月，国家药品不良反应监测中心收到报告：有白血病患儿使用某药企生产的注射用甲氨蝶呤后出现严重不良反应（甲氨蝶呤事件）。有关部门立即开展调查，发现该厂操作人员将硫酸长春新碱尾液混于注射用甲氨蝶呤及盐酸阿糖胞苷药品中，导致多个批次的药品被硫酸长春新碱污染，造成重大的药品生产质量责任事故。

【问题】此次药品质量事故造成了哪些危害？如何避免？

【解析】完全可以避免的操作错误，导致百余人严重的身体伤害，这对白血病患者家庭无疑是雪上加霜。中国医药企业员工的质量意识要持之以恒地提高，不能松懈。

药品的质量直接影响药品的安全性和有效性，事关使用者的身体健康和生命安全。为了确保药品的质量，保证用药的安全和有效，各个国家对药品均有强制执行和统一的质量监督标准，即药品质量标准。药品质量标准是国家对药品质量、规格及检验方法所做的技术规定，是药品生产、供应、使用、检验和监督管理部门共同遵循的法定依据。

药品标准主要包括真伪鉴别、纯度检查和品质要求，从侧面反映和决定了药品的安全性、有效性和质量可控性。药品生产企业作为药品质量和安全的第一责任负责人，需要对药品的研制、生产、经营和使用各个环节进行全面、实时动态的质量分析和控制，确保药品的质量。

国家药品标准体系的组成是以《中华人民共和国药典》为核心，以部（局）颁标准为外延，以药品注册标准为基础，三种药品标准是相互依存、互动提高的关系。

除了以上三个标准外，各个药品生产企业还会制定自己的"企业标准"，也称"内控标准"，一般是按照《中国药典》或部（局）颁标准制定，但是检验指标比《中国药典》或者部（局）颁标准都要高。主要是考虑到药品在运输、存储、销售过程中可能发生药品质量的变化，为确保药品的安全有效，制药企业在药品生产过程中要制定更高一些的标准。

国家药品监督管理局（NMPA）主管全国药品监督管理工作。药品监督管理部门设置的药品检验机构承担依法实施药品审批和药品质量监督检查所需的药品检验工作。

（一）《中国药典》

《中华人民共和国药典》（以下简称《中国药典》），是我国药品研制、生产（进口）、经营、使用和监督管理等相关单位均应遵循的法定技术标准，是国家药品标准的核心。其现行版本为2020年版，记为《中国药典》2020年版（图7-1）。

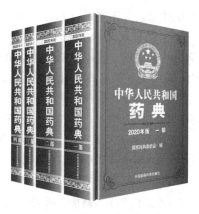

图7-1 中国药典（2020版）

《中国药典》出版有英文版，其英文全称为 Pharmacopoeia of the People′s Republic of China，英文简称为 Chinese Pharmacopoeia，英文缩写为 ChP。本版药典为新中国成立以后的第十一版药典，即1953、1963、1977、1985、1990、1995、2000、2005、2010、2015和2020年版。《中国药典》2020年版的组成分为一部、二部、三部和四部。一部收载药材和饮片、植物油脂和提取物、成方制剂和单味制剂等。二部收载化学药品、抗生素、生化药品以及放射性药品等。三部收载生物制品。四部收载通则，包括制剂通则、检验方法、指导原则、标准物质和试液试药相关通则、药用辅料等（图7-2）。

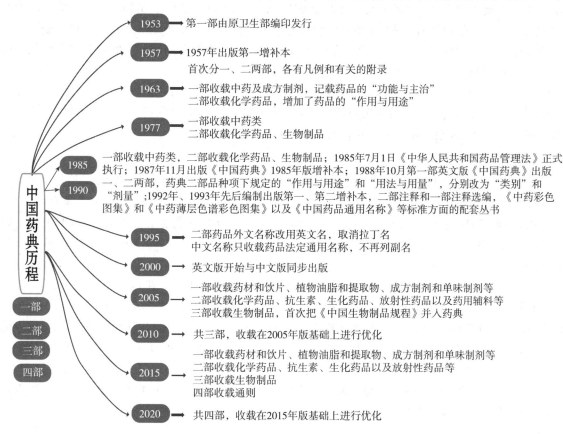

图7-2 中国药典发展历程

《中国药典》现行版已经颁布实施，其同品种的上版标准或其原国家标准已停止使用。除特别注明版次外，《中国药典》均指现行版《中国药典》。

《中国药典》的内容有凡例、通用技术要求和品种正文三部分。《中国药典》由国家药典委员会编制和修订，由国家药品监督管理局批准颁布，是国家监督管理药品质量的法定技术标准。它和其他法令一样具有法律约束力，凡是生产、销售和使用质量不符合药典标准规定的药品均为违法行为。

1. 凡例　是为正确使用《中国药典》，对品种正文、通用技术要求以及药品质量检验和检定中有关共性问题的统一规定和基本要求。凡例中的有关规定具有法定的约束力。凡例和通用技术要求中采用"除另有规定外"这一用语，表示存在与凡例或通用技术要求有关规定不一致的情况时，则在品种正文中另作规定，并据此执行。

2. 品种正文　系根据药物自身的理化与生物学特性，按照批准的来源、处方、制法和贮藏、运输等条件所制定的，用以检测药品质量是否达到用药要求并衡量其质量是否稳定均一的技术规定。品种正文（一部）项下根据品种和剂型不同，按顺序可分别列有：①品名；②来源；③处方；④制法；⑤性状；⑥鉴别；⑦检查；⑧浸出物；⑨特征图谱或指纹图谱；⑩含量测定；⑪炮制；⑫性味和归经；⑬功能与主治；⑭用法与用量；⑮注意；⑯规格；⑰贮藏；⑱制剂；⑲附注。

3. 通用技术要求　主要包括制剂通则、其他通则、通用检测方法。制剂通则系指按照药物剂型分类，针对剂型特点所规定的基本技术要求；通用检测方法系为各品种进行相同项目检验时所应采用的统一的设备、程序、方法和限度等。指导原则系为规范药典执行、指导药品标准制定和修订，提高药品质量控制水平的非强制性、推荐性技术要求。

生物制品通则是对生物制品生产和质量控制的基本要求，总论是对某一类生物制品生产和质量控制的相关技术要求。

《中国药典》四部可归纳为如下内容：制剂通则、其他通则、一般鉴别试验、光谱法、色谱法、物理常数测定法、其他测定法、限量检查法、特性检查法、分子生物学检查法、生物检查法、生物活性测定法、中药其他方法、生物制品相关检查方法、含量测定法、化学残留物测定法、微生物检查法、生物测定法、生物活性/效价测定法、特定生物原材料/动物及辅料、生物制品国家标准物质目录、药包材检测方法、试剂与标准物质、指导原则和药用辅料。

《中国药典》中的凡例、通用技术要求和品种正文三部分是紧密相扣、缺一不可的。国家药典委员会同时编纂出版与《中国药典》配套使用的相关书籍，如《临床用药须知》《药品红外光谱集》《中药彩色图集》《中药薄层色谱彩色图集》和《中国药品通用名》等。

（二）国外主要药典

目前，世界上已有数十个国家编订了国家药典。另外，尚有世界卫生组织（WHO）编订的国际药典以及一些区域性药典，如亚洲药典、欧洲药典等。现将药物分析工作中可供参考的国外药典介绍如下。

1. 美国药典/国家处方集（USP/NF）　由美国政府所属的美国药典委员会编辑出版。USP第一版是在1820年出版，1950年以后每5年出一次修订版，2002年开始每年出一版。美国药典从第43版（2020年版）起只提供互联网在线版，不再提供印刷版。NF在1883年是第一版，自1980年第15版起并入USP，前面是USP，后面是NF。美国药典最新版是2020年版，即USP43－NF38。

2. 英国药典（British Pharmacopoeia, BP）　由英国药品与医疗保健产品监管局（MHRA）英国药典委员会秘书处制定出版。英国药典更新周期为1次/年，是涵盖英国药品和医药产品权威官方标准的唯一全面出版物，最新版为2020版，即BP2020。英国药典2020版包括约4000份由英国《2012年人用药物法规》依法执行的专论。英国药典亦涵盖欧洲药典（European Pharmacopoeia, EP）的所有专论和要求，使英国药典成为可在整个欧洲及其他地区使用的方便且全面的标准集。这些标准也为英国和英国以外地区医药产品的自由流通提供了便利。

3. 日本药局方（Japanese Pharmacopoeia，JP）　日本国药典的名称是《日本药局方》，由日本药局方编辑委员会编纂，由日本厚生省颁布执行。1886 年 6 月 25 日第一版颁布，自 1887 年 7 月 1 日开始实施。现行版为第十八版（JP18），于 2020 年发布。

4. 欧洲药典（European Pharmacopoeia，EP）　由欧洲药品质量管理局起草和出版。1964 年第一版欧洲药典出版，现行版为第十版欧洲药典（EP10.0），于 2020 年 1 月 1 日生效。所有药品、药用物质生产企业在欧洲销售或使用其产品时，都必须遵循欧洲药典标准。

5. 国际药典（the International Pharmacopoeia，Ph. Int）　由 WHO 出版，其目的是提供重要的和具有重大公共卫生价值的优先药物的规格和测试方法，例如列入 WHO 组织特定疾病方案建议的《世界卫生组织基本药物标准清单》以及《世界卫生组织儿童标准处方集》。供 WHO 成员国免费使用。许多国家，尤其是非洲各成员国将《国际药典》作为本国或地区的认可标准，即具有法律效力。目前为第五版。

二、药品质量监督

（一）药品质量监督

药品的质量管理与监督涉及药品的研制、生产、经营、使用和监督管理等各个环节。药品质量监督中，依据药品质量标准对药品进行质量检验是确保药品质量的可靠手段，为保证临床用药的安全和有效，对药品的各个环节进行全面的质量管理已成为各国药品质量监管部门的共识。

1. 国际人用药品注册技术协调会

国际人用药品注册技术协调会（ICH，the International Conference on Harmonisation of Technical Requirements for Registration of Pharmaceuticals for Haman Use）于 1990 年 4 月由欧共体、美国和日本三方政府药品注册部门和制药工业协会共同发起成立，现已逐渐在药品注册领域发展出国际上最核心的技术规则制订机制，世界各大药品监督机构均已全部或部分接受基于 ICH 技术指南开展审证。2017 年 5 月 31 日至 6 月 1 日，ICH 2017 年第一次会议在加拿大蒙特利尔召开。会议通过了我国原国家食品药品监督管理总局的申请，总局成为 ICH 正式成员。2018 年 6 月 7 日，在日本神户举行的 ICH 2018 年第一次大会上，中国国家药品监督管理局当选为 ICH 管理委员会成员。ICH 管委会是 ICH 的管理和决策机构，加入管委会不仅有利于推动我国药品审评审批制度改革，也有利于扩大 ICH 规则的国际影响，加快实现药品可及性，意味着我国在国际药品研发和注册技术要求领域有了发言权和参与决策权，更是我国药监水平和能力获得国际认可的标志，对推动我国医药产业国际交流具有重大意义。

ICH 的组建是为了寻求解决国际存在的不统一的规定和认识，通过协调逐步取得一致，为药品研究开发、审批上市制订一个统一的国际性指导标准。同时，ICH 采用规范的统一的标准来保证新药的质量、安全性和有效性，体现了保护公众健康的管理责任。所以，ICH 组建的主要目的是对三方成员国的人用药品注册技术要求通过国际协调取得一致；对新药研究开发技术标准进行改进与革新，以期提高研究质量；节约人力、动物、物资等资源，缩短研究开发周期，节约经费开支；提高新药研究、开发、注册、上市的效率，为控制疾病提供更多、更好的新药。

2. 药品质量管理规范

（1）《药物非临床研究质量管理规范》（GLP）　药物非临床研究系指为评价药物安全性，在实验室条件下，用实验系统进行的各种毒性试验，包括单次给药的毒性试验、反复给药的毒性试验、生殖毒性试验、遗传毒性试验、致癌试验、局部毒性试验、免疫原性试验、依赖性试验、毒代动力学试验及与评价药物安全性有关的其他试验。GLP 是就实验室实验研究从计划、实验、监督、记录到实验报告等一系列管理而制定的法规性文件。GLP 原则是建立一套以质量、可信性和完整性为基础的标准，达到结论是可检验的、数据是可追踪的，是为提高药品非临床研究的质量，确保实验资料的真实性、完整性和可靠性，保障人民用药安全，用于申请药品注册而进行的非临床研究必须遵循的规范。

（2）《药物临床试验质量管理规范》（GCP）　药物临床试验是指任何在人体（患者或健康志愿者）进行的药物系统性研究，以证实或揭示试验药物的作用、不良反应或试验药物的吸收、分布、代谢和排泄，目的是确定试验药物的疗效与安全性。本规范是临床试验全过程的标准规定，包括方案设计、组织实施、监察、稽查、记录、分析总结和报告。其目的是保证临床试验过程的规范，结果科学可靠，保护受试者的权益并保障其安全。

（3）《药物生产质量管理规范》（GMP）　药物生产质量管理规范是在药品生产过程中实施质量管理，保证生产出符合质量标准药品的一整套系统、科学的管理规范。实施GMP的主要目的是保护消费者的利益，保证人们用药安全、有效；同时为保证药品在规定的质量下持续生产的体系，保护药品生产企业，使企业有法可依、有章可循。另外，实施GMP也是政府和法律赋予制药行业的责任。

（4）《药物经营质量管理规范》（GSP）　药物经营质量管理规范是国家对药品经营企业一种法定的监督管理形式。按照GSP的要求，药品经营企业必须围绕保证药品质量，从药品管理、人员、设备、购进、入库、储存、出库、销售等环节建立一套完整质量保证体系。通过层层把关，有效杜绝假劣药品的进入和质量事故的发生，保护消费者的合法权益和保证人民用药安全有效。具体应用见示意图（图7-3）。

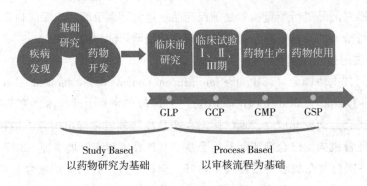

图7-3　药品质量管理规范应用示意图

（二）药品质量监督管理机构

1. 行政机构

（1）国家药品监督管理局（National Medical Products Administration，NMPA）　主要负责全国药品（含中药、民族药）、医疗器械和化妆品安全监督管理。负责药品、医疗器械和化妆品标准、注册、质量、上市后风险管理；负责执业药师资格准入管理；负责组织指导药品、医疗器械和化妆品监督检查、监督管理领域对外交流与合作，参与相关国际监管规则和标准的制定；负责指导省、自治区、直辖市药品监督管理部门工作等任务。

（2）省、自治区、直辖市药品监督管理局　负责辖区内药品、医疗器械和化妆品安全监督管理。

2. 技术机构

（1）国家药典委员会　组织编制、修订和编译《中华人民共和国药典》及配套标准；组织制定修订国家药品标准；开展药品标准国际（地区）协调和技术交流，参与国际（地区）间药品标准适用性认证合作等工作。

（2）中国食品药品检定研究院（国家药品监督管理局医疗器械标准管理中心，中国药品检验总所）　主要承担食品、药品、医疗器械、化妆品及有关药用辅料、包装材料与容器（以下统称为食品药品）的检验检测工作。组织开展药品、医疗器械、化妆品抽验和质量分析工作。负责相关复验、技术仲裁。组织开展进口药品注册检验以及上市后有关数据收集分析等工作。

（3）省、自治区、直辖市药品检验研究中心 依据有关法律、法规，依法承担辖区范围内药品、医疗器械的注册和方法学技术复核、委托、抽验、仲裁检验及洁净区（室）的检测工作；承担起草、复核国家、省药品标准和医疗器械标准工作；承担全省市、地药品检验所的业务指导和培训等工作。

（4）市食品药品检验检测中心 主要承担本辖区药品、化妆品监督管理所需的检验工作；参与本辖区药品、化妆品安全年度质量抽验计划的制定和实施，并负责检验数据汇总、分析和上报等工作。

三、药品检验工作

（一）药品检验工作的基本流程

药物分析学的首要任务是药品的质量检验，药品质量检验的根本目的就是确保人们用药的安全和有效。药品检验机构应当对检验工作负责，按照药品检验技术要求和科学、独立、客观、公正原则开展检验工作，并应符合实验室管理规定。药品检验机构应当对出具的药品检验报告书负责，检验报告书应当格式规范、内容真实齐全、数据准确、结论明确。检验原始记录、检验报告书的保存期限不得少于 5 年。

药品检验工作，根据检验的目的不同，还可细分为药品注册检验送检、药品抽检、指定药品检验、复验和药品飞行检查等具体工作。

1. 药品注册检验送检 根据《药品注册管理办法》（国家市场监督管理总局令第 27 号）、《药品注册检验工作程序和技术要求规范（试行）》（2020 年版），境内生产药品凭省级或国家药品监督管理局开具《注册检验通知书》或《注册检验的函》、境外生产药品凭中国食品药品检定研究院开具的《注册检验任务件》，作为药品注册检验受理。

以上有关资料、样品、标准物质、药品注册申报单提供完备，申请人可通过现场或邮寄两种方式进行注册检验办理，业务受理人员对资料、样品、标准物质等进行形式审核，现场办理的于当日出具《药品注册检验接收通知书》或《药品注册检验不予接收通知书》或《药品注册检验补充资料通知书》，邮寄办理的于收到快递之日起 2 个工作日内完成形式审核并出具上述通知书。无论以何种方式办理，申请人均需对样品送达受理前的贮存和运输温度以及温度准确性溯源负责。

检验期限为自业务受理人员完成形式审核并出具《药品注册检验接收通知书》之日至报告签发之日计 60 个工作日（样品检验）或 90 个工作日（标准复核），同时原则上须在审评时限届满 40 日前（纳入优先审评审批程序的药品上市许可申请应在审评时限届满 25 日前，临床急需境外已上市境内未上市的罕见病药品注册申请应在审评时限届满 15 日前）完成检验，并将标准复核意见和检验报告反馈至药审中心。药品注册检验过程中，申请人补充检验相关资料和特殊实验材料等、与省级主管部门沟通所耗时间，以及调查取证、有因抽样检验中与药品审评中心商定检验方案所耗时间不计入注册检验时限。申请人提出异议、专家论证和留样检验的时间不计入注册检验时限。

2. 药品抽检 为规范药品质量抽查检验工作，根据《中华人民共和国药品管理法》和《中华人民共和国药品管理法实施条例》，制定药品质量抽查检验管理办法（2019 年版）。

药品监督管理部门制定药品质量抽查检验计划，可以将下列药品作为抽查检验重点：①本行政区域内生产企业生产的；②既往抽查检验不符合规定的；③日常监管发现问题的；④不良反应报告较为集中的；⑤投诉举报较多、舆情关注度高的；⑥临床用量较大、使用范围较广的；⑦质量标准发生重大变更的；⑧储存要求高、效期短、有效成分易变化的；⑨新批准注册、投入生产的；⑩其他认为有必要列入抽查检验计划的。

3. 指定药品检验 下列药品在销售前或进口时，由指定药品检验机构进行检验；检验不合格的，不得销售或者进口。

（1）国务院药品监督管理部门规定的生物制品。

（2）首次在中国销售的药品。

（3）国务院规定的其他药品。

4. 复验 被抽样单位或标示生产企业对药品检验机构的检验结果有异议的，可以自收到检验报告书之日起7个工作日内提出复验申请。逾期提出申请的，药品检验机构不再受理。

复验申请应当向原药品检验机构或者上一级药品监督管理部门设置或者确定的药品检验机构申请，也可以直接向中国食品药品检定研究院申请，其他药品检验机构不得受理复验申请。复验机构出具的复验结论为最终检验结论。

药品检验机构应当在收到复验申请之日起7个工作日内对资料进行审核，并开具《复验申请回执》，告知申请复验单位是否受理复验，并在2个工作日内报告组织抽查检验的药品监督管理部门。确定受理复验的药品检验机构（复验机构）应当自出具复验申请回执之日起3个工作日内向原药品检验机构发出调样通知。原药品检验机构应当在收到调样通知后回复留样情况，并在7个工作日内提供其检验后的备份样品。所提供样品应符合留样要求，有抽样单位封签且封签完好，并按照规定的贮藏条件储运。

复验机构接到备份样品后，应当对备份样品数量及包装、封签的完整性等进行确认。

复验机构应当在收到备份样品之日起25个工作日内做出复验结论，并自检验报告书签发之日起2个工作日内，将检验报告书传递申请复验单位、原药品检验机构和申请复验单位所在地省级药品监督管理部门，或对申请复验单位具有管辖权的药品监督管理部门。特殊情况需要延期的，应当报请组织抽查检验工作的药品监督管理部门批准。

申请复验单位应当按规定向复验机构预先支付药品检验费用。复验结论与原检验结论不一致的，复验费用由原药品检验机构承担。国务院有关部门或者省级人民政府有关部门另有特殊规定的，从其规定。

5. 药品飞行检查 《药品医疗器械飞行检查办法》规定，药品医疗器械飞行检查是指药品监督管理部门针对药品和医疗器械研制、生产、经营、使用等环节开展的不预先告知的监督检查。

药品监督管理部门有权在任何时间进入被检查单位研制、生产、经营、使用等场所进行检查，被检查单位不得拒绝、逃避。开展飞行检查应当制定检查方案，明确检查事项、时间、人员构成和方式等。需要采用不公开身份的方式进行调查的，检查方案中应当予以明确。必要时，药品监督管理部门可以联合公安机关等有关部门共同开展飞行检查。派出的检查组应当由2名以上检查人员组成，检查组实行组长负责制。参加检查的人员应当签署无利益冲突声明和廉政承诺书；所从事的检查活动与其个人利益之间可能发生矛盾或者冲突的，应当主动提出回避。

（二）药品检验工作的基本内容

药品检验工作的基本内容根据药品分类，分为原料药的检验、化学药物制剂的检验、中药制剂的检验和生化药物的检验（图7-4）。

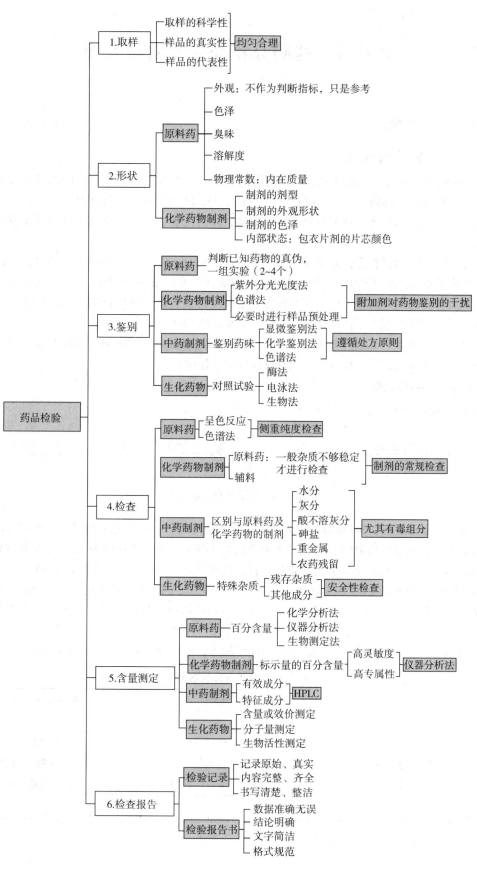

图 7-4　药品检验工作的基本内容

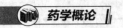

第三节 药物分析分支方向与发展

一、生物学分析技术

（一）生物学分析技术现状

生物学分析技术常用于生物技术药物的分析检测。生物技术药物主要是采用 DNA 重组技术或其他创新生物技术生产的治疗、预防药物。其特点是分子质量大、结构复杂、种属特异性强、活性蛋白或多肽药物较不稳定。生物技术药物相对于小分子化学药物，原药降解速度快，受内源性物质干扰严重，其分析技术难度大、要求高。

传统的生物大分子药物定量分析的金标准方法是配体结合法（LBA），如酶联免疫吸附分析（ELISA）、电化学发光技术（MSD）、全自动纳升级免疫分析工作站（Gyrolab）等。其中，ELISA 以其简便、高通量和低成本的显著优势，在大分子药物的生物分析中获得了更广泛的应用。LBA 方法开发过程冗长，成本较高，线性范围小，且易受交叉反应的干扰，使 LBA 分析复杂化。

DNA 分子因其强大的序列可编程性和准确的分子识别能力而被广泛应用于各种方法。DNA 分子可以与纳米材料结合或自杂化，实现信号放大或具有优越的选择性。

（二）生物学分析技术

1. 分子杂交分析技术 流程见图 7-5。

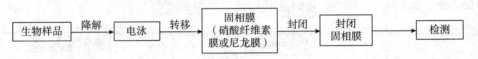

图 7-5 分子杂交技术流程

（1）Southern 印迹杂交（Southern blotting） 是进行基因组 DNA 特定序列定位的通用方法。通过核酸限制性内切酶降解样品中的 DNA，再经琼脂糖凝胶电泳分离，将分离后的 DNA 片段从凝胶转移到吸附薄膜（硝酸纤维膜或尼龙膜）上并固定，随后用标记的探针进行杂交，以检测目的 DNA。

（2）Northern 印迹杂交（Northern blotting） 是利用 DNA 或 RNA 探针检测特异性 mRNA 的技术。

（3）Western 印迹杂交（Western blotting） 又称蛋白质印迹，是常用于目的蛋白质定性和定量检测的实验方法。其原理是将聚丙烯酰胺凝胶电泳分离的蛋白区带转移到固相膜，以免疫反应或亲和反应，检测经电泳分离的样品中可被抗体特异性结合的标记配体。各种分子杂交技术的比较见表 7-1。

表 7-1 分子杂交技术比较

	Southern 印迹杂交	Northern 印迹杂交	Western 印迹杂交
检测对象	DNA	mRNA	蛋白质
探针	DNA	DNA 或 RNA	蛋白质（抗体）
电泳	琼脂糖凝胶电泳	琼脂糖凝胶电泳	聚丙烯酰胺凝胶电泳
检测方式	放射性同位素或生物素标记	放射性同位素或生物素标记	免疫反应或亲和反应

2. 酶联免疫吸附测定（enzyme linked immunosorbent assay，ELISA） 将可溶性的抗原或抗体吸附到聚苯乙烯等固相载体上，进行免疫反应的定性和定量方法（图 7-6）。

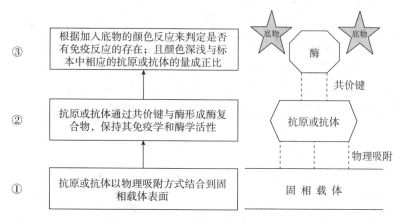

图 7-6　ELISA 酶联免疫法基本原理

3. 聚合酶链式反应（polymerase chain reaction，PCR）分析技术　以拟扩增的 DNA 分子为模板，以一对分别与模板互补的寡聚核苷酸片段为引物，在 DNA 聚合酶的作用下，以 dNTP 为底物，按照半保留复制的原理，通过变性、退火、延伸三个步骤，完成新的 DNA 合成，并重复这一过程。PCR 技术通过特定核酸的扩增，增加检测的灵敏度。

4. 免疫聚合酶链式反应（immuno PCR，Im-PCR）分析技术　用抗体检测抗原是免疫学的最基本方法，用酶或同位素标记抗体可使检测的敏感性提高，常用的定量检测方法 ELISA 和放射免疫法（RIA）均基于标记分子可以使检测的信号增强的原理。免疫 PCR 是在 ELISA 的基础上建立起来的新方法，用 PCR 扩增代替 ELISA 的酶催化底物显色。PCR 具有很强的放大能力，其可以定量地检测 DNA 和 RNA，具有非常高的敏感性和特异性。结合了通用的 ELISA 抗原检测和超灵敏的 PCR 信号扩增的 Im-PCR，能够对广泛的靶标进行高灵敏度检测，具有典型的非常大的动态检测范围，能定量检测抗原，使敏感性高于 ELISA 和 RIA。

Im-PCR 由这五部分构成：①待测抗原；②生物素化抗体；③亲和素（连接分子）；④生物素化 DNA；⑤PCR 扩增。

ELISA、PCR、Im-PCR 三种检测方式的比较见表 7-2。

表 7-2　ELISA、PCR、Im-PCR 的比较

	酶联免疫吸附测定	聚合酶链式反应	免疫聚合酶链式反应
检测样本	蛋白质	核酸分子	蛋白质
反应原理	抗原抗体反应	碱基互补配对原则	抗原抗体反应、碱基互补配对原则
检测信号	底物的颜色反应	核酸	核酸

5. 放射性标记技术　常用 ^{14}C、^{125}I、^{3}H 等低能量放射性同位素，其衰变时放出的能量穿透性很差，但半衰期很长，可用于对生物技术药物在体内的 ADME 过程进行追踪研究。其中。^{3}H 标记法多用于多肽激素、蛋白类等新药的 ADME 研究、PEG 类等制剂的筛选和可吸收医疗器械类的吸收降解研究。

6. 生物芯片（biochip）分析技术　将核酸、多肽或蛋白质分子、组织切片和细胞等大量生物大分子制成探针，以预先设计的方式有序地、高密度地排列在玻片和硅片等载体上，构成二维分子阵列，然后与待测生物样品靶分子杂交，通过检测杂交信号实现快速、高效、高通量的样品检测。其分类包括：基因芯片、蛋白质芯片、细胞芯片、组织芯片。生物芯片是一种高通量、高效的检测方式。

7. 表面等离子共振（SPR）技术　光学原理为：当入射光以一定入射角和一定波长入射到金属介质界面时，会引起金属介质表面电子共振，电子共振吸收入射光能量，进而导致反射光强大幅削弱，这种现象被称为 SPR（图 7-7）。

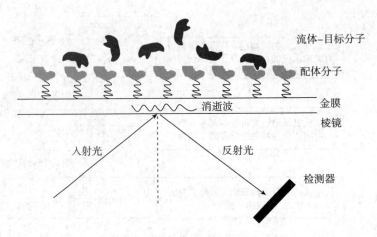

图 7 – 7　SPR 技术原理图

在生物技术药物质量控制领域，根据检测对象的生化性质，可制备不同类型的生物芯片以达到特异性检测需求。随着偶联技术、高分子材料技术的发展，SPR 技术日趋成熟，应用范围不断扩大。相信在不久的将来，SPR 技术将成为生物技术药物质量控制领域中的一种普适性检测技术。

8. 纳米颗粒材料分析技术　随着纳米材料的发展，基于纳米颗粒的免疫分析已被广泛应用，以提高传统免疫分析的敏感性和简易性。纳米金由于其合成简便、表面功能化以及优异的光学和电子性能，可以提高免疫分析的有效性，已成为传感和检测技术的研究热点。纳米金在提高 ELISA、PCR 和免疫 PCR 检测的敏感性和特异性方面，也有显著作用。

二、化学分析技术

（一）常用分析方法与技术

1. 色谱分析法　简称色谱法，是利用物质在做相对运动的两相之间进行反复多次的"分配"过程而产生差速迁移，从而实现混合组分的分离分析的方法。

色谱法始创于 20 世纪初，俄国植物学家 M. S. Tswett 在研究植物叶子中的色素组成时，将碳酸钙粉末放在竖直的玻璃管中，从顶端注入植物色素的提取液，然后不断加入石油醚冲洗。结果发现，植物色素慢慢地向下移动，并逐渐分散成数条不同颜色的色带。1906 年，M. S. Tswett 将这种分离方法命名为"色谱法"。在色谱法中，固定在柱管内的填充物称为固定相，沿固定相流动的液体称为流动相，装填有固定相的柱子称为色谱柱。色谱法的分类见图 7 – 8。现如今，色谱法不仅用于有色物质的分离，同时大量用于无色物质的分离。

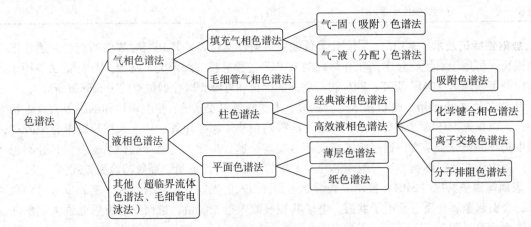

图 7 – 8　色谱法的分类

色谱法对科学的进步和生产的发展都有重要贡献。1952 年，英国的 A. J. P. Martin 和 R. L. M. Synge 因为在色谱领域的突出贡献而获得诺贝尔化学奖。此外，色谱法还在多项获得诺贝尔化学奖的研究工作中起到了关键作用。目前，色谱法已广泛应用于医药、化工、材料和环境等诸多领域，是复杂混合物最重要的分离分析方法。各种液相色谱法的比较见表 7 - 3，色谱法性能比较见表 7 - 4。

表 7 - 3　各种液相色谱法的比较

	吸附色谱	分配色谱	离子色谱	分子排阻色谱	亲和色谱
固定相	全多孔固体吸附剂	固体液载装于固体基质	高效微粒离子交换剂	不同孔径的多孔性凝胶	多种不同性能的配位体键合于固相基质
流动相	不同极性有机溶剂	不同极性有机溶剂和水	不同 pH 值的缓冲溶液	有机溶剂或一定 pH 值的缓冲溶液	不同 pH 值的缓冲溶液

表 7 - 4　色谱法性能比较

	气相色谱	高效液相色谱	超临界流体色谱	薄层色谱
流动相	气体	液体	高密度气体	液体
分子间作用力	无/微	强	弱	强
驱动方式	压力差	压力差	压力差	毛细管现象
固定相	黏稠液体吸附剂键合分子层	固体吸附剂键合分子层	固体吸附剂键合分子层	硅胶、氧化铝、键合分子层
分离的分子量范围	<1000	<10000000	<10000	<10000
适用性	气体样品、易挥发的液体样品、异构体、化学稳定性样品	液体样品、热不稳定性样品、异构体、离子样品	分子量在 10000 左右的共聚物	液体样品

2. 光学分析法　基于检测物质受能量激发后产生的电磁辐射或电磁辐射与物质相互作用后发生的信号变化以获得物质组成、含量和结构的一类仪器分析方法。光学分析法包含三个主要过程：①能源提供能量；②能量与被测物质相互作用；③产生被检测信号。光学分析是仪器分析的重要分支，种类很多，有许多不同的分类方法，应用范围很广。原子发射光谱法和原子吸收光谱法常用于痕量金属的测定；紫外 - 可见吸收光谱法和荧光光谱法主要用于有机物质和某些无机物质的定量分析；红外光谱法、拉曼光谱法和核磁共振波谱法可用于纯化合物的定性分析和结构分析；旋光光谱法和圆二色谱法可用于研究化合物的构型和构象（图 7 - 9）。

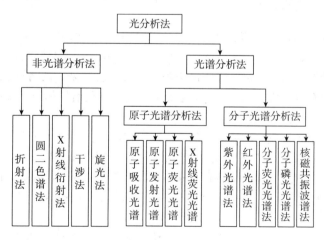

图 7 - 9　光学分析法分类

随着光学、电子学、数学和计算机技术的发展，光学分析越来越多地应用于物理、化学和生命科学等各个学科领域，特别是物质组成和化学结构等方面的研究。

3. 质谱法 应用多种离子化技术，将物质分子转化为气态离子，并按质荷比（m/z）大小进行分离并记录其信息，从而进行物质成分和结构分析的方法。根据质谱图提供的信息，可以进行有机化合物及无机化合物的定性和定量分析、复杂化合物的结构分析、样品中各同位素比的测定及固体表面结构和组成分析等（图 7 – 10）。

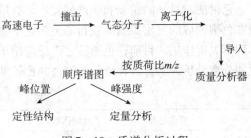

图 7 – 10　质谱分析过程

1910 年，英国学者 J. J. Thomson 在实验中发现，带电荷的离子在没有聚焦作用的电场和磁场组合装置中的运动轨迹与其质荷比有关，并于 1912 年制造出第一台质谱仪。后来，F. W. Aston 和 A. J. Dempster 用不同思路改进了 Thomson 的仪器，分别制成第一台速度聚焦质谱仪和方向聚焦质谱仪，用于同位素及其相对丰度的分析测定。1942 年，用于石油分析的第一台商品质谱仪出现，质谱法开始用于有机化合物的分析。20 世纪 60 年代出现了气相色谱 – 质谱联用仪（GC – MS），质谱仪的应用领域发生了巨大的变化，成为有机物分析的重要仪器。20 世纪 80 年代后期，软离子化技术的问世和液相色谱 – 质谱联用仪（LC – MS）的研制成功，使得质谱法的应用拓展到分析强极性、难挥发、热不稳定样品和生物大分子的研究，迅速成为现代分析化学最前沿的领域之一。

质谱法具有如下特点。①灵敏度高，通常一次分析仅需几微克的样品，检测限可达 $10^{-9} \sim 10^{-11}$g；②响应时间短，分析速度快，扫描 1 ~ 1000 原子质量单位一般仅需 1 至几秒，易于实现与气相和液相色谱的联用，自动化程度高；③信息量大，能得到大量的结构信息和样品分子的相对分子质量；④可测定分子式。

质谱法因其广泛的应用范围，已成为生物化学、药物学、食品化学、环境化学、医学、毒物学等领域进行分析和科学研究的重要手段，尤其在生命科学研究方面有了很大发展。特别是色谱 – 质谱联用技术的逐渐成熟，更促进了质谱法的广泛应用。

近 20 年来，各种质谱软电离技术的发展，成功实现了蛋白质、核酸、多糖、多肽等生物大分子准确相对分子质量的测定以及多肽和蛋白质中氨基酸序列的测定，成为蛋白质组学和代谢组学中的关键核心技术，使质谱在生命科学领域中的应用备受瞩目。

4. 色谱联用分析法 将两种色谱法或者将色谱法与质谱法、波谱法有机地结合起来而实现在线联用的分析方法称为色谱联用分析法。色谱与色谱联用是将不同分离模式的色谱法组合起来以提高系统分离能力，从而实现单一色谱分离模式难以实现的复杂样品的分离分析。色谱与质谱、波谱联用则是将色谱法的分离能力与质谱法、波谱法的结构鉴定能力有机结合，从而快速、高效地完成复杂样品组分的定性、定量和结构分析。

（1）色谱 – 质谱联用分析法　色谱法是分析复杂混合物强有力的手段，但它只能依据保留值来定性，不具备对未知化合物的结构鉴定能力。质谱法是一种重要的定性鉴定和结构分析方法，但它不具有分离能力，不能直接用于复杂混合物的鉴定。将色谱法和质谱法结合起来，两者取长补短，使色谱 – 质谱联用成为复杂混合物分析的有效手段。在色谱 – 质谱联用系统中，色谱仪相当于质谱仪的进样和分离系统，质谱仪相当于色谱仪的检测器。

目前，色谱 – 质谱联用是最成熟和最成功的一类联用技术，主要包括气相色谱 – 质谱联用（gas chromatography – mass spectrometry，GC – MS）、液相色谱 – 质谱联用（liquid chromatography – mass spectrometry，LC – MS）、超临界流体色谱 – 质谱联用（supercriticalfluid chromatography – mass spectrometry，SFC – MS）和毛细管电泳 – 质谱联用（capillary electrophoresis – mass spectrometry，CE – MS）技术。以下重点介绍 GC – MS 和 LC – MS。

①GC – MS 联用仪主要由色谱单元、质谱单元、接口和计算机系统等部分组成。气相色谱仪对样品中的各组分进行分离；接口把从气相色谱仪流出的组分依次送入质谱仪进行检测；质谱仪对接口引入的各组分进行分析；计算机系统交互式地控制气相色谱仪、接口和质谱仪，进行数据采集和处理，由此同时获得色谱和质谱数据，完成对样品组分的定性和定量分析（图 7 – 11）。

GC-MS法具有如下特点。a. 定性参数多，定性可靠：除与GC法一样能提供保留时间外，还能通过质谱图获取分子离子峰强度、碎片离子峰强度、同位素离子峰强度等信息。b. 检测灵敏度高：全扫描时的检测灵敏度优于所有通用型GC检测器，进行选择性离子检测时的检测灵敏度优于单一使用GC检测器。c. 能检测未获得色谱分离的组分：用提取离子色谱图、选择离子监测色谱图等可检出总离子流色谱图上未分离或被噪声掩盖的色谱峰。d. 分析方法容易

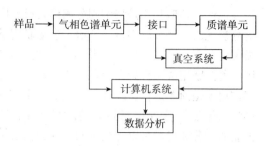

图7-11　GC-MS联用仪的组成示意图

建立：用于GC法的大多数样品处理方法、分离条件等均可以移植到GC-MS法中。

　　GC-MS法适合于相对分子质量较低（＜1000）的化合物的分析，尤其适合于挥发性成分的分析。

　　②LC-MS法是以液相色谱为分离手段、以质谱为检测手段的分离分析方法。LC-MS技术的研究始于20世纪70年代，但受接口和离子化技术的制约，LC-MS的发展一直非常缓慢；80年代中后期，大气压离子化（atmospheric pressure ionization，API）和基质辅助激光解吸离子化（matrix-assisted laser adsorption ionization，MALDI）技术的出现，推动了LC-MS的迅速发展；90年代出现了商品化的LC-MS联用仪。

　　与GC-MS联用仪一样，LC-MS联用仪也是由色谱单元、质谱单元、接口和计算机系统等部分组成，但目前LC-MS联用仪的接口已基本融入质谱的离子源系统中。

　　在LC-MS中，离子源的作用是：a. 将流动相及其携带的试样组分汽化；b. 分离除去大量的流动相分子；c. 使试样组分离子化。早期曾经出现过传送带、热喷雾、粒子束等许多种接口和离子化技术，但这些技术都存在一定的局限性，因而未得到广泛应用。API技术成功地解决了LC与MS的连接问题，使LC-MS逐渐发展成为成熟的技术。

　　API技术是一类软离子化技术，包括电喷雾离子化（electrospray ionization，ESI）、大气压化学离子化（atmospheric pressure chemical ionization，APCI）和大气压光离子化（atmospheric pressure photo ionization，APPI）技术，它们的共同点是试样组分的离子化在大气压条件下完成，离子化效率高。目前，几乎所有的LC-MS联用仪都配备了ESI源和APCI源。

　　LC-MS有如下特点。a. 提供信息多：采用ESI和APCI等软离子化技术，主要产生准分子离子，易于确定相对分子质量，而通过产物离子扫描、前体离子扫描和中性丢失扫描等，可获得丰富的化合物结构信息。b. 专属性强、灵敏度高和分析速度快：采用SRM模式可以克服背景干扰，提高信噪比，获得很高的检测灵敏度，且可在色谱分离不完全的情况下对复杂基质中的痕量组分进行快速定性和定量分析。c. 测定质量范围宽：利用ESI源，可以测定相对分子质量为几十万甚至上百万的大分子化合物，且不受试样挥发性的限制。下面对LC-MS与GC-MS进行比较（表7-5）。

表7-5　LC-MS与GC-MS的比较

	GC-MS	LC-MS
适用范围	小分子、易挥发、热稳定、可气化的化合物	不挥发性化合物、极性化合物、热不稳定化合物、大分子化合物（蛋白质、多肽、多聚物）
能否与标准谱图对比	能	无商品化图谱，需自行建立数据库谱图
特点	①定性参数多，定性可靠 ②检测灵敏度高 ③能检测未获得色谱分离的组分 ④分析方法容易建立	①提供信息多 ②专属性强、灵敏度高和分析速度快 ③测定质量范围宽

　　（2）色谱-色谱联用分析法　色谱法是混合物分离分析的重要方法，对于某些组分较简单的样品，用一根色谱柱就可以得到很好的分离和分析。但对于某些组分较复杂的样品，用一根色谱柱往往很难将混合物中的所有组分都很好地分离。

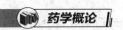

色谱－色谱联用是将不同分离模式或不同类型的色谱法组合而成的联用系统，其主要作用是提高色谱分辨能力和增加峰容量。色谱－色谱联用是将两根色谱柱通过接口连接起来，接口的作用通常是将前级色谱分离后的某一段目标组分简单地切割下来，并转移到第二级色谱柱上继续分离和分析，这种色谱－色谱联用法又称为二维色谱法（two‑dimen‑sional chromatography），用 C＋C 表示。还有一种接口，其作用不是简单地传递组分，而是先将前级色谱分离后的组分分段"捕集"下来，进行"聚焦"，然后再将"聚焦"后的组分迅速"释放"，并转移到第二级色谱柱上进行分离和分析，两级色谱可以是相对独立的，分离机制可以完全不同，这种色谱－色谱联用法称为全二维色谱法（comprehensive two‑dimen‑sional chromatography），为区别于一般的二维色谱法，用 C×C 表示。

常见的色谱－色谱联用分析法有：二维气相色谱法（GC－GC）、全二维气相色谱法（GC×GC）、二维薄层色谱法（2D－TLC 或称多向展开）、液相色谱－液相色谱联用法（LC－LC）、液相色谱－气相色谱联用法（LC－GC）等。

（二）发展前沿方向

1. 质谱成像技术　是以质谱技术为基础的成像方法，通过质谱直接扫描生物样品成像。作为一种新型的分子影像技术，可以获得样品表面多种分子化学组成及各组分的空间立体结构信息，其样品前处理过程简单，无需荧光或放射性同位素标记，空间分辨率高、质量分辨率高，可以实现从元素、小分子到多肽、蛋白质的检测。随着质谱成像技术的不断发展与成熟，已被广泛应用于基础医学、药学、微生物学、动物学、植物学等各个生命科学领域，可在分子水平对人体生理或病理活动进行可视化分析，通过无标记的方式对大量未知化合物在组织中的分布进行定位，提供高通量、低成本的空间分布信息集，以揭示临床和药理学研究中与疾病相关的生物分子的变化，在识别组织病理特征、确定代谢差异物、疾病早期诊断及治疗等方面有着广泛的应用。

尤其是近年来迅速发展的基质辅助激光解吸电离质谱成像技术，可以实现从蛋白质、多肽等生大分子到脂类、核苷类物质等中等分子量生物分子及药物小分子的分析。

2. 色谱分析整体柱技术　在药物色谱分析领域，整体柱已成为药物色谱分析研究的热点。近年来，它在高效、快速、高通量分离分析方面得到了较快的发展，并开始广泛用于小分子药物和生物大分子的分析。

整体柱具有通透性优良、制备简单和背压极低等特点，其在快速分离分析和二维液相色谱中具有明显优势，而通过制备超长柱不仅可弥补整体柱载样量的不足，同时也可有效提高其分离能力。目前，整体柱主要集中在有机聚合物整体柱、无机－有机杂化整体柱、β－环糊精硅胶杂化的手性整体柱这三方面的研究。

3. 基因毒性杂质的分析　基因毒性杂质的检测属于痕量分析，对灵敏度、选择性、重现性和耐用性有着较高的要求，其中最常用的分析方法是 LC、GC 及其与质谱的联用。

4. 手性杂质的分析　手性药物中的对映异构体限量检查越来越受关注，旋光光谱（ORD）、圆二色光谱（CD）仍是目前首选的快速检测方法。手性色谱法可对手性杂质进行定性定量检测。

HPLC 在手性分离方面占据着主要地位，运用相对较广泛的手性固定相多数是多糖类，键合相多糖类手性柱也日趋成熟，如 Chiral IC 柱。其他如环糊精、手性冠醚类、Pirkle 型、蛋白质、配体、离子交换以及大环抗生素等手性固定相以及新型柱前衍生化法方面也有一些新的发展，采用整体柱技术制备手性色谱柱近年来也成为热点。

三、数学分析方法

在药物分析研究中，经典的数学分析方法起着非常重要的作用，可充分展现分析结果中的数和形（图 7－12），并且在分析统计的显著性检验中发挥关键作用（图 7－13）。

$$
药物分析中经典的数学方法
\begin{cases}
数\to概念 & \begin{cases} 反应平衡关系、条件电势等 \\ 反应系数、计量方程式定量等 \end{cases} \\
形\to关系 & \begin{cases} 测定值表现滴定曲线、吸收曲线等 \\ 用图形特征量进行物质定性或定量 \end{cases}
\end{cases}
$$

图 7－12　经验数学分析对药物分析结果的阐释

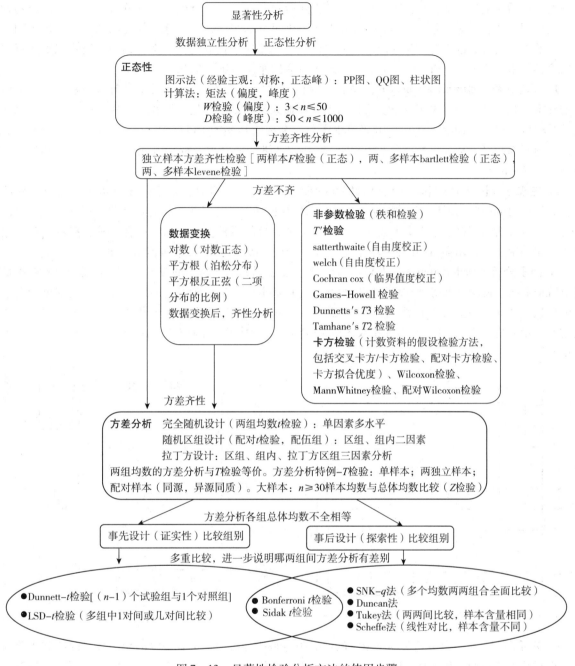

图 7 - 13　显著性检验分析方法的使用步骤

　　近些年，随着分析化学领域的数字化和自动化在药物分析中的拓展，数学分析方法已成为现代药物分析的重要组成部分。电子计算机和自动化所取得的成就，在药物分析的理论、方法和仪器设备方面均有深刻的影响。以下将介绍人工智能等现代分析方法在药物分析中的应用。

　　人工智能（artificial intelligence，AI）是研究、开发用于模拟、延伸和拓展人的智能的理论、方法、技术及应用系统的一门新的技术科学。人工智能在药物分析领域的应用是从目前最为常用的方法——模式识别开始的，而人工神经网络的兴起也拓展了药物分析的现代数学分析方法。

（一）模式识别

　　目前，模式识别在中药分析中应用十分广泛，将指纹图谱结合化学模式识别进行药物分析的方法，可以充分体现其客观、快速、准确的特点。例如，应用模式识别进行中药材产地区分或对药物质量进行分析的具体步骤可概括如下：先对中药材进行 HPLC 分析，采用 UHPLC - Q - TOF - MS 等技术，进行共有峰的指认后再应用相似度评价得到指纹图谱，随后对图谱信息进行模式识别分析，建立不同药物种类的分类模型，如若质量参差、化学成分存在差异，则可分为多组，通过标记物的筛选，可分析得到导致差异性的主要组分，继而对药材进行区分和评价，为药物质量控制提供参考。其中，模式识别分析主要包括聚类分析、主成分分析、因子分析、多元回归等几种数学分析方法。

1. 聚类分析（clustering analysis，CA） 是研究"物以类聚"的一种多元统计学方法，即如何使相似的样本"聚"在一起，从而达到分类的目的。相似系数和距离是最常见的用于描述样品或变量之间亲疏关系程度的聚类统计量。以下为 10 批马甲子总三萜粉末样品的 HPLC 指纹图谱（编号 S1 ~ S10）的 6 个共有峰峰面积经过标准化处理后采用 SPSS 26.0 软件进行的聚类分析，10 批马甲子总三萜样品可聚为四类（图 7 - 14）。

2. 主成分分析（principal component analysis，PCA） 可以直接用于药物分析多维信息的线性降维，是特征提取与空间降维的常规方法。例如，对 10 批马甲子总三萜样品的 6 个共有峰标准化的峰面积进行主成分分析，若提取了 2 个主成分，且这 2 个主成分的累积方差贡献率符合要求，提示这两个变量可以反映马甲子总三萜样品中的大部分信息，将 6 个变量减少为 2 个，完成降维处理。

3. 因子分析（factor analysis，FA） 是多变量数据处理分析常用的技术之一。它是通过对数据矩阵进行特征分析、旋转变换等处理获得信息的方法。其基本任务是在多变量的实验数据中提取出带有规律性的信息，建立相应的数学模型，并用于解决实际问题。因子分析多应用于药物分析各种仪器分析数据的定性定量分析。例如，HPLC 多元指纹图谱结合因子分析技术，能够对不同产区龙井茶样品进行较为准确的判别（图 7 - 15）。

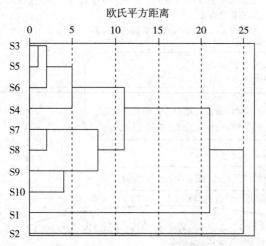

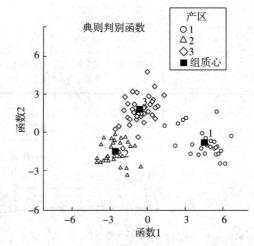

图 7 - 14 10 批马甲子总三萜样品的聚类分析树状图　　图 7 - 15 不同产区龙井茶样本指纹图谱因子分析的判别

4. 多元回归 主成分分析和因子分析的前提条件是所分析的变量有一定的相关性，因此利用数据统计原理对数据进行归一化处理，确定因变量与自变量的相关关系，可以建立多元回归方程。通过多元回归分析，可以准确评价药物含量与药物活性效能之间的相关性。例如，可以利用多元回归分析 HPLC 测定的不同大黄炮制品蒽醌含量对大肠埃希菌、金黄色葡萄球菌、铜绿假单胞菌的抑菌效果。将芦荟大黄素、大黄酸、大黄素、大黄酚、大黄素甲醚等 5 种蒽醌成分作为自变量，记为 $X_1 \sim X_5$，则其所对应的各种细菌的抑菌圈作为因变量 Y，建立大黄蒽醌抑菌方程。结果表明，芦荟大黄素和大黄酸 2 种蒽醌成分起主要的抑菌作用（表 7 - 6）。

表 7 - 6 大黄蒽醌成分抑菌作用的多元回归谱效分析方程

细菌	方程	R
金黄色葡萄球菌	$Y = 536.29X_1 + 57.74X_2 - 38.71X_3 - 1.04X_4 + 3.94X_5 - 80.74$	0.992
大肠埃希菌	$Y = 666.40X_1 + 33.07X_2 - 17.94X_3 - 4.66X_4 + 10.42X_5 - 76.48$	0.996
铜绿假单胞菌	$Y = 240.86X_1 + 44.38X_2 - 21.95X_3 - 3.19X_4 + 17.90X_5 - 101.98$	0.982

（二）人工神经网络

人工神经网络（artificial neural network，ANN）是一种人工智能技术，是从信息处理角度对人脑神经元网络进行抽象，建立某种简单模型，通过不同的连接方式组成不同的网络（图 7-16）。它能够模拟人脑智能和形象思维能力，具备强大的自适应、自组织及自学习能力。并且，它独特的非线性拟合特点使这一智能信息处理系统的容错性以及存储容量得以提高。此外，建立 ANN 后可以不断地增加输入信号，更接近生物体内复杂精密的调控规律。因此，在药物分析中，ANN 多应用于药物计算的多元分析、特征提取、数据压缩和质量模式识别。

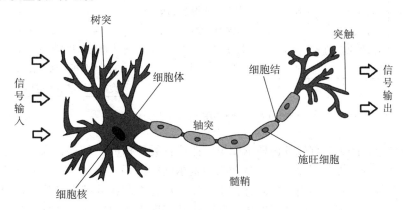

图 7-16　人工智能网络结构示意图

各种人工神经网络算法出现在药物研发的多个场景中，如发掘药物靶点、预测 ADMET 性质和高通量筛选等。例如，基于卷积神经网络开发的药物固相筛选与分析系统，能在短时间内通过对医学文献、临床试验数据等非结构化数据进行处理、学习和计算，预测各种晶型在稳定性、熔点、溶解度、溶出速率等方面的差异以及由此而导致的在临床过程中出现的副作用与安全性问题，筛选出稳定性和溶解度最佳的晶型结构。

第四节　药物分析学理论知识与实践技能

一、基础与专业知识

药物分析学涉及的课程主要包括有机化学、无机化学、分析化学、药物化学、药物分析、药剂学等。以下主要介绍使用最为广泛、最为主要的一些课程和它们的学习方法（表 7-7）。

表 7-7　药物分析需要掌握的相关课程比较

	有机化学	分析化学	药物化学	药物分析
研究对象	有机化合物的结构、性质、反应、制备及应用	获取物质组成、结构、含量等信息的分析方法	药物结构和活性	药物及其制剂的质量控制方法
主要任务	研究有机物及其应用	结构分析、形态分析、能态分析	研究药物结构与活性、药效的关系	控制药品质量，保证用药安全
研究手段	化学反应及分析化学方法	化学分析、仪器分析	用化学方法改变分子结构	物理、化学、生物学、数学方法

当然，大学时期学习的其他课程，例如物理化学、无机化学等对于学好药物分析也十分重要，想要在实际操作中熟练掌握各种操作方法并对分析误差和现象进行分析，就需要熟悉、理解各种方法的基础和专业知识，进行综合分析运用，并遵守药物分析方法所涉及的相关标准规范。

药物分析课程基本内容，结构分为基本知识、基本项目和基本方法（图7－17）。

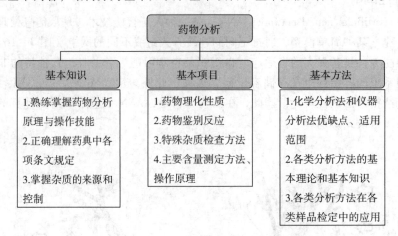

图7－17　药物分析课程基本内容结构

药物分析课程学习方法为：首先掌握理论知识，抓住各类药物的"结构性质—鉴别检验—杂质的检查—含量测定"这条主线。在学习过程中，从药物的基本结构入手，分析结构与其相应的理化性质，然后学习其分析方法。例如，吩噻嗪类药物的分析中，先掌握这类药物的基本结构，即由硫氮杂蒽母核与取代基构成，都具有硫氮杂蒽母核的共同性质，而取代基不同则会出现不同特性。根据吩噻嗪类药物的共性和特性，学习鉴别、检查和测定吩噻嗪类药物的方法，最后按照主线进行总结，从而完成此类药物分析的学习。

对知识点的归纳总结分为两种情况：一是相似总结，如分布在各个章节中的含有芳香第一胺或潜在含有芳香第一胺的药物都能用重氮化－偶合反应来鉴别，归纳总结有助记忆和掌握；另一种是对比总结，如对氨基水杨酸中的特殊杂质间氨基酚采用双相滴定法检查，而氯贝丁酯中的特殊杂质对氯酚可用气相色谱法检查，这样总结，很多知识就会串联在一起，记忆起来也相对容易。

此外，学习药物分析必须注重有机化学、分析化学和仪器分析等相关基础知识的积累。药物分析是以有机化学为基础，是分析化学和仪器分析在药物中的实际应用。药物分析是一门实践性很强的学科，学习药物分析不仅要掌握药物理论知识，还要有扎实的实验操作技能。首先，应该提高实验操作的主动性。主动预习实验，能提高学习效率和培养学生独立思考的能力。预习实验目的和实验原理，有助于弄清楚哪些是关键的实验步骤，并且思考每一个实验操作步骤的目的等问题。其次，学生还应养成严谨的科学作风。严格按照操作规程进行实验，如实记录实验现象和实验结果、规范书写实验报告，做到有据可凭。

综上，学习药物分析应将理论课程的学习与实验操作课的实践并重。只有掌握理论知识和注重实验技能，才能学好药物分析，才能在我国药物研究从仿制为主到创新为主的转变中，培养新药创制和全面提高药品质量所需的独立分析问题和解决问题的能力。

二、基本、专业实践及辅助技能

（一）专业相关分析设备

1. 光谱仪　采用一个可以产生多个波长的光源，通过系列分光装置，产生特定波长的光源，光线透过测试物质后，部分光线被吸收，从而得到被测物质的紫外－可见光吸收或红外光谱。依据吸收特征和吸收强度进行定性和定量分析，用于鉴别与杂质检查。光谱仪由光源、单色器、样品池、检测器和记录仪组成。药物分析中常用紫外和红外分光光度计。

（1）紫外－可见光分光光度计　测定物质在190～760nm波长范围内的吸光度。可通过样品光谱与对照品光谱的比较，或测量特定波长处的吸光度而鉴别物质（图7－18a）。

（2）红外吸收光谱仪　测定有机物分子中化学键或官能团在近红外区（0.75～2.5μm）、中红外区（2.5～25μm）和远红外区（25～1000μm）范围内的振动吸收，得到红外光谱图，获得分子中化学键或官能团的信息，常用于物质鉴别（图7-18b）。

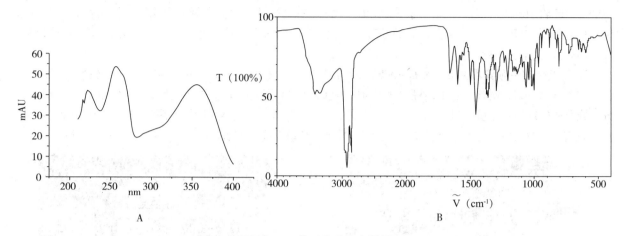

图7-18 芦丁的吸收光谱图

A. 紫外吸收光谱 B. 红外吸收光谱

2. 色谱仪 利用物质在相对运动的两相之间的多次分配、差速迁移实现混合组分的分离分析。最大的特点是具有分离和分析两种功能。药物分析中常用气相色谱仪和高效液相色谱仪。

气相色谱仪主要用于分离易挥发物质，常用于药品中残留溶剂的测定。高效液相色谱仪采用高压输液系统，分离速度快，应用范围广，分离选择性高，是药物分析中药品鉴别和含量鉴定的常用手段，近年来兴起的超快速高效液相色谱仪更是药物分析的强有力方法（图7-19）。

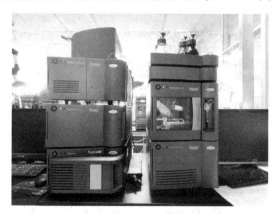

图7-19 超快速高效液相色谱仪

3. 质谱仪 应用多种离子化技术将物质转化为气态离子，按质荷比大小进行分离和记录，得到按不同质荷比排列及对应离子丰度的质谱图。例如离子淌度高分辨质谱仪。质谱仪可以进行物质成分和结构的定性、定量分析（图7-20）。

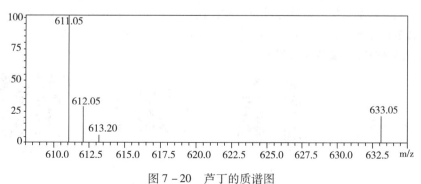

图7-20 芦丁的质谱图

4. 高效液相色谱－质谱联用仪（HPLC－MS） 以液相色谱作为分离系统，质谱为检测系统。HPLC－MS 将 HPLC 对复杂样品的高分离能力与 MS 具有高选择性、高灵敏度及能够提供相对分子质量与结构信息的优点相结合，在新药研发过程中应用极为广泛，可以实现药物分子的结构分析、杂质分析、代谢转化及靶向分布等定性、定量分析（图 7－21）。

5. 气相色谱－质谱联用仪（GC－MS） 利用气相色谱优良的分离性和质谱鉴定的高选择性，以气相色谱作为试样分离、制备的手段，将质谱作为气相色谱的在线检测手段，进行定性、定量分析，可实现药物分子或杂质的定性及定量分析（图 7－22）。此外，有一些 GC－MS－NMR 仪器还与红外光谱仪相连接，后者作为辅助的检测器，这种组合叫作气相色谱－质谱－核磁共振－红外联用（GC－MS－NMR－IR）。

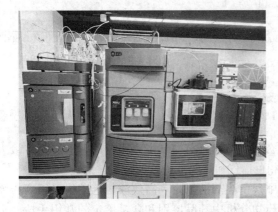 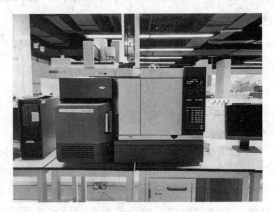

图 7－21　液相色谱－离子淌度高分辨质谱联用仪　　　图 7－22　气相色谱－质谱联用仪

（二）专业辅助工具

1. 数据处理与绘图 主流的专业数据处理与绘图软件有：Origin、GraphPad Prism、SigmaPlot、Mathematica/Matlab 等（图 7－23）。

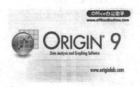   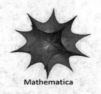 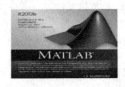

图 7－23　常用的数据处理与绘图软件

这类软件具有两大主要功能：数据分析和绘图，广泛用于药物分析中红外/质谱/核磁数据处理、药代动力学模型建立等方面。数据分析主要包括统计、信号处理、图像处理、峰值分析和曲线拟合等各种完善的数学分析功能。绘图是基于模板或者编程语言进行的，基于模板绘图的软件可以提供二维和三维绘图模板。

2. 文献管理 文献管理软件的功能有：直接连接不同的数据库，可查询文献；高效管理文献信息，包括文摘、全文、笔记以及其他的附件材料等；多数软件还具备一定的分析功能；统一编辑文末参考文献格式。主流的文献管理软件有 Endnote、Mendeley、Note Express、Zotero、JabRef 等（图 7－24）。这些文献管理软件是撰写药物分析论文的高效帮手。

图 7－24　常用的文献管理软件

3. 药物分析专业数据库

（1）物质属性数据库　主要包括如下。

①SciFinder：美国化学文摘数据库，由美国化学文摘社（CAS）出品，提供全球最大、最权威的化学及相关学科文献、物质和反应信息。

②《分析化学文摘》数据库：由英国皇家化学协会出版。

③FDA批准药物非活性成分数据库：提供FDA批准的药用辅料使用信息。

④药物辅料手册：国际公认的具有权威性和综合性的药用辅料工具书。

（2）药品标准数据库　主要包括如下。

①法定药典：具有法律效应的药品标准，如美国药典、欧洲药典、日本药典、英国药典、印度药典等。

②非法定药典：《马丁代尔大药典》，由英国大不列颠药物学会的药物科学部所属药典出版社编辑出版。

4. 药物分析方向的相关期刊

（1）分析化学类　主要包括如下。

①*Analytical Chemistry*：美国化学会（ACS）的分析化学杂志，分析化学领域的 No.1。其对于药物分析领域的文章，在分析手段和分析方法的创新性方面有很高要求。

②*Analytica Chimica Acta*：荷兰分析化学快报，审稿较快。

③*Analyst*：英国皇室化学会（RSC）的分析家杂志，对文章在该领域的创新性的要求也是比较高的。

④*Talanta*：英国。鼓励发表关于基础研究、新型传感器和仪器开发的原创研究论文，欢迎在临床和生物化学、环境分析、地球化学、材料科学和工程以及组学发展的分析平台等领域有新的或改进的应用。

⑤*Analytical and Bioanalytical Chemistry*（德国）、*Journal of Pharmaceutical and Biomedical Analysis*（荷兰）和 *Analytical Biochemistry*（美国）：这三个期刊适合有关分析化学在生命科学中的应用的文章，药代动力学、药理研究均可以投稿，要求有一定的新意。

（2）色谱分析类　主要包括如下。

①*Journal of Chromatography A*：色谱A杂志，荷兰。只要是与色谱相关的文章都可以投稿，要求有一定的创新性。

②*Journal of Chromatography B – Analytical Technologies in the Biomedical and Life Sciences*：色谱B，荷兰。色谱A的姊妹杂志，副题是有生命的物质医药分析，为最适合药物分析投稿的杂志，尤其偏重药代动力学、体内药物分析、生物药物分析方面的文章。总体而言，JCB 有不少质量不错的文章。

③*Electrophoresis*：德国。电泳方法杂志，偏重生化分析，对纯粹的药物分析文章也会接收，要求在领域上有较大的新意。

④*Journal of Separation Science*：德国。分离科学杂志。所有与提取分离相关的都可以尝试去投。

⑤*Biomedical Chromatography*：英国。有生命的物质医学色谱，也是很适合药物分析研究投稿的杂志，较容易发表。

⑥*Chromatographia*：德国。色谱家杂志，较容易发表。

（3）食品药品医学类　主要包括如下。

①*Food Chemistry*：英国。文章发表数量大，影响力上升较快。

②*Journal of Agricultural and Food Chemistry*：美国。美国化学会（ACS）的农业食物化学杂志，文章的质量不错，实验数据做得扎实。药物分析研究可以投，尤其是做中药分析的或是分析食物中的药物的文章。

③*Journal of Natural Products*：美国。美国化学会的天然产物杂志，做天然产物药物分析的可以投。

（4）中文期刊　主要包括如下。

①《药物分析杂志》（*Chinese Journal of Pharmaceutical Analysis*）：中国药学会主办、中国药品生物制品检定所出版的学术性期刊。主要报道：药物分析检定的新理论、新技术及有关展望性述评；中草药药

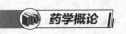

材与制剂的检验技术及质量研究成果经验；新药检验方法的建立与改进；药房及药厂快速检验技术的研究和改进；药品标准。

②《色谱》（*Chinese Journal of Chromatography*）：中国化学会主办、中国科学院大连化学物理研究所和国家色谱研究分析中心承办、科学出版社出版的专业性学术期刊，在国内外公开发行。主要报道我国色谱学科的最新科研成果，反映国内外色谱学科前沿与进展，介绍色谱基础理论及其在石油、煤炭、化工、能源、冶金、轻工、食品、制药、化学、生化、医疗、环保、防疫、公安、农业、商检等部门的应用情况。

第五节　药物分析学从业能力与素养

药物分析专业培养具备化学、医学和药学的基本理论和技能，熟练掌握国内外药品生产质量管理规范、药品质量监督管理的法规与标准体系，能够在药物研究、生产、流通和临床使用领域从事药物分析研究、药物质量控制与管理、临床用药监测等工作的高级科学技术人才。本专业要求系统掌握药物分析的基本理论、基本知识和基本技能，具有良好的专业素养，具备药物分析及体内药物分析、中药及其制剂分析、新药研发、药品质量标准制定、药事管理知识能力。

一、就业方向与前景

近几年，随着人们对生命健康、医疗保健的重视程度不断提高，我国药学领域发展迅猛，但在专业人才方面还是比较缺乏。药物分析专业的学生一直在医药生产、检测、质量标准完善、新药质量标准的制定等各个方面有着良好的就业前景。本专业学生毕业后，一般能在高等院校、科研机构、医药企业和其他相应的产业部门承担教学、研究、科技开发以及管理工作，能在药品生产、检验、流通、使用和研究与开发领域从事鉴定、药物设计、一般药物制剂及临床合理用药等方面的工作（表7－8）。

表7－8　药物分析专业主要就业方向

行业	制药/生物工程；新能源；医疗/护理/卫生；石油/化工/矿产/地质；学术/科研美容/保健
单位	政府部门：药品监督管理、卫生行政管理、药品价格管理、医药卫生监察、医药经济调控、卫生和药政活动的监督管理部门等 企业：药品生产企业、药品经营企业、生物科技公司 医疗机构及科研院所：大学、医院、研究所等
岗位	药品生产企业：质量管理（QA）、质量控制（QC）等质控及管理岗位 药品研发企业：新药研发、药品质量标准制定、临床研究（CRC）等关键岗位 国家及省、市、地方各级药品、食品、医疗器械等检验、监督、管理岗位

二、职业素质

药物分析专业培养能从事药物原料、辅料、半成品及成品的分析检验以及药物生产过程质量监控、药品质量管理工作的高素质技能型专门人才。药品的质量关系到千千万万患者的生命，药品检验是保证药品质量的重要手段。要保证药品的质量，不但要有过硬的检验技术，还要具备良好的职业道德。

（一）基本素养

作为药物分析人才，除了具有扎实的专业知识储备外，良好的社会道德素质、科学文化素养、身体心理素质、职业素质等都会为药品检验工作保驾护航。

首先，需要具备扎实的专业知识和实验技能。通过本专业的学习，药物分析专业学生应该了解和掌握有关分析方法的基本理论知识和基本操作技术；掌握常用仪器分析方法的基本原理，仪器的主要结构与性能，定性、定量分析方法。作为药物分析工作者，需要按照相关药检部门规定的程序实施药品的检验。通过动手操作将课程中的知识点应用到实践中，在检验中加深对药品检验操作方法和过程的理解，做到发现问题、解决问题。另外，药品检验工作相对烦琐，细心、耐心、有责任心的从业者往往能将工作完成得更好。而良好的职业认同感和使命感能使药物分析工作者在这个领域收获更多的经验和成长。

（二）从业能力

虽然在政府部门、企业、医疗机构及科研院所中，不同岗位的工作内容不同，但良好的创新、就业与创业能力能使药物分析毕业生在各个岗位游刃有余。

1. 创新能力 药品检验工作需要从业者独立思考并解决问题。因此，如何把药典里的条文理解透彻并熟练应用，如何提高药品检验工作的效率，如何把国家标准与企业标准相结合，就是药物分析人员需要解决的。在工作实践中，具备创新意识和创新能力能让从业者更快掌握操作要点、提高自学效率和工作效率。

2. 就业与创业能力 真实工作环境的差异性很大，在不同岗位中，首先要找到自身的核心价值，即自己在这份工作中的不可替代性。然后，要在实际工作中不断积累经验，提升自己的能力。另外，具备终身学习的观念和能力能使从业者的认知和实践不断进步，从而在药学领域持续地发光发热。

本章小结

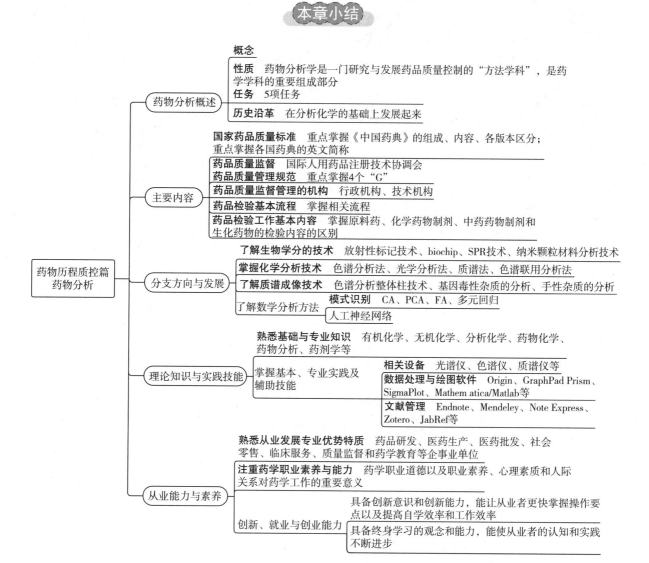

思考题   题库
参考答案

思 考 题

1. 简述药物分析的性质。

2. 什么是中国药典？其英文全称和英文简称分别是什么？

3. 中国药典一共发行了几版？各是哪年？主要参考的国外药典有哪些？

4. 《中国药典》2020 年版的组成是什么？各收载什么。

5. 药品检验工作的基本流程是什么？

6. 简述 LC – MS 与 GC – MS 在分析化合物的适用范围方面的不同。

7. 简述药品质量管理规范的基本内容及适用范围。

（陈国有　董林毅）

药物历程递送篇——药物制剂

知识要求

1. **掌握** 药剂学的概念；药物传递系统；药剂学的分支学科。

2. **熟悉** 药剂学的重要性；剂型的分类方法；辅料在药物制剂中的重要作用；药剂学的沿革与发展；分子药剂学、生物药剂学、中药药剂学的基本知识；药剂学的基本、专业实践及辅助技能。

3. **了解** 学习药剂学的目的和意义；药剂学研究的主要内容；国内外药剂学的发展历史和展望。

能力要求

1. 能胜任药物制剂最基本的研究工作。

2. 具有探索和解决药物制剂问题的基本思路和能力。

第一节 药剂学概述

一、药剂学的概念与任务

（一）药剂学基本概念

1. 药剂学（pharmaceutics） 是将原料药制备成药物制剂的一门科学。药剂学的研究内容包括药物制剂的基本理论、处方设计、制备工艺、质量控制和合理应用。在介绍药剂学相关知识之前，必须弄清楚药剂学有关的常用术语。

2. 药物剂型（dosage form） 简称剂型，是指将药物制成适合于疾病防治并与一定给药途径相对应的制剂形式。给药是患者应用并获得有效剂量的药物实体。剂型是药物临床使用的最终形式，是所有基本制剂形式的集合名词，如口服液、注射剂、胶囊剂、颗粒剂、片剂、软膏剂、栓剂、气雾剂等。

3. 药物制剂（preparation） 是指针对某一剂型的具体药物品种，例如重组人胰岛素注射液、阿莫西林胶囊、阿司匹林片、水杨酸软膏、甘油栓、沙丁胺醇吸入气雾剂等。

4. 药品（medicinal products） 通常是指药物经一定的处方和工艺制备而成的制剂产品，是可供临床使用的商品。

1. 硝酸甘油为什么采用舌下含服片剂，而不采用吞服？

2. 临床上，为什么有的药物会制成不同的剂型？例如，葡萄糖酸锌有口服液、片剂、颗粒剂这些不同剂型，它们都有什么不同？

(二) 药剂学的作用

药剂学是新药研发的最后一个环节，也是决定药品研发是否成功的重要环节。一般而言，药物对疗效起主要作用，而合适的剂型对疗效起主导作用。不同的剂型可能分别是无效、低效、高效，降低或引起毒副反应。选择合适的剂型可以解决药物本身的缺陷，比如难溶性、稳定性差、生物半衰期短等问题；选择合适的剂型可以提高临床使用的顺应性。药品本身也是一种商品，新药研发过程也涉及附加值问题，因此，在药物制剂过程中，需要考虑采用合适的技术、辅料、工艺、设备来提高药品的附加价值（图8-1）。

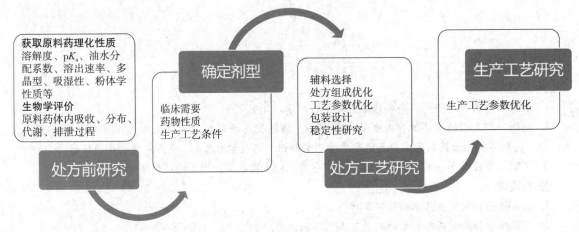

图 8-1　药物制剂研究流程

随着生活水平的改善和提高，人们对生存质量和药品质量提出了更高的要求，药剂学的重要性将会更加显著。剂型的重要性主要有以下几个方面。

1. 可改变药物起效速度　药物制剂改变药物起效速度的作用有两个方面。一是加快药物起效，一般用于急救。另外一方面，生物体内一些生理生化现象呈昼夜周期性波动，而疾病的发生也存在时辰节律性，根据临床需要，可以将该类治疗药物制成延时释放制剂。如心脏病在早晨发作的概率最高，哮喘在凌晨4~6点的发作率最高，使用延时制剂，睡前服下，凌晨释放，可以达到最好的治疗效果。

2. 可降低或消除药物毒副作用　氨茶碱治疗哮喘病有很好的疗效，但易引起心跳加快的毒副作用，制成栓剂则可消除毒副作用；非甾体抗炎药口服会产生严重的胃肠道刺激性，制成经皮吸收制剂可以消除副作用；缓释、控释制剂能保持血药浓度平稳，避免血药浓度的峰谷现象，从而降低药物的毒副作用。临床局部麻醉时采用局部给药方式，可以减少药物毒副作用。

3. 可以改善患者的用药依从性　老年人及吞咽困难的患者难以吞服普通的口服片剂，可以制成咀嚼片，咀嚼后易于吞咽。对于儿童用药，除了考虑易于吞服外，最重要的是考虑口感和外观，通过设计漂亮的外观和易于接受的口感，可以提高患者的依从性。

4. 可以提高药物稳定性　固体剂型通常比液体剂型稳定性好。比如，抗生素类药物通常易水解，而且一般采用注射给药，在新药制备时将其制成冻干粉针可提高储存稳定性，临用前溶解即可。有些药物对光敏感，储存时易受光照而发生降解，可以将其制成包衣片剂以提高稳定性。

5. 可以提高生物利用度　很多药物经口服给药时存在肝脏首关效应，造成口服生物利用度低，将其设计成注射剂、吸入气雾剂、舌下片或经皮给药等可以避免肝脏首关效应，进而提高生物利用度。如硝酸甘油口服无效，因而制成舌下片。

6. 可以产生靶向作用　将药物制成微粒型注射剂，如微乳、脂质体、微球、微囊、纳米粒子等，其进入血液循环系统后，被网状内皮系统的巨噬细胞所吞噬，从而使药物浓集于肝、脾等器官，起到肝、脾的被动靶向作用，以减少对非靶组织的伤害。

7. 可以改变药物的作用性质　多数药物的药理活性与剂型无关，但对于有些药物，则与剂型有关。

如硫酸镁的注射液经静脉滴注后可抑制大脑中枢神经，有镇静、镇痉作用；而口服给药则起泻下作用。1%依沙吖啶注射液用于中期引产，而0.1%~0.2%溶液外用具有杀菌作用。

（三）药剂学的任务

药剂学的宗旨是制备安全（safety）、有效（efficacy）、可控（controllability）、稳定（stability）、使用方便（usefulness）的药物制剂。根据药剂学的定义，药剂学的任务主要包括以下几个方面（图8-2）。

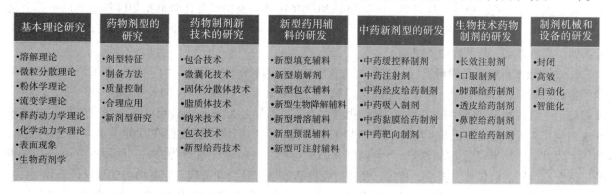

图8-2　药剂学的任务

1. 药剂学的基本理论研究　药剂学的基本理论系指药物制剂的制备理论，常见于以下几个方面。

（1）液体制剂　药物的溶解度与溶液的形成理论，表面活性剂的性质，微粒分散系理论及其在非均相液体制剂中的应用，药物的稳定性理论。例如，碘在水中的溶解度大约是0.02%，而临床使用的碘伏为5%水溶液；在配制碘伏时，使用碘化钾来增加碘的溶解度就涉及药物溶解与溶液形成理论的应用。维生素C注射液有效期的预测会用到药物的稳定性理论。

（2）固体制剂　物料的粉体性质对固体制剂的制备与质量的影响。如在片剂制备时要求药物粒子具有很好的流动性，可以根据物料的性质去提高其流动性。

（3）半固体制剂　流变学性质对乳剂、混悬剂、软膏剂质量的影响。例如，软膏剂在储存时要求其具有很大的黏度，以阻止制剂中不同成分的分离；而当使用时，又要求其能在施加外力产生流动时黏度变小、容易涂布。这其实是流变学中切变稀化的现象。对于玉米淀粉浆，其表面受到压力时具备一定的固体特性，变得异常坚硬；当表面没有压力时，其和液体一样，非常柔软。这是流体的胀性流动性质。

另外，药剂学的基本理论研究还涉及药物与辅料的相互作用对药物释放的影响以及药物的生物药剂学特性等内容，为各种制剂的处方设计、制备方法、质量控制、合理应用打下坚实的基础。

2. 药物剂型的研究　剂型是患者应用并获得有效剂量的药物实体。将原料药制成剂型之后才能应用于患者，因此，药剂学的核心是剂型。药剂工作者必须首先掌握各种剂型的外貌特征、制备方法、质量控制、应用特点等方面的知识。

传统的片剂、注射剂、栓剂等剂型有时不能满足临床需要，因此，需要研究一些新剂型以更好地发挥药效、降低副作用或用于临床使用。比如，使药物速释的有分散片、口崩片、舌下片、泡腾片等；控制药物缓释的有缓释制剂、控释制剂；靶向制剂能降低全身的毒副作用、提高疗效等。例如近年来开发上市的亮丙瑞林长时间缓释微球注射剂，注射一次后在几个月甚至一年内缓慢释放药物，不仅克服了每天注射的皮肉之苦，而且血药浓度平稳，满足了长效、低毒等要求，同时获得了极大的经济效益。

3. 药物制剂新技术的研究　新剂型的开发离不开新技术的应用。比如片剂的包衣技术；难溶性药物的增溶技术，如包合技术、微囊化技术、固体分散技术等；纳米化技术，如脂质体技术、聚合物胶束载药技术等；特殊给药技术，如透皮给药技术、肺吸入给药技术、眼黏膜给药技术等。药物制剂新技术为新剂型开发和制剂质量的提高奠定了坚实的基础。

4. 新型药用辅料的研发　药用辅料是剂型的基础，新剂型和新技术的研究离不开新辅料的研究与开发。具有良好可压性的微晶纤维素的使用，使得直接压片工艺变得易行；交联聚维酮、交联羧甲基纤维素钠、羧甲基淀粉钠、低取代羟丙基纤维素等超级崩解剂的出现，发展了口服速释制剂；羟丙基甲基纤维素、丙烯酸树脂系列等高分子的出现，发展了缓释、控释制剂；体内可降解的聚乳酸聚乙醇酸共聚物的发展，开创了长时间缓释注射微球新剂型。可见，辅料的发展对药剂整体水平的提高具有重要意义。

5. 中药新剂型的研发 近年来，中药新剂型的研发突飞猛进，中药制剂从传统的丸、散、膏、丹等剂型迈进现代剂型的时代，对提高药效和患者依从性具有重要的意义，如已上市的注射剂、颗粒剂、片剂、胶囊剂、滴丸剂、栓剂、软膏剂、气雾剂等20多种中药新剂型。现代新剂型如缓释制剂在中药中也得到普遍使用，如正清风痛宁缓释片。但是中药制剂也存在亟待解决的不少问题，如成分复杂、有效成分不明、稳定性差、体内代谢不明等。

6. 生物技术药物制剂的研发 21世纪生物技术的发展为新药的研发开创了一条崭新的道路。生物技术药物包括基因、核糖核酸、酶、蛋白质、多肽等，普遍具有活性强、剂量小、作用针对性强、副作用相对较小、对各种疑难病症有独特的治疗作用等优点，如预防乙肝的基因重组疫苗、治疗严重贫血症的红细胞生长素等特效药都是现代生物技术药物的新产品。但生物技术药物存在着分子量大、稳定性差、体内吸收差、生物半衰期短等问题，严重影响其临床应用，目前以注射给药为主，使用不方便。寻找和发现适合这类药物的长效、安全、稳定、使用方便的新剂型，是摆在药剂工作者面前的艰巨任务。

7. 制剂机械和设备的研发 世界卫生组织提倡的"药品生产质量管理规范"，给制剂机械和设备的发展提供了前所未有的机遇。为了确保药品质量和用药安全性、提高生产效率，制剂生产应向封闭、高效、多功能、连续化、自动化方向发展。如在固体制剂生产中，流化床制粒机的发明使固体物料混合、制粒、干燥甚至包衣在一个机器内完成，因此被称作一步制粒机，与传统的摇摆式制粒机相比，大大缩短了工艺过程，可减少物料与人的接触。而高效压片机每小时能生产上百万片，大大提高了生产效率。

二、药物剂型的分类

案例解析

【案例】 一名20个月左右的小儿，因感冒发热，医生开具了某药物泡腾片。使用时，患儿的母亲将一粒药片直接放入了患儿的嘴里，并给孩子喂了点水，但过了几分钟，患儿的手脚突然抖动起来，紧接着开始剧烈咳嗽，口唇也开始慢慢变得青紫，后送医院，经抢救无效而死亡。

【问题】 该患儿死亡的原因是什么？

【解析】 此案例是没有正确服用药物导致的。泡腾片是一种特殊的片剂，一般含有碳酸氢钠和枸橼酸，服用时应先加水充分溶解，由于酸碱反应产生大量气泡，会促使片剂崩解，待气泡消失时才能饮用。如果直接将药物吞服或在溶解不充分时服用，药片会在口腔或气道中产生大量二氧化碳，可导致缺氧窒息，将会给患者带来极大危害。

常见的药物剂型有四十余种，为了便于理解记忆，可以从物质形态、分散体系或给药途径等方面对各种剂型进行分类。

（一）按形态分类

药物剂型按物质形态分类，可分为固体、液体、气体和半固体剂型（表8-1）。按形态分类简单明了，容易理解；形态相同的剂型往往制备工艺比较接近，比如颗粒剂、胶囊剂、片剂；形态相同的剂型，其药物释放、起效速度有类似之处，比如液体制剂起效速度一般比固体制剂快。但是该分类方法未能体现剂型特色，比如舌下片和缓释片同属于片剂，但其功能特点截然不同。

表8-1　按形态分类

剂型	特点	举例
固体	稳定性好，携带服用方便	散剂、颗粒剂、胶囊、片剂等
液体	刺激性小，易吞咽	口服液、糖浆剂、混悬剂、乳剂、注射剂、洗剂等
气体	起效快	气雾剂、粉雾剂等
半固体	一般为外用，安全性高	软膏剂、凝胶剂、栓剂、糊剂

（二）按分散系统分类

分散系统是物理化学的概念，药物分散在分散介质（溶剂或药用辅料）中所形成的系统。一般将药物称为分散相，溶剂称为连续相。

这里的"相"（phase）是指系统中物理性质和化学性质完全相同的均匀部分。如果系统内只含一个相（如葡萄糖溶液），称均相体系；如果一个系统内含有两个或两个以上的相，则称为"多相体系"或"非均相体系"（如乳剂）。

根据药物在分散介质中的分散状态，可分为溶液型、胶体溶液型、乳剂型、混选型、气体分散型、固体分散型。按分散系统分类可以反映药物的分散状态，容易理解剂本质特点。但是，分散系统分类法仅从制剂学角度分类，并没有与相应给药途径结合来反映剂型的特征，而且对于同一种剂型，由于辅料、制法的不同，药物的分散状态也不同，对于非专业人士来说容易混淆。比如，采用固体分散体技术制备的片剂与普通片剂药物的分散状态截然不同（表8-2）。

表8-2　按分散系统分类

剂型	特点	举例
溶液型（低分子）	药物以分子或离子状态分散在液体分散介质中形成的均相稳定体系，分散相粒径 <1nm	溶液剂、糖浆剂、溶液型注射剂等
溶液型（高分子）	药物以分子或离子状态分散在液体分散介质中形成的均相稳定体系，分散相粒径 <100nm	胃蛋白酶等高分子药物的溶液剂
胶体溶液型	药物以胶粒形态（分子聚集体）分散在分散介质中形成的非均相分散体系，属热力学不稳定体系，分散相粒径为 $1\sim100nm$	氢氧化铁溶胶、脂质体、聚合物胶束等
乳状液型	油类药物或药物的油溶液以液滴状态分散在分散介质中形成的非均匀分散体系，属热力学和动力学不稳定体系，分散相粒径 >100nm	口服乳剂、静脉注射脂肪乳剂、部分搽剂等
混悬型	固体药物以微粒状态分散在分散介质中形成的非均匀分散体系，属热力学和动力学不稳定体系，分散相粒径 >500nm	合剂、洗剂、混悬剂等
气体分散型	液体或固体药物以微滴或微粒状态分散在气体分散介质中形成的分散体系，属热力学和动力学不稳定体系，一般粒径 <10μm	气雾剂
固体分散型	固体药物以聚集体状态分散在固体介质中，一般粒径 <150μm	散剂、颗粒剂、丸剂、片剂等

（三）按给药途径分类

课堂互动

哪些给药途径可以避免肝脏首关效应？

人体的给药途径包括消化道（口腔、舌下、颊部、胃肠道、直肠、肛门、尿道）；呼吸道（鼻腔、咽喉、支气管、肺部）；其他腔道（阴道、耳部）；血管（静脉、动脉）；肌肉；皮肤（表皮、皮下、皮内）；眼部等（图8-3）。

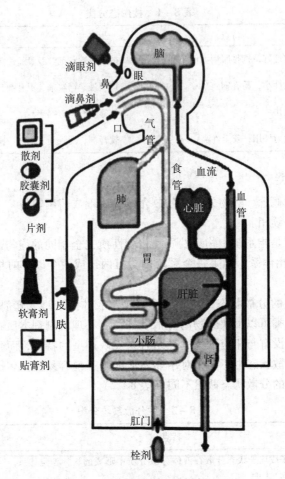

图 8 - 3　按给药途径分类

药物剂型按照给药途径分类如下（表 8 - 3）。

表 8 - 3　各种剂型给药途径

剂型	特点	举例
口服给药剂型	口服后通过胃肠黏膜吸收而发挥全身作用的制剂	片剂（普通片、分散片、咀嚼片、口腔崩解片、溶解片）；胶囊剂（硬胶囊剂、软胶囊剂）；散剂（口服散剂、外用散剂、煮散）；口服液剂（溶液剂、混悬剂、乳剂）
口腔内给药剂型	在口腔内发挥局部作用的制剂	口腔用片（有含片、舌下片、口腔粘贴片）；口腔喷雾剂；含漱剂
注射给药剂型	以注射方式给药的剂型，可以经肌肉或者静脉等	注射剂（静脉注射、肌内注射、皮下注射、皮内注射、腔内注射）；输液（营养输液、电解质输液、胶体输液）；植入注射剂（用微球或原位凝胶制备的注射剂）
呼吸道给药剂型	通过气管或肺部给药的制剂，主要以吸入或喷雾方式给药	气雾剂、粉雾剂、喷雾剂
皮肤给药剂型	将药物经皮肤给药，可以起到局部或全身作用	外用液体制剂（溶液剂、洗剂、搽剂、酊剂）；外用固体制剂（外用散剂）；外用半固体制剂（软膏剂、凝胶剂、乳膏剂）；贴剂（压敏胶分散型贴剂、贮库型贴剂）；贴膏剂（凝胶贴膏、橡胶贴膏）；外用气体制剂（气雾剂、喷雾剂）
眼部给药剂型	用于眼部疾病的剂型	滴眼剂、眼膏剂、眼膜剂
鼻黏膜给药剂型	通过鼻黏膜给药，可发挥局部或全身治疗作用	滴鼻剂、鼻用软膏剂、鼻用散剂

续表

剂型	特点	举例
直肠给药剂型	通过直肠给药，可发挥局部或全身治疗作用，可以避免肝首关效应	直肠栓、灌肠剂
阴道给药剂型	阴道内给药，主要发挥局部治疗作用	阴道栓、阴道片、阴道泡腾片
耳部给药剂型	耳部给药，主要发挥局部治疗作用	滴耳剂、耳用凝胶剂、耳用丸剂
透析用剂型	利用溶质浓度梯度差，使血液中的尿毒物质从透析液中清除	腹膜透析用制剂和血液透析用制剂

此分类法的特点是与临床使用的关系比较密切，能反映给药途径对于剂型制备的特殊要求，亦容易理解，但是一种制剂可以有不同给药途径，容易产生混乱。如气雾剂可以吸入给药也可以外用给药。

知识链接

不同给药途径药物的吸收特点

1. 口服 药物在胃肠分散、溶出，主要通过小肠吸收，经肝脏进入体循环。口服给药存在肝首关效应，会使治疗效应下降。

2. 经皮用药 药物可在皮肤起到局部或全身治疗作用。经皮给药可以避免肝首关效应，但要克服角质层对药物吸收的影响。

3. 吸入 药物经口、鼻吸入后，药物可在呼吸道起局部治疗作用或经肺泡吸入进入体循环而起全身治疗作用。该途径给药，起效迅速，甚至可与静脉注射相媲美。

4. 舌下给药 药物经血流丰富的颊黏膜被迅速吸收进入全身循环，可避免肝脏首关效应。该给药途径起效速度快。

5. 注射给药 静脉注射药物直接注入静脉血，起效快，生物利用度高。但其对制剂质量要求高，生产成本高、使用相对不方便。

第二节　药剂学的研究内容

一、药物传递系统

（一）药物传递系统的概念

药物传递系统（drug delivery system，DDS）是指将一定量的药物，在设定的时间内递送到目标部位的技术。其目的是将原料药的作用发挥到极致、将副作用降到最低。

药物通常是通过与作用部位特定受体发生相互作用来产生生物学效应，从而达到治疗疾病的目的。因此，只有当药物以一定的速率和浓度被递送到靶部位，使疗效最大而副作用最小，才被认为是有效的。药物传递系统的目的通常有药物控释（controlled release）和药物靶向（targeting，图 8-4）、增强药物的水溶性和稳定性、调节药物代谢时间、促进药物吸收及通过生物屏障等。

随着科学技术的进步，特别是分子药理学、分子细胞生物学、分子药物动力学、药物分子学及系统工程学等科学的渗入以及纳米技术等新技术的不断涌现，药物剂型和制剂研究已进入药物传递系统新时代。

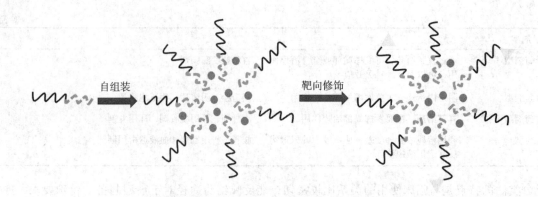

亲水段 〰〰 疏水段 ⌇⌇ 药物 ● 靶向配体 ◢

图8-4　主动靶向聚合物胶束示意图

（二）药物传递系统的分类

药物传递系统是现代科学技术运用的结晶，在临床治疗中发挥重要作用。口服缓释及控释系统、靶向递药系统和透皮递药系统是目前发展的主流。主要的传递系统及特点如下（表8-4）。

表8-4　递药系统分类

给药系统	分类	技术特点	举例
缓控释给药系统	口服缓控释	高分子材料溶蚀、渗透压 pH 触发定位释放、菌群触发定位释放，膨胀性、溶蚀性、酶降解高分子材料包衣	择速（控释片）、择位（肠溶片）、择时控制释药（定时爆释胶囊）
	注射缓控释	采用药用高分子材料对药物进行包载，同时能提高药物的溶解度和稳定性	微囊、脂质体、微球、毫微粒、胶束等
	在体成型递药系统	利用聚合物在生理条件下凝固、凝胶化、沉淀或交联形成固体或半固体药物贮库	原位凝胶
经皮给药系统		药剂学手段（脂质体、微乳传递体、前体药物等）、化学手段（促进剂、离子对等）、物理手段（离子导入、电致孔、超声、激光、加热、微针等）以及生理手段（经络穴位给药）来促进药物的吸收	贴剂
靶向药物传递系统	被动靶向系统	依据机体不同组织部位的生理学特性，主要依赖粒径实现靶向目的	微囊、脂质体、微球、毫微粒、胶束
	主动靶向给药系统	采用配体、抗体等修改纳米材料	叶酸修饰胶束
	物理化学靶向给药系统	采用磁、热、栓塞、pH 敏感等实现靶向	磁性纳米粒
	靶向前体药物	前体药物在特异酶（如脑组织多巴脱羧酶、肿瘤细胞含较高浓度的磷酸酯酶和酰胺酶、结肠含葡聚糖酶和葡糖醛酸糖苷酶、肾脏含 γ-谷氨酰转肽酶等）作用下降解为有活性的药物	左旋多巴
智能型药物传递系统		依据病理变化信息，实现药物在体内的择时、择位释放，使治疗药物发挥最大疗效	葡萄糖敏感的葡聚糖豆球蛋白 A 聚合物可控制胰岛素的释放
生物大分子药物传递系统		解决大分子药物稳定性差、吸收差、给药途径单一的问题	注射（长效）、无针注射、口服、透皮（微针技术）、鼻腔、肺部、眼部、埋植给药等

知识链接

调释制剂

调释制剂是指与普通制剂相比，通过技术手段调节药物的释放速率、释放部位或释放时间的一大类制剂。调释制剂可分为缓释、控释和迟释制剂等。其中，缓释、控释制剂与普通制剂比较，具有以下特点。

1. 优点

（1）作用更持久，通常可作用 12 小时或 24 小时，减少用药次数。

（2）血药浓度平稳，可避免峰谷现象，降低毒副作用（图 8-5）。

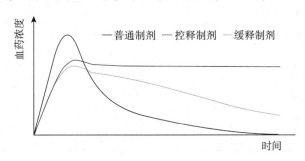

图 8-5 普通制剂、缓控释制剂的药-时曲线

（3）可实现定时、定位释放，适合某些疾病的要求。

2. 缺点

（1）剂量调节的灵活性降低，如遇到特殊情况，往往不能立刻停止治疗。

（2）其设计常基于健康人群的平均动力学参数。而在疾病状态下患者个体药物动力学特性改变时，不能实现个体化调整给药方案。

（3）缓控释制剂的制备工艺较为复杂，制剂昂贵。

二、药物辅料开发

1. 药用辅料的概念 在制剂中与活性成分（active pharmaceutical ingredient，API）相对应的是非活性成分（inactive ingredient，IIG），即生产药品和调配处方时使用的赋形剂和附加剂（药用辅料，即 pharmaceutical excipient）。药用辅料除了赋形、充当载体外，还具有提高药物稳定性以及增溶、助溶、控制药物释放、提高药物靶向性等作用。

药用辅料是剂型的基础，新剂型和新技术的研究离不开新辅料的研究与开发，辅料的发展对药剂整体水平的提高具有重要意义。如具有良好可压性的微晶纤维素的使用使得直接压片工艺变得易行；羟丙基甲基纤维素、丙烯酸树脂系列等高分子的出现发展了缓释、控释制剂等。

2. 药用辅料的分类 《中国药典》四部收载药用辅料 335 种。药用辅料按其来源可分为天然、半合成和全合成。按给药途径可分为口服、注射、黏膜、经皮或局部给药、经鼻或口腔吸入给药和眼部给药、肛门或阴道给药辅料等。有些辅料可用于多种给药途径，但用量和质量要求亦不相同，如增溶剂在用于注射剂时应符合注射用质量要求，用于口服液体制剂时应符合口服制剂的质量要求。药用辅料应根据其适用范围（给药途径）、用法用量来合理选择、使用。常用的代表性辅料如下（表 8-5）。

表 8-5 药物辅料分类

功能	辅料种类	举例
使制剂成型	稀释剂、黏合剂	淀粉、糊精、微晶纤维素、乳糖等；淀粉浆、聚乙烯吡咯烷酮、羧甲基纤维素钠、甲基纤维素、羟丙基甲基纤维素等
	半固体制剂基质	软膏剂（凡士林、聚乙二醇、肥皂类）、栓剂（可可豆脂、甘油明胶）、贴剂（压敏胶）
使生产顺利进行	助流剂、润滑剂	二氧化硅、硬脂酸镁等
提高物理稳定性	抗氧剂、金属离子螯合剂、助悬剂	维生素 C、EDTA
提高生物稳定性	防腐剂	羟苯酯类、苯甲酸、山梨酸
使药物缓释	缓释剂骨架材料	羟丙基甲基纤维素
溶剂	液体制剂分散介质	水、乙醇
增溶	增溶剂、助溶剂、潜溶剂	聚山梨酯 80、碘化钾、乙醇
调节 pH	pH 调节剂	碳酸氢钠、盐酸
止痛	止痛剂	盐酸普鲁卡因、利多卡因
着色	着色剂	苏木素、姜黄
矫味	甜味剂	阿斯巴甜、甜菊苷
作为微粒给药药物载体	微球、脂质体、胶束等	PLGA、磷脂和胆固醇、PEG - PDLLA

3. 药用辅料的发展状况 药用辅料与药物制剂密不可分，特别是近些年新的给药系统的研究更要借助药物辅料发挥其特定功能。药用辅料正在从满足基本的药品生产过程逐步发展到帮助实现制剂的缓释、靶向等作用。曾在相当长时期内，中国制药行业对药物辅料的发展没有给予足够的重视，主要体现在以下方面：①辅料来源相对单一：我国药用辅料以天然产物简单加工为主，人工合成的药用辅料较少。②产品质量有待提高：国产辅料存在质量不够稳定的情况，批间差异大，不同企业间产品质量参差不齐。另外，对于有些药用辅料的质量控制只停留在理化性质的简单鉴别，缺少对其功能性的控制要求。③国内新辅料的研发投入不够：国内对药用辅料的研究主要跟随国外品种，很少有自主研发的新品种。国内药用辅料在整个药品制剂产值中的占比只有 2%～3%，而国外的这一比例达到 10%～20%。

随着"齐二药""塑化剂""毒胶囊"等事件曝光，药用辅料逐渐走进公众视野，促使国家下决心规范引导药用辅料产业健康快速发展。国家也出台关联审批政策，定会推动我国药用辅料整体水平的提升。近年来，国内也开始生产、使用一些新型、优质、多功能的药用辅料，药物的制剂水平也得到进一步的提升。如：在固体药物制剂中，超级崩解剂羧甲基淀粉钠、交联聚维酮、交联羧甲基纤维素钠、低取代羟丙基纤维素等的研制以及微晶纤维素、预胶化淀粉等优良可压性辅料的出现，不仅提高了片剂质量，且使粉末直接压片工艺碰到了新的机遇；在注射剂中，可注射用泊洛沙姆、磷脂的出现为静脉注射乳剂的制备提供了更好的选择；在长效注射剂中，聚乳酸、聚乳酸聚乙醇酸共聚物等体内可降解辅料的出现，促进了新型长效注射剂的开发。

知识拓展

淀粉与药物制剂

1. 淀粉及其用途 淀粉为葡萄糖单元连接形成的聚合物，主要包括玉米淀粉、小麦淀粉、马铃薯淀粉等。淀粉常作为稀释剂使用；控制含水量在 8% 以下可得干淀粉，作为崩解剂使用；也可以制成淀粉浆，作黏合剂使用。

2. 淀粉改性产品 ①将淀粉胶化成为预胶化淀粉，具有良好的流动性、可压性、润滑性、干黏合性、崩解性，可用于粉末直接压片。②淀粉通过酸水解可得可溶性淀粉，作为稀释剂、黏合剂使用；经酶法或酸法水解精制可得糊精，作为包衣材料、稀释剂、黏合剂和增稠剂等。

3. 淀粉衍生物 ①淀粉与碱、氯乙酸反应可制得羧甲基淀粉钠，其吸水发生膨胀，可作为片剂的崩解剂。②淀粉经羟乙基化可制得羟乙基淀粉，在临床上作为血浆代用品，具有扩充血容量的作用。

三、药物设备开发

1. 制药机械的封闭化 GMP 要求生产全过程达到卫生质量要求，对制药生产的不同环节做出了不同的规定。如注射剂生产环境分为一般生产区、洁净 D 区、洁净 C 区、洁净 A 区等，洁净级别要求越高，能耗越大，生产成本越高。生产时可以利用现代制药机械，局部达到洁净度要求即可，如集合吹瓶 - 灌装 - 封口一体的"三合一"无菌灌装机。

2. 制药机械的高效化 随着制药行业的蓬勃发展，制药市场飞速增长，要求不断提高生产效率、降低生产成本、缩短产品上市时间，制药机械也向着高效化的方向发展。高效粉碎、高效混合、高效包衣机、高速压片机等的出现大大提高了生产效率。例如，最快的旋转压片机每小时能生产 150 万片（图 8 - 6）。

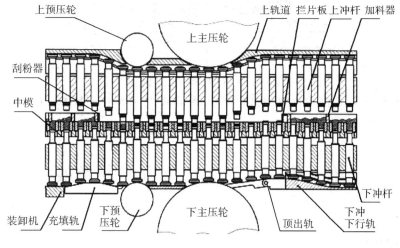

图 8 - 6 旋转式压片机

3. 制药机械的自动化 制药机械完成复杂的制药生成过程，需要多个部件。这些部件如果全部依赖人工控制，不但效率低下，而且存在部件协调问题，难以确保制剂质量。采用微电脑技术控制机械部件，可以有效控制各部件协调作用，并且，采用模块和单元组合形式可以适应制药产品品种和制药类型的变化，使制药机械设备具有柔性和灵活性。例如，固体制剂的制备通常由物料前处理、制粒干燥、整理、总混、压片、包衣模块组成，通过微电脑控制，既可以单独对每一模块进行控制，又可以根据不同剂型将各模块进行合理连接。全自动胶囊填充机可以将药粉、丸剂、液体或小药片填充到硬胶囊中（图 8 - 7）。

4. 制药机械的智能化 目前，中国制造正向中国智造转化。近年来，制药设备的智能化是制药机械重点发展的方向之一，制药机械走向智能化是不可逆转的趋势。制药生产的连续、智能化控制在制药过程中可以减少人员干预、提高制药质量和安全性，在生产中得到越来越普遍的应用。例如，注射剂的灯检以前靠人工来完成，不但效率不高，且长期工作造成视觉疲劳，很容易出错。现在的灯检机通过采集图像、进行数据处理和图像分析，判断注射剂中有无不溶性异物，具有检测性能稳定、高速、高精度的优点（图8-8）。

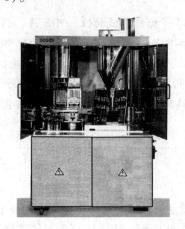
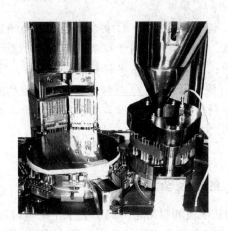

图8-7　全自动胶囊填充机

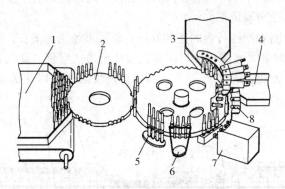

图8-8　全自动注射液灯检机

1. 输瓶盘　2. 拨瓶盘　3. 合格贮瓶盘　4. 不合格贮瓶盘　5. 顶瓶　6. 转瓶　7. 异物检查　8. 空瓶、液量过少检查

第三节　药剂学分支方向与发展

一、分子药剂学

课堂互动

1. 分子靶向制剂有哪些优点？
2. 常见的靶向策略有哪些？
3. 药物的生物利用度和哪些因素有关？
4. 如何调控药物的理化性能以提高药物的生物利用度？

（一）分子药剂学的概念与研究内容

随着现代科学技术的发展以及化学、分子生物学、细胞生物学、蛋白质与核酸、免疫学等学科的发展和渗透，传统药剂学知识在深度和广度上不断发展，药剂学从过去的经验探索阶段进入了科学研究阶段，同时不断向分子水平发展，形成了一个全新的分支学科——分子药剂学（molecular pharmaceutics）。

分子药剂学是在分子水平研究药物传递系统（drug delivery system，DDS）的构建，并在分子层面研究其体内和体外的行为、过程、规律及作用机理的学科。分子药剂学主要包括在分子水平探讨药物传递系统的结构设计、构建与制备方法，剂型的影响因素，药物制剂与机体的相互作用，体内递送途径及过程，疾病部位靶向能力，体外和体内的药物释放行为，药物吸收及其发挥作用的机制等。分子药剂学涉及更多和更广泛地应用多学科的技术研究药物剂型和制剂、处方和工艺，构建新型的药物传递系统，发现药物传递更安全、有效的方式。目前，其主要研究内容包括：纳米粒、纳米乳、纳米药物等载体及递药系统的构建，诊疗一体化的药物递送平台等。

1. 药物递送载体　为了使药物更加有效地在疾病部位浓集，同时提高药物的溶解度等、增强其在靶组织的吸收，往往将药物包载于一定的载体系统内，使药物在体内的分布不再依靠药物本身的性质，而是通过载体的表面性质及尺寸等因素改变药物在体内的分布，并将药物输送到靶器官。常见的分子药物递送载体包括如下。①微球和微囊载药系统。②胶体载药系统：a. 胶束；b. 脂质体；c. 纳米乳；d. 纳米粒。另外，还有固体脂质纳米粒（SLN）、蛋白和细胞载药系统、树状大分子等新型载药系统。

2. 分子靶向制剂　靶向药物传递系统（targeting drug delivery system，TDDS）是在空间上调控药物浓集定位于靶器官而对非靶器官靶向能力比较弱的一类药物传递系统。通过合适的剂型，以便捷的给药形式，使准确的给药剂量作用于患者，提高临床用药的安全性、有效性和依从性，解决大部分传统药物在临床应用中存在的问题，如：毒副作用多、体内清除率高和给药需频繁等。

分子靶向制剂主要包括被动靶制剂（passive targeting preparation）、主动靶向制剂（active targeting preparation）以及物理化学靶向制剂（physical and chemical targeting preparation）.

（1）被动靶向制剂　是指通过机体不同组织器官或细胞对递药系统具有不同滞留性而靶向富集的制剂。其作用原理示意见图8-9。

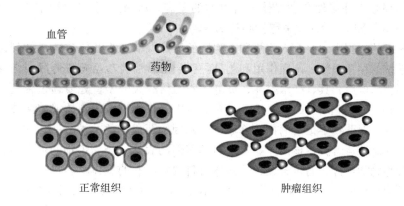

血管

药物

正常组织　　　　　　　　　肿瘤组织

图8-9　被动靶向原理

（2）主动靶向制剂　是借助对药物制剂进行一定修饰，令其通过配体和受体的相互作用，使药物主动结合到靶区并发挥作用的药物制剂。常见的受体包含疾病细胞过表达的标志性分子（叶酸受体、整合素受体等）；靶向配体包含小分子化合物、抗体等。此外，最近的研究发现，核酸适体也具有对肿瘤细胞膜受体的靶向能力。

（3）物理化学靶向制剂　是通过设计特定的递药系统，使其能对疾病部位的内源性或者外源性的物理或者化学条件进行响应而释放药物、发挥作用的制剂。常见的物理因素有：磁场、光照、温度；化学因素有：pH、活性氧自由基、谷胱甘肽、三磷酸腺苷（ATP）等。常见类型有：①聚合物纳米粒子；②胶束；③脂质体；④无机材料纳米粒子；⑤生物黏附制剂；⑥靶向端粒酶；⑦纳米制剂；⑧磁性靶向制剂；⑨其他一些靶向制剂如动脉栓塞制剂、导弹制剂、微球制剂、前体药物制剂等。

3. 高分子药物　在药物制剂中，很多辅料采用的是高分子材料，包括：天然高分子材料，如淀粉、胶质等；合成高分子材料，在药物制剂中可以改善和提高药物的稳定性、渗透性、成膜性、黏着性、润湿性、溶解性以及生物相容性等。近年来，药物传递系统中常采用高分子材料尤其是可生物降解高分子材料,如天然高分子藻酸盐、壳聚糖、明胶、普鲁兰多糖、麦醇溶蛋白等。合成的聚合物更容易按特定的需求设计,以控制药物渗透性、溶解度和药物释放。常用的生物可降解聚合物包括聚乳酸、聚酸酐、聚己内酯、聚乳酸-羟基乙酸共聚物(PLGA)等。此外,还有一些不可生物降解的高分子,如:聚甲基丙烯酸盐(PMA),聚甲基丙烯酸甲酯(PMMA)。制备聚合物纳米粒的主要方法包括:乳化溶剂蒸发法、相分离法和超临界流体技术。纳米粒的给药途径包括口服、静脉、皮下、肺部等。口服纳米粒可以显著提高难溶性药物的生物利用度。注射给药时,往往在其表面修饰亲水性聚乙二醇来实现体内长循环。

4. 生物技术药物　生物技术药物包括多肽、蛋白质、基因等,目前主要用于治疗肿瘤、艾滋病、心脑血管病等重大疾病。生物技术药物的主要优点是:对反应物的选择性及作用具有其他药物无法比拟的高效性;大部分,如酶类或基因药物等,均具有可反复作用的药物活性;大部分易于用生化方法大量生产;一般均具有高水溶性,因此易于制备成各型液态药剂。蛋白质及多肽药物的分子量高,热不稳定,结构复杂,并且容易聚集,现阶段在临床上主要应用注射剂,一类是溶液型注射液,另一类为冻干粉注射液。

(1)溶液型注射液　通过加入稳定剂来稳定蛋白质,常用稳定剂主要包括:①聚合物,如白蛋白、右旋糖酐等;②糖类和多羟基醇,如蔗糖、海藻糖、甘露醇、乳糖、葡萄糖、麦芽糖等;③表面活性剂,如聚山梨酯80等。此外,还有盐(如醋酸盐、磷酸盐、柠檬酸盐等)以及无水溶剂(如甘油、DMSO、DMF、乙烯乙二醇)。

(2)冻干剂　是目前蛋白质及多肽药物的基本剂型,但仍存在半衰期短、需要长期频繁注射给药等问题。因此,更为合理的给药途径和剂型是现阶段的研究热点,主要从两个方面切入:①开发非注射给药途径,如黏膜给药、口服给药、透皮给药等;②开发长效缓释、控释的注射剂型和埋植剂。

5. 基因治疗(gene therapy)　依靠人源或外源的遗传物质,纠正人类基因的结构或功能上的错乱,阻止和杀灭病变的细胞或抑制外源病原体遗传物质的复制,从而达到治疗疾病的目的。基因传递系统(gene delivery system)是基因治疗的关键核心技术。

载体在输送基因的过程中主要有入胞前和入胞后的屏障。前者为载体进入机体到达靶细胞之前的障碍,包括降解酶系统、吞噬系统、调理作用和胞外黏膜层等;后者包括靶细胞膜、内吞小泡和细胞核膜等。基因被输送到靶部位后,具有高水溶性、负电性质的核酸大分子首先要通过带负电但具有脂质体双分子层结构的细胞膜,即细胞膜屏障;之后,微粒通过内吞作用进入内涵体或溶酶体。使复合物最大限度从内涵体中释放并确保药物不被溶酶体酶降解,是基因给药成功的关键之一。此外,已释放的基因还要完成从胞质至核孔的转运,到达核内才能实现目的基因的表达。分子生物药剂学研究的重点在于,针对基因转染的各种生物学屏障,通过合成新的载体材料或对已有的载体材料进行结构改造,以提高胞内转运和细胞核的摄取、增强组织和细胞的特异性、降低载体的毒性等,从而为临床基因治疗提供安全、高效的载体技术平台。例如,聚乙烯亚胺(PEI)是一种新型阳离子多聚物基因载体,具有较强的DNA结合能力和细胞结合能力。因"质子海绵"效应,其不需要溶酶体溶解肽的辅助作用,即可将内吞的DNA释放到细胞质。以多糖作为载体时,药物在肿瘤组织的分布取决于多糖的分子大小和阴离子的性质。

6. 生物利用度与药物理化性能的关系　生物利用度是指制剂中药物释放、吸收、进入体循环的速率和程度,可分为绝对生物利用度和相对生物利用度。药物亲水性或亲脂性的过高或过低都会对生物利用度产生不利的影响。人体大部分环境是水相环境,药物要转运扩散至血液或体液,需要溶解在水中,因而要求药物有一定的水溶性。而药物在通过各种生物膜时,由于这些膜是由磷脂组成的,又需要其具有一定的脂溶性。此外,药物的解离度也影响其生物利用度,通常,药物以非解离的形式被吸收,通过生物膜进入细胞后,在膜内的水介质中解离成离子形式而起作用。体内部位和pH的情况会影响药物的解离程度,使解离型药物和未解离型药物的比例发生变化,进而影响药物的生物利用度。酸性药物的未解离药物浓度与环境pH呈负相关;碱性药物的未解离药物浓度与环境pH呈正相关。弱酸性药物如水杨酸在酸性的胃液中几乎不解离,易在胃中被吸收。弱碱性药物如奎宁、麻黄碱、地西泮在胃中几乎全部呈解离形式,很难吸收;而在pH较高的肠道中容易被吸收。碱性极弱的茶碱在酸性介质中解离很少,在胃中易被吸收。强碱性药物如胍乙啶在整个胃肠道中都是离子化的,消化道吸收很差。

因此，为使病灶部位达到药物有效剂量且无严重的全身系统毒性，药物必须拥有特定的物理化学性质，使其有效克服各种生物屏障、避免被各种酶代谢失活以及避免在体内蓄积过久而导致不必要的长时间持续作用，从而提高生物利用度、减少不良反应。

（二）学习分子药剂学的目的与任务

分子药剂学是一个新兴的研究领域，是紧密围绕发展剂型与制剂的宗旨，将药剂学与分子生物学、细胞生物学、分子医学、化学生物学、高分子科学等学科结合的交叉学科。分子药剂学还处于发展的萌芽阶段，但它不仅对物理药剂学、工业药剂学等的发展起重要的作用，而且采用先进的制剂工艺，制备出优良的药物制剂可提高药品的生物利用度、靶向性等。分子药剂学运用药物制剂技术、物理药剂学以及生物药剂学等探索药物传递系统中的体内及体外现象过程、规律或相互作用。随着科学技术的进步、医药行业的快速发展以及人们对医疗保健的重视度日益提高，我们不能只注重普通制剂的学习，而应通过掌握新剂型、新技术，运用现代分子生物学技术并借助各交叉学科的迅速发展，在分子水平和各个方向开展对剂型及制剂系统的深入研究，不断完善药剂学的体系和内容，使分子药剂学成为一门有现代科学特色的药剂学分支学科。

知识拓展

现代药物传递系统的发展

现代药物传递系统已有 70 年的发展历史。1950～1980 年被称为第一代现代药物制剂阶段，主要集中发展口服缓控释制剂与透皮贴剂等，并在临床上取得了很大成功，如 1979 年上市的首个透皮贴剂——东莨菪碱贴剂 Transderm - Scop®。1980～2010 年为第二代药物制剂阶段，药剂界开始研发先进药物传递系统，如脂质体、纳米粒、注射微球等。第二代药物传递系统相比于第一代更加注重"精准给药"，但由于更为复杂的生物障碍，第二代药物传递系统的临床产品较少。2010年后，药物传递系统的设计逐渐与计算机联系，朝智能化方向发展，如数字药物、芯片插入药物、3D 打印药物等。

二、生物药剂学

（一）生物药剂学的定义

生物药剂学（biopharmaceutics）是药剂学的分支学科，是研究药物及其剂型在体内的吸收、分布、代谢与排泄过程，探索药物的剂型因素、机体的生物因素与药物效应之间关系的科学。其目的是正确评价药物制剂质量，设计合理的剂型、处方及制备工艺，为临床合理用药提供科学依据，在确保用药的有效性和安全性的前提下，使药物发挥最佳的治疗作用。

（二）药物的体内过程

非血管给药制剂给药后，在体内经过吸收、分布、代谢、排泄过程。吸收（absorption），指药物从用药部位进入体循环的过程；分布（distribution），指药物从体循环向各组织、器官或体液转运的过程；代谢（metabolism），指药物进入体循环后，受肠道菌或体内酶的作用，结构发生转变的过程；排泄（excretion），指药物及其代谢物排出体外的过程。另外，吸收、分布和排泄过程合称转运（transport）；分布、代谢和排泄过程合称处置（disposition）；代谢与排泄过程合称消除（elimination）。

药物的体内过程见图 8 - 10。

药物的体内过程决定着药物的血药浓度和在靶部位的浓度，从而影响药物治疗效果；药物的吸收过程影响药物进入体循环的速率和程度；分布过程涉及药物到达各组织和器官的能力；代谢与排泄过程则与药物在体内的存留时间有关。

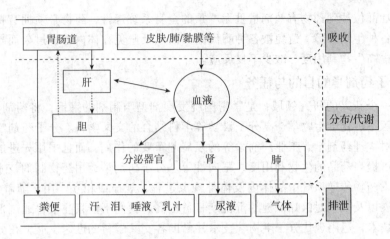

图 8 - 10　药物的体内过程

1. 药物吸收　新药候选化合物应具备口服吸收良好、容易转运到药效作用部位、有适宜的药动学参数等特点。胃肠道是口服药物的必由之路，因此，口服药物的胃肠道吸收是其产生疗效的重要前提。胃肠道由胃、小肠、大肠组成，其中，以小肠吸收最为重要。药物可通过跨膜转运机制，透过胃肠道上皮细胞后进入血液循环，系统分布到组织器官而发挥疗效。胃肠道的 pH 分布范围很广，弱酸弱碱药物在不同部位的解离状态大不相同，因此，其吸收情况也受到显著影响。此外，上皮细胞膜的结构与性质、胃肠道的结构与功能、跨膜转运机制、药物转运体等都会对药物的吸收产生影响。另外，药物的氢键形成能力、分子量和脂溶性等理化性质与其生物膜通透性之间存在一定的关系，通过改善药物的吸收作用，可以提高药物的临床疗效。

2. 药物分布　药物的化学结构、脂溶性、对组织的亲和性、相互作用、不同组织的生理结构特点、药物的理化性质、机体的生理特性、药物与组织的亲和力都是影响分布的因素。药物与组织的亲和力越强，药效越持久。药物分布速率决定着药效产生的快慢，即分布越迅速，药效产生越快。此外，药物与血浆蛋白的结合率影响药物的表观分布容积，血浆蛋白结合率较高的药物，其血浆药物浓度高，进入组织的能力低，从而影响药理效应。

药物也可以通过淋巴系统转运。药物可以从血液或者组织液以及消化管向淋巴液转运。药物的脑内分布需要穿过血脑屏障，血脑屏障上有多种典型的转运体，比如葡萄糖转运体、中性氨基酸转移体、酸性氨基酸转运体。此外，血脑屏障上有很多药物受体，药物可以和受体结合，有利于跨血脑屏障。药物向胎盘的转运除了和药物本身的理化性质有关外，还受胎盘屏障的影响。

3. 药物代谢　药物的代谢主要在肝中进行。某些经胃肠道给药的药物在尚未吸收进入血循环前，在肠黏膜和肝脏被代谢，而使进入血循环的原型药量减少的现象，称为首关效应。影响药物代谢的因素包括机体的药物代谢酶系统，如微粒体药物代谢酶系统和非微粒体代谢酶系统。机体中存在很多酶，如氧化酶、细胞色素、P450 酶、黄素单加氧酶、单胺氧化酶，此外还有还原酶、水解酶、转移酶等。研究药物在体内的代谢反应及影响药物代谢的因素，如生理因素及剂型因素等，可用于创新药物的筛选、前体药物设计、剂型的设计等。

4. 药物排泄　药物的排泄主要包括肾脏排泄和胆汁排泄，前者为主要的排泄途径。药物的排泄关系到药物在体内的浓度和作用时间，因此，药物的排泄与药效及药物毒性密切相关。药物的排泄速率增大时，血中药物量减少，药效降低，甚至不能产生药效；相反，由于药物相互作用或疾病等因素使排泄速率降低时，血中药物量增大，往往会产生毒副作用甚至中毒。药物的极性较强且分子量大于300Da 的化合物易经胆汁排泄。药物经门静脉或门肝动脉进入肝脏血液循环，经肝细胞的血管侧膜摄取进入肝细胞，在肝细胞内，药物经过氧化、还原、水解、结合等代谢反应后，其最终产物经肝细胞的肝管侧膜排泄入胆汁，最后经胆汁排入肠道。经过胆汁或部分经胆汁排入肠道的药物在肠道中又重新被吸收，经门静脉又返回肝脏的现象，称为肝肠循环（图 8 - 11）。经过肝肠循环过程的药物的血药浓度下降，导致药物作用减慢、时间延长、生物利用度提高。因此，将具有肝肠循环的物质和药物结合，可以形成前药，从而获得肝肠循环能力，提高药效。

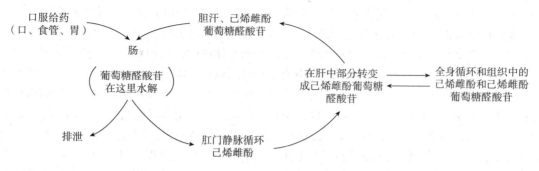

图 8-11　己烯雌酚的肝肠循环途径

（三）生物药剂学的研究内容

1. 药物转运体（drug transporter）　是药物处置的决定性因素之一。肠细胞膜上存在多种转运体，它们在营养物质、内源化合物及药物的吸收过程中起十分重要的作用（图 8-12）。药物转运体包括核苷转运体、肽类转运体和葡萄糖转运体。二肽或三肽类药物对肽转运体的亲和力与其口服吸收率呈线性关系，也会通过增加肾小管的重吸收而延缓排泄。因此，可以用小分子肽转运体筛选药物。此外，还有介导药物吸收的有机阴离子转运多肽、介导药物排泄分泌的转运体 P-糖蛋白、多药耐药相关蛋白和乳腺癌耐药蛋白等，对其进行研究不仅有利于加深对药物吸收转运机制的了解，同时也为新药开发和在临床用药中改善药物处置、减少药物相互作用等提供理论依据。

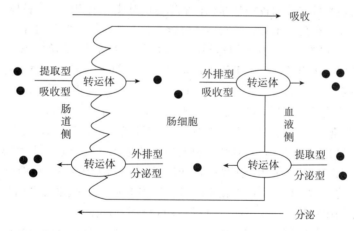

图 8-12　药物转运体的分类

2. 药物的理化性质对药物体内转运过程的影响　药物的理化性质直接决定药物在体内的转运特征。难溶性药物的溶出速率小，药物的吸收往往较慢，药物的物理性质如粒径、晶型、晶癖等会影响溶解度或溶出速率，从而影响药效。通过改变药物的理化性质，可以改善药物的体内过程，提高药效。

3. 剂型因素对药物体内过程的影响　即制剂处方和制备工艺对药物体内过程的影响。不同剂型，如注射剂、片剂、胶囊剂、丸剂、软膏剂和溶液剂等药物的体内过程不同。研究药物的剂型及用药方法，制剂处方中所用辅料的种类、性质和用量，处方中药物的配伍及相互作用，制剂的工艺过程、操作条件和贮存条件等对药物体内过程的影响，可为合理制药提供科学依据。

4. 生物因素和机体的生理功能对药物体内过程的影响　人体的消化系统因素，如胃肠液的成分与性质、胃肠道的生理运动、胃肠道的代谢作用以及食物都会对药物的吸收产生影响。生物因素还包括循环系统因素，比如血流速度、肝脏的首关效应、肝肠循环、淋巴循环等。此外，还有种族差异、性别差异、年龄差异、生理和病理条件的差异、遗传因素等。药物设计可以根据消化道各段的 pH、药物在胃肠道的转运时间以及消化道中的酶与细菌对药物和辅料的作用，设计胃肠道定位、定时给药系统。例如，为延长药物在胃肠道的滞留时间，可设计生物黏附制剂。小肠是大多数药物吸收进入体循环的器官，可将药物设计在小肠定位释放。利用胃和小肠部位的 pH 差异，可设计 pH 敏感型定位释药系统。

5. 药物的细胞靶向 药物对靶器官、靶组织尤其是靶细胞的特异性分布，是生物药剂学研究的新领域。根据机体生理和病理学特点设计递药系统，控制药物在体内的转运和释放，将药物定时、定位、定量地送到特定组织、器官或细胞，可以提高药物治疗和诊断效果，降低药物的毒副作用。药物作用的靶点通常是位于细胞中的蛋白质、核酸、酶和受体等功能性生物分子。细胞靶向的载体应能携带药物完成以下过程：①通过配体－受体介导、抗原－抗体结合、阴阳离子吸附等机制与大分子药物结合，并到达细胞膜；②以内吞、融合、扩散、磷脂交换等途径穿透细胞膜到达胞质；③释放药物于各种细胞器。药物靶向的细胞器主要有线粒体、细胞核和高尔基体。通过剂型设计达到药物细胞内靶向，是分子生物药剂学研究的主要内容之一。运用现代制剂技术制备的微粒给药系统可以将药物包埋或连接于载体高分子上。利用微粒的理化性质和选择性分布的特点，可改变药物原有的分布特征，提高药物生物利用度和稳定性，使其在特定的靶器官、靶组织特异性浓集。此外，对微粒表面进行修饰，可避免网状内皮系统（reticuloendothelial system，RES）的吞噬作用，如以聚乙二醇、聚山梨酯 80 或泊洛沙姆等修饰脂质体膜，形成长循环脂质体或隐形脂质体（stealth liposome），可增加脂质体膜的柔性和表面的空间位阻，降低 RES 的吞噬作用，从而增加脂质体的稳定性，延长药物在血液中的循环时间，提高其对特殊靶组织的选择性。采用某种有特殊亲和力的载体，如叶酸、蛋白质等与微粒制剂以一定的方式结合，可以使药物定向转运至靶器官而发挥作用，即改变微粒在体内的自然分布，达到靶向给药的目的。载体是靶向给药系统的重要组成部分，载体的结构和特性决定药物的靶向效率。纳米载体具有保护药物（特别是易被破坏的 DNA、蛋白酶等生物药物）、缓释和毒副作用小等优点。纳米载体便于改造，可以根据胞内转运过程对其进行修饰，从而传递活性成分到各级靶部位，如细胞质基质、细胞核、线粒体、溶酶体和内质网等。常用的纳米载体有聚合物、金属纳米粒、脂质体、聚合物胶束和树枝状聚合物等。

6. 生物药剂学的试验方法 即建立生物药剂学的体内外试验方法。例如，体外溶出速率测定方法的设计应能反映药物在体内的溶出条件。由于体内环境较复杂，简单的溶出介质不足以模拟这些因素。因此，需要对溶出度的测定条件、试验方法以及试验装置、溶出介质等进行研究，建立针对不同制剂成分、不同药物剂型及不同给药途径的体外试验方法。此外，可建立模拟体内吸收的体外模型（如 Caco－2 细胞模型、Calu－3 细胞模型、MDCK－MDR1 细胞模型），基于药物的理化参数预测机体的吸收，确定可以预测人体血药水平的动物实验模型。药物对细胞膜的通透性是药物能否通过生物膜转运的关键因素，可以采用有机溶剂/水（如正辛醇/水）和反相液相色谱［如十八烷基固定相（ODS）］测定药物的脂水分配系数，从而解释药物的生物膜转运。由于正辛醇等有机溶剂和 ODS 疏水性界面与蛋白质镶嵌的脂质双分子层组成的细胞膜结构相差甚远，其不能准确反映药物与生物膜的相互作用。因此，发展类生物膜结构的评价系统或建立人工生物膜模型具有重要意义。药物在模拟生物膜色谱中的保留行为与小肠黏膜吸收实验的结果有良好的相关性，可用作分析药物小肠吸收的体外模型。由于人体胃肠道的 pH 因不同的肠段而变化，药物在不同的生理条件下会表现出不同的细胞膜通透能力，可以考察不同 pH 下其在模拟生物膜色谱的保留行为，以便更好地预测药物在体内的吸收能力。

7. 生物药剂学分类系统（biopharmaceutics classification system，BCS） 指根据药物的体外溶解性和肠壁通透性特征，将药物分成四种类型。Ⅰ类：高溶解性、高渗透性药物；Ⅱ类：低溶解性、高渗透性药物；Ⅲ类：高溶解性、低渗透性药物；Ⅳ类：低溶解性、低渗透性药物。该分类原则为预测药物在胃肠道的吸收、确定限速步骤提供科学依据，并可根据这两个特征参数预测药物在体内外的相关性。

生物药剂学药物处置分类系统（biopharmaceutics drug disposition classification system，BDDCS）用药物代谢程度替代 BCS 中的渗透性标准，弥补了 BCS 分类标准难以准确区分水难溶性的Ⅱ类和Ⅳ类药物的缺点。BDDCS 可用于预测药物处置的整个过程，包括药物的消除途径、药物吸收中外排和吸收转运体的作用、转运酶相互作用产生的影响、食物与肠转运体的相互作用、口服和血管内给药时转运蛋白在后吸收相对药物浓度的影响等。

其他分类系统还包括定量生物药剂学分类系统（quantitative biopharmaceutics classification system，QBCS）和基于渗透系数的分类系统（permeability - based classification system，PCS）。前者是以明确定量的渗透性和剂量数为标准的 BCS 系统，在分类过程中强调剂量数的重要性，建立药物在体内的平均溶出时间、在肠道的转运时间以及吸收时间三者的关系，根据从细胞单层膜模型中获得的渗透系数数据，对药物进行分类。后者通过建立人小肠、肝、肾小管和脑等部位的体外被动渗透性与体内吸收分数的关系，对药物在体内不同部位的吸收或摄取进行预测。

8. 药物对映体的生物药剂学　药物对映体是指分子结构中具有一个或一个以上手性因素的化合物。构成对映体的两个光学异构体在普通条件下的理化性质和旋光相同，但是旋光方向不同，因而在药理、毒理及吸收特性等方面存在较大差异。构成生物系统的基本成分，如糖、蛋白质、氨基酸、多核苷酸和脂质均为手性成分。此外，许多内源性物质，如激素、神经递质等都具有手性特征。药物在体内吸收、分布、代谢和排泄等过程以及药物与作用靶点结合都涉及与这些生物大分子间的相互作用。在不同的给药途径、合并用药、个体的药物代谢酶活性差异、特殊病理状态等情况下，优、劣对映体的药物动力学具有明显的特异性，对药物效应和治疗效果有显著影响。

9. 新的给药途径与给药方式　传统剂型与给药方式已经不能满足现代临床治疗的需要。黏膜给药和经皮给药正在迅速发展。且开发新的给药途径和方法需要研究其对药物体内转运过程的影响及其转移机制。以下列举几种新的给药途径和方式。

（1）表面等离子体共振技术（surface plasmon resonance，SPR）　利用金属膜/液界面光的全反射引起的物理光学现象从而研究生物分子相互作用的一种先进技术。目前，SPR 已广泛用于研究蛋白质 - 蛋白质、核酸 - 蛋白质、核酸 - 核酸和药物 - 蛋白质之间相互作用的结合特异性、亲和力以及动力学分析等。应用 SPR 技术可通过分析化合物和靶标的亲和力，筛选先导化合物。先导化合物被修饰后，运用 SPR 技术还可获得足够的关于分子结合亲和力、动力学特征等的信息，有利于潜在候选药物的筛选。

（2）正电子发射断层显影术（position emission tomography，PET）　能无创伤、动态、定量地显示正电子标记的放射性药物在活体内的分布，大大提高了生物药剂学的研究效率以及研究结果的准确性和有效性。

（3）微透析（microdialysis，MD）技术　以透析原理为基础的在体取样技术。微透析系统一般由微透析探针、连接管、收集器、灌流液和微量注射泵组成。其原理为：在非平衡条件下，灌注埋在组织中的微透析探针，组织中待测化合物沿浓度梯度逆向扩散进入透析液，被连续不断地带出，从而达到从活体组织中取样的目的。其具有在体（*in vivo*）、实时（*in time*）和在线（*on line*）的特点，可在麻醉或清醒的生物体上进行，尤其适合于深部组织和重要器官的活体研究。

案例解析

【案例】1968 年，在澳大利亚发生了一起苯妥英钠中毒事件，受害人之多前所罕见。有关专家调查后发现，病人服用的苯妥英钠胶囊每粒含主药 100mg，而辅料和过去用的不同。中毒胶囊用的是无毒乳糖，而平时所用的是硫酸钙（二者用量相同）。病人服用后，血药浓度异乎寻常地升高：39 例中毒病人中，有 34 人高于治疗浓度（10～20μg/ml）。

【问题】剂量正常，用法正常，血药浓度为什么不正常？

【解析】辅料无毒乳糖促进了苯妥英钠的吸收，而服用的剂量又未进行调整，因此，血药浓度必然升高，势必引起中毒。这件药疗事件也提醒我们，制剂辅料对药物的体内吸收会产生影响，制剂生产中不但要保证主药品种和剂量万无一失，辅料的种类和剂量也不得随意改变。

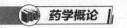

三、中药药剂学

我国使用天然药物的历史悠久。从战国到清代，涌现出许多关于天然药物、中医药的著作，记录了中华民族发展医药学的聪明才智及卓越成就。中药是我国的文化瑰宝，应当努力发掘、加以提高，把中医药宝贵财富继承好、发展好、利用好。随着现代自然科学和药学的发展，中药现代化研究也取得了很多创新性的成就。然而，如何将中药发展壮大、注入新的活力，如何系统地实现中药现代化，一系列问题亟待解决。

本部分主要介绍中药及其制剂等相关概念与特点，叙述中药制剂的相关处理，介绍中药传统剂型等，并思考中药制剂存在的问题，对未来提出展望。

（一）中药药剂学常用术语

1. 中药（traditional Chinese medicine）　是指在中医药理论指导下，用于预防、治疗疾病及保健的动物药、植物药及矿物药。

2. 中成药（Chinese traditional patent medicine）　是指以中药饮片为原料，在中医药理论指导下按照法定处方大批量生产的，具有特有名称，标明功能主治、用法用量和规格的药品。

3. 天然药物（natural medicine）　是指经现代医药体系证明具有一定药理活性的动物药、植物药和矿物药等。

4. 中药制剂（pharmaceutical preparations for traditional Chinese medicine）　是指将中药加工或者提取制备成的具有一定规格，可直接用于临床的药品。

知识拓展

中药制剂的特点

1. 中药制剂的优点　①药效缓和持久、毒性较低，适于慢性疾病的治疗；②疗效多为复方成分综合作用的结果；③在治疗疑难杂症、骨科疾病及滋补强壮等疾病方面有独特的优势。

2. 中药制剂的缺点　①很多中药制剂的药效物质不完全明确，影响药物制剂生产过程和质量控制；②产品质量标准较低，仅控制有效成分的含量不能对整体进行控制；③中药制剂剂量往往较大，制剂技术难以满足要求；④药材的品种、规格、产地、采收季节、储存条件存在差异，质量较难统一和稳定，影响质量控制及临床疗效。

（二）中药的提取

中药的提取是指用适宜的溶剂和方法，最大限度地将药材（或饮片）中的有效成分或有效部位转移至提取溶剂中的过程。中药材及其饮片是制备中药制剂的原料，入药形式主要有四种。①中药有效成分（effective ingredient）：指起治疗作用的化学成分。②中药有效部位（effective part）：指起治疗作用的一类或几类有效成分的混合物。③中药粗提物（crude extract）：指中药提取物经初步的分离、纯化后制得的含有效成分、辅助成分及无效成分的混合物。④中药全粉。

中药在提取前应有一定的前处理。①药材的品质检查。②药材的炮制：系指将药材净制、切制、炮炙处理制成一定规格饮片的操作。③药材的粉碎：根据药材种类、提取及制剂需要，粉碎成适宜粒度。

（三）中药提取液的浓缩与干燥

浸出液不能直接应用，需要通过浓缩与干燥获得高浓度小体积的浓缩液或固体产物。中药提取液经浓缩（concentration）后，可获得高浓度的浓缩液或流浸膏。

1. 浓缩方法有蒸发法、蒸馏法、反渗透法等

（1）蒸发（evaporation）　是指通过加热，使溶液中的部分溶剂汽化并除去，从而提高溶液中药物浓度的单元操作。

（2）蒸馏（distillation）　　与蒸发的差别是：将溶液进行浓缩的同时回收溶剂。生产中多为减压蒸馏，可降低蒸馏温度。通常使用的减压蒸馏设备是减压蒸馏塔。

（3）反渗透浓缩　　原理是在高于溶液渗透压的压力下，借助反渗透膜只允许水分子透过的截留作用，将水分从溶液中分离出去，从而达到浓缩溶液的目的。反渗透属于膜技术，其特点是在低温下进行，耗能低，截留能力强。

2. 中药浸膏的干燥　　中药提取液经分离、纯化及浓缩后，一般为流浸膏或浸膏，有时还需进一步干燥，以满足以下需要：①增强提取物稳定性，利于贮存；②有利于控制原料及制剂规格；③有利于制剂的制备。

（四）常见中药制剂

常见中药制剂剂型如下。

1. 浸出制剂（extract preparation）　　系指以中药提取物为原料制备的制剂，如汤剂、合剂与口服液、酊剂、流浸膏剂、浸膏剂、煎膏剂等。

2. 汤剂（decoction）　　系指饮片加水煎煮，去渣取汁制得的可供内服与外用的中药液体制剂。制备简单，是中药临床应用的主导剂型。

3. 合剂（mixture）　　系指饮片用水或其他溶剂，采用适宜的方法提取制成的口服液体制剂。单剂量包装称为口服液（oral liquid）。合剂是在汤剂的基础上发展而来，与汤剂相比，合剂具有质量稳定、可批量生产、便于携带的特点，但不能像汤剂一样随症加减，不能代替汤剂。

4. 酒剂（medicinal liquor）　　又称药酒，是指饮片用蒸馏酒提取制成的澄清液体，可供内服或外用。

5. 酊剂（tincture）　　系指饮片用规定浓度乙醇提取而制得的可供内服或外用的澄清液体制剂。酊剂也可用浸膏、化学药物稀释制得。

6. 流浸膏剂（fluid extract）　　是将饮片提取液经分离、纯化后浓缩至规定浓度而制得的液体制剂。

7. 浸膏剂（extract）　　是将饮片提取液经分离、纯化后除去全部溶剂至规定浓度而制得的粉末状或膏状的固体制剂。

8. 煎膏剂（electuary）　　系指将饮片用水煎煮，去渣过滤浓缩后，加糖或炼蜜制成的稠厚半流体状制剂，也称膏滋，主要用于内服。

9. 中药成方制剂

（1）丸剂（pill）　　系指饮片细粉或提取物加适宜的黏合剂或其他辅料制成的球形或类球形制剂。按制备方法，分为塑制丸、泛制丸、滴制丸；按赋形剂，分为水丸、蜜丸、糊丸、蜡丸、浓缩丸等。传统丸剂是以保留所有成分的药材细粉为原料制备的，是中药制剂的主要剂型之一。

（2）中药片剂（traditional Chinese tablet）　　系指提取物或饮片细粉或提取物加饮片细粉，与适宜辅料混合后压制而成的圆片状或异形片状固体制剂。

中药片剂根据原料的不同可分为以下四类（表8-6）。

表8-6　中药片剂按原料分类

分类	定义
提纯片	处方中全部中药为提取、精制而得到的单体或有效部位，加适宜的辅料制成的片剂
全浸膏片	处方中全部中药为提取、精制而得到的浸膏，加适宜的辅料制成的片剂
半浸膏片	处方中部分药材细粉与稠浸膏中加入适宜辅料制得的片剂
全粉片	以处方中全部药材细粉为原料制得的片剂，适于贵细药材

（3）中药注射剂（traditional Chinese injection）　　系指饮片经提取、纯化制成的专供注入人体内的溶液、乳状液及临用前配成溶液的无菌粉末或浓缩液的无菌制剂。

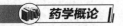

10. 其他中药剂型　见表8-7。

表8-7　其他中药剂型

外用制剂	软膏剂与凝胶剂
	贴膏剂：包括橡皮膏剂、凝胶膏剂、贴剂
	膏药
胶剂	系指用动物皮、骨、甲、角等为原料，经水煎取胶质，浓缩成稠胶状，经干燥后的块状内服制剂

中药制剂在长期的实践中，逐渐形成并且发展了自己的特色，并且运用新技术新工艺创制中药新制剂。以下介绍几种新型中药制剂。

①中药颗粒剂：是在汤剂和糖浆剂的基础上发展起来的剂型，它的研制是传统中药饮片的一个改革，其便于携带，且服用的疗效显著提高。

②缓控释制剂：将中药制成缓控式制剂，可以控制药物在体内的释放速度，有利于药效的持久发挥。

③纳米制剂：随着纳米技术的发展，可以将物质超微粒化。将中药颗粒制成纳米级别，可提高中药在体内的生物利用度。

此外，中药的气雾剂、黏膜给药剂、涂膜剂等都是现代中药发展的重点。

中药制剂的快速发展将有利于中医药的国际化，应不断吸收和借鉴现代高新技术，促进中药进步和创新，提高我国中药在国际市场上的竞争力，得到世界人民的广泛认同和普遍使用。当然，中药国际化也面临一些挑战：中医药的研究方法和国际标准尚待建立；中药仍然面临着一些法律障碍和贸易壁垒；多组分多靶点的特点让中药的质量控制、生产工艺、临床评价、生产运输等过程都充满挑战。诸如此类的问题要求中药制剂人才不断思考如何将中药发展壮大，其任重而道远。

改革开放以来，人民生活水平不断提高，但在人民健康方面仍有许多问题等待解决。中医药的发展将有利于解决这些问题。就中药药剂学而言，我们应系统地培养人才，使其能够掌握中药和中医学的基本理论与技能，成为具备中药药理和安全性评价及临床合理用药等方面综合能力的中药学专门人才。

第四节　药剂学理论知识与实践技能

课堂互动

1. 在之前的学习中，同学们接触过哪些专业软件或者仪器？这些软件或仪器有哪些功能？
2. 你还使用过哪些数据库？这些数据库各有什么优缺点？

一、基础与专业知识

（一）药剂学的基本理论和生产技术

药剂学基本理论的研究对提高药物制剂的生产技术水平，制成安全、有效、稳定的制剂具有重要的意义。目前，药剂学已形成了一些基础理论，如界面科学、粉体学理论、药物稳定性理论、药物压缩成型理论、固体制剂药物释放理论、药物体内代谢动力学模型理论等。这些理论来源于物理学、化学及生物学的一些基本理论，指导着药剂学的发展和进步。例如，用化学反应动力学的基本原理可以预测药物制剂的有效期；利用界面科学的基本理论可指导和解决混悬液、乳状液和其他各种微粒制剂的稳定性现象；利用相变原理制备微球、微乳等药物新剂型等。药剂学基本理论是剂型设计的基础，而药剂学技术是制剂成型的保障，它们对于剂型的改进和完善、新剂型和新制剂的开发以及提高药物制剂的产品质量都有重要的指导作用。

（二）新剂型的设计和开发原理

随着科学技术的发展和生活水平的提高，原有的剂型和制剂已不能完全满足人们的需要，普通的片剂、注射剂、丸剂和溶液剂等，已很难满足高效、长效、低毒、缓释、控释、定位释放的要求。因此，积极开发新剂型是药剂学的一个重要任务。基于生物药剂学、药动学、时辰药理学的原理，人们把剂型的设计视为药物的载体设计，即药物应用于临床所需的载体，实际上就是目前发展的药物传递系统（DDS）。DDS强调定时、定位、定量的概念，在时控、位控和量控的指导原则下进行制剂的处方设计和工艺学研究。目前，发展中的DDS有缓释、控释、靶向和自调式释药系统。这些新型给药系统表现出多方面的优点，如延长药物在体内的作用时间、增加药物作用的持久性、降低或减少血药浓度的峰谷现象、增加对病灶组织的选择性、提高药物的治疗指数、减少毒副作用、增加病人的耐受性等。此外，扩大原料药的制剂品种也是延长新药专利保护期的有效手段。我国药剂学的研究水平与发达国家相比差异较大，在新剂型的设计和开发方面更为突出。因此，新剂型和新制剂的开发在我国药剂学研究中具有十分重要的地位。

（三）辅料的了解及开发

药物制剂中除主药外，还有各种辅料。同一种药物采用不同辅料可制成不同剂型，因而给药途径可能不同，从而使药物起效时间、疗效维持时间甚至疗效不同。如制成注射剂、气雾剂、舌下片等速效剂型；透皮制剂、包衣片等起效较慢；控缓释制剂使药物疗效维持较长时间。大规模生产疗效好、毒副作用低、便于使用及贮存、质量稳定的药物剂型与生产技术、生产设备、质量管理等密切相关，辅料在其中扮演着极其重要的角色。辅料不但赋予药物具体的用药形式，而且左右药物稳定性、药效发挥及制剂质量。特别是缓控释制剂、靶向制剂等对辅料的依赖程度更高，可以说，一个特别的辅料的开发，意味着开发出一种新制剂或一类新剂型。

（四）药物制剂生产设备及工艺

制药设备是重要的生产手段。制药设备的规格、结构、材料、性能对药物生产有着很大的影响。为了获得对药品质量的更大保障和用药安全，制药机械和设备已向一机多用、多机联动和高度自动控制的方向发展。改进和研制制药机械和设备不仅推进了新剂型的发展，而且可以提高生产效率，降低成本。另一方面，由于生产工艺不同，其操作单元有所不同，可能影响药物制剂质量及进入人体后的释放。相同的药物制剂因所选的工艺路线或工艺条件不同而对药物制剂的疗效、稳定性产生影响。因此，熟悉制剂生产设备的基本构造、工作原理、操作方法、注意事项及制备工艺，在药物制剂的生产过程中起着重要作用。

二、基本技能、实践技能及辅助技能

随着我国医药事业的发展，社会对药学专业人才的需求正在增加，对药学科技人才提出了新的要求。药剂学作为药学的重要分支学科，除了专业知识的基本要求之外，还要求学生掌握药剂学的相关技能。

（一）药剂学专业基本技能

药剂学作为综合性的技术学科，对不同专业的学生有不同的要求。

1. 理科专业　掌握药学的基本理论知识以及药物剂型的设计原理；掌握药物制剂及剂型研究开发的基本理论、方法和实验技能；掌握药事法规、药学文献等方面的知识和技能；掌握工业药剂学、制剂工程学、药品包装设计学等课程的基本理论、方法和实验技能。

2. 工科专业　掌握制剂制备方法和生产工艺，具备制剂及剂型设计、工艺技术设计、质量控制及分析等基本能力、理论和实验技能；掌握药物制剂设备、车间工艺设计和制剂生产的基本知识。

3. 医科专业　掌握医学基础、药物临床试验设计、药品临床使用规范等基本知识；掌握药剂学课程

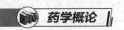

的基本理论、方法和实验技能。

（二）药剂学实践技能

1. 实验 本专业注重对学生实验技能的训练，要求掌握化学类、生物学类、医学基础类、药学类实验技能，包括生物药剂学与药物动力学实验、工业药剂学实验等。

实验是学习培养和探索的过程，能够有效培养学生的动手能力、观察能力、实践能力和创新精神。学生应掌握实验操作的基本技能以及实验操作的标准，善于分析和解决实验中存在的问题，做到自主设计实验和自我提升。教师在教学中应善于利用仪器操作视频以及虚拟仿真技术，加深学生对实验的理解；注重对学生基本实验技能和综合能力的培养。

2. GMP 实训 实训是本专业学生理论联系实际，掌握药品研发、生产技能、生产设备和工艺，培养学生的实践能力、协助精神、创新意识和实践能力的必要教学环节，主要包括中药识别、模拟药房实训、GMP 车间实训。

专业实习是人才培养的一个重要环节，可以增强学生的感性认识，巩固和充实所学的基础理论和实践技能，培养学生从事新药研究、药品生产、药品质量管理和合理用药等专业能力。对 GMP 的概念实质、意义、原则及要求的认知，对于培养学生的观察能力以及分析问题和解决问题的实践能力有重要意义。

知识链接

药品生产质量管理规范

药品生产质量管理规范（good manufacturing practice，GMP）是对药品生产过程的各环节、各方面的严格要求，是确保药品按照质量标准持续生产和控制的体系。

（三）辅助技能

1. 熟练操作本专业工具

（1）专业软件 见表 8-8。

表 8-8 常用专业软件及其基本知识

常用软件	功能介绍	优势
Phoenix WinNonlin	国外应用最广的药动学/药效学（PK/PD）分析软件	用于药代、药效及非房室模型的数据分析。Windows 操作界面、综合性的分析环境、标准化 PK/PD 研究分析、高效的工作流程管理、高质量的结果输出、完整的内建模型库、支持用户自定义模型以及符合 FDA 21 CFR Part11 的规范
DDDPlus（Dose Disintegration and Dissolution Plus）	体外崩解与溶出模拟软件	用于模拟 API 及其制剂（速释制剂、缓释制剂、控释制剂以及长效注射制剂等）在体外不同溶出条件下的溶出或释放行为，以评估不同制剂处方、溶出条件等对体外溶出行为的影响，帮助用户筛选制剂处方、开发溶出条件、提高药品研发效率
DAS（Drug and Statistics）	药动学、生物等效性和体内外相关性分析的软件	DAS 涉及的统计功能包括药学统计、定量药理、临床药理、多因素分析、群体分析、生物统计、回归与相关等 7 大模块，DAS 系统涉及的统计子模块量超过 150 个。DAS 针对新药申报资料的特点，可完成与临床前药学、药理及临床新药研究关系密切的各种统计计算
NONMEN	定量药理学分析软件	广泛应用于 PK、PD、TDM 等领域，具有数据图像分析、数据集构建、建模、模型评价、模型结果的图形解析诠释以及模型相关应用等功能

（2）常用仪器　见表8-9。

表8-9　常用仪器及其简介

仪器名称	应用
气流粉碎机	气流粉碎是利用物料的自磨作用，用压缩空气产生的高速气流对物料进行冲击，使物料相互间发生强烈的碰撞和摩擦作用，以达到粉碎的目的
湿法制粒机	主要用于多种物料的粘结制粒，物料高效物理性混合，混合后通过雾化加黏合剂、高速搅拌、高速剪切，精准地控制转速、时间等参数，实现物料的粘结制粒
干法制粒机	是一种直接将干粉经过挤压、破碎，整粒制成所需干颗粒的设备，过程不需要加入任何溶剂，实现一步制粒，适合对湿热不稳定的药物
螺杆挤出滚圆机	用于挤出-滚圆法小丸成型，原理是将粉体物料加入软材，通过螺杆和圆形孔板输送挤压形成圆柱状挤出物，进入滚圆锅，通过剪切力、离心力、摩擦力的共同作用而形成球形颗粒
热熔混合制粒机	利用热熔材料熔融诱发黏性制粒的设备，无须引入溶剂，原理是采用夹层加热设计，热熔材料与锅壁接触熔融，充当黏合剂，制粒剪切刀对物料团充分打碎、切割成质地均匀的颗粒
喷雾干燥制粒机	可以同时完成干燥和造粒的装置，料液雾化成雾滴后与经过加热的气流充分接触，瞬间干燥固化，选择合适的喷枪孔径，调节雾化压力、供液流量，可获得不同粒径的粉体
万向混合机	该设备用于制药、食品、化工等行业对两种及两种以上的干粉、颗粒的混合。通过独立控制的主轴与副轴之间的交叉运动，达到物料全方位的混合，使物料混合更均匀、周期更短
高效包衣机	是片剂、胶囊等产品包制薄膜衣和缓、控释衣的一体化设备。原理是片芯在锅内翻滚，雾化喷枪向内喷洒包衣材料，热风不断经过片床层，使片芯表面形成一层致密、光滑的外膜
高压均质机	利用伯努利定律和空穴效应设计的一种均质、分散通用设备，在巨大压力产生的动能作用下，使物料爆炸和被强烈剪切，破碎为极细微粒
激光粒度仪	光源采用寿命长的固体激光器，探测器采用前向、侧向和后向全角度布局，配有干法、湿法和微量进样系统，几乎适用于所有的原药、辅料的精确粒度分析，干湿法两用

2. 药剂学专业学术期刊

（1）经典药剂学期刊　主要发表传统药物制剂，并有一部分创新药物制剂，包括工业药剂学、生物药剂学、药物处置、药代动力学、药效学等方面，涉及药物和药物前设计、药物稳定性和药物开发、药物和生物制药的开发、配方和制造、药物传递系统、控制释放系统和药物靶向、生物药剂学、药物分析和质量控制等方面内容。其中，比较专业的期刊有 Asian Journal of Pharmaceutical Sciences、International Journal of Pharmaceutics、European Journal of Pharmaceutical Sciences、European Journal of Pharmaceutics and Biopharmaceutics、Biopharmaceutics & Drug Disposition、Pharmaceutical Development and Technology、International Journal of Current Advanced Research、AAPS Pharm SciTech、Journal of Pharmacy and Pharmacology、中国医药工业杂志、沈阳药科大学学报、中南药学、中国药科大学学报、中国新药杂志等。

（2）分子药剂学期刊　收录与药物制剂新型递药系统相关的论文，涉及新剂型、新辅料、纳米材料、纳米制剂、纳米递药系统的最新进展及其在医学和生物学领域的技术进展，发表设计、开发、构建新型药物传递系统相关内容，大部分在分子水平评价药效，涉及细胞和动物水平的评价及机理探索。这方面期刊有 Nature Nanotechnology、Nature Materials、Journal of the American Chemical Society、Angewandte Chemie International Edition、Science Advances、Advanced Materials、ACS Nano、Nano Letters、Advanced Functional Materials、Nano Today、Materials Today、Journal of Controlled Release、Molecular Pharmaceutics、Journal of Materials Chemistry B、International Journal of Nanomedicine、Advanced Science、Nanoscale Research Letters、Journal of Nanobiotechnology、Nature Biomedical Engineering 等。

（3）中药药剂学期刊　主要涉及中医药制剂的各个方面，向医学工作者提供中药制剂的研究动态和发展趋势。期刊有 Chinese Medicine 以及《中成药研究》《中草药》《中国医院药学杂志》《中草药制剂技术》《中药通报》等。

（4）药剂学综述类期刊　包括 Nature Reviews Drug Discovery、Advanced Drug Delivery Reviews 等。

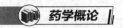

第五节　药剂学从业能力与素养

一、从业发展和专业优势特质

药剂学方向培养要求学生树立科学的世界观和人生观；具有高尚的道德品质、健全的法治意识、诚信意识和集体主义精神；具有较强的社会责任感和药剂学专业职业道德素质；具有良好的文化素养、一定的文学艺术修养、较强的现代意识和亲善的人际交往意识。

药剂学专业学生应具备药学、药剂学和药物制剂工程等方面的基本理论知识和基本实验技能，能在药物制剂和与制剂技术相关联的领域从事药物制剂研究、开发、工艺设计、生产技术改进和质量控制、药学服务等方面工作的高级科学技术人才，主要有以下几个就业方向（表 8 – 10）。

表 8 – 10　药剂学就业方向

就业公司性质	单位	岗位
药品研发单位	研究所、制药企业	制剂研究、新药开发、新药注册
药品生产单位	制药企业	生产及质量管理、销售
药品流通单位	医药公司	药品购销
药品使用单位	医院、药店	药剂科购销、制剂、审核处方
药品管理单位	药品监督管理部门	制剂质检管理

二、创新、就业与创业能力

（一）知识目标

掌握物理化学、药用高分子材料学、工业药剂学、生物药剂学与药物动力学、制剂设备与车间工艺设计等相关的基本理论、基本知识；具有药物制剂的研究、剂型的设计与改进、药物制剂生产工艺设计、制剂质量评价等的基本能力；熟悉药事管理的相关法律法规；了解现代药物制剂的发展动态；熟悉药剂学相关文献资料，掌握文献检索的基本方法，具有初步的科学研究和科研立项的能力。

（二）技能目标

1. 获取知识的能力　具有较强的获取知识、更新知识和拓展知识的能力；具有良好的语言、文字表达能力和社会交往能力以及计算机、信息技术应用和文献检索能力。通过知识的获取，学生最终能够胜任药物制剂设计、工艺优化、质量评价等工作内容。

2. 应用知识能力　具有运用综合理论知识解决实际问题的能力；接受各学科实验技能、科学研究的基本训练后，应具有较强的综合实验能力；具有初步的科学研究和实际工作能力。例如，片剂生产中经常会遇到黏冲、片剂崩解不合格、片重差异过大等问题，需要运用综合知识去解决。

3. 创新能力　具有创造性思维设计、创新技术开发及归纳、整理、分析实验结果及撰写论文、参与学术交流的能力。传统的剂型已经不能满足人们对高质量生活的追求，药剂学学科也需要不断创新，比如制备服用方便、口感好的制剂来提高患者的用药顺应性；对于有些毒副作用大的药物，需要设计新的给药系统以提高其治疗效果、降低毒副作用；有些难溶性药物的溶解吸收慢，需要采用新的技术增加其溶解性，提高生物利用度等，这些都需要具有很好的创新能力。

本章小结

概念与研究内容
概念 将原料药制备成药物制剂的一门科学，新药研发的最后一个环节
研究内容 包括药物制剂的基本理论、处方设计、制备工艺、质量控制和合理应用

任务
阐明药物传递系统，指导合理用药，将原料药的作用发挥到极致，将副作用降到最低
新辅料研究与开发，促进新剂型和新技术的研究，提高药剂整体水平
药物设备开发，制剂生产向封闭、高效、多功能、连续化、自动化和机械化方向发展

药物历程递送篇
药剂学

分支方向与发展
分子药剂学 在分子水平研究药物传递系统的构建，并在分子层面研究其体内和体外的行为、过程、规律及作用机理
生物药剂学 研究药物及其剂型在体内的吸收、分布、代谢与排泄过程，探索药物的剂型因素、机体的生物因素与药物效应之间的关系
中药药剂学 概括中药及其制剂等相关概念与特点，叙述中药制剂的相关处理，介绍中药传统剂型

理论知识与实践技能
知识储备 掌握药剂学的学科基础知识、学习方法和相关法律法规，该部分内容使学生更好地适应药剂学领域的发展
技能掌握 掌握专业基础技能、实践技能和辅助技能，使学生从实际应用角度理解理论知识并与实际相结合
现状和发展 随着我国医药事业的发展，社会对药学专业人才的需求正在增加，对药学科技人才提出了新的要求。除了专业知识的基本要求之外，还要求学生掌握药剂学的相关技能

从业能力与素养
知识目标 掌握相关的基本理论、基本知识；具有药物制剂的研究、生产工艺设计、制剂质量评价等基本能力；掌握文献检索的基本方法
技能目标 具有较强的获取知识、更新知识和拓展知识的能力；具有运用综合理论知识解决实际问题的能力；具有创造性思维设计、创新技术开发及归纳、整理、分析实验结果以及撰写论文、参与学术交流的能力

思 考 题

思考题
参考答案

题库

1. 药剂学在新药研发中的作用是什么？
2. 哪些给药途径可以避免肝首关效应？
3. 怎样才能学好药剂学？
4. 分子药剂学的研究内容有哪些？
5. 如何通过调控药物理化性能来提高药物的生物利用度？
6. 请简述分子药剂学的发展前景。
7. 什么是生物药剂学？为什么要研究生物药剂学？
8. 口服药物在体内的过程是怎样的？

（汤继辉　刘珍宝）

第九章

药物历程临床篇——临床药学

学习导引

知识要求

1. **掌握** 临床药学的定义及临床药学服务的主要内容；临床药学实践技能。

2. **熟悉** 临床药学研究的主要内容；合理用药的含义和内容。

3. **了解** 临床药学发展史；临床药学辅助技能；药物治疗管理的定义及服务模式；处方审核的内容。

能力要求

1. 具备临床药学服务的基本工作能力。

2. 掌握临床药学学习方法和相关辅助技能，并逐步提升学习能力。

案例解析

【案例】 ICU 颈椎损伤患者使用丙戊酸控制全身强直阵挛症状。因丙戊酸治疗窗窄，浓度需控制在 50～100μg/ml。经多次检测发现，浓度从 58.46μg/ml 进行性下降至 10.77μg/ml。

【问题】 丙戊酸浓度显著降低的原因是什么？

【解析】 经临床药师会诊，发现患者由于第 17 日发生术后感染而使用美罗培南。该药为碳青霉烯类药物，可以在吸收、分布、排泄、代谢等方面影响丙戊酸在体内的药动学过程，进而导致丙戊酸血药浓度显著降低。2010 年欧洲药品管理局药品安全报告中提示，应避免同时使用碳青霉烯类药物和丙戊酸/丙戊酸钠。现已明确两类药物存在药物相互作用，可导致丙戊酸血浆浓度在 2 天内降低 60%～100%。经临床药师建议，更换抗感染药物为头孢哌酮舒巴坦后，丙戊酸浓度逐渐恢复至正常水平。

　　临床药学是以合理用药为己任的新兴学科，将药学与临床相结合，以病人为中心，以关注药物临床应用结果为特点，扩展了药学学科的范畴，完善了药学学科的内容。临床药学的产生与发展促使药学在学科发展中更多地思考临床问题、更多地利用临床研究结果与研究方法，从而实现在药物应用环节上主动为患者服务、为患者用药承担责任。临床药学学科现已成为药学与临床医学相互沟通与交流的纽带和桥梁。在医疗机构中，由于临床药学工作的开展，临床药师也成为药学工作的新职业。临床药师通过参与临床药物治疗工作，向医生、护士、患者提供临床药学服务，对于提高临床药物治疗水平、减少药物不良反应、降低医疗费用起重要作用。现代医疗团队中，临床医师、临床药师、护师、技师相互协作，缺一不可。

第一节 临床药学概述

一、临床药学的概念

临床药学（clinical pharmacy）是指将药学与医学相结合，以病人为核心，旨在提高治疗质量和水平，以研究药物合理用药方法，提供优质药学服务，保障病人用药安全、有效、经济、适宜为主要内容的综合性应用学科。临床药学作为药学与医学的交叉学科，是药学领域产生的新兴学科，是现代医院药学的核心，是医疗机构活动的主要内容，是促进合理用药、保证患者安全用药的重要环节。

药学在生命科学中极为重要，在生命科学大发展的背景下，人们已不再仅关注药物研发和生产流通等领域，而开始更多地关注药物的应用，关注疾病、药物在疾病处置中的作用、作用规律和作用结果。随着制药工业的发展，新药品品种大量增加，药品的不良反应也日益增多，药学与医学特别是临床医学的联系越来越紧密。临床药学将药学学科的关注点由药物转移到人，将学科视野扩大到药物应用环节及应用结果，另外，由于人类对健康的需要以及医院药学工作模式的转变，临床药学这一新学科应运而生。

临床药学教育的目标是培养具有扎实的医学、药学基础知识以及专业理论和技能，具有良好的医学、药学实践能力，融合医学与药学知识为一体的复合型人才。临床药学作为一个综合性应用技术学科，包含药物研发、生产、流通、使用、质控和管理等诸多环节。药学教育改革和发展要求改变这种教育模式，要求关注药物应用的过程和结果，使学生在未来得能够胜任以合理用药为核心的全程药学服务工作。

在临床药学发展过程中产生和发展起来的学科，如临床药物治疗学、临床药理学、临床药动学、生物药剂学、药学流行病学、药物经济学、药物基因组学等，大大完善了药学学科体系，为临床药学专业学生打下了扎实的医学、药学知识基础，弥补了传统课程设置导致学生疾病诊断和治疗等医学专业知识的不足，为临床药学实践奠定了良好的基础，极大地推动了我国药学教育事业的发展壮大。

二、临床药学的任务

课堂互动

1. 临床药学专业毕业主要从事哪些工作？
2. 急性上呼吸道感染均需抗菌药物治疗吗？为什么？

临床药学是一门正在迅速发展的实践性和应用性非常强的新兴学科。其主要任务是以病人为中心，以合理用药为核心，运用临床药学及相关学科专业知识，研究并实践临床药物治疗，提高药物治疗的质量和水平，为病人、医护人员及公众提供优质、安全、有效、经济、适宜的药学服务，对病人实施药学监护，满足人们不断增长的健康需求。

（一）临床药学服务

1. 医嘱审核与处方点评 临床药师开展医嘱前置审核以及处方事后点评工作，可以及时发现、纠正不合理医嘱，对发现的常见用药问题及时总结并定期反馈临床，以保障患者的用药安全，是合理用药工作重要的组成部分。

2. 临床药物治疗 是临床药师实施药学服务的实践基础，是临床药学的日常工作，在传统的药理学和临床医学之间发挥桥梁纽带作用。查房和会诊、复杂危重病例的讨论，结合实验室检查的结果及各种辅助检查的结果，协助医师更改更适合患者的药物，与护士医生通力协助，可以为患者制定个体化、有针对性的给药方案，权衡利弊，以循证医学为依据，从患者的实际需求出发，实现最大的治疗效益。

3. 药学监护（pharmaceutical care） 也称药学服务，是指以改善临床治疗效果为目的，为患者提供药物相关的药学服务，以安全、有效、经济的合理用药为核心，最大限度达到药物治疗的预期效果。在医院药学工作中，药学监护是临床药师工作的重要内容之一。为了让临床药师发挥他们的专业优势及专业价值，应确立其在药学服务中的主体地位，最大限度地参与到医师查房、会诊、为患者制定个体化的诊疗方案中来。应密切监护患者在院期间在用药过程中出现的所有问题，给予患者明确的用药指导，做好用药记录，建立规范化的药历，提高临床用药信息管理水平，促进临床合理用药。

4. 治疗药物监测与个体化给药 治疗药物监测（therapeutic drug mornitoring，TDM）是指根据药动学原理，采用现代分析手段，对血液和其他体液中的药物浓度进行测定并取得有关参数，为临床用药科学化、合理化提供依据，从而提高药物疗效，避免药物不良反应。根据 TDM 结果，可以制定个体化给药方案（图9-1）。

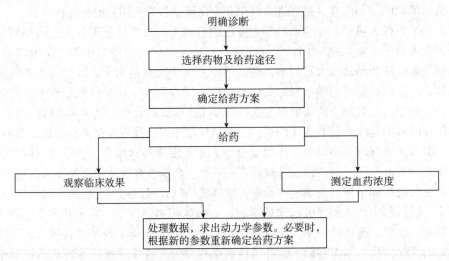

图9-1 给药方案个体化程序示意图

治疗药物监测的临床意义及应用包括如下。①安全范围窄的药物，如强心苷类。②浓度个体差异大的药物，如三环类抗抑郁药。③药动学呈非线性特征的药物，如苯妥英钠、茶碱、普萘洛尔和阿司匹林等。④经肝、肾代谢或排泄的药物，当肝、肾功能受损时，其药动学参数可发生显著改变，如茶碱、氨基糖苷类。⑤需要长期使用的药物，长期用药发生中毒或浓度不够均不易察觉，如抗癫痫药等。⑥怀疑药物治疗过程中疗程未达治疗目的或出现不良反应且与药物浓度相关时，包括耐受性/耐药性、患者的依从性等。⑦怀疑药物中毒，尤其是疾病的特征与药物中毒症状难以分辨，如 PHT 中毒引起的抽搐与癫痫发作不易区分时。⑧合并用药，对于药物相互作用引起的药物吸收、分布或代谢的改变，通过血药浓度监测，可以及时更正。

5. 药师门诊服务 药师门诊（pharmacist clinic）分为临床药师参与门诊和临床药师管理门诊。临床药师参与门诊是临床药师作为治疗团队的一员，与临床医师一起接诊并管理患者。临床药师管理门诊主要包括一些慢性病管理门诊，如高血压、糖尿病、肿瘤、器官移植、抗凝、精神疾病、失眠等。在这两种门诊中，临床药师直接面对患者，为患者及医护人员提供药物治疗方案、给药方案设计和调整、特殊人群用药交代、健康患者的用药教育等。全面门诊药学服务能够提高患者满意度及用药依从性，减少不合理用药现象，具有重要的意义。

6. 药学查房与药学会诊 药学查房（pharmaceutical ward round）与药学会诊（pharmaceutical consultation）是临床药师日常工作的重要内容和提供药学服务的重要形式。治疗药物监测是以合理用药为中心，药师深入临床与医生共拟用药方案，进行药学监护、用药咨询、血药浓度监测、处方分析和药动学研究等与临床紧密相关的药学实践，以更好地救治患者，有助于提高医生对药师的认同感。

7. 合理用药　临床药学工作的核心是合理用药。如果存在不合理的配伍，会影响治疗的效果，同时极大地增加用药安全风险，严重时会引起不同程度的不良反应甚至死亡，因此，合理的配伍和给药方法是很重要的事情。应通过学习和参与培训促进合理用药，充实用药配伍知识，以更好地为病患服务。临床用药期间普遍存在药物不良反应的情况，只有正确的配伍和联合应用才可以起到相互促进的治疗效果，还可在极大程度上降低不良反应的发生率。详见本章第三节。

8. 药学信息服务　药学信息服务（pharmaceutical information service，PIS）是指向医护人员、药学人员、病人及公众等广大人群提供及时、准确、全面的药物相关消息，以期促进合理用药、改善药物治疗效果、提高医疗质量的药学服务活动。临床药师通过各种渠道获取的跟药学有关的所有信息，都可以通过各种途径提供给医生、护士及患者，这让药师的能力得到更好的体现，对用药的安全性以及合理性做出贡献。

9. 用药指导与用药教育　用药指导（medication guidance）是指临床药师综合运用医药学知识，用简洁明了的语言对患者所用药品的剂量、使用方法、注意事项以及禁忌事宜进行说明。对于患者来说，如果没有详细的指导，其在用药方面可能会存在一定的疏漏和差错。用药教育（medication guidance）是指对病人和公众进行合理用药指导，普及合理用药知识，避免不合理用药，减少用药错误。应指导患者遵从医嘱、规律服用药物，提高患者对药物的认知程度，降低用药错误发生率。患者用药教育是药师提供的药学技术服务的重要组成部分，药师应用自己独有的专业知识和技巧，为患者提供用药指导，从而保证患者安全用药，提高临床疗效。

10. 药物安全性监测与用药风险管理　药物安全性监测包括对药物不良反应、用药失误和药物不合理应用等的监测。在对患者的用药风险进行规避、保证患者的用药安全方面，可以在临床药学工作过程中做到以下几个方面。①对以下几种情况进行药物警戒：如不合格药品、药物滥用与错用、用药错误及药物相互作用等。②在临床病例中搜集不良反应，分析不良反应的原因，寻找相应的解决方法。③对特殊药品（如高警示药品、毒麻精类药品等）进行严格的监督及管理，以确保病人能够安全、有效用药。

11. 社区药学服务　社区药学服务（community pharmaceutical care）是指药师以社区卫生服务中心、社区药店、居民小区等为载体，向病人及其家属等提供药学技术服务，改善社区居民的健康水平和生活质量，以期提高用药的安全性、有效性、经济性及依从性。随着我国医疗保险体制改革、医药卫生体制改革和医药流通体制改革即三项制度改革的不断深入以及药品分类管理制度的全面实施，"大病进医院、小病进社区"已逐渐成为人民群众的共识。由此，社区药学服务成为药学技术人员未来的工作方向。

（二）临床药学研究

在医疗卫生行业不断发展的过程中，人们对医疗服务质量的要求逐渐提升，全方位、高质量的药学服务也是医院发展的必然要求。开展临床药学研究是推进临床合理用药工作的有效保障。新医改环境下，各大医院应重视药学服务的重要性，开展药物利用评价和药物临床应用研究，以患者的用药效果及安全性为出发点，不断提升临床药师的专业水平，使其参与新药临床试验和新药上市后安全性与有效性监测等临床药学研究工作，以此确保临床合理用药，从而促进临床治疗效果的提升，促使患者尽早恢复健康。这对医院实现医疗改革、提高社会效益、增强竞争能力也具有重要意义。临床药学的研究内容涵盖面相当广泛，主要体现在如下方面。

1. 药物治疗研究　临床药物治疗是临床药师实施药学服务的实践基础，是临床药学的日常工作，在传统的药理学和临床医学之间发挥桥梁纽带作用。药物治疗学是研究如何结合临床医学、基础医学和相关专业知识、理论，利用患者疾病的临床资料，正确、合理、科学地协助医生制定属于每个患者的个体化诊治方案，以期得到最优良的治疗效果以及最少的治疗差错与风险。

2. 临床药效学研究　临床药效学指的是研究药物对人体生理、生化功能所造成的影响和临床的效应，还包括药物的作用机理。其重点在于充分利用临床药理学的理论和方法、技术，对药物的治疗效果、药物的作用机制以及药物所产生的不良反应进行研究。研究内容主要表现在几种相对立的反应中，如直接和间接的作用、兴奋和抑制的作用、局部作用和全身作用、药物作用的选择性、不良反应的发生及预防等。还有很多因素会影响药物作用，常见的如患者的基本情况（性别、年龄、种族）、患者的病理状态、有没有联合用药等。通过此研究，可以更准确地确定药物的治疗剂量，协助医师优选出效果好并且毒副作用最低的药物，为患者制定更有针对性、更为精准的治疗方案。

3. 临床药动学研究 药动学－药效学（PK－PD）结合模型属于一种临床上用以研究药物在患者机体内动态变化过程以及药效消长之间关系的一种新型工具。其主要研究内容包括根据临床所开展的一系列诸如药物的量－效关系、治疗药物监测、特殊人群的药效学、药动学等方面研究，旨在充分发挥数学方法的作用，定量表述药物浓度、剂量以及时间与效应等之间的联系性。因此，临床药动学研究已成为临床医学一大不可或缺的重要组成部分，注重对药物在患者的体内代谢产物与代谢机制方面的研究，有助于研发更安全可靠、生物活性更高的新药，从而进一步提升临床用药的合理性。

4. 药物相互作用研究 药物相互作用（drug interaction，DI）是指某一种药物由于其他药物的存在而改变药物原有的理化性质、体内过程或组织对药物的敏感性等，从而改变药物效应的现象。研究内容主要包括药效学相互作用、中西药相互作用等，在药物治疗学领域，特别在复方新药开发、临床联合用药方案制定以及中药方剂研究等方面更是如此。药物相互作用的研究热点包括转运体、代谢酶介导的药物相互作用、药物相互作用研究的策略和方法等。其本质规律的探索就是揭示各组分间的相互作用规律，即各组分间的协同性、拮抗性和相加性等作用，从而确定最优化组方，避免或预防不良药物相互作用，使得联合用药的水平得以提高，以促进临床合理用药。

5. 药物流行病学研究 药物流行病学（pharmacoepidemiology）是一门研究药物及医疗产品在人群中的使用情况和使用效果的学科。其主要研究内容涵盖药品上市前及上市后的一系列评价、基药的遴选、安全性的评价和监测以及药物流行病学的方法研究。规范化地开展药物流行病学研究是上述工作的基础，应结合我国实际国情，制定有中国特色的治疗方式及用药选择。

6. 药物经济学研究与评价 药物经济学（pharmacoeconomics）是指运用经济学的基本原理和方法，将药物学与经济学相结合，以卫生经济学为基础，其研究对象不仅包括个体的临床患者，也包括整个社会人群，主要研究如何能提高治疗效果，可以提高利用效率、经济学规律等方面着手。其主要研究内容包括：药物经济学在临床药学实践中的应用研究；改革医院药品的费用评价与控制制度，临床常用药物的药物经济学研究与评价；评价和研究药物的适用范围以及科学性评价；药物经济学的研究设计与评价方法研究等。早在之前，我国就明确提出要建立国家的基本药物制度，保证群众的用药，从这一层面来说，加强对药物经济学的评价和研究具有十分重要的意义。

7. 循证药学研究 循证药学（evidence－based pharmacy）是循证医学的理念与方法在与药学学科自身需求和特点结合后所产生的一个分支学科。详见第二节"六、循证药学"。

8. 药物基因组学研究 药物基因组学（pharmacogenomics）是一门利用全基因水平分析药物效应和毒性的遗传标记的新兴学科。药物基因组学是确定个体遗传基因差异对药物效应的影响，它是人类基因组计划完成后衍生的一门新兴科学，对未来实现个体化治疗有很大的助益。如药物基因组学可为患者的选药提供更多的信息，使之更好地进行靶向治疗、降低不良反应，使对疾病的早期干预成为可能，从而获得药物经济学意义上的最佳效益。

9. 药学信息服务研究 药学信息服务（PIS）是指药学人员利用专业知识针对医生、护士、患者及普通人群及时地提供准确、全面的药物方面的一切信息。医院应承担临床药学教育和对药师、医师、社区医师进行培训的任务，开展患者用药教育，最终目的是通过对药品信息的收集、整合，更好地服务于临床，使患者能够得到更精准的治疗。

10. 药学服务模式、方法与技术研究 临床药学是集医疗、教学、科研为一体的学科，其核心是建立"以病人为中心"的药学监护工作模式，其主要任务是提高临床的药物治疗水平，实现合理用药及科学用药。因此，临床药学研究的首要任务应是研究药学服务的模式、方法和技术。药学服务可提高用药的有效性、安全性及经济性，最终实现提高及改善人体健康相关生命质量（图9-2）。

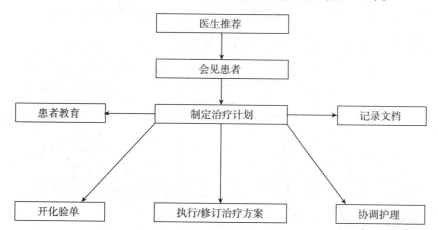

图9-2　美国某医院的临床药学服务模式

11. 精准药学与个体化用药研究

（1）精准药学（precision pharmacy）　是指为实现临床精准用药，研究利用基因组学、生物信息学、大数据、药物治疗学方法和技术，对特定病人、特定疾病进行正确的诊断，临床药师在循证医学的基础上寻找和分析最佳证据，并借助药物基因检测技术，在正确的时间，给予正确的药物，协助医生判断药物不良反应和临床疗效，指导及制订个体化的用药方案，使用正确剂量，以精准选择药物和缩短调药周期为目的一门新兴学科。这体现了精准药学服务在临床中对患者发挥重要的作用，同时提高了临床药师工作的成效和科学性，有利于为患者提供更优良的药学服务。

（2）个体化用药（personalized medicine）　是指药物治疗因人而异，任何药物均具有两面性，即使是最佳剂量，在不同的患者中都会因为个体差异而取得不同的疗效，临床药师在临床治疗方面发挥着十分重要的作用，在充分考虑每个病人的遗传因素、性别、年龄、病理生理特点等的情况下，不断深入临床，了解患者病情变化以及用药后情况，尤其是用药后疗效、不良反应等，为其制定个体化用药方案，促进临床用药合理性。

第二节　临床药学分支方向与发展

一、临床药物治疗学

临床药物治疗学（clinical pharmacotherapeutics）是在临床医学、药学等相关学科的已有知识基础上，针对特定疾病的病因及病理过程，结合患者的病理生理状态、心理和遗传特征等，参考药物经济学因素，制定个体化合理用药方案，以期获得理想的治疗效果并避免药物不良反应、降低治疗风险。作为临床医学和基础药学的交叉学科、连接临床与药学的桥梁，这是一门强调实践性的应用型学科。其核心是合理用药，是临床药师实施药学服务、参与临床药物治疗活动的理论基础。

目前，我国的临床药物治疗学发展相较于国外并不成熟。相关医学院校的重视不足，导致我国大部分医药院校药物治疗学课程开设的学时数偏少，授课时间安排单一、局限，甚至一些学校的药学硕士专业没有开设药物治疗学课程，更谈不上全面深入地介绍药物治疗学的知识，难以培养出合格的、高水平的用药人才。

临床药物治疗学相较于药理学、药物代谢动力学、药物效应动力学等药学知识体系中的经典学科来说，视角由从药物出发，转变为从临床疾病出发。利用患者的临床资料，结合相关临床医学、药学知识，研究如何制定合理的药物治疗策略、实施个体化的药物治疗方案（图9-3）。对临床药物治疗学的深入学习，可以为临床药师开展药学服务、参与临床药物治疗活动打下坚实的理论基础。

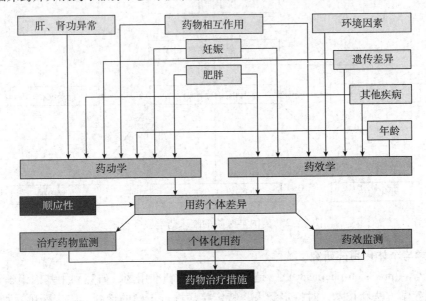

图9-3 影响药物反应的因素

临床药物治疗学作为基础与临床联系的桥梁，紧紧围绕药物治疗过程中临床合理用药这一核心内容，突出药物治疗的原则、给药方案的设计、治疗效果的评价等方面的内容，同时重点关注不良反应与药源性疾病、药物警戒与药物治疗、联合用药与药物相互作用、药学监护，强调药物基因组学、循证医学、药学监护与个体化用药之间的关系，并增加了常见症状及治疗、姑息治疗、围手术期药物治疗和水、电解质与酸碱失衡及治疗等内容，力求使临床药师在明确疾病的诊断后，能协助临床医生提出合理用药方案，开展临床药学监护和临床疗效评价并为个体化用药方案的调整提供支持。

随着临床药物治疗学的发展，其各个细分领域的研究也在不断地深入。除了对特殊人群、特殊药品的关注外，其还涉及根据临床专科分别阐述各系统疾病的药物治疗，根据不同的病因与发病机制、临床表现、诊断和治疗原则以及药物特性合理选用药物和制定临床药物治疗方案，包括对常用药物的应用及其评价、药物治疗策略等方面均有较为深入的阐释。

二、临床药动学

药动学即药物代谢动力学（pharmacokinetics，PK），是应用动力学原理与数学模型，定量地描述药物的吸收（absorption）、分布（distribution）、代谢（metabolism）和排泄（elimination）过程随时间变化的动态规律的一门学科，即研究体内药物的存在位置、数量与时间之间的关系（图9-4）。临床药代动力学（clinical pharmacokinetics）是研究药物在人体内的代谢动力学规律并应用于合理设计个体给药方案的综合性应用技术学科。药物在其作用部位的浓度是受到多种生理过程影响而动态变化的，以某药在其作用部位能否达到有效浓度并保证安全性为依据，可以确定该药的最佳给药剂量和给药间隔。在新药研发中，药动学与药效学和毒理学的地位是同等重要的，是临床前和临床研究的重要组成部分。药物浓度监测和药动学、药效学（pharmacodynamics，PD）原理为临床合理用药、个体化给药方案调整提供了的重要依据。

一种药物的代谢动力学参数通常是从健康的成年人或数量有限的普通患者中得到的，药品说明书中的推荐剂量也仅适用于占人口中较多数量的一般人群，欠缺对特殊人群的应用指导。但临床上，每位患者的生理、病理甚至心理状态各有不同，这些都会对药物的吸收、转运、代谢、排泄过程产生不同的影响，从而导致血药浓度个体差异较大，因未达到有效血药浓度而无法获得理想的治疗效果，或是血药浓度过高而产生不良反应。传统药代动力学检测方法需要在一个给药间隔内多次采血，测定血药浓度，医生及患者接受度较差，难以普及。这就对临床药动学研究和应用提出了更高的要求。

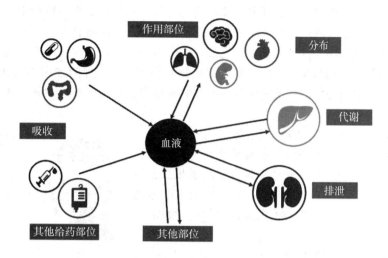

图9-4 药动学的四个基本过程

群体药代动力学（population pharmacokinetics pharmacokinetics，PPK）是对药物浓度个体间变异进行定量分析的一种研究方法（图9-5）。PPK对于新药开发中的协变量筛选、变异评估、PK数据仿真或外推等具有独特优势，对于提高新药研发效率、降低研发成本和研发风险等具有十分重要的意义。随着PPK研究技术在国内的快速发展，越来越多的新药研发企业热衷于采用PPK模型化和仿真的方法对药物的体内过程及其影响因素进行综合分析。在我国药品监管机构发布的技术要求中，已有多个指导原则提出了开展PPK研究的建议。

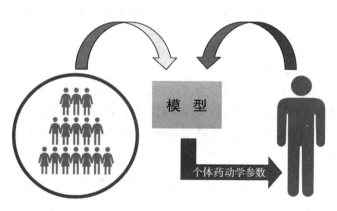

图9-5 群体药代动力学模式图

药物代谢动力学的重要参数包括药物清除半衰期（half life，$t_{1/2}$）、清除率（clearance，Cl）、表观分布容积（apparent volume of distribution，V_d）、生物利用度（bioavailability，F），详见本书第六章。

临床药动学研究的基本内容包括：①新药临床药动学研究；②仿制药的生物等效性评价；③药物的量-效关系研究；④病理状态下药动学过程的改变研究；⑤联用药物之间体内过程相互影响的研究；⑥不同给药途径对体内过程的影响研究；⑦治疗药物监测（TDM）等。

三、临床药理学

临床药理学是研究药物与人体间的相互作用规律的一门学科。它以药理学和临床医学为基础，阐述药物代谢动力学、药物效应动力学、毒副反应的性质和机制以及药物相互作用规律；以促进医药结合、基础与临床结合以及指导临床合理用药、提高临床治疗水平、推动医学与药理学发展为目的。

从临床应用的角度看，临床药理学为临床治疗的重要组成部分——药物治疗提供了相应的理论基础。

从新药研发的角度来看，作为新药上市前研究的最后阶段，需要通过临床药理学研究，对新药的疗效、体内过程和安全性进行客观的评价，并制定合理的给药方案，同时也要为药物的生产、储存、管理及临床应用等环节提供科学依据。现代医学快速进步，带动了医药产业的蓬勃发展，各类新品种、新剂型的药品大量上市，给临床药理学研究带来了新的挑战。以患者为中心，以现代理论、技术为基础，研究药物与人体之间作用的相互影响与变化，找出其中的规律和作用机制，保障临床用药的安全性和有效性，订制个体化给药方案，降低药物不良反应和药害事件的发生率，是临床药理学面临的重要挑战，同时也是这门学科的主要前进方向。

临床药理学的研究是在人体内进行的，通过运用生物医学知识，结合药理学的基本理论和方法，研究药物在人体内的作用规律，从而为新药的有效性和安全性评价提供科学依据，为科学合理用药提供指导。多中心的随机双盲对照实验是临床药理学研究的重要方法，可以为药物的临床应用提供高质量的证据（图9-6）。

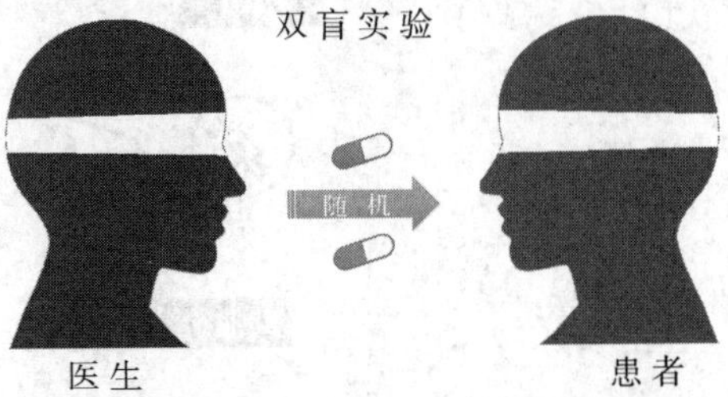

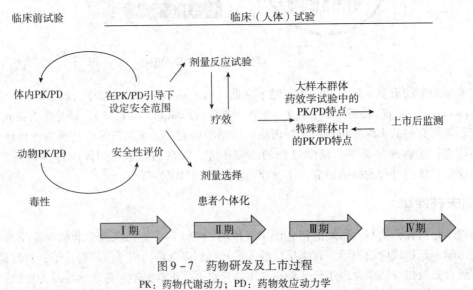

图9-6　临床药理学研究中的双盲实验

临床药理研究在新药评价中的主要任务包括以下两点：①观测新药对人的疗效和毒副作用，研究新药在人体内的转运转化规律。这种研究是经国家有关权力机构审批后，才能在设备先进的医院、在有经验的临床药理学家指导下进行。②对新药的疗效和毒副反应进行长期、深入的临床观察。这是临床药理学研究的一项经常性工作。

临床药理学的基础是基础药理学和临床医学，涉及临床用药科学研究的各个领域，包括临床药效学、临床药物代谢动力学、毒理学、新药临床试验、临床疗效评价、不良反应监测、药物相互作用以及病原体对药物的耐药性等方面。

新药的临床研究与评价是临床药理学研究的重点，1999年5月1日实施的《药品审批办法》将我国新药的临床试验分为四期。

Ⅰ期临床试验：初步的临床药理学及人体安全性评价试验。观察人体对于新药的耐受程度和药物代谢动力学，为制定给药方案提供依据。

Ⅱ期临床试验：随机盲法对照临床试验。对新药有效性及安全性做出初步评价，推荐临床给药剂量。

Ⅲ期临床试验：扩大的多中心临床试验。应遵循随机对照原则，进一步评价有效性、安全性。

Ⅳ期临床试验：新药上市后监测。在广泛使用条件下考察疗效和不良反应（注意罕见不良反应）以及药物相互作用研究（图9-7）。

图9-7　药物研发及上市过程

PK：药物代谢动力；PD：药物效应动力学

四、药物相互作用

药物相互作用可能在提高疗效的同时增加药物毒性，也可能在降低药效的同时降低毒性反应。因此，在临床实践中遇到药物联用时要全方位考虑，既要充分发挥各个药物的药理作用以达到最佳的疗效，又要尽量避免药物不良反应的发生以保证用药安全。药物相互作用按照发生机理可分为药效学相互作用和药动学相互作用两类。药效学相互作用主要包括无关、协同、相加和拮抗 4 种；药动学相互作用主要由药物在吸收、分布、代谢和排泄方面的相互影响引起。药物相互作用的后果包括期望的（desirable）、无关紧要的（inconsequential）和有害的（adverse）3 种，其中大多数是无关紧要的，但我们需要重点关注有害的药物相互作用。

在临床医学实践中，了解药物相互作用是十分必要的。随着人口老龄化和医疗水平的进步，需要长期应用各种药物的人越来越多，联用药物的现象非常普遍。此前，人们对以肝 P450 酶系统为代表的 Ⅰ 相代谢研究比较深入，自 20 世纪 80 年代发现特非那定联合三环类抗抑郁药、5 - 羟色胺再摄取抑制剂和部分抗生素会导致心律失常和心源性猝死后，对于肝 P450 酶系的深入研究就变得十分迫切（图 9 - 8）。近年来，随着对葡萄糖醛酸及其他 Ⅱ 相反应和以 P - 糖蛋白为代表的外排泵系统等机制的认识逐渐加深，人们对药物相互作用有了更全面的理解。

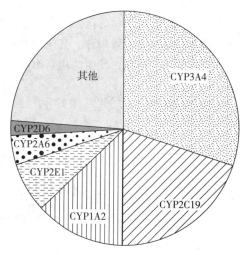

图 9 - 8　肝 P450 酶系中主要酶的比例

药物相互作用知识的掌握已经成为一种预防医源性并发症的重要手段。随着医疗水平的提高，威胁人类健康的主要疾病也在发生转变，从各种急性病转变为以心脑血管疾病为代表的慢性病（图 9 - 9）。因此，大量患者需要长期服用药物来控制病情，这就带来了多种药物联用的问题。在美国住院患者中，有多达 5% 的病症是由药物相互作用引起的，其中近半是治疗窗较窄、需要监测血药浓度的药物。我国已经步入老龄化社会，随着年龄的增长，伴随疾病也日渐增多。美国的一项统计显示，65 ~ 85 岁的患者约有 36% 应用超过 5 种处方药品，38% 使用非处方药。在老年癌症患者中，有 84% 接受了 5 种或以上药物，43% 接受了 10 种以上药物，接受更多数量的药物治疗与药物不良事件风险和入院风险增加均独立相关。即使校正疾病负担后，多药治疗也会降低体能和认知能力。很显然，在临床实践中，药物相互作用的问题需要引起足够的重视。

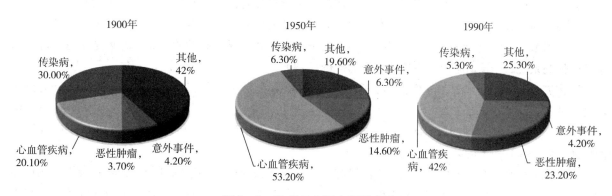

图 9 - 9　20 世纪美国疾病谱变迁

以上数据并不能代表药物相互作用问题真正的严重程度，许多患者并没有把联合用药的情况告知医生或者药师。一些恼人的副作用实际上可能是药物相互作用导致的，现阶段的研究和实践显示，绝大多数的药物相互作用结果并不致命，并且十分隐秘、难以识别。但是，这些相互作用很可能影响最终的药物治疗结果，导致治疗无效或无法继续，并增加治疗成本。

根据产生的机制，药物相互作用可分为药效学相互作用和药动学相互作用。药效学的相互作用主要由药物本身的药理作用发生协同或拮抗而产生。例如，一种药物影响另一种药物作用的下游受体或者效应器官而产生相互作用，或是两种药物作用于大脑中的同一个受体，从而产生某种无法预计的负效果，二者都属于这一类。药动学相互作用是指发生在药物吸收、分布、代谢、消除过程中的相互作用，通过肝 P450 酶系统产生的相互作用就属于这一类。不管是作为同一种酶的底物相互竞争，还是抑制或诱导酶作用，都会使相关药物的代谢过程发生改变（图 9-10）。这些作用可能会导致药效的延迟或降低，也可能使药效增强甚至导致中毒。其他如 P-糖蛋白途径也是如此。药动学相互作用主要包括吸收的相互作用、分布的相互作用、代谢的相互作用和排泄的相互作用。

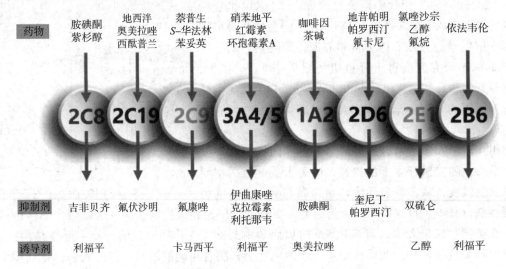

图 9-10 人体不同细胞色素 P450 亚型代表图

五、药物流行病学

药物流行病学是近年来临床药理学与流行病学两个学科相互渗透、延伸而发展起来的新兴学科。应用流行病学知识和方法，推理研究药物在人群中的利用及其效应，研究人群中与药物有关的事件的分布及其决定因素。药物流行病学能够为医疗产品的安全性和有效性提供有益的信息，并被越来越多地应用于卫生保健系统、干预措施及健康相关行为的评价。

药物流行病学研究方法在药害事件的发现和处置中有着重要的地位。20 世纪，国外曾发生 16 起重大药害事件，累计死亡 2 万余人，伤残万余人。有研究表明，美国住院患者中有 6.7% 发生过严重的不良反应，其中 0.32% 为致死性的，由此可推，全美每年约有 220 万住院患者发生严重不良反应，有 10.6 万人因此死亡，居死亡原因的第 4~6 位。

为了保证药物流行病学的研究质量，激励有益于患者和公众医疗健康的创新，世界各国管理机构和学会组织分别基于本国国情颁布了相关的药物流行病学研究指南。而在我国，药物流行病学还处于起步阶段，为进一步促进药物流行病学研究的规范化，满足当前研究实践的需求，中国药学会流行病学专业委员会在 2019 年发布了《中国药物流行病学研究方法学指南》。

药物流行病学的研究内容包括：①药物流行病学的方法学研究；②挑选和推荐药品，保障合理用药；③药品上市后监测方法的规范化和实用化；④研制使用药物不良反应因果关系判断程序图或逻辑推理流程图；⑤研究开具处方的决策因素；⑥对常见药、多发病的用药进行重点研究，推动合理用药；⑦以社会人群为基础对抗菌药物合理应用与控制病原体耐药性的研究与成果进行系统、深入、有效的推动与实践。

六、循证药学

循证药学是循证医学概念的延伸。循证医学的创始人是英国的内科医生和流行病学家科克伦（Archiebald L. Cochrane，1909~1988），为了纪念他，1993年成立的国际医学协作网被命名为科克伦协作网（the Cochrane Collaboration）。而"循证医学"一词，则于1992年由加拿大的戈登·盖亚特（Gordon Henry Guyatt）教授首次提出。

循证医学的核心思想是在医疗决策中将临床证据、个人经验与患者的实际状况和意愿三者相结合。临床证据主要来自大样本的随机对照临床试验（randomized controlled trial，RCT）和系统性评价（systematic review）或荟萃分析（meta-analysis），同时根据临床证据的可靠程度，对证据进行分级（图9-11）。在循证医学概念提出后，人们很快意识到循证思维可以应用推广到与临床实践相关的各个领域，尤其是临床药物治疗。在循证医学诞生后不久的1997年，英国皇家药学会提出，促进药学中的循证实践将开启药学服务的新纪元。之后就有学者提出了以寻找证据、分析证据和运用证据为核心的临床药物治疗学实践方法，即循证药学的概念。2000年，英国出版了第一版《循证药学》专著。

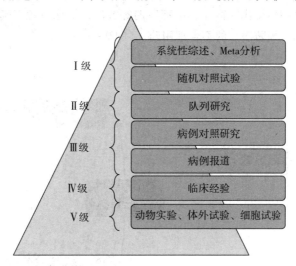

图9-11 循证医学证据等级

循证药学是循证医学的理念与方法在与药学学科自身需求和特点结合后所产生的一个分支学科。狭义的循证药学是指临床药师通过检索文献、查找资料，并对所获得的药物研究相关证据进行评价，评估其在制定用药方案中的作用，从中提取可应用于当前临床问题的最佳证据，并以此为依据做出用药决策的临床实践过程和方法。广义上，可将循证的理念推广至一切与药物相关的领域，用以解决药物在研发、生产、配送、存储、使用、管理及药学教育等过程中的问题。

对药师来说，循证药学方法在临床实践中的应用既意味着新的机遇，也给其带来了新的挑战。首先，药学相关的知识和证据不断更新，新证据层出不穷，原有的理念不断被推翻。这就要求药师在掌握原有工作技能的基础上，还要善于收集、整理、评估新的药物相关信息，不断更新自己的知识与技能；其次，循证药学临床实践需要证据，证据必须通过科学研究获得；第三，循证药学临床实践不能仅仅依靠医生和药师的个人努力，还需营造一个循证决策的大环境，保证循证药学能够真正在实践中得到落实；第四，循证药学也为中药发展提供了新的机会；第五，循证药学临床实践增强了临床药师的证据意识、效价意识、合理用药意识和法规意识，并帮助临床药师准确定位；第六，最终限制循证药学发展的因素也许不是方法和手段，而是我们的态度和观念。

七、药学服务

药学服务（Pharmaceutial services）是医疗机构药学专业技术人员应用药学专业知识向公众提供直接的、负责任的、与药物使用有关的服务，主要管理目标是提高药物治疗的安全性、有效性和经济性，提高人类生命质量。在药学服务的内容上，需要将医疗、药学、护理等管理资源进行有机的整合，积极参与到疾病的预防、治疗和保健管理中，指导、帮助患者合理使用药物，协助医护人员制定和实施药物治疗方案，定期对药物的使用和管理进行科学的评估。现代药学的主要发展是以药品供应为中心、参与临床用药实践、促进合理用药为主的发展模式。伴随着生物医学模式逐步转变为生物－心理－社会医学服务模式，药学管理模式也逐步转变为"以患者为中心"、强调改善患者生命质量的药学服务模式。开展药学服务具有重要的临床意义，可以提高医疗质量、提高公众合理用药水平、节约医疗资源、实现药师的自我价值。随着社会的进步和经济发展，人们对合理用药的需求日益强烈，向公众提供优质的药学服务已经成为药师的基本工作职责，也是社会经济发展的必然要求。

药学服务涉及门诊、住院、居家三种场所，包括但不限于药学门诊、处方审核、药物重整、用药咨询、用药教育、药学查房、用药监护、居家药学服务等。现阶段门急诊调剂部门对药学服务的要求已与传统的模式大大不同，不仅要准确无误地按照处方调配发药，同时还要通过处方审核、不合理处方干预来提高用药的合理性，通过用药交代和指导、用药咨询等方法，指导患者正确用药，保证药物应用的准确性并解决他们的用药问题，预防潜在的不合理用药。（图9－12）

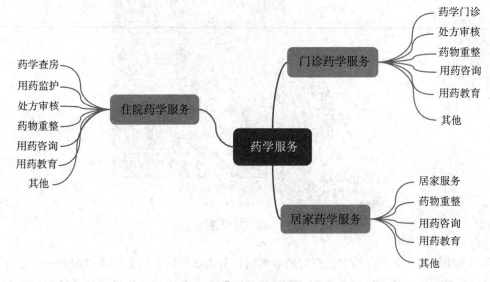

图9－12 药学服务的部分内涵

（一）门诊药学服务

在调剂药学服务的基础上，为了发挥药学专业技术优势，药师对患者提供用药评估、用药调整、用药计划、用药教育、随访指导等一系列专业化服务，进而发展成立药学门诊。药学门诊服务流程包括收集患者信息、药物治疗评价、用药方案调整、制定药物治疗相关行动计划、患者教育和随访六个环节。每个环节都应做好相应的记录（表9－1）。

表 9-1 门诊药学服务记录表

服务时间： 服务方式：现场□ 电话□ 服务药师：

患者基本信息									
ID 号		姓名		性别		年龄（岁）		报销方式	联系电话

患病史（现病史和既往史）：
高血压 糖尿病 高脂血症 冠心病 心律不齐（房颤） 脑卒中 哮喘 慢性阻塞性肺疾病 焦虑 失眠（睡眠困难）
抑郁症 胃食管反流病（反酸） 溃疡（胃/肠） 癌症 其他，请注明：

家族史（包括母亲、父亲、兄弟、姐妹、祖父母）：
高血压 糖尿病 高脂血症 冠心病 脑卒中 肾脏病 抑郁症 癌症 其他，请注明：

过敏史（食物、药物等过敏史，包括过敏表现）：

个人史和婚育史（包括教育程度、吸烟史、饮酒史、婚育史、免疫接种史等）：

重点检查项目及结果	
检查项目	检查日期及结果

处方审核						
不合理药品名称	处方号	处方医师	处方科室	问题描述	问题代码*	干预结果

药学门诊								
药品名称	用法用量	开始使用时间	停止使用时间	停药原因	MRP 类别#	权重（高/中/低）	MRP 描述	MRP 建议

用药咨询			
咨询药品名称	咨询内容	回复内容	回复依据

用药教育			
相关药品	相关疾病	教育内容	指导依据

备注栏（含随访结果）

#MRP：用药相关问题。

1. 收集患者信息 包括基本信息、个人史、生活习惯、患者关切的问题、特殊需求、病史、既往病史和用药史、药物不良反应史、用药依从性、免疫接种史、辅助检查结果等。

2. 药物治疗评价 出诊药师应具备临床思维，可从适应证、安全性、有效性、依从性等方面进行分析。重点关注患者的治疗需求，结合患者个体情况、所患疾病、所用药物，提出个体化建议。

3. 用药方案调整 临床药师通过会诊、参加多学科病例讨论等方式与医师沟通，参与患者治疗方案的制定与调整。

4. 制定药物治疗相关行动计划 包括用药建议、生活方式调整等。

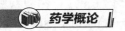

5. 患者教育　对药品的使用方法、药物使用剂量及间隔、服药的适宜时间、药物的安全信息、药品的贮存、特殊人群的用药教育及生活方式调整等进行指导，核实患者对药师建议的理解和接受程度。

6. 随访　根据患者情况制定随访计划，随访内容包括药物治疗目标评价、是否出现新的药物治疗相关问题、是否发生药物不良反应、用药依从性是否良好、跟踪检查结果等。

（二）住院药学服务

住院药学服务的服务对象是住院患者和临床医护人员，包含住院药房的调剂服务和临床药师的临床药学服务两部分。其中，住院药房主要承担医嘱审核、调配调剂、指导护士领退药、药品管理、合理用药监测等工作。而临床药师则需开展药学查房、用药监护、药物重整、用药咨询、用药教育等服务内容，并解决在患者及医护人员临床实践中遇到的各种药学相关问题（表9-2）。

表9-2　住院药学服务记录表

基本情况	住院号		床号		姓名	
	年龄		性别		入院日期	
主诉与诊断					依从性评价	
药物治疗方案重整						
患者病情			特殊生理状态			
调整方案						
用药医嘱审核						
日期	医嘱内容		不合理原因	用药建议		结果
药学查房						
日期			查房内容			
药学监护						
日期	目标药物		监护指标或症状	结果		用药建议
药物咨询						
日期		咨询要点			答复内容	
用药教育						
日期		诊断与用药			要点	

（三）居家药学服务

随着近年来医改的不断推进，原来由医院执行的部分诊疗活动逐渐下沉到社区，这就使得居家药学服务的需求逐渐增大。居家药学服务是指医疗机构为患者居家用药提供个体化、全程化的药学服务和健康知识普及，开展用药评估、用药教育，帮助患者提高用药依从性，保障药品贮存和使用安全合理，提高和改善居民的生活质量。作为医院药学服务的拓展和延伸，居家药学服务的受众更广泛、内容更具体，对广大人民群众的居家合理用药具有重要的意义。

居家药学服务的具体内容包括如下。

1. 药物重整和药物治疗管理　对于高频次就诊患者以及用药种类数量多的居民，药师可与患者的主治医师进行沟通协商，最终确定患者的新用药方案。由药师对患者进行全面的用药指导。

2. 用药咨询　当居民对自己的药物有疑问或担忧时，可向药师进行咨询。

3. 用药教育　药师应耐心地解答病人的疑问，为病人提供详尽的用药咨询服务。对特殊患者、特殊药物，药师可提供用药教育服务。

4. 科普宣教　为居家患者提供科普宣传，用通俗易懂的语言将规范正确的用药信息传播给患者，指导患者安全用药，提高药学服务质量。

5. 清理家庭药箱　定期或不定期地为居民检查家中药品的有效期、性状，对居民进行药品存放指导或变质药品回收服务指导。

随着我国医药改革的不断深入，医院药学服务、药事管理不再单纯的是药剂部门的工作职责，临床各个科室、其他业务部门也必须参与到药事管理工作过程中来，这是提高医院药学服务质量与效率的必然要求。在多学科合作时代的背景下，医院检验、临床、药剂等各个科室充分发挥自身的专业优势，有助于汇聚医院各个科室、部门的力量，优化资源配置，发现用药过程中实际存在的或者潜在的各类用药隐患，确保医院药学服务更为科学、合理。

第三节　合理用药与药物治疗管理

一、合理用药的含义和内容

（一）合理用药的含义

1985 年，WHO 在内罗毕会议上首次提出合理用药（rational use of drug，RUD）的概念，经过三十多年的发展和不断修正，目前 WHO 对于合理用药的定义是"患者收到的药物适合其临床需求，其剂量满足其个体需求，持续适当时间，且对患者本人及其社区的成本最低。"过度用药、用药不足和错误用药导致药品资源浪费和健康危害，据估计，在所有开出的药物中，存在一半以上的诊断与用药不符或者药物配伍问题，而且可能有半数患者没有正确用药，所以，合理用药在全世界范围内都是一个重大问题。

我国临床和药学专家针对影响合理用药的因素或导致不合理用药的因素等几个方面，结合疾病种类、患者状况和药理学理论选择药物剂型，提出合理用药的含义包括安全、有效、经济、适宜四个方面。用药首先是安全性，作为合理用药的首要条件，其意义在于使患者承担最小的治疗风险，尽可能避免药源性危害的产生；其次是有效性，这是合理用药的关键，也是用药的主要目的，包括根除病源治愈疾病、缓解临床症状、延缓疾病进程、预防疾病发生以及调节人体功能等；再次是经济性，是指用药要考虑性价比，以尽可能低的费用达到尽可能大的治疗效果，但不能简单地理解为价格越低的药品越经济，要同时考虑治疗周期和治愈率的问题，可以从药物经济学的角度进行分析，以此为循证依据进行药物选择；最后是适宜性，强调尊重客观现实，立足当前医药科学技术和社会的发展水平，避免不切实际地追求高水平的药物治疗（图 9-13）。

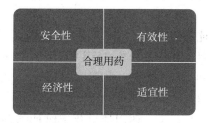

图 9-13　合理用药的含义

（二）合理用药的内容

合理用药的核心内容是将适当的药物，以适当地剂量，经过适当的途径，给予适当的患者，使用适当的疗程，最终达到合理的治疗目标。具体内容包括如下。

1. 适当的用药对象　必须考虑用药对象的生理状况和疾病情况，如老年人、儿童、妊娠期和哺乳期妇女、肝肾功能不良者、过敏体质者和遗传缺陷者等特殊病人的用药禁忌。

2. 适当的药物　指在众多同类可供选择的药物中，根据疾病与患者机体条件，权衡多因素利弊，选择出最为适当的药物；在需要多种药物联合使用的情况下，还必须注意适当的合并用药；还需要注意药物与机体的关系、药物之间的相互作用。

3. 适当的时间　要求遵循具体药物的药物动力学和时辰药理学的原理，依据药物在体内作用的规律，设计给药时间和间隔。要按照治疗学原则，规定药物治疗的周期。单纯为增加治疗保险系数而延长给药时间，不仅浪费，而且容易产生蓄积中毒、细菌耐药性、药物依赖性等不良反应。及时、合理地停药和适时更换合适的药物，对于维持治疗效果、避免撤药反应尤为重要。

4. 适当的剂量　对于心血管药物等作用强、治疗指数小的药物，以适当的剂量给药极为重要。必须强调因人而异的个体化给药原则。所谓个体化给药，指以医药典籍推荐的给药剂量为基础，按照病人的体重或体表面积以及病情轻重，确定适宜的用药剂量。有些药物还应摸索其适当的初始剂量和维持剂量，密切观察病人的用药反应，及时调整给药剂量。

5. 适当的途径　一般而言，口服给药既便利又经济，而且可使病人少受痛苦。静脉滴注给药应当掌握好适应证，不宜轻易采用。

6. 适当的治疗目标　选择医患双方达成共识的、双方都可以接受的、现实条件下可以达到的用药目标。

二、促进临床合理用药的措施

（一）制定合理用药的法律法规和技术规范

以相应医药卫生政策的建立与实施、医政法律法规的制定与执行，从体制上促使药物防治的技术指导者（专家）与执行者（包括医师、药师、护士与患者）注重合理用药，如《中华人民共和国药品管理法》《中华人民共和国药典》《处方管理办法》《医疗机构药事管理规定》《关于加强全国合理用药监测工作的通知》等法律法规与政策文件的颁布，对违法行为规定了应该承担的法律责任。医药卫生相关专业知识与指导信息的提供、推广与更新，是广大一线医务人员与患者了解最新合理用药信息的途径和实施合理用药的专业知识依据，如国家级专家委员会编写的《中华人民共和国药典临床用药须知》《中国国家处方集》《国家基本药物临床应用指南》《中国医师药师临床用药指南》等。

针对一些临床上药物滥用情况比较严重的品种，国家卫健委组织合理用药专家委员会或委托相应的学会，组织有关专家学者依据循证医学证据，制定诸如抗菌药物、激素类药物、质子泵抑制剂等临床应用指导原则，要求依据相应的法律法规，根据治疗、预防等需要，在明确诊断的基础上，按照诊疗规范、权威指南、药品说明书中的药物适应证、药理作用、用法用量、禁忌、不良反应和注意事项等开具处方，为临床合理用药制定了有理、有力的循证依据。

（二）开展合理用药教育

无论是医务人员还是社会公众，都需要对其进行合理用药教育、培训，只有人人参与，合理用药才能落到实处。2019年7月，党中央、国务院发布《"健康中国2030"规划纲要》，提出了健康中国建设的目标和任务。维护健康需要掌握健康知识，面向家庭和个人，尤其是老年人普及合理用药等维护健康的知识与技能至关重要。采取多种形式，强化舆论宣传，编制群众喜闻乐见的解读材料和文艺作品，以有效方式引导群众了解和掌握必备的合理用药知识。

（三）利用信息化手段加强合理用药技术监管

信息化技术的应用也是促进医疗机构与患者合理用药的重要方法，如医院信息系统（HIS）、处方自动监测系统（PASS）、合理用药信息网络发布平台等。由国家卫健委成立全国合理用药专家委员会，制定加强全国合理用药监测工作方案，组建覆盖全国二级以上医院的合理用药监测系统，收集药物临床应用情况，用药相关医疗损害事件情况，处方、病案首页和医嘱以及重点单病种药物治疗情况，在全国合理用药监测网（http：//www.cnrud.com）进行上报，完善药物合理使用和不良事件监测制度，增强对药物不良事件的敏感性并有效应对，实现安全、有效、经济的临床合理用药目标。

三、药物治疗管理

案例解析

【案例】2020 年初，突如其来的疫情席卷全国。一方有难，八方支援。一声号令，白衣出征。全国共 344 支医疗队，4.26 万名医务人员驰援湖北。在这逆行的队伍中，有 73 名药师的身影。在抗疫前线，药品的获得与分发离不开药师，合理用药工作更离不开专业的临床药师。

【问题】临床药师在此次援鄂医疗队中的主要作用是什么？

【解析】某教学医院药学部抗感染专业临床药师随援鄂医疗队在所负责的发热病区开展临床药学工作，保障了所在病区 54 名疑似重患的用药安全，减少了不合理医嘱的发生；累计审核用药医嘱千余次，发现用药问题 10 余例，较严重 1 例，用法用量不适宜 3 例，配伍禁忌 2 例，抗菌药物问题若干；指导患者用药宣教数十次；与医疗队队长一同参加 EICU 确诊重患病例，查房 3 次，全院病例讨论 1 次；线上远程会诊 2 次，外院病例讨论 1 次。与临床医师、护师充分合作，组成治疗团队，为疫情时期患者的合理用药保驾护航。

药物治疗管理（medication therapy management，MTM）是指具有药学专业技术优势的药师对患者提供用药教育、咨询指导等一系列专业化服务，从而提高用药依从性、预防患者用药错误，最终培训患者进行自我的用药管理，以提高疗效。与传统的药学服务模式不同，MTM 是一个以患者为中心的服务过程，包括评估和分析患者及其全部药物治疗方案，而不仅关注个体患者使用的药品，可以全面解决患者潜在或实际存在的药物治疗相关问题。MTM 服务模式的核心要素是帮助患者在用药管理中发挥积极作用，主要内容包括药物治疗评估、个人药物记录、药物治疗行动计划、干预和（或）转诊以及文档记录和随访。MTM 服务模式流程如图 9 – 14 所示。

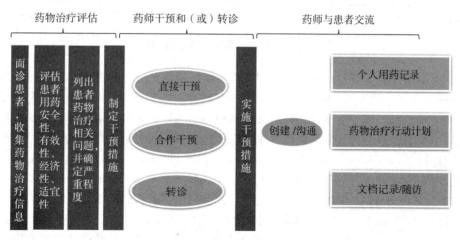

图 9 – 14　MTM 服务模式流程

MTM 于 20 世纪 90 年代在美国兴起，经过十几年的发展，目前已获得美国政府的认可，已在美国临床药学服务中取得了较好的成果。经国内外研究证实，MTM 服务在降低药品不良反应发生率、提高患者用药依从性、降低患者自付费用等方面具有明显优势。随着人口老龄化问题日益严重，老年人中慢性疾病患者众多，医疗开支比较大，有必要通过开展 MTM 工作降低医疗成本。我国 MTM 工作尚处于起步阶段，缺少对临床药师的相关激励政策。借鉴美国经验，在我国引入MTM模式，可以肯定临床药师的劳动成果，提高药师的服务积极性，培养锻炼我国药师人才队伍；同时，可规范患者用药行为，促进患者合理用药，降低人民群众的用药负担。近年来，我国政府也在积极探寻适用于我国的药学服务发展方向。为了彻底改变过去以药补医的局面，已经取消药品加成，医疗卫生机构的药品按购进价格实行零差率销售，药品收入不再作为医疗卫生机构经费的补偿渠道，医院由此减少的收入或形成的亏损通过调整部分医疗技术服务收费标准和增加政府投入等途径解决，正在逐步争取落实药事服务费纳入基本医疗保险报销范围。这些措施都确定了药学服务在医疗卫生机构中的地位和作用，药师面临着工作模式的转换问题，其工作重点将从满足药品供应转变为提供药学服务。我国目前药学服务项目的标准化模式正在不断创新探索的过程中，国内对于MTM的实践工作方兴未艾，希望随着医疗体制改革的不断深入，MTM以及其他形式的药学服务能够早日落实。

第四节　临床药学专业教育与实践技能

一、国外临床药学专业教育

美国是最早发展临床药学的国家之一，于20世纪50年代提出了临床药学的概念。20世纪60年代，美国在高等学校设置临床药学专业，在医院设置临床药师岗位。1992年，美国药学院校联盟（American Association of Colleges of Pharmacy，AACP）代表大会投票将药学博士（PharmD）作为唯一的药学专业学位，也是药师从业的唯一门槛。随后，美国的医疗卫生系统也经历了重大改革，提出了按效付费（pay for performance）模式，极大地保障了患者得到的治疗服务（图9-15）。

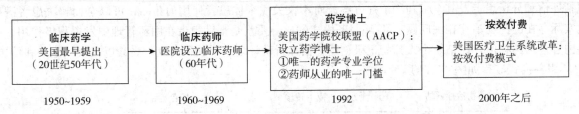

图9-15　国外临床药学专业教育发展史

美国临床药师教育培训、资格认证和专业实践与临床医师培养模式非常相似，是与临床医学博士学位并行的。PharmD课程包括为期4年的专业学位理论课程和至少2年的临床实践。理论课程主要包括药理学、药物治疗学等临床药学专业课程，同时开设生物医学课程，如病人情况评估、临床毒理学、临床营养学等课程，并开设伦理与沟通交流技巧等人文课程。美国临床药学教育重视实践，临床实践渗透于PharmD教育各学年中，采用早期见习、后期强化的制度，即Pharmacy year 1（PY1）与PY2学生参加为期4周的专业必修药学实践课程"早期药学实践"（early pharmacy practice experience，EPPE），内容包括为患者提供药学服务、参与调剂和填写临床相关表格，以初步了解临床药学服务具体内容、调剂、药政法规、药品经营等知识；在PY2、PY3之间，视学生就业选择方向，可选择进行"进阶药学实践"（introductory pharmacy practice experience，IPPE）；PY3主要进修药学实践、临床药物治疗学等临床药学专业课程，辅助以大量的实验室教学；PY4学生将全程投入为期1年的强化临床实践，学生由临床工作人员指导参与临床查房、会诊等，实践内容包括医院药学、社区药学、药物选择等。通过药学专业委员会（Board of Pharmaceutical Specialities，BPS）进行的专业认证是临床药师高级实践的要求和必需的凭证。药师认证与美国医学专业委员会的医师认证保持一致。PharmD毕业后，学生如果选择做临床药师，需要接受1~2年住院药师培训（pharmacy residency program），分为两个阶段：PGY1（post-graduate year 1）和

PGY2（post - graduate year 2）。PGY1 注重培养全科临床药师（general pharmacy residency），PGY2 则注重专科临床药师培训（specialty pharmacy residency）。流程见图 9 - 16。

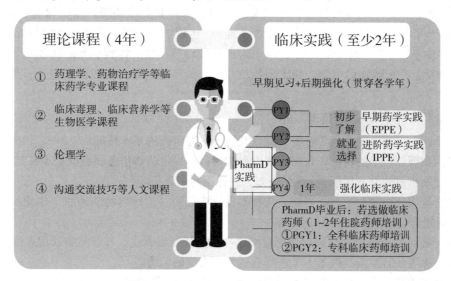

图 9 - 16　美国 PharmD 课程设计

二、国内临床药学专业教育

（一）临床药学高等本科教育

国内临床药学专业是从 1988 年开始的，起始于华西医科大学。但是，在 1988 年进行的专业调整中，该专业被取消。此后，临床药学教育以专业方向的形式存在着。大连医科大学、北京大学、沈阳药科大学、徐州医学院和中国药科大学等院校相继开始招收临床药学本科生。教育部在《普通高等学校本科专业目录（2012 年）》中重新设置了临床药学专业，鼓励高校增设临床药学专业。培养具备临床药学基础知识、基本理论和基本技能，具有创新思维，能够从事以合理用药为核心的药学服务工作的临床药师。

近年来，教育部对临床药学专业提供支持，鼓励临床药学人才的培养，规范高校办学，设立临床药学专业的医科院校数量也逐年增长。目前，我国开展临床药学高等教育的高校达 48 所，分为综合类（13 所）、医学类（30 所）、药学类（3 所）及中医药类（2 所）等类型，年招生 2700 人。临床药学专业设置包括临床药学、药学（临床药学方向）、临床中药学等，学制以 5 年制为主，采用"4 +1"教学模式，即 4 年理论课加 1 年临床药学实践。（图 9 - 17）

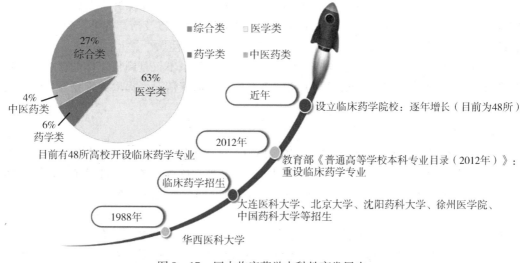

图 9 - 17　国内临床药学本科教育发展史

（二）临床药学本科课程体系设置

目前，我国的临床药学课程大致分为基础课程、核心课程和实践课程。基础课程包括：基础化学、生物化学与分子生物学、微生物与免疫学、人体解剖学、生理学、病理生理学、药物分析、生物药剂学、生药学、临床医学基础课程、医学伦理学、医患沟通与技巧等。核心课程包括：药物化学、药剂学、药理学、临床药理学、临床药物动力学、临床药物治疗学、药事管理等。实践课程包括：见习、实习、社会实践等。

（三）临床药学本科毕业生技能要求

（1）具备全面、系统、正确收集患者信息以及规范书写药历的基本技能。

（2）具备运用循证药学的理论，收集和评价药物情报，提供药物信息服务的基本技能。

（3）具备开展审核处方（医嘱）、调配处方、进行用药指导等能力。

（4）具备合理用药所需要的药物咨询、药物不良反应监测、治疗药物监测和个体化给药方案设计等临床药学服务的能力。

（5）具备开展药品（质量）管理以及充分考虑患者及其家属利益、开展药物利用评价的能力。

（6）具备与患者及其家属、医务人员进行有效沟通交流的能力。

（7）具备对患者和公众进行药物基本知识、合理用药等方面健康教育的能力。

（8）具备检索和阅读中外文献的能力。

（四）临床药学本科实践技能培训

实践技能的教学环节如上所述，包括实践课程、见习、实习、社会实践等。实践课程包括化学类、生物学类、医学基础类与药学类专业课的实验课、专题讨论、案例分析等。见习应在医院病房、医院药房、社区药房或其他药品生产、经营企业完成。实习由药学部门实习和临床科室（应涵盖临床主要科室）实习两部分组成，由符合资质的临床药师和临床医师共同组成带教组进行实习带教，开展临床药学教学查房。实习教学应紧密结合临床所关注的药物治疗问题，内容为与药物治疗学相关的病例报告，包括药物治疗方案分析、药品不良反应报告与分析、药物相互作用报告与分析等。社会实践要求学生参与医院、社区等的医疗志愿活动，加深学生对患者或身体障碍者的心理和需求的理解。

三、临床药学实践技能及辅助技能

（一）药学查房

1. 药学查房的目的　通过查房获取电子病案中无法得到但必须掌握的与用药相关的信息。详细询问既往用药史及药物过敏史。观察并分析患者临床表现与用药前、后之间的关系。检查护士执行医嘱的情况，如输液滴注速度、前后药物冲管、是否需要遮光以及护士工作站药品保管与贮存状况等。判断药物不良反应及药源性疾病与用药的关系。与医生讨论，评估病人的用药以及治疗效果，确定最佳治疗方案。面向患者及其家属开展用药知识宣教与咨询，提高患者的用药依从性。

2. 药学查房记录　临床药师进行药学查房应有记录。查房记录不仅是岗位工作的要求，同时也便于临床药师进行阶段性的总结与整理，从记录中归纳患者的药物治疗情况，提取关键要素，以便进一步完善药学监护工作。

（二）药学会诊

1. 临床药师在会诊中的职责与作用　2011年，原卫生部颁布的《医疗机构药事管理规定》中明确指出，药师工作职责之一为"参加查房、会诊、病例讨论和疑难、危重患者的医疗救治，协同医师做好药物使用遴选，对临床药物治疗提出意见或调整建议，与医师共同对药物治疗负责。"2012年4月，原卫生部颁布《抗菌药物临床应用管理办法》，规定临床药师参与特殊使用级抗菌药物的会诊。随着医院临床药学工作的深入开展，临床药师在临床药物治疗、合理用药管理中的作用逐步提升，会诊已成为医疗机构临床药师日常工作中很重要的一部分。临床药师参与临床药物治疗，根据患者临床表现、治疗效果及个体差异等，结合药物不良反应、相互作用、PK/PD 理论、药物经济学、药学伦理学等综合分析，协助临床医师选择合适的治疗药物和适宜的给药剂量、途径、频次及时间，实现个体化给药，为患者提供高质量的药学服务，促进临床合理用药，提高医疗质量，推进社会的合理用药进程，节省医疗卫生资源，提高人民健康水平。

2. 临床药师会诊流程　临床药师接到书面会诊单或电话会诊请求或医师工作站网上会诊申请→调取电子病历，查阅患者病情→去病房听取主管医师及检验、影像、超声等科室的病情介绍，针对患者的问题，给出更安全、有效、经济的会诊意见→会诊后，临床药师需在会诊单上填写会诊意见并签名→后续，临床药师可以通过随访，动态观察患者病情变化，可根据变化情况，及时提出用药调整意见（图 9 – 18）。

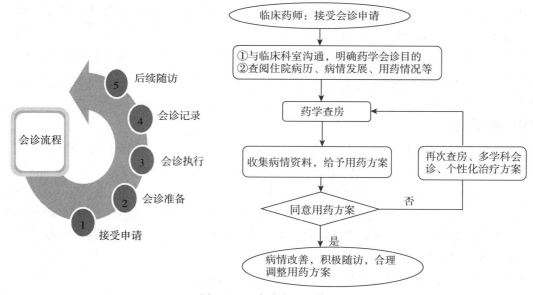

图 9 – 18　会诊流程及简图

（三）药学监护

药学监护（pharmaceutical care，PC）是直接、负责地提供与药物治疗相关的监护，其目的是达到改善患者生命质量的确切结果，是临床药师应用药学专业知识向公众（含医务人员、患者及其家属）提供直接的、负责任的、与药物使用有关的服务（包括药物选择、药物使用知识和信息），以期提高药物治疗的安全性、有效性与经济性，实现改善和提高人类生活质量的理想目标（图 9 – 19）。

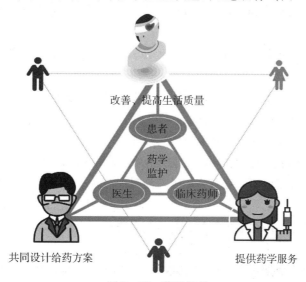

图 9 – 19　药学监护

1. 临床药师在药学监护中的作用　药学监护实践明确了药师的责任——对患者用药全程负责，确保患者药物治疗效果最佳、药物伤害最轻、药物花费最少、药物使用最便捷。临床药师在药学监护中的作用包括：①协助医生明确患者的治疗目标，根据患者病情制定个体化药物治疗方案，监测患者用药全过程，对药物治疗做综合评价，发现和报告药物过敏反应及副作用，最大限度降低药物不良反应及药物相互作用的发生率，防止药源性疾病的发生；②协助护士用正确的方式及流程储存、配制、使用、观察患者用药后的疗效；③综合管理所有药学监护所需资源，包括药物使用管理以及对医师、护士、患者进行药学指导，提供有关药物的信息咨询服务；④建立患者用药档案，评价患者生活质量。

2. 药学监护内容　包括药物适应证、禁忌证、慎用证、给药方案、药物不良反应、药物相互作用、个体化用药等方面。具体内容涉及：无适应证用药；某些疾病症状未用药；特殊疾病症状用药不合理；药物剂型选择，给药剂量、疗程、途径或方法不合理；重复用药；患者对药物过敏；存在实际或潜在的药物不良反应；药物与药物、疾病、营养、实验室检验之间有实际或潜在的有害相互作用；药物治疗效果不理想；药物经济学因素影响患者治疗；患者对药物治疗缺乏理解；患者不能坚持药物治疗方案。

（四）处方审核

为规范医疗机构处方审核工作，促进合理用药，保障患者用药安全，根据《药品管理法》《医疗机构药事管理规定》《处方管理办法》《医院处方点评管理规范（试行）》等有关法律法规、规章制度，国家卫健委于2018年6月颁发了《关于印发医疗机构处方审核规范的通知》（国卫办医发〔2018〕14号文件）。通知中明确规定，处方审核是指药学专业技术人员运用专业知识与实践技能，根据相关法律法规、规章制度与技术规范等，对医师在诊疗活动中为患者开具的处方，进行合法性、规范性和适宜性审核，并做出是否同意调配发药决定的药学技术服务。

处方审核的内容主要包括合法性审核、规范性审核、适宜性审核三方面。

1. 合法性审核

（1）处方开具人是否根据《执业医师法》取得医师资格，并执业注册。

（2）处方开具时，处方医师是否根据《处方管理办法》在执业地点取得处方权。

（3）麻醉药品、第一类精神药品、医疗用毒性药品、放射性药品、抗菌药物等药品处方，是否由具有相应处方权的医师开具。

2. 规范性审核

（1）处方是否符合规定的标准和格式，处方医师签名或加盖的专用签章有无备案，电子处方是否有处方医师的电子签名。

（2）处方前记、正文和后记是否符合《处方管理办法》等有关规定，文字是否正确、清晰、完整。

（3）条目是否规范。

①年龄应当为实足年龄，新生儿、婴幼儿应当写日龄、月龄，必要时要注明体重。

②中药饮片、中药注射剂要单独开具处方。

③开具西药、中成药处方，每一种药品应当另起一行，每张处方不得超过5种药品。

④药品名称应当使用经药品监督管理部门批准并公布的药品通用名称、新活性化合物的专利药品名称和复方制剂药品名称，或使用由原卫生部公布的药品习惯名称；医院制剂应当使用药品监督管理部门正式批准的名称。

⑤药品剂量、规格、用法、用量准确清楚，符合《处方管理办法》规定，不得使用"遵医嘱""自用"等含糊不清字句。

⑥普通药品处方量及处方效期符合《处方管理办法》的规定，抗菌药物、麻醉药品、精神药品、医疗用毒性药品、放射药品、易制毒化学品等的使用符合相关管理规定。

⑦中药饮片、中成药的处方书写应当符合《中药处方格式及书写规范》。

3. 适宜性审核

（1）西药及中成药处方，应当审核以下项目。

①处方用药与诊断是否相符。

②规定必须做皮试的药品，是否注明过敏试验及结果的判定。

③处方剂量、用法是否正确，单次处方总量是否符合规定。

④选用剂型与给药途径是否适宜。

⑤是否有重复给药和相互作用情况，包括西药、中成药、中成药与西药、中成药与中药饮片之间是否存在重复给药和有临床意义的相互作用。

⑥是否存在配伍禁忌。

⑦是否有用药禁忌：儿童、老年人、孕妇及哺乳期妇女、脏器功能不全患者用药是否有禁忌使用的药物，患者用药是否有食物及药物过敏史禁忌证、诊断禁忌证、疾病史禁忌证与性别禁忌证。

⑧溶媒的选择、用法用量是否适宜，静脉输注的药品给药速度是否适宜。

⑨是否存在其他用药不适宜情况。

（2）中药饮片处方，应当审核以下项目。

①中药饮片处方用药与中医诊断（病名和证型）是否相符。

②饮片的名称、炮制品选用是否正确，煎法、用法、脚注等是否完整、准确；

③毒麻贵细饮片是否按规定开方。

④特殊人群如儿童、老年人、孕妇及哺乳期妇女、脏器功能不全患者用药是否有禁忌使用的药物。

⑤是否存在其他用药不适宜情况。

（五）辅助技能

1. 合理用药软件

（1）MICROMEDEX 数据库　由美国 Truven Health Analytics 制作的事实型医药知识数据库。目前，其遍及美国 50 个州和世界 83 个国家。该数据库不用于一般文献索引或全文型数据库，属于综述型事实数据库，其内容是由医药学专家针对全世界 2000 余种医药学期刊文献进行分类、收集、筛选后，按照临床应用需求，编写为基于实证的综述文献，供医药专业人士使用。

（2）国产合理用药软件　主要包括以下 7 种。

①美德医 RDU 合理用药系统：美德医具有针对医保的"智能审核系统"和针对商保的"大病智能审核系统"，可从实时控制角度和审核赔付的角度，基于临床、FWA（欺诈、浪费、滥用）规则，向医疗服务人员提供实时合规控制和评估服务，价格相对便宜。

②PASS 合理用药监测系统：美康 PASS 引进国外先进技术和基础数据源，结合国内医药信息数据资料编写而成，收集评价了国内外临床医学、药学的最新信息，保证了其数据库的新颖性和全面性，并可根据用户需求提供个性化服务。

③CMDS 临床用药决策支持系统：大通 CDMS 具有产权清晰并与临床信息紧密结合的数据库，数据来源权威，审查结果有可靠的循证医学依据并能够根据卫生健康主管部门的要求自动生成报表，具有国内唯一、国际领先的 ICD10 与用药关联提示以及临床检验信息与用药关联提示，并可根据工作站的不同进行个性化设置。

④临床合理用药智能管理系统：将智能审方引擎与"医院自定义审核规则"模块结合，针对医院特色提供"个性化定制服务"。

⑤医院药学服务系统：可以打印"用药指导单"，将专业术语转换成患者易懂的文字内容，有针对性地提供用药指导，提升药师用药交代效率。

⑥逸曜合理用药管理系统：具有完整的 PDCA 合理用药循环管理流程和可视化的用药规则管理工具，药师自主编程，规则库升级简单，可由用户根据实际情况进行个性化的增删调整。

⑦慧药通临床用药决策与分析系统：慧药通具有多处方联合分析功能，售后服务及时，价格相对便宜。

在基本功能上，上述合理用药软件功能模块较为相似且已比较完善，均可涵盖处方审核、处方点评、药物信息查询、用药监测、抗菌药物管理、电子药历、监测结果的统计分析等功能，可以满足医院及医疗机构的基本需求。在具体功能的实现上，不同软件的优势和侧重点有所不同，同时也各具特色。

2. 常用数据库及网站

（1）PubMed（https：//pubmed. ncbi. nlm. nih. gov）　由美国国家医学图书馆所属的国家生物技术信息中心（NCBI）于 2000 年 4 月开发，提供生物医学方面的论文搜寻以及摘要，并且可免费搜寻的数据库。它的数据来源为 MEDLINE。PubMed 的资讯并不包括期刊论文的全文，但可能提供指向全文提供者（付费或免费）的链接。

（2）美国处方药物索引（https：//www. rxlist. com/script/main/hp. asp）、美国药品网（www. drug. com）提供美国 FDA 药品说明书及医药、卫生和保健知识的网站。

（3）中国知网（https：//www. cnki. net）、维普网（http：//www. cqvip. com）、万方数据知识服务平台（http：//www. wanfangdata. com. cn）等。

3. 临床药学创新大赛　为促进临床药学与医院药学创新服务，加快临床药学服务高质量发展。由中国药师协会、中国医学装备协会药房装备与信息技术专业委员会、中国医疗保健国际交流促进会每年在北京举办"华夏药学·创新论坛"（2021 年为第七届）以及"药学服务创新大赛总决赛"（2021 年为第六届）。创新论坛及药学服务创新大赛每年就互联网医疗、大数据、智慧药学以及医药健康科普等科技变革与创新话题展开深入研讨，现已成为全国范围的医院药学人员信息化科技成果展示平台、药学服务创新与实践平台、信息药师培养与成长的交流平台（表 9 – 3）。

表 9 – 3　2020 年第五届药学服务创新大赛总决赛项目

序号	项目名称
1	循证医学智能文献筛选系统 EBM AI – Reviewer
2	基于信息化知识图谱的审方案例培训平台构建
3	新型麻醉手术药箱
4	安全领先的个体化药学服务——3D 打印医院药品分剂量
5	孰（输）先孰（输）后 - 基于用药安全性和有效性的人工智能输液顺序调控系统
6	基于增强现实（AR）技术构建结肠镜患者全程式服务平台
7	基于短视频二维码技术在门诊用药交代的应用——"药"你"码"上知道
8	安全用药信息中心——基于移动互联网的一站式合理用药信息共享平台
9	基于互联网技术的肿瘤药学亚专科服务实践
10	腹透患者智慧医疗体系的构建

4. 临床药学科研　《医疗机构药事管理规定》第 22 条规定，医疗机构应当结合临床和药物治疗，开展临床药学和药学研究工作。在完成日常药学工作的同时，科研是医院药学工作者的重要工作内容之一。药学科研的目的与意义在于服务患者和临床，解决临床药物治疗中的实际问题；通过研究，获得具有社会效益和经济效益的药学科研成果，如新制剂、新药等；培养人才，提高医院药学工作者的科研素质和业务水平，体现医院药学部门的学术价值和科研实力。

医院药学科研的主要研究领域涉及药品研究、使用与管理等方面。其在药品研究方面，主要包括新制剂的研制开发、药品制剂的质量评价研究、新药临床前药理研究等；在药品使用方面，主要涉及药物的临床疗效评价、药物不良反应监测与分析、药动学与生物利用度研究等；在药品管理方面，可进行药事管理研究、药物经济学研究和药学服务研究等。某研究统计了 1995~2019 年医院药学主要研究领域的文献分布（表 9-4）。某研究统计了 2015~2020 年医院药学发表文献前 10 位的 SCI 期刊和中文核心期刊（表 9-5，表 9-6）。

表 9-4 1995~2019 年医院药学主要研究领域的文献量分布

研究领域	文献量/篇					近 5 年文献增长率/%	合计/篇	占近 25 年来医院药学主要研究领域的文献比例/%
	1995~1999	2000~2004	2005~2009	2010~2014	2015~2019			
药物临床疗效研究	457	843	1572	5383	11192	107.91	19447	21.63
药物不良反应研究	153	608	1860	7492	1816	-75.76	11929	13.27
新药临床前药理研究	419	1080	2232	847	3771	345.22	8349	9.28
药事管理研究	248	417	1181	3475	2765	-20.43	8086	8.99
药学服务研究	36	241	915	2847	2883	1.26	6922	7.70
药品、制剂质量标准研究	537	1275	2401	871	1782	104.59	6866	7.63
药物利用研究	97	366	1084	851	3546	316.69	5944	6.61
新药、新制剂的研制	514	982	1727	203	1957	864.04	5383	5.99
中草药研究	105	165	355	2992	979	-67.28	4596	5.11
药物配伍研究	69	147	315	1300	1613	24.08	3444	3.83
药动学和生物利用度研究	228	331	853	1448	135	-90.68	2995	3.33
药物经济学研究	42	269	504	956	459	-51.99	2230	2.48
循证医学研究	2	31	138	380	1530	302.63	2081	2.31
治疗药物浓度监测	110	234	409	419	484	15.51	1656	1.84
合计	3017	6989	15546	29464	34912		89928	100

表 9-5 2015~2020 年收载医院药学文献前 10 位的 SCI 期刊

排序	杂志名称	文献量	所占比例/%	2019 年影响因子
1	*Biomedicine & Pharmacotherapy*	30	3.793	6.529
2	*Latin American Journal of Pharmacy*	30	3.793	0.249
3	*Frontiers in Pharmacology*	22	2.781	5.810
4	*Medicine*	20	2.528	1.889
5	*Acta Chromatographica*	10	1.264	1.639
6	*Biomed Research International*	9	1.138	3.411
7	*Molecular Medicine Reports*	8	1.011	2.952
8	*Oncology Letters*	8	1.011	2.967
9	*Scientfic Reports*	8	1.011	4.379
10	*Antimicrobial Agents and Chemotherapy*	7	0.885	5.191

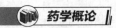

表9-6 2015~2019年收载医院药学文献前10位中文的核心期刊

排序	杂志名称	文献量/篇	所占比例/%
1	中国药房	2154	21.49
2	中国医院药学杂志	1279	12.76
3	医药导报	966	9.64
4	中国临床药理学杂志	911	9.09
5	中国新药杂志	297	2.96
6	中国新药与临床杂志	215	2.15
7	中国现代应用药学	214	2.14
8	中草药	202	2.02
9	中国药学杂志	201	2.01
10	中国现代应用药学	190	1.90
	合计	6629	66.15

5. 国内临床药学优势学科 原卫生部于2010年和2013年在全国范围内分两批遴选了17家临床药学重点专科建设单位（表9-7）。

表9-7 国家临床药学重点专科建设单位

2010年度批准项目（按拼音顺序排序）	2013年度批准项目（按拼音顺序排序）
	北京大学第一医院
北京大学第三医院	北京协和医院
	北京医院
哈尔滨医科大学附属第二医院	华中科技大学同济医学院附属同济医院
	华中科技大学同济医学院附属协和医院
上海交通大学医学院附属新华医院	上海交通大学附属第一人民医院
	四川省人民医院
郑州大学第一附属医院	苏州大学附属第一医院
	浙江大学第一附属医院
	中国医科大学附属盛京医院
中南大学湘雅二医院	中南大学湘雅三医院
	中山大学附属第一医院

6. 临床药学海外交流项目 为了更好地推动我国临床药学学科发展，提高临床药师的学术水平与工作能力，培养我国未来临床药学学科带头人，中国药学会于2011年开始与国际药学教育机构联合推出优秀青年临床药师海外培训计划，在2012年、2013年、2014年和2015年相继成功选拔并派遣四批20余名优秀青年药师赴美国伊利诺伊州大学进行为期半年的培训。2013年派出1名优秀青年药师赴英国伦敦大学药学院（UCL）进行为期1年的培训。通过组织青年药师赴海外接受临床药学培训，增强学员的临床药学专业技能，培养临床药学青年骨干，促进我国临床药师队伍的建设和临床药学服务水平的提升，在广大临床药师中产生了巨大的积极反响。

知识链接

病例报告（case report）

病例报告（case report）是最早的用于医学交流的形式。病例报告来源于临床，临床药师通过进入临床开展工作，可以收集一些少见的、有意义的病例，用于撰写病例报告，发表后供同行参考。

1. 病例报告的内容

（1）不寻常的观察（unusual observations）。

（2）治疗的不良反应（adverse response to therapies）。

（3）不常见的症状导致的困惑（unusual combination of conditions leading to confusion）。

（4）一种新理论的例证（illustration of a new theory）。

（5）关于当前理论的问题（question regarding a current theory）。

2. 病例报告的主要结构 不同期刊对病例报告的写作形式可能有不同的要求，建议在撰写前多阅读拟投期刊的范文。多数病例报告的结构应包括如下。

（1）标题（title） 文章的焦点。好的标题应当简洁有趣，但也应当使人们能够在医学文献搜索引擎中容易找到它并能引用。

（2）摘要（abstract） 需要总结病例、解决的问题、传达的信息。字数一般不超过150字。

（3）背景介绍（introduction） 简单总结所要报道的案例，适当应用参考文献，最后用一句话概括所报道患者的基本情况。

（4）病例（case） 这一部分需要提供病例详细信息。一般按以下顺序撰写：患者基本信息（patient description）、现病史（case history）、体格检查（physical examination results）、病理检查及其他检查结果（results of pathological tests and other investigations）、诊疗计划（treatment plan）、预期结果（expected outcome of the treatment plan）、实际结果（actual outcome）。

（5）讨论（discussion） 这个部分最为重要，是说服编辑接收的重要部分。可扩展背景介绍的内容。有的杂志可能还要求提供相关的文献综述。

（6）结论（conclusion） 告诉读者这个病例报告的主要目的，给出作者的意见和建议。

（7）参考文献（references） 列出文章所参考的循证证据。

第五节　临床药学从业能力与素养

一、从业发展和专业素养

（一）按工作内涵分类

根据药学服务的主要工作内涵，其工作主要表现为指导用药、开展临床药学、药品再评价、药品质量管理相关工作、咨询服务、信息收集与管理等形式。

（二）按公司性质分类

临床药学专业的就业专业方向十分广阔，与药品相关的各个领域（包括药品研究开发、营销及使用部门）都需要临床药学专业的毕业生，具体而言有医院、药厂、科研院所、药品监督管理部门、药品管理机关等单位，岗位有临床药师、讲师、医药销售代表、产品经理、学术专员等。

（三）临床药学人员从业素养

1. 职业态度 树立良好的职业态度和正确的职业价值观念。

2. 职业责任 自觉履行责任和义务，提供符合伦理和职业标准的药学服务，同时体现临床药师责任、使命和服务模式在实践中的转变。

3. 职业仁心 对伦理品德养成具有重要意义，是职业伦理信念、职业伦理情感和职业伦理习惯的统一。

4. 职业纪律 自觉的意志表达和服从职业的要求这两个因素的统一是职业纪律的基础，是法律性和道德性的统一，为临床药学服务提供支持。

5. 职业信誉 体现全心全意为患者服务的职业理想和主人翁的职业态度，不愿违背职业良心做出可耻、毁誉和损害职业道德的事。

6. 职业作风 优秀的职业作风是提供高质量药学服务的重要保障，体现在拥有高度责任心、爱心，为患者提供优质的药学监护、用药辅导，不收受患者及家属所赠财物等。

二、创新、就业与创业能力

临床药学在我国属于新兴学科，起步较晚，可以借鉴国外的先进模式，完善符合我国国情的临床药学。临床药学毕业生的就业与创业能力包括以下几个方向。

1. 研究型的职业发展 临床药学专业的毕业生可以把就业的目光瞄准在研究型的、大型的制药企业或者是有科研课题的高校，在优先资助的科研课题方面多关注，如：重大疾病的预防（肿瘤、脑卒中、糖尿病）；药物作用新靶标的基础研究、药物代谢动力学的基础研究、基因组学中的关键基础问题、新的内源性活性物质的功能及作用机理等。

2. 工程技术型的职业发展 系统学习过临床药学专业的人员在制药企业这个高度复杂的组织中会有很大的优势，有很多的部门可以选择，如销售部门、研发部门和培训部门等。科研人员在研究所、药厂的研究部门从事药品的研制开发工作。药检人员在药检所从事检测药物的质量鉴定和制定相应的质量标准等工作。

3. 临床药师型的职业发展 专科的临床药师和通科的临床药师的应用领域主要为医疗机构，包括医院、社区服务中心、卫生院、诊所等。经过长期的工作实践，临床药师可以逐渐成长为所在领域的药物治疗学专家。以在医院工作为例，临床药学的创新能力可以体现为一种闭环的药学服务，从患者入院到出院，为：入院用药重整—处方审核—医嘱干预—用药咨询—基因检测—浓度监测—用药教育—药物评价—出院用药指导。

4. 经营型的职业发展 社会药房是公共卫生体系不可缺少的组成部分，在社区保健事业，尤其是慢性病的管理中承担着重要使命，是临床药学毕业生一个广阔的就业方向。

5. 管理型的职业发展 高层次的临床药学专业毕业生可以进入高校、培训机构等作为临床药学师资，开展临床药学培训工作，为国家和社会培养合格的临床药学人才。

综上所述，临床药学具有良好的职业发展前景，应继续加强临床药学职业规划，借助互联网平台，借助专业学会，强化安全，拓宽就业道路，科普科研临床并进，促进临床药学职业的健康有序发展。

本章小结

思考题参考答案　　题库

思 考 题

1. 简述合理用药的含义和重要性。
2. 简述治疗药物监测与个体化给药。
3. 简述临床药学人员应具备的从业素养。

（刘晓东　张　宁）

药物历程质保篇——药事管理

自 19 世纪以来，全球的制药工业及其相关的药品生产经营活动迅猛发展，药物化学、药理毒理学、药物分析学、药物制剂学等以自然学科为特征的药学科学也取得了显著的进步。但与此同时，人们发现药学行业中出现的诸如不合理用药、生产经营标准缺乏、管理效率低下等问题亟须引入新的学科和技术手段来解决。因此，以社会学科为特征的管理学、社会学、经济学、法学、心理学等理论和方法与药学学科相结合，形成了药事管理学这一新的学科。作为药学学科的二级学科，药事管理学显著区别于其他二级学科。本章将简要介绍药事管理的基本概念、原理和方法，药事管理的机构组织，药事管理的基本内容以及药事管理实践所需的相关技能，以期为读者后续深入学习药事管理学或从事相关行业提供基础知识储备。

第一节 药事管理概述

案例解析

【**案例**】2020 年年初，新冠肺炎疫情突如其来席卷全国，药品作为抗击疫情的关键武器，保障其安全生产和合理调度至关重要。在此期间，药品监督管理各岗位涌现出一批坚守职责、有使命、敢担当的药监人，某省药品监督管理局药品生产监管处的孙某就是其中之一。随着疫情形势发展严峻，国家药品监督管理局调度抗病毒药物的力度和频次逐步加大，该同志主动担起向国家药监局反馈调度抗病毒药物生产情况的任务。他还与省内抗病毒药品生产企业进行紧急沟通，要求药品合法合规生产，最大限度保证药品质量，同时对临床治疗急需品种及时调整生产计划，合理安排生产，在保障质量的前提下，全力满足疫情防控临床供应。此外，作为一名专业的药监人，他还主动进行科普宣传，用通俗易懂的语言宣传专业上的知识和认识，增强抗击疫情的信心，消除恐慌心理。

【问题】案例中，哪些管理学职能手段的运用保障了药品的安全生产和合理调度？

【解析】上述案例主要涉及计划、组织和控制职能，即设定目标、制定方案并组织各类资源以实现目标，同时确保方案实施过程不出现偏移。首要目标是保障疫情期间药品的正常生产和调度，维护人们的健康，这一目标主要通过及时向国家药监局反馈药品生产情况并组织企业合理安排生产而实现；同时，为了消除疫情恐慌情绪，运用控制职能，使人们能正确地了解疫情及相关情况，确保目标的顺利实现。

一、药事管理的概念

药事管理这一概念包含两个基本要素，分别是"药事"和"管理"。其中，药事是药学事业的简称，早在我国古代，医药管理用语中即出现"药事"一词。随着社会和经济的发展，药事的内涵在不同时期有所差异。目前，我国的药事泛指在药品整个生命周期内的研究开发、生产制造、经营流通、临床使用各环节的所有活动内容，同时还包括与药品广告、药品信息、药品价格、药学教育等相关的活动内容。

管理指的是管理者所从事的工作，可以被定义为管理者通过计划、组织、领导、控制等职能协调工作活动的过程。其目的是能够有效率（正确地做事）和有效果（做正确的事）地同别人一起或通过别人实现组织目标。管理的目的是实现预期目标，本质是协调，主体是管理者，手段则是计划、组织、领导、控制等。

药事管理（pharmacy administration）即是对药学事业的综合管理。其管理的对象包括中药材、中成药、中药饮片、化学原料药及其制剂、生化药品、疫苗、血液制品、诊断药品等在内的所有药品，管理的目标是保障人民群众用药安全、推动制药产业可持续发展；管理的基本主体是各级各类药品监督管理机构。药事管理是人类管理活动的一部分，是运用管理科学的基本原理和研究方法对所有类别的药学事业活动进行研究，总结其规律，并以此实现其保障人民生命健康这一最终目标的活动。

知识链接

宏观及微观的药事管理

药事管理可以分为宏观和微观两个方面。宏观的药事管理是指国家运用行政、法律等手段，通过制定及颁布政策法规、规章文件和技术标准，对药品及所有的药事活动进行综合监督管理的过程。微观的药事管理则是指各药事组织内部的管理活动，如药品经营企业内部的人员管理、物资管理、信息管理、财务管理等。本章所涉及的内容主要为宏观的药事管理。

表10-1简要介绍了我国宏观药事管理的主要内容，各部分的具体实践和前沿发展详见本章第三节。

表 10 –1　我国宏观药事管理的主要内容

分类	内容
药品立法与执法管理	涉及药品法律、法规等的制定、修订、补充以及废除，是指导整个药品行业的纲领性工作，需要研究当今社会以及药学事业的现状以及发展，不断进行完善和修订
药品研发管理	包括药品在试验阶段、申报审评审批阶段的规范化管理，旨在建立科学规范的试验管理模式
药品生产管理	包括对生产企业是否符合相应规范进行检查，对其生产行为实施管理，指导企业的生产活动
药品经营管理	包括对经营企业是否符合相应规范进行检查，对其流通行为实施管理，指导企业的经营活动
药品使用管理	主要涉及医疗机构用药、特殊药品使用管理，医疗机构对药学专业技术人员的配置、处方管理、药品供应管理、自制制剂管理等
知识产权管理	包括对药品知识产权的性质、特征、授予条件等的管理，且涉及药品的注册商标、中药品种保护等内容

二、药事管理的基本理论

药事管理学是药学和管理学、社会学、经济学、法学、心理学等相互渗透形成的一门具有社会科学性质的交叉学科，因此药事管理活动主要运用这些社会学科的基本理论和知识来指导实践。表 10 – 2 简要介绍了管理学等几类学科用于指导开展药事管理活动的基本理论。

表 10 – 2　指导药事管理活动的基本理论

学科	基本理论
管理学	研究管理活动及其基本规律和一般方法的科学。管理者通过计划、组织、领导、控制等手段协调工作活动，最终实现预期目标。管理学是药事管理活动的重要基础，不仅用于指导国家的宏观药事管理活动，还用于指导各药事组织内部的微观药事管理活动
社会学	以人类的社会生活及发展为研究对象，反映人类各阶段的各种社会形态的结构及其发展过程和规律的科学。在药事管理中，对药事制度、药事组织、药学人力等方面的研究都需要用到社会学的理论和方法，如调查研究法、实地研究法等
经济学	研究各阶段人类社会的各种经济活动和各种相应的经济关系，以及其运行和发展规律的科学。经济学的理论基础是：相对于人们的需求来说，资源总是稀缺和有限的。生产什么、如何生产以及分配给谁是经济学的基本问题，当经济学应用在药事管理领域中也主要用于解决这三类问题
法学	研究"法"这一特定社会现象及其发展规律的科学。通过对法律现象进行研究，可以直接为法律的制定和实施服务，从理论上保障法律的顺利实施以及调整的科学性。法学是药事管理研究的重要基础，主要表现在对药事管理各级各类法律、法规和规章的研究，如《中华人民共和国药品管理法》《中华人民共和国药品管理法实施条例》等
心理学	研究心理活动及其规律的科学。心理学的研究对象是意识和行为。在药事管理活动中，人们的意识和行为显著影响管理活动的结果，如影响患者合理用药的原因除了治疗方案本身的适宜性外，还包含患者本身的意识以及在该意识下做出的行为反应

综上所述，药事管理学科是研究药事管理活动基本规律和一般方法的学科，其特点一方面表现为药学的分支学科，是解决药品整个生命周期内监督管理问题的学科；另一方面则是其显著不同于药学其他学科的社会科学性质。因此，指导药事管理活动的基本理论也与其他药学分支学科不同，掌握管理学等学科的基本理论是从事药事管理活动的基本要求。

三、药事管理的研究方法及基本流程

药事管理学科具有很强的应用性，主要通过研究"人"或"社会"来探讨人的行为及社会现象，发现其中的问题，解释产生问题的原因，从而给出相应的解决办法。药事管理常用的研究方法包括调查研究、实地研究、实验研究和文献研究。

（一）研究方法

1. 调查研究　是典型的社会科学研究方法，也是最常用的一种收集一手资料的方式。调查研究指的是根据研究目标，采用事先编制好的问卷或访谈提纲等，收集特定对象主观或客观数据的过程。在调查研究中，问卷和访谈提纲的设计是最为重要的内容，这一工作具有很强的技术性和专业性，问卷和访谈提纲的质量直接关系到研究的结果是否正确以及是否对实践具有指导意义。

2. 实地研究　主要特点是研究人员将作为研究活动的一部分，真实地参与到研究活动或事件中去，通过与研究对象充分接触，深入了解活动或事件的真实状况，研究人员通过对特定问题的理解，进行归纳和总结，得出相应的一般性结论。

3. 实验研究　是药物化学、药理毒理学等以自然学科为特征的药学二级学科常用的研究方法，主要是通过严格控制实验条件，分析一项干预措施的干预效果，这一研究方法也可用于药事管理这一学科，例如评价某项管理政策带来的影响。

4. 文献研究　调查研究、实地研究和实验研究可以获得丰富的一手资料，但在研究条件有限或研究时间不充裕的情况下，可以通过已经发表的文献数据等二手资料来实现研究目的。文献研究主要是指研究者根据设定的研究目标通过网络或纸质材料充分检索图书、期刊等资料，并对所获取的资料进行加工整理而得出结论的过程。

以上四种研究方法均广泛应用于药事管理研究，表 10 - 3 总结了这几种方法的特点，并列举了相应的示例。

表10 - 3　药事管理学四种研究方法的特征及示例

研究方法	特点	示例
调查研究	①该研究方法主要是为了获得一手的研究资料 ②需要研究者根据研究目的事先设计调查问卷或访谈提纲 ③研究结果受问卷或访谈提纲质量、调查方法、受访者纳入等的影响大 ④该方法耗时较长，成本较高，受访样本数量往往有限，很少采用普查的方式进行调查	①对患者某种药品不合理用药的原因进行调查分析 ②对某医疗机构开展药学门诊的可行性进行调查研究
实地研究	①该研究方法主要是为了获得一手的研究资料 ②需要研究者根据研究目的事先设计实地研究方案，同时研究方案需要根据研究的实际情况适时进行调整 ③实地研究者的主观判断对研究结果有较大的影响 ④实地研究的结果一般只能进行定性分析而不能进行量化的数据分析	①对某假药案件深入进行实地观察研究 ②以普通患者身份到几家零售药店的执业药师服务情况进行实地分析
实验研究	①该研究方法主要是为了获得一手的研究资料 ②研究者需要选定干预措施及对照措施，同时提出研究假设，最后在研究中对研究假设进行验证 ③研究结果受研究者的主观判断影响较小，但也不能完全排除 ④实验研究可以得出干预措施与干预效果之间的因果关系，但因为对研究条件的严格控制，对研究结果的推广应用具有一定的不确定性	①评估某医疗机构实施药品零差率政策后的影响 ②医疗机构对患者用药情况进行定期回访对于不合理用药现象的影响分析
文献研究	①该研究方法主要是对已发表的文献资料进行归纳总结 ②研究者需要事先设定对文献资料的检索条件，以充分检索所有的资料 ③检索到的二手资料质量显著影响研究结果的质量 ④该方法耗时较少、成本较低，在开展其他类型研究时，也可先进行文献研究，以对现有的研究资料有充分的了解	①通过文献分析新版药事管理法规实施后的社会影响 ②近五年国内外药品流通领域的主要研究内容及方法综述

（二）研究的基本流程

无论选择何种研究方法，开展一项药事管理研究均需要经过准备、实施和总结三个基本流程。表 10 - 4 以促进新修订的《药品管理法》在药品生产企业中的了解和认知为例，简要说明如何开展一项药事管理研究。

表 10 - 4 药事管理研究基本流程示例

阶段	主要任务
准备阶段	①确定研究目标：提高药品生产企业对新《药品管理法》的认知和了解 ②确定研究方法：问卷调查、重点访谈 ③为实施阶段进行各项准备工作：设计研究方案（包括调查问卷和访谈提纲）、验证研究方案、准备各项所需的资源（包括人力、财力和物力等）
实施阶段	①确定调查对象：选取各省过去一年生产总值前 5 位的药品生产企业作为问卷调查对象，同时选取这些企业的质量管理负责人作为重点访谈对象 ②开展问卷调查和重点访谈：组织研究人员对调查对象进行一对一、面对面的问卷填写和访谈
总结阶段	①整理研究资料：对调查问卷和访谈内容进行定性和定量分析 ②撰写研究报告：根据整理的调查内容，撰写研究报告，重点分析药品生产企业对新《药品管理法》在认知、了解上的不足和产生的原因，为提高其认知和了解提出意见或建议

第二节 我国药事管理组织机构及制度

一、我国药品监督管理组织体系

我国的药品监督管理组织体系主要包括药品行政监督管理组织体系和技术监督管理组织体系两部分，前者主要负责各级辖区内的药品行政监督管理工作，后者则主要为药品的行政监督管理提供技术支撑和保障，它们都属于国家药品监督管理体系的范畴，与药品生产企业、药品经营企业等微观药事组织内部的管理体系不同。我国的药品监督管理体系的主要职责是从宏观管理和技术角度保障药品安全、维护人民健康。

除此之外，我国还有其他部门也参与相关的药品监督管理工作，如卫生健康部门、中医药管理部门、医疗保障部门等。我国的药品监督管理组织体系详见图 10 - 1。

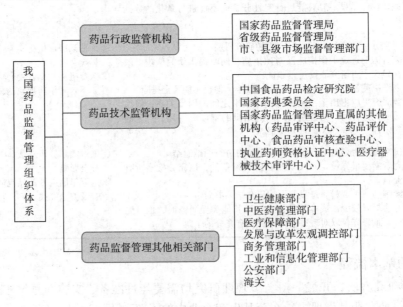

图 10 - 1 我国药品监督管理组织体系

二、我国药品行政监督管理机构

（一）国家药品监督管理局

　　2018 年，根据第十三届全国人民代表大会第一次会议批准的《国务院机构改革方案》及《国务院关于机构设置的通知》（国发〔2018〕6 号）、《国务院关于部委管理的国家局设置的通知》（国发〔2018〕7 号），我国整合了原国家工商行政管理总局、原国家质量监督检验检疫总局、国务院原反垄断委员会办公室等部门的相应职能，成立国家市场监督管理总局；同时调整原国家食品药品监督管理总局（China Food and Drug Administration，CFDA）的职能范围，成立国家药品监督管理局（NMPA），新的国家药品监督管理局主管全国的药品监督管理工作，隶属于国家市场监督管理总局。

知识链接

国家药品监督管理局的主要职责

　　①负责药品（含中药、民族药，下同）、医疗器械和化妆品安全监督管理。拟订监督管理政策规划，组织起草法律法规草案，拟订部门规章，并监督实施。研究拟订鼓励药品、医疗器械和化妆品新技术新产品的管理与服务政策。

　　②负责药品、医疗器械和化妆品标准管理。组织制定、公布国家药典等药品、医疗器械标准，组织拟订化妆品标准，组织制定分类管理制度，并监督实施。参与制定国家基本药物目录，配合实施国家基本药物制度。

　　③负责药品、医疗器械和化妆品注册管理。制定注册管理制度，严格上市审评审批，完善审评审批服务便利化措施，并组织实施。

　　④负责药品、医疗器械和化妆品质量管理。制定研制质量管理规范并监督实施。制定生产质量管理规范并依职责监督实施。制定经营、使用质量管理规范并指导实施。

　　⑤负责药品、医疗器械和化妆品上市后风险管理。组织开展药品不良反应、医疗器械不良事件和化妆品不良反应的监测、评价和处置工作。依法承担药品、医疗器械和化妆品安全应急管理工作。

　　⑥负责执业药师资格准入管理。制定执业药师资格准入制度，指导监督执业药师注册工作。

　　⑦负责组织指导药品、医疗器械和化妆品监督检查。制定检查制度，依法查处药品、医疗器械和化妆品注册环节的违法行为，依职责组织指导查处生产环节的违法行为。

　　⑧负责药品、医疗器械和化妆品监督管理领域对外交流与合作，参与相关国际监管规则和标准的制定。

　　⑨负责指导省、自治区、直辖市药品监督管理部门工作。

　　⑩完成党中央、国务院交办的其他任务。

　　国家药品监督管理局内设十一个机构用于完成其主要职责，详见图 10 - 2。

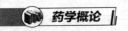

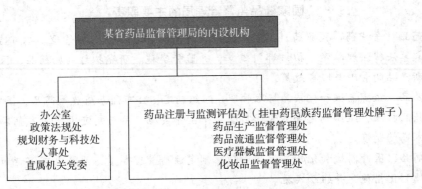

图 10-2　国家药品监督管理局的内设机构

（二）省级及以下药品监督管理部门

我国在省级设立省药品监督管理局，隶属于省市场监督管理局，负责在辖区内履行法定的药品监督管理职能。市级及县级的药品监督管理职责主要由两级的市场监督管理部门履行。省级、市级及县级药品监督管理部门受同级人民政府的领导，同时接受上级药品监督管理部门的业务和技术指导。

各省药品监督管理局的职责尽管在具体表述上有所差异，但都主要负责辖区内药品监督管理工作的具体执行及地方性政策的制定和实施，如某省药品监督管理局内设十个机构用于完成其主要职责，详见图 10-3。

图 10-3　某省药品监督管理局的内设机构

```
知识链接
```

某省药品监督管理局的主要职责

①负责药品（含中药、民族药，下同）、医疗器械和化妆品安全监督管理。组织起草相关地方性法规、规章草案，制定相关政策、规划。组织实施国家鼓励药品、医疗器械、化妆品新技术新产品管理和服务政策。

②监督实施国家药品、医疗器械和化妆品的标准、技术规范和分类管理制度。组织制定中药饮片炮制规范、医疗机构制剂质量标准和地方药材标准。组织实施中药品种保护制度。配合实施国家基本药物制度。

③组织开展药品、医疗器械和化妆品注册相关工作。组织实施药品、医疗器械和化妆品生产环节许可以及药品批发许可，指导并监督实施质量管理规范。指导药品、医疗器械行业生产经营企业做好生态环境保护和污染防治工作。

④组织实施药品、医疗器械和化妆品上市后风险管理。组织开展药品不良反应、医疗器械不良事件和化妆品不良反应的监测、评价和处置工作，监督实施产品召回制度。组织开展药品、医疗器械和化妆品质量抽查检验并发布质量公告。依法承担药品、医疗器械和化妆品安全应急管理工作。配合有关部门督促药品、医疗器械、化妆品行业生产经营单位做好安全生产工作。

⑤组织制定检查制度，并依职责组织实施。依职责组织查处药品、医疗器械和化妆品生产经营环节的违法行为，组织查处跨区域和重大复杂案件。负责药品、医疗器械和化妆品投诉举报的处理工作。推进专业化、职业化检查员队伍建设。

⑥组织实施执业药师资格准入制度，指导监督执业药师注册工作。

⑦推进全省药品、医疗器械和化妆品安全信用体系和技术支撑体系建设，指导监督检验检测、审评和监测机构业务工作。

⑧指导监督市县市场监督管理部门药品、医疗器械、化妆品监督管理工作。

⑨完成省委、省政府交办的其他任务。

三、我国药品技术监督管理机构

（一）中国食品药品检定研究院

中国食品药品检定研究院简称中检院，又为我国的医疗器械标准管理中心和中国药品检验总所。中检院负责与食品、药品、医疗器械、化妆品及有关药用辅料、包装材料与容器检验检测等相关的工作，是我国药品生物制品质量的法定机构和最高技术仲裁机构，其主要职责有十二项。

知识链接

中国食品药品检定研究院的主要职责

①承担食品、药品、医疗器械、化妆品及有关药用辅料、包装材料与容器的检验检测工作。组织开展药品、医疗器械、化妆品抽验和质量分析工作。负责相关复验、技术仲裁。组织开展进口药品注册检验以及上市后有关数据收集分析等工作。

②承担药品、医疗器械、化妆品质量标准、技术规范、技术要求、检验检测方法的制修订以及技术复核工作。组织开展检验检测新技术新方法新标准研究。承担相关产品严重不良反应、严重不良事件原因的实验研究工作。

③负责医疗器械标准管理相关工作。

④承担生物制品批签发相关工作。

⑤承担化妆品安全技术评价工作。

⑥组织开展有关国家标准物质的规划、计划、研究、制备、标定、分发和管理工作。

⑦负责生产用菌毒种、细胞株的检定工作。承担医用标准菌毒种、细胞株的收集、鉴定、保存、分发和管理工作。

⑧承担实验动物饲育、保种、供应和实验动物及相关产品的质量检测工作。

⑨承担食品药品检验检测机构实验室间比对以及能力验证、考核与评价等技术工作。

⑩负责研究生教育培养工作。组织开展对食品药品相关单位质量检验检测工作的培训和技术指导。

⑪开展食品药品检验检测国际（地区）交流与合作。

⑫完成国家局交办的其他事项。

（二）国家药典委员会

国家药典委员会负责与《中华人民共和国药典》（简称《中国药典》）编制、修订、编译及配套标准等相关的工作，其主要职责有九项。

知识链接

国家药典委员会的主要职责

①组织编制、修订和编译《中国药典》及配套标准。

②组织制定修订国家药品标准。参与拟订有关药品标准管理制度和工作机制。

③组织《中国药典》收载品种的医学和药学遴选工作。负责药品通用名称命名。

④组织评估《中国药典》和国家药品标准执行情况。

⑤开展药品标准发展战略、管理政策和技术法规研究。承担药品标准信息化建设工作。

⑥开展药品标准国际（地区）协调和技术交流，参与国际（地区）间药品标准适用性认证合作工作。

⑦组织开展《中国药典》和国家药品标准宣传培训与技术咨询，负责《中国药品标准》等刊物编辑出版工作。

⑧负责药典委员会各专业委员会的组织协调及服务保障工作。

⑨承办国家局交办的其他事项。

（三）国家药品监督管理局药品审评中心

国家药品监督管理局药品审评中心为药品注册技术审评机构，为药品注册提供技术支持，其主要职责有九项。

知识链接

国家药品监督管理局药品审评中心的主要职责

①负责药物临床试验、药品上市许可申请的受理和技术审评。

②负责仿制药质量和疗效一致性评价的技术审评。

③承担再生医学与组织工程等新兴医疗产品涉及药品的技术审评。

④参与拟订药品注册管理相关法律法规和规范性文件，组织拟订药品审评规范和技术指导原则并组织实施。

⑤协调药品审评相关检查、检验等工作。

⑥开展药品审评相关理论、技术、发展趋势及法律问题研究。

⑦组织开展相关业务咨询服务及学术交流，开展药品审评相关的国际（地区）交流与合作。

⑧承担国家局国际人用药品注册技术协调会议（ICH）相关技术工作。

⑨承办国家局交办的其他事项。

（四）国家药品监督管理局药品评价中心

国家药品监督管理局药品评价中心又为国家药品不良反应监测中心，为药品、医疗器械及化妆品的不良反应监测、上市后安全性评价提供技术支持，其主要职责有七项。

知识链接

国家药品监督管理局药品评价中心的主要职责

①组织制定修订药品不良反应、医疗器械不良事件、化妆品不良反应监测与上市后安全性评价以及药物滥用监测的技术标准和规范。

②组织开展药品不良反应、医疗器械不良事件、化妆品不良反应、药物滥用监测工作。

③开展药品、医疗器械、化妆品的上市后安全性评价工作。

④指导地方相关监测与上市后安全性评价工作。组织开展相关监测与上市后安全性评价的方法研究、技术咨询和国际（地区）交流合作。

⑤参与拟订、调整国家基本药物目录。

⑥参与拟订、调整非处方药目录。

⑦承办国家局交办的其他事项。

（五）国家药品监督管理局食品药品审核查验中心

国家药品监督管理局食品药品审核查验中心又为国家疫苗检查中心，负责药品、医疗器械、化妆品检查和查验相关的工作，其主要职责有九项。

知识链接

国家药品监督管理局食品药品审核查验中心的主要职责

①组织制定修订药品、医疗器械、化妆品检查制度规范和技术文件。

②承担药物临床试验、非临床研究机构资格认定（认证）和研制现场检查。承担药品注册现场检查。承担药品生产环节的有因检查。承担药品境外检查。

③承担医疗器械临床试验监督抽查和生产环节的有因检查。承担医疗器械境外检查。

④承担化妆品研制、生产环节的有因检查。承担化妆品境外检查。

⑤承担国家级检查员考核、使用等管理工作。

⑥开展检查理论、技术和发展趋势研究、学术交流及技术咨询。

⑦承担药品、医疗器械、化妆品检查的国际（地区）交流与合作。

⑧承担市场监管总局委托的食品检查工作。

⑨承办国家局交办的其他事项。

（六）国家药品监督管理局医疗器械技术审评中心

国家药品监督管理局医疗器械技术审评中心为医疗器械注册技术审评机构，为医疗器械注册提供技术支持，其主要职责有八项。

知识链接

国家药品监督管理局医疗器械技术审评中心的主要职责

①负责申请注册的国产第三类医疗器械产品和进口医疗器械产品的受理和技术审评工作；负责进口第一类医疗器械产品备案工作。

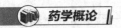

②参与拟订医疗器械注册管理相关法律法规和规范性文件。组织拟订相关医疗器械技术审评规范和技术指导原则并组织实施。

③承担再生医学与组织工程等新兴医疗产品涉及医疗器械的技术审评。

④协调医疗器械审评相关检查工作。

⑤开展医疗器械审评相关理论、技术、发展趋势及法律问题研究。

⑥负责对地方医疗器械技术审评工作进行业务指导和技术支持。

⑦组织开展相关业务咨询服务及学术交流，开展医疗器械审评相关的国际（地区）交流与合作。

⑧承办国家局交办的其他事项。

（七）国家药品监督管理局执业药师资格认证中心

国家药品监督管理局执业药师资格认证中心负责与执业药师相关的工作，其主要职责有九项。

知识链接

国家药品监督管理局执业药师资格认证中心的主要职责

①开展执业药师资格准入制度及执业药师队伍发展战略研究，参与拟订完善执业药师资格准入标准并组织实施。

②承担执业药师资格考试相关工作。组织开展执业药师资格考试命审题工作，编写考试大纲和考试指南。负责执业药师资格考试命审题专家库、考试题库的建设和管理。

③组织制订执业药师认证注册工作标准和规范并监督实施。承担执业药师认证注册管理工作。

④组织制订执业药师认证注册与继续教育衔接标准。拟订执业药师执业标准和业务规范，协助开展执业药师配备使用政策研究和相关执业监督工作。

⑤承担全国执业药师管理信息系统的建设、管理和维护工作，收集报告相关信息。

⑥指导地方执业药师资格认证相关工作。

⑦开展执业药师资格认证国际（地区）交流与合作。

⑧协助实施执业药师能力与学历提升工程。

⑨承办国家局交办的其他事项。

四、我国的药品管理制度

《中华人民共和国药品管理法》（简称《药品管理法》）是我国开展药品管理的根本依据，2019 年，我国对其进行了第二次修订，在新修订的《药品管理法》中规定国家实行药品上市许可持有人制度、药品追溯制度等，表 10-5 对这些制度进行了简要介绍。

表 10-5 《药品管理法》中规定的药品管理制度简介

制度名称	基本内容	出处
药品上市许可持有人制度	药品上市许可持有人依法对药品研制、生产、经营、使用全过程中药品的安全性、有效性和质量可控性负责	第一章总则，第六条
药品追溯制度	推进药品追溯信息互通互享，实现药品可追溯	第一章总则，第十二条
药物警戒制度	对药品不良反应及其他与用药有关的有害反应进行监测、识别、评估和控制	第一章总则，第十二条

续表

制度名称	基本内容	出处
处方药与非处方药分类管理制度	具体办法由国务院药品监督管理部门会同国务院卫生健康主管部门制定	第五章药品经营，第五十四条
药品储备制度	建立中央和地方两级药品储备。发生重大灾情、疫情或者其他突发事件时，依照《中华人民共和国突发事件应对法》的规定，可以紧急调用药品	第九章药品储备和供应，第九十二条
基本药物制度	遴选适当数量的基本药物品种，加强组织生产和储备，提高基本药物的供给能力，满足疾病防治基本用药需求	第九章药品储备和供应，第九十三条
短缺药品清单管理制度	具体办法由国务院卫生健康主管部门会同国务院药品监督管理部门等部门制定	第九章药品储备和供应，第九十五条
药品安全信息统一公布制度	国家药品安全总体情况、药品安全风险警示信息、重大药品安全事件及其调查处理信息和国务院确定需要统一公布的其他信息由国务院药品监督管理部门统一公布。药品安全风险警示信息和重大药品安全事件及其调查处理信息的影响限于特定区域的，也可以由有关省、自治区、直辖市人民政府药品监督管理部门公布。未经授权不得发布上述信息	第十章监督管理，第一百零七条

知识拓展

《药品管理法》的实施历程

1984 年 9 月 20 日第六届全国人民代表大会常务委员会第七次会议通过。

2001 年 2 月 28 日第九届全国人民代表大会常务委员会第二十次会议第一次修订。

根据 2013 年 12 月 28 日第十二届全国人民代表大会常务委员会第六次会议《关于修改〈中华人民共和国海洋环境保护法〉等七部法律的决定》第一次修正。

根据 2015 年 4 月 24 日第十二届全国人民代表大会常务委员会第十四次会议《关于修改〈中华人民共和国药品管理法〉的决定》第二次修正。

2019 年 8 月 26 日第十三届全国人民代表大会常务委员会第十二次会议第二次修订（现行版本）。

知识链接

药品上市许可持有人

药品上市许可持有人（marketing authorization holder，MAH）在我国是一个新的概念。2019 年修订的《药品管理法》中新增了"第三章药品上市许可持有人"的相关内容，并将其定义为取得药品注册证书的企业或者药品研制机构等；同时界定药品上市许可持有人的责任为对药品的非临床研究、临床试验、生产经营、上市后研究、不良反应监测及报告与处理等承担责任；其他从事药品研制、生产、经营、储存、运输、使用等活动的单位和个人依法承担相应责任。

随着我国社会经济的发展，基本药物制度、处方药与非处方药分类管理制度已较为成熟，以下对其进行简要介绍。

（一）基本药物制度

1979 年，我国引入了世界卫生组织最早于 1975 年提出的基本药物概念，《国家基本药物目录管理办法》将其定义为"适应基本医疗卫生需求，剂型适宜，价格合理，能够保障供应，公众可公平获得的药品。"基本药物的功能定位为突出基本、防治必需、保障供应、优先使用、保证质量、降低负担。

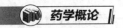

我国的基本药物制度于 2009 年启动的国家新一轮医药卫生体制改革中正式建立，是对药物的遴选、生产、流通、使用、定价、报销、监测评价等各环节实施有效管理的制度。我国先后颁布了《关于建立国家基本药物制度的实施意见》（卫药政发〔2009〕78 号）、《国家基本药物目录管理办法》（国卫药政发〔2015〕52 号）、《关于完善国家基本药物制度的意见》（国办发〔2018〕88 号），并于 2018 年发布了最新的《国家基本药物目录（2018 年版）》。新版目录共包含 685 个品种的药品，其中，西药和中药品种数分别为 417 种和 268 种。

（二）处方药与非处方药分类管理制度

为了保障公众的用药安全，根据药品的安全性和使用便捷性对药品实行分类管理是国际惯例。我国于 1995 年探索实行药品分类管理工作，迄今已有二十余年的管理经验，在这一方面，我国制定了相应的《处方药与非处方药分类管理办法（试行）》《处方药与非处方药流通管理暂行规定》。

药品根据安全性和使用便捷性，可以分为处方药和非处方药。非处方药又可以分为甲类非处方药和乙类非处方药。其中，乙类非处方药的安全性最高，使用最为便捷；其次是甲类非处方药；而处方药则需要凭执业医师或执业助理医师处方才可以调配、购买和使用。根据我国的处方药与非处方药分类管理制度，这两类药品在标识、警告语、标签、说明书、广告管理、使用管理和经营管理方面都有显著的区别。

第三节　药事管理分支方向与发展

在医药学行业发展的大背景下，药事管理的发展也更加多样化和系统化。从 2010～2020 年十年间的中文期刊文献来看，医院药事管理、用药安全、医疗机构、合理用药、临床药师、药学服务、不良反应等都是研究的主要方向。其中，医院药事管理作为重点研究方向，主要涉及临床合理用药、药学服务、医院等级评审标准、药物经济学评价、学科建设、医院应急管理、医疗机构制剂等的管理（图 10 – 4）。

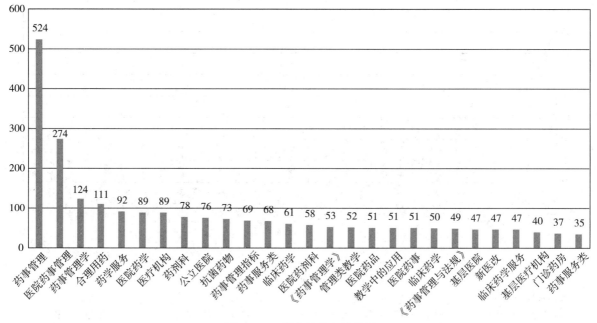

图 10 – 4 药事管理文献分析

数据来源：CNKI。

注：教材编写团队以"药事 管理"为关键词，检索 2010. 1. 1～2021. 1. 20 的文献，进行"主要主题分布"分析。

总体来说，药事管理是一个极为广泛的概念，其下包括几大分支：药品研发、生产、经营、使用以及涉及专利药品的知识产权管理。每一分支都制定有独立的要求与管理制度，不同主体涉及的药事环节不同。例如，科研机构主要进行药品研发，医疗机构主要涉及药品采购与使用，制药企业则在药品研发、生产、销售等几大方面均有涉及。掌握各个分支的具体规定与细则，对于不同主体按要求进行研发、生产、销售等行为具有重要作用。

任何一个社会生活领域需要得到长足发展，都离不开科学的管理。我国药事管理体制主要是通过编纂法律、政策规范的方式进行管理，规范药品研发、生产、经营流通等过程，规范从业人员的行为，明确法律责任，加大对违法案件的处罚（表 10 – 6）。

表 10 – 6 药事管理部分法律以及规范

全称	简称
《中华人民共和国药品管理法》（2019 修订）	《药品管理法》
GAP	中药材生产质量管理规范
GLP	药物非临床研究质量管理规范
GCP	药物临床试验质量管理规范
GMP	药品生产质量管理规范
GSP	药品经营质量管理规范
GPP	医疗机构制剂配制质量管理规范
GVP	药物警戒质量管理规范
GRP	药品监管优良监管规范

一、药品研发管理

国家制药行业的研发水平很大程度上反映了整个行业的核心竞争力与发展前景，所以药品研发的管理是保证行业持续健康发展的基石。近十年来，药品研发管理的研究以及发文均更加广泛，涉及领域也更广，更多的制药企业以及研究人员越发关注药品研发过程中的管理，主要的热点研究方向包括新药研发、药品安全、质量管理以及上市许可持有人制度等（图10-5）。

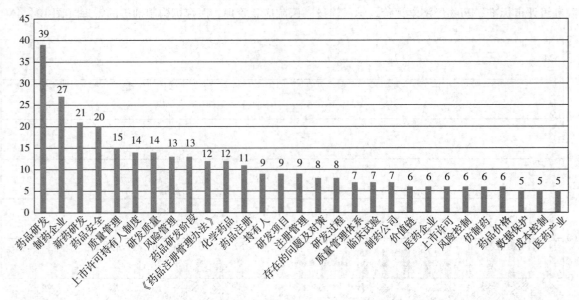

图 10 - 5 药品研发管理文献分析

数据来源：CNKI。

注：教材编写团队以"药品研发 管理"为关键词，检索 2010.1.1~2021.1.20 的文献，进行"发表年度趋势"和"主要主题分布"分析。

（一）药品研发管理实践

为保证药品的安全性、有效性，并使其质量标准与国际水平接轨，药品监管部门主要通过《药物非临床研究质量管理规范》以及《药物临床试验质量管理规范》对药品研发过程进行科学、规范管理，这是推动我国药品研发走向标准化、正规化、国际化的重要一步。

1. 药品非临床试验管理 我国于1994年开始实行GLP，经过多次修订，主要明确了我国制定GLP的目的、依据、适用范围以及具体规定（表10-7）。

表 10 - 7 GLP 具体要求

主要方向	主要内容
组织机构和人员	①建立完善的组织管理体系
	②配备机构相适应的符合条件的各类人员
	③明确各类人员的职责
实验设施	规定了非临床安全性评价研究机构应具备与研究任务相适应的不同实验设施
仪器设备和实验材料	①配备相应的仪器设备，并有完善的管理制度，确保其性能稳定可靠
	②对实验用品和对照品的管理做具体明确的要求
	③对实验室的试剂、溶液甚至实验动物的饲料、饮水以及饲养室内消毒等管理等做要求
标准操作规程	明确了 16 项需要制定标准操作规程的项目及其相应的管理
研究工作的实施	对研究方案的主要内容、实施以及研究工作结束后总结报告的主要内容等都做了详细具体的规定
资料档案	要求在研究工作结束后，专题负责人按标准操作规程的要求，将有关材料、物件等整理存档，并按要求进行管理
监督检查	明确了国家药品监督管理局负责组织实施对非临床安全性评价研究机构的监督检查

2. 药物临床试验管理 GCP制定的目的在于保证临床试验过程的规范，保证结果科学可靠，同时保护受试者的权益。以人体为对象的临床试验必须以此标准进行设计、实施、报告等，确保其在科学和伦

理两个方面均合格（表 10 - 8）。

表 10 - 8 GCP 具体要求

主要方向	主要内容
总则	明确了制定该规范的目的、依据、适应范围。提出研究需要做到公正、尊重人格，力求受试者最大限度受益和尽可能避免伤害
临床试验前的准备与必要条件	明确规定进行药物临床试验必须有充分的科学依据，以及临床试验机构必须要具备的条件
受试者的权益保障	①在药物临床试验过程中，必须对受试者的安全以及权益充分保障，甚至高于科学和社会利益
	②对伦理委员会的组成、工作程序都做了要求
	③对知情同意书的获得和作用等做出具体要求
试验方案	要求在临床试验开始前，应制定临床试验方案
研究者的职责	规定了负责临床试验的研究者以及申办者应具备的条件、职责和工作程序
监查员的职责	明确了监查的目的和监查员应具备的素质以及监查员的职责
数据管理与统计分析	对病历报告表的记录、保存年限做了规范化的要求，对临床试验的统计分析的方法，人员、工作过程与数据处理都做了规范化规定
试验用药品的管理	对试验用药品的使用、试验记录内容以及管理都做了明确规定
质量保证	规定了申办者及研究者均应履行各自职责；临床试验中所有观察结果和发现都应加以核实，以保证数据完整、准确、真实、可靠
多中心试验	列出了多中心试验在计划和组织实施中应该考虑的诸项问题

（二）前沿发展

1. 临床试验机构备案制 根据新版《药品管理法》的规定，药物临床试验机构由资质认定改为备案管理。国家药品监督管理局同国家卫生健康委员会制定《药物临床试验机构管理规定》，要求药物临床试验机构自行或者聘请第三方对其专业的技术水平、设施条件及特点进行评估，评估符合规定要求后，向"药物临床试验机构备案管理信息平台"（简称备案平台）备案。

实行机构备案，取消机构资格认定这一行政许可事项，可释放临床试验资源，满足日益增长的药物研发需求，进一步促进产业健康发展。机构备案简化了管理程序，但并未降低准入标准。医疗机构只有按要求填报备案信息和自评估报告，通过固定协议的形式，承诺对所填写信息的真实性和准确性承担全部法律责任，在信息上传成功并完成备案后，才能开展药物临床试验。

知识拓展

药物临床试验机构备案情况

截至 2020 年 10 月 14 日，已备案 749 家药物临床试验机构，其中备案机构数量最多的为广东省，有 67 家。备案机构数量排名前十的省份分别是广东、山东、上海、北京、河南、江苏、四川、湖北、浙江和湖南。在已备案的机构中，三级未定等医院占 56%，三级甲等占 37%，三级乙等、二级甲等和其他级别（包括非医疗机构等）各占 2%。

2. 临床试验默认许可制 2018 年 7 月 27 日，国家药监局发出公告：在我国申报药物临床试验的，自申请受理并缴费之日起 60 日内，申请人未收到药品监管部门否定或质疑意见的，可按照提交的方案开展药物临床试验。这标志着中国新药临床试验行政许可，由"点头制"进入了更为高效的"摇头制"时代。

对于大众而言，这意味着能更快用上新药，药品价格也有望进一步降低。临床试验默认制度一方面可以进一步加快整体医药企业的研发进程；另一方面会加速新药在中国的申报进度，赶上全球同步上市进度，使得中国患者有机会更早用到新药，一大批罕见病药物有望提速，这对于我国创新药发展来说是一大利好。

对申请人来说，此举有利于节省人力和时间成本，同时也间接地延长了新药上市以后的专利保护期，提高了新药项目的投资回报率，进而增强了药企进行新药研发的积极性，有利于我国医药行业的良性发展，也有利于审评审批部门将有限的精力集中于高风险、有伦理争议项目的审查。此举是药品审评审批制度改革进程中的重要举措，将进一步落实申请人研发主体责任，鼓励我国医药创新，满足公众用药需求。随着药品审评审批制度的不断改革，我国有望打破现有的药物临床试验限速瓶颈，有效加快临床试验进程，将让国内患者更快用上全球新药、好药。

3. 同情用药 其使用也被称为慈悲使用（compassionate use），即允许一些重大或危及生命疾病的患者获得未经批准的、正在进行临床试验的研究性新药。2017 年，中共中央办公厅、国务院办公厅印发的《关于深化审评审批制度改革鼓励药品医疗器械创新的意见》明确指出："符合伦理要求的，经知情同意后可在开展临床试验的机构内用于其他患者，其安全性数据可用于注册申请。"同情用药需要满足多方原则，这些原则的规定极大地限制了获得"同情用药"的对象，最大限度确保受试对象和公众的安全（表10－9）。

表 10－9 同情用药的使用原则

主要内容
①在向国家药监局药品审评中心（CDE）提交的药物临床试验申请中明确同情用药的具体程序、步骤、方法（包括资料的归集、使用等），并体现在药物临床试验方案中
②只有"用于治疗严重危及生命且尚无有效治疗手段的疾病的药物"可以满足同情用药
③必须在规定的医疗机构使用
④必须符合伦理原则，实施同情用药前，必须向受试者或其家人明确阐明可能的用药风险，获得知情同意

2020 年新冠肺炎疫情发生以来，同情用药受到了广泛关注。其实，建立同情用药制度已逐渐成为国际社会的共识。我国新版《药品管理法》第二十三条首次以法律形式确立了同情用药制度："对正在开展临床试验的用于治疗严重危及生命且尚无有效治疗手段的疾病的药物，经医学观察可能获益，并且符合伦理原则的，经审查、知情同意后可以在开展临床试验的机构内用于其他病情相同的患者。"同情用药的制度化可以进一步加速药品研发的进程。如果对一些预期获益明显的品种，及时开通"同情用药"通道，就可以在较短时间内吸纳临床试验受试者，加速临床试验进程，也可为最终临床试验报告提供更多安全性、有效性参考证据。

二、药品生产管理

随着科技的进步，新的技术、设备、科技成果越来越多地应用于药品研究生产领域，对药品研发和已上市药品的质量提升起到了重要作用。近年来的研究热点包括 GMP、《药品管理法》、MAH 制度等（图 10－6）。

（一）药品生产管理实践

药品质量是在生产中形成的，因此，药品生产管理是保证和提高药品质量的关键环节。而药品作为特殊商品，具有严格的质量基线要求，"处理品""残次品"不被允许在市场流通，药品必须是符合要求的合格品。且药品质量一旦出现问题，不允许出现"返修"，所以，客观上要求药品生产必须处于零差错状态。为从生产源头保证生产符合预期标准，GMP 应运而生。

GMP 是在药品生产过程中，用科学、合理、规范化的条件和方法保证生产符合预期标准的一整套规范，是药品生产管理的基本准则。尽管不同国家和地区的 GMP 在具体的规定和要求方面各具特色，但药品生产过程及其质量保证方法是不分国界的，基本内容大同小异，基本一致。我国现行的 GMP 包括总则、质量的管理、机构与人员、厂房与设施、设备、物料与产品、确认与验证、文件管理、生产管理、质量控制与质量保证、委托生产与委托检验、产品发运与召回、自检和附则，对药品生产过程所涉及的各个方面都做出了明确的规定。

为保证 GMP 的落实，我国一般采用检查来确定生产企业的落实程度。从 1995 年 10 月开始，我国开始对药品生产企业实行 GMP 认证制度，但该制度于 2019 年 12 月新《药品管理法》生效而取消。

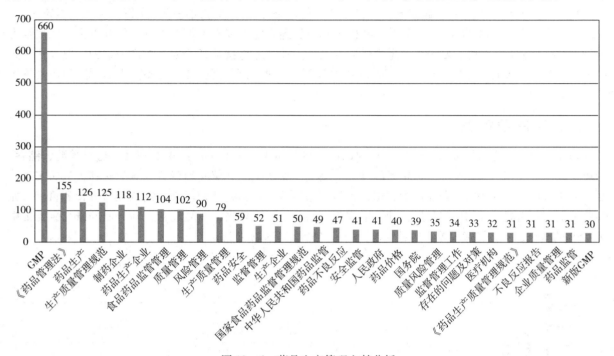

图 10 - 6　药品生产管理文献分析

数据来源：CNKI。

注：教材编写团队以"药品生产 管理"为关键词，检索 2010. 1. 1 ~ 2021. 1. 20 的文献，进行"主要主题分布"分析。

（二）前沿发展

1. GMP 认证及其取消　GMP 认证是药品监管部门依法对药品生产企业的药品生产质量管理进行监督检查的一种手段，是对药品生产企业实施 GMP 情况的检查、评价并决定是否发给认证证书的监督管理过程，由原食品药品监督管理总局主管。

但新《药品管理法》生效以来，即自 2019 年 12 月 1 日起，国家药品监管部门取消药品 GMP、GSP 认证，不再受理新的 GMP、GSP 认证申请，不再发放药品 GMP、GSP 证书。取消 GMP 认证并不会降低药品质量标准，也不意味着药企生产门槛的降低，相反，药企将面临更严格和更科学的监管，飞行检查*已显示出常态化趋势。2019 年 7 月 18 日，我国印发的《关于建立职业化专业化药品检查员队伍的意见》明确，构建国家和省两级职业化专业化药品检查员队伍，配备满足检查工作要求的专职检查员，为药品监管行政执法等提供技术支撑。

GMP 是药品生产的基本要求，GMP 认证取消并不等于 GMP 取消，在未来，企业仍需要遵守一系列GMP 规范，对于药企而言，心存侥幸难以生存，只有扎实、规范生产管理，才能拥有更自信的未来。

2. MAH ** **制度**　《药品管理法》第三十二条规定："药品上市许可持有人可以自行生产药品，也可以委托药品生产企业生产。"这使得 MAH 与药品生产企业的责任更加明晰。按照我国要求，上市许可人持有人是药品质量全面负责人，应当依照规定建立药品质量保证体系，配备专门人员独立负责药品质量管理，对药品的非临床研究、临床试验、生产经营、上市后研究、不良反应监测及报告与处理等承担责任，也必须对受托企业生产质量进行监督管理。

---

*　飞行检查，与日常检查不同，不事先通知被检查对象、不定时间、不定路线，可以说就是一种突击式的检查。

**　即药品上市许可持有人，凡持有药品注册证书（药品批准文号、进口药品注册证、医药产品注册证）的企业或者药品研制机构为 MAH。

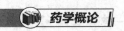

MAH 制度有助于促进药品上市后监督管理措施更加有力的执行。即使持有人与生产企业所在地不在同一区域，可采取联合延伸监管模式进行监管。在监管措施上，新版《药品管理法》引入约谈、告诫信、限期整改等措施以及修订说明书、限制使用、召回、撤销批准证明文件等风险控制措施，以保证药品质量。

MAH 制度落地实施，越来越多的生产经营活动将以委托生产的方式进行，所以，必须加强跨区域、全球化、多点委托等商业模式的监管。这些模式都将倒逼企业管理水平更新提升，使其更主动地加强内部管理和外部监督。但是，部分没有生产经验的商业企业也想直接持证、委托生产，这种情况存在一定的风险，需要相关政策法规逐步完善。MAH 需要设置"门槛"，以保证其对药品全生命周期的质量管控责任落实。

三、药品经营管理

药品经营是指专门从事药品经营活动的部门，将药品生产企业生产出来的药品，通过采购、储存、销售、储运等经营活动，供应给消费者的过程。完成药品从生产领域向消费者领域的转移，从而实现药品的使用价值。总而言之，药品经营管理，就是药品经营企业围绕经营活动，制定经营方针和目标，完善营销机制和策略，并用以指导经营的一系列管理活动。近十年来，药品经营管理方面的研究主要集中于 GSP 的研究，包括管理规范、质量管理、药品经营等（图 10 - 7）。

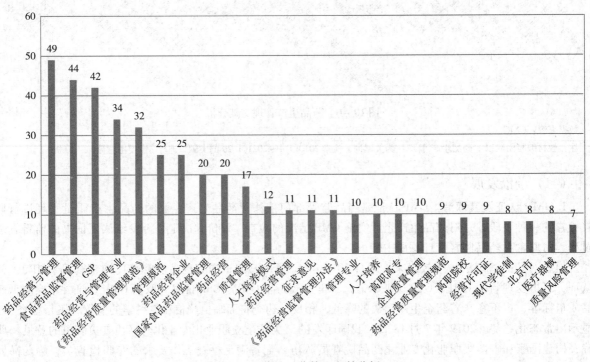

图 10 - 7 药品经营管理文献分析

数据来源：CNKI。

注：教材编写团队以"药品经营 管理"为关键词，检索 2010.1.1 ~ 2021.1.20 的文献，进行"主要主题分布"分析。

（一）药品经营管理实践

1. 药品经营许可管理 原国家食品药品监督管理总局发布《药品经营许可证管理办法》，并于 2017 年最后修订。《药品经营许可证管理办法》明确我国对药品经营企业实行许可证制度，规定：开办药品批发企业，须经企业所在省、自治区直辖市药监部门批准；开办药品零售企业，须经企业所在地县级以上地方药监部门批准，无《药品经营许可证》的，不得经营药品；并且对药品经营许可证的发证、换证、变更及监督管理工作提出了具体规定，使其管理更加规范，对实际操作具有一定的指导作用。

2. 药品经营质量管理规范 《药品经营质量管理规范》（GSP）是药品经营管理和质量控制的基本准则，要求企业在药品采购、储存、销售、运输等环节采取有效的质量控制措施，确保药品质量。药品经营企业应当严格执行 GSP，药品生产企业在流通过程中涉及储存与运输药品的，也应当符合 GSP 相关要求（表 10－10）。

表 10－10　药品批发/零售企业质量管理体系要求

主要方向	主要内容
总则	建立质量管理体系，确定质量方针，制定质量管理体系文件，明确企业总的质量目标和要求
内容	药品经营企业质量管理体系应当与其经营范围相适应，包括组织机构、人员、设施设备以及相应的计算机系统等
内审与改进	药品经营企业应当定期以及在质量管理体系关键要素发生重大变化时，组织开展内审，制定相应的改进措施
供货/购货单位质量管理体系的评价	药品经营企业应当对药品供货单位、购货单位的质量管理体系进行评价，确认其质量保证能力和质量信誉，必要时进行实地考察
质量风险的管理	药品经营企业应当采用前瞻或者回顾的方式，对药品流通过程中的质量风险进行评估、控制、沟通和审核

（二）前沿发展

1. 取消 GSP 认证　《药品管理法》明确取消 GSP 证书：自 2019 年 12 月 1 日起，取消药品 GMP、GSP 认证，不再受理 GMP、GSP 认证申请，不再发放药品 GMP、GSP 证书。但飞行检查力度不断加大，对药品经营企业的要求也越发严格。

2. 互联网销售处方药　《药品管理法》对处方药的互联网销售做出了监管规范，明确了在一定条件下，不禁止网络销售处方药，但疫苗、血液制品、麻醉药品、精神药品、医疗用毒性药品、放射性药品、药品类易制毒化学品等国家实行特殊管理的药品，不得通过网络销售。

2020 年 11 月，《药品网络销售监督管理办法（征求意见稿）》面世，突出体现了几大原则。其一是"线上线下要一致"，对于网络销售主体，必须首先是取得许可证的实体企业，就是说线下要有许可证，线上才能够卖药，并且需要遵守《药品管理法》关于零售经营的要求。其二，考虑到网络销售的特殊性，对网络销售的处方药规定了更严格的要求，比如药品销售网络必须和医疗机构信息系统互联互通，要信息共享，确保处方的来源真实，保障患者的用药安全。其三就是配送，配送也必须符合药品经营质量管理规范的要求。

在有条件放开互联网销售处方药的情况下，监管重点包括以下几个方面。

（1）建立完善的适应处方药网络销售的底层架构，如电子处方标准、全国医疗信息共享平台、全国医生数据库、药品质量电子监管信息系统等，这是对网售处方药实现有效监管的基石。

（2）制定严格的第三方平台销售处方药的准入和退出机制，营造公平、有序的处方药网络销售市场环境。

（3）针对第三方平台违规销售处方药的行为，制定并执行科学的预防性机制和严厉的惩罚性措施。

（4）对于提供虚假处方的个人和医生，制定限制其网购处方药的限制措施，并纳入个人征信系统。

课堂互动

我国对互联网售药监管的政策变化，体现了我国药品销售的哪些监管方向？

四、药品使用管理

药品使用管理的主要任务是促进临床合理用药，保障患者用药的合法权益。药品使用的管理已逐渐从过去的面向药物转而面向患者（patient－oriented），即对患者安全、有效和以合理用药为中心的管理。近十年来，热点研究方向包括药品安全、合理用药、麻醉药品、药品使用情况分析、用药安全等（图 10－8）。

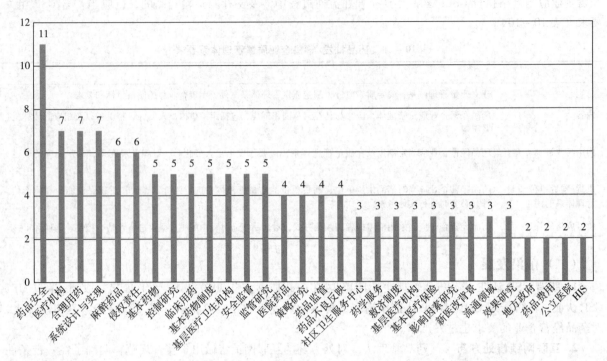

图 10 - 8 药品使用管理文献分析

数据来源：CNKI。

注：教材编写团队以"药品使用 管理"为关键词，检索 2010.1.1 ~ 2021.1.20 的文献，进行"主要主题分布"分析。

（一）药品使用管理实践

1. 医疗机构药事管理与药物治疗学委员会 协调和指导医疗机构计划用药、合理用药，对医院药事各项重要问题做出专门决定。根据卫生部《医疗机构药事管理规定》（2011 年），二级以上的医院应成立药事管理与药物治疗学委员会（Pharmacy Administration and Drug Therapeutics Committee），其他医疗机构应当成立药事管理与药物治疗学组，充分发挥科学管理作用。这对于密切医药关系，避免药品乱购、滥用和浪费，提高药品的使用质量都起到重要作用。

药事管理与药物治疗学委员会（组）应当建立健全相应工作制度，日常工作由药学部门负责。其中，麻醉药品、精神药品、医疗用毒性药品以及放射性药品等采取特殊管理，必须凭医生处方获得，并且一次不得获取过多，一般是两日治疗用量。对此类药品，也需要建立专门的收支账目，定期进行盘点，保证物账相符，如若出现披露，必须立即追查并报主管部门（表 10 - 11）。

表 10 - 11　药事管理与药物治疗学委员会职责

主要内容
①贯彻执行医疗卫生及药事管理等有关法律、法规、规章。审核制定本机构药事管理和药学工作规章制度，并监督实施
②制定本机构药品处方集、基本用药供应目录，建立药品遴选制度
③推动药物临床应用指导原则的制定与实施，监督评估本机构药物使用情况，提出干预和改进措施，指导临床合理用药
④分析、评估用药风险和药品不良反应、药品损害事件，并提供咨询与指导
⑤监督麻醉药品、精神药品、医疗用毒性药品及放射性药品的临床使用与指导其规范化管理
⑥对医务人员进行有关药事管理法律法规、规章制度的培训

知识拓展

常见医疗机构药事管理制度

1. 药事管理与药物治疗学委员会章程
2. 药品质量监督管理制度
3. 麻醉药品、精神药品使用和管理制度
4. 基本药物优先合理使用监督管理办法
5. 处方点评管理规范
6. 抗菌药物临床应用管理制度
7. 抗菌药物定期评估管理制度
8. 抗菌药物规范化培训和考核制度
9. 抗菌药物遴选管理制度
10. 抗菌药物采购管理制度
11. 药害事件监测报告管理制度
12. 药品不良反应报告和监测管理制度
13. 临床合理用药管理制度
14. 处方管理制度
15. 注射剂开具与使用管理制度
16. 高危药品管理制度
17. 易混淆药品管理制度
18. 含兴奋剂药品管理制度
19. 医疗用毒性药品管理制度
20. 放射性药品管理制度
21. 化学危险品管理制度
22. 药品类易制毒化学品管理制度
23. 抗肿瘤药物临床应用管理制度
24. 生物制品临床应用管理制度
25. 肠外营养疗法临床使用规范
26. 肠外营养疗法管理办法
27. 激素类药物临床应用管理规范
28. 病区备用药品管理制度
29. 病区急救药品管理制度
30. 病人自备药品使用管理制度
31. 药品召回制度
32. 捐赠药品管理制度
33. 药品引进遴选制度
34. 特殊需要药品临时采购管理制度
35. 静脉输液反应预防与应急预案
36. 临床药师工作制度
37. 临床药师考核制度
38. 药物过敏试验管理制度

2. 处方管理 药品使用管理的重要组成部分，其目的在于提高处方质量、促进合理用药、保障医疗安全。2007 年，国家卫生管理部门第 53 号令发布《处方管理办法》，对处方的开具、调剂、保管相关的医疗机构及相关人员做出了具体的规定，并确定了违反该部门规章应负的法律责任，进一步完善了我国的处方管理制度。

（1）处方含义 处方是医疗和生产中关于药剂调制的一项重要书面文件，是指由注册的执业医师和执业助理医师在诊疗活动中为患者开具的，由药学专业技术人员审核、调配、核对，并作为发药凭证的医疗用药文书。医院使用的处方主要有三类（图 10 - 9）。

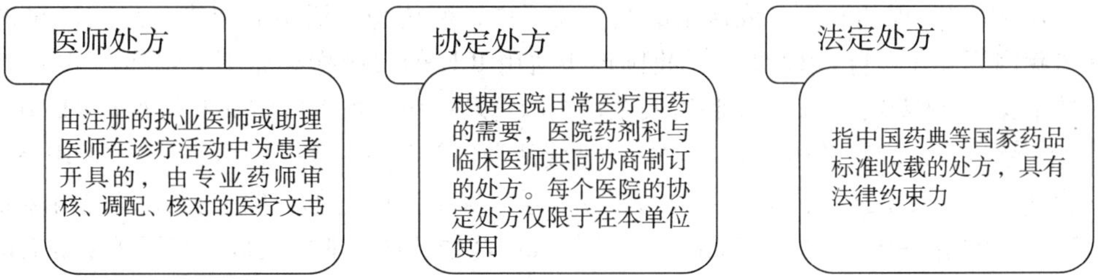

医师处方	协定处方	法定处方
由注册的执业医师或助理医师在诊疗活动中为患者开具的，由专业药师审核、调配、核对的医疗文书	根据医院日常医疗用药的需要，医院药剂科与临床医师共同协商制订的处方。每个医院的协定处方仅限于在本单位使用	指中国药典等国家药品标准收载的处方，具有法律约束力

图 10 - 9 处方分类

（2）处方调剂 调剂指配药，即配方、发药，又称调配处方。它是指从接受处方到给患者（或护士）发药并进行交代和答复询问的全过程。

（3）处方审核 主要包括如下。

①形式审核。a. 审核资质：注册的执业医师或执业助理医师才可开具处方。b. 审核内容：逐项检查处方（前记、后记、正文等），不规范的处方不能判定其合法，不得调剂。

②用药适宜性审核。包括：是否需要做皮试、处方用药与临床诊断的相符性、剂量用法的正确性、选用剂型和给药途径的正确性、是否有重复给药的情况、是否有潜在的相互作用与配伍禁忌。

以门诊调剂为例，调剂过程可分以下几个步骤（图 10 - 10）。

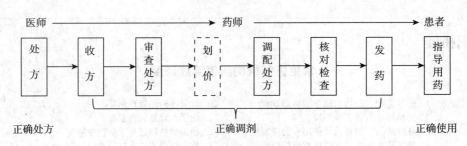

图 10 – 10　调剂流程示意图

（二）前沿发展

1. 药物警戒制度　新修订的《药品管理法》第十二条规定建立两项全新的基本制度，其中一项是国家建立药物警戒制度。药物警戒体系是涵盖药品整个生命周期的全方位药品安全监管体系，除关注狭义上的药品不良反应外，还关注药品误用、滥用、过量使用、药物相互作用、缺乏疗效等其他与药品有关的安全问题。药物警戒核心理念是借助风险管理理念和方法，实现最佳风险效益比，从而达到保障患者用药安全和维护公共卫生安全的目的（表 10 – 12）。

表 10 – 12　我国与药物警戒相关的规章制度

年份	名称	涉及药物警戒的内容
1998 年	《药品生产质量管理规范》修订版	制药企业应设立投诉与 ADR 报告制度
2001 年	《药品管理法》	推动药物 ADR 突发事件预警机制的建立
2002 年	《医疗机构药事管理暂行规定》	
2003 年	《药物临床试验质量管理规范》	
2004 年	《药品不良反应报告和监测管理办法》	
2011 年	《药品不良反应报告和监测管理办法》（卫生部第 81 号）	进一步加大了 ADR 监测和监管力度
2018 年	《关于药品上市许可持有人直接报告不良反应事宜的公告》（第 66 号）	

2018 年 6 月，我国国家药品监督管理总局正式成为国际人用药品注册技术协调会（ICH）第 8 个监管机构成员。在 WHO 建议的药物警戒体系的结构关系中，药物警戒活动应围绕药品质量问题、ADR 和用药差错等风险因素展开。自 2019 年起，我国逐步适用 ICH 的二级指导原则，包括《M4：人用药物注册申请通用技术文档（CTD）》《E2A：临床安全数据的管理：快速报告的定义和标准》《E2D：上市后安全数据的管理：快速报告的定义和标准》《M1：监管活动医学词典（MedDRA）》和《E2B（R3）：临床安全数据的管理：个例安全报告传输的数据元素》，意味着中国的药物监管已经逐步向国际靠拢。新版《药品管理法》中提到国家建立药物警戒制度，这给我国药物警戒事业的发展带来了前所未有的契机，也给中国制药企业带来了一个巨大的挑战。如何按照国际标准建立一个完善的药物安全警戒系统已成为每一个中国制药企业的当务之急。

2. 药品追溯制度　新修订的《药品管理法》第十二条规定建立两项全新的基本制度，第二项是药品追溯制度。根据新修订的药品管理法，为保证药品质量安全，建立来源可查、去向可追、责任可究的药品经营全过程追溯体系，要求药品上市许可持有人、药品生产企业、药品经营企业和医疗机构应当建立并实施药品追溯制度，按照规定提供追溯信息，保证药品可追溯。

"一物一码、一码同追"——以此为方向，药品追溯制度要求实现药品最小包装单元可追溯、可核查。国务院药品监督管理部门应当制定统一的药品追溯标准和规范，推进药品追溯信息互通互享，实现药品可追溯。

国家制定的药品追溯制度是如何保证药品追溯到最终消费者的?

五、药品知识产权管理

随着知识经济和经济全球化的发展,知识产权在国家和社会发展中的作用日益突出。药品研发具有投入高、周期长、风险大的特点,如果没有知识产权保护,就无法组织起巨大的人力物力投入,也就无法在新药研究中取得突破。实践证明,药品知识产权保护可以有效地推动医药产业创新,促进医药产业由仿制为主向自主创新转变。近十年来,热点研究方向包括知识产权保护、药品专利、强制许可、仿制药等(图 10 - 11)。

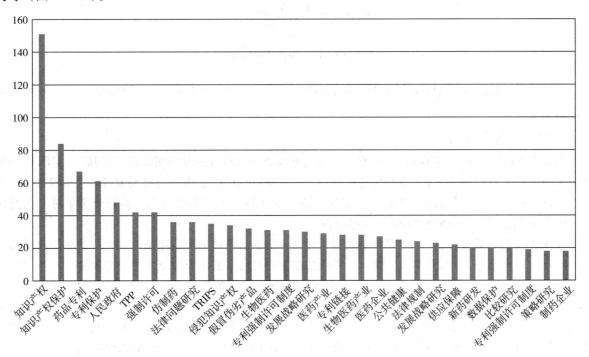

图 10 - 11 药品知识产权管理文献分析

数据来源：CNKI。

注：教材编写团队以"药品 知识产权 管理"为关键词,检索 2010.1.1 ~ 2021.1.20 的文献,进行"主要主题分布"分析。

(一) 知识产权概述

知识产权(intellectual property)是对无形智力成果依法享有的权利。知识产品具有财产价值和商品属性,生产和创造知识财产需要花费人类劳动,需要成本投入,因此,知识财产具有价值和使用价值,是一种不具有物质形态的特殊财富形式。具体而言,知识产权包括工业产权(industrial property)和著作权(copyright)两部分。工业产权并不限于工业领域,农业、商业、林业、军事等各种产业领域中具有经济意义的无形财产权都属于工业产权,主要包括如下。①专利权;②商标和相关商业标记权,包括:厂商名称、服务标记、货源标记、原产地标记等;③商业秘密权。

著作权和专利权属于典型的知识产权。商号、商标、服务标记和其他标志属于经营活动中的标记,其中包含商品生产经营者在经营活动中积累的商品信誉和服务信誉,这种信誉在一定程度上决定企业的市场地位,对企业的经济效益具有重大影响。但这已经不属于严格意义上的智力成果,由于历史及习惯上的原因,其也归入知识产权进行保护(图 10 - 12)。

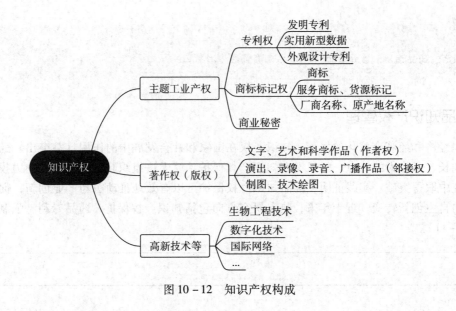

图 10 - 12　知识产权构成

药品知识产权是药品领域知识成果法律权利的统称，包括药品著作权、药品专利权、药品商标权和药品商业秘密权等。

（二）专利链接制度

药品专利链接（patent linkage），是指仿制药上市批准与创新药品专利期满相"链接"，起源于1984年美国的《药品价格竞争与专利期补偿法》（Hatch - Waxman 法案），专利链接制度具体包括橙皮书、药品专利期延长、Bolar 例外原则、180 天市场独占期、45 天诉讼期等多个方面。本部分简单对专利期延长、Bolar 例外、180 天市场独占期进行简单介绍。

1. 药品专利期延长　通常，在药品研发过程中，获得新药单体后即会申请专利，但此时距离成功上市仍需要进行大量非临床以及临床试验，导致药品在上市时已失去部分甚至大部分专利期限。所以，为了调动研发企业的积极性，促进新药研发，Hatch - Waxman 法案提出延长专利期，规定专利权人可以在满足一定条件要求下就产品专利、用法专利等选择其中一种来延长保护期限，弥补临床试验以及上市审批而耽误的专利时间。延长时间一般为 5 年，从上市之日起，最多不超过 14 年，仅能延长一次。为了防止权力的滥用，专利期延长制度也从程序以及实体上进行了相关限制，以平衡各方面的利益。

2. Bolar 例外　1983 年，在 Roche 公司诉 Bolar 公司专利侵权案中，法院在判决书中提到，倘若仿制药企业在药品专利到期前不能进行相关试验，仿制药上市时间将会推迟，使专利药企业获得超过专利期的市场垄断。此案推动了美国在 1984 年的 Hatch - Waxman 法案中正式规定法定试验豁免制度：单纯为了获得或提交审批时需要的信息而进行试验不认为是专利侵权行为。这个原则为仿制药在专利药专利期满前尽快获得上市审批所需的数据提供了法律依据，缩短了仿制药品临床试验和监管审批时间，一定程度上可以削减专利药在专利期满后享有的实质性垄断，促进了仿制药的发展。

3. 仿制药 180 天独占期　Hatch - Waxman 法案对首仿药授予 180 天的市场独占期，以鼓励仿制药企业对专利药品提出挑战。在这 180 天内，FDA 不会批准该原研药的其他仿制药的上市申请，使得市场上只有原研药与首仿药，所以首仿企业可以利用这段时间迅速占领市场，获得有利的销售地位。这项规定对激励仿制药企业在专利期满之前提出申请、加速仿制药上市起到了重要作用。

我国为保护药品专利权人合法权益，鼓励新药研究，促进高水平仿制药发展，而建立药品专利纠纷早期解决机制。2020 年 9 月，国家药监局综合司国家知识产权局办公室公开征求《药品专利纠纷早期解决机制实施办法（试行）（征求意见稿）》意见。一方面，应当鼓励制药企业进行新药的创新和研发；另一方面，降低仿制药的研发成本，推动更多的仿制药进入市场，从而实现在保障制药企业的专利权、激发企业的研发热情的同时，将更多的仿制药迅速推向市场，增强药品的可获得性，维护和保障社会公众的健康权。

国家鼓励研究和创新，同时也在大力保护公民、法人和其他组织研究的合法权益，有哪些具体措施呢？

第四节 药事管理学理论知识与实践技能

一、基础与专业知识

从事药事管理不仅需要了解药物研究方面的基本原理与知识，也需要掌握药事政策与法规的具体内容，同时必须掌握 GXP* 的具体规定等（表10－13）。

表10－13 专业基础知识与技能

知识类别	专业课程理论	基本知识	基本技能
药物基础知识	药物化学 药理学 药剂学	药品专业知识	①了解药物结构、开发路线的原理 ②了解药物质量分析与检验过程 ③了解药物与机体之间的相互作用
政策与法规	中国药事法规 国际药事法规	①药品监督管理和药品质量监督检验的基本知识，国家基本药物政策，药品注册管理分类 ②新药、仿制药、非处方药的申报与审批程序 ③药品管理法及其实施条例	熟悉医疗机构药品管理的法律法规，区分药品监督管理各部门的工作职责，并能在实际工作中加以选择和运用
	药品质量管理（GXP） GMP 车间实训	GLP、GCP、GMP、GSP 的基本思想以及规定和内容	①能按照药品生产、经营质量管理的相关规定整理药品生产、经营管理的各种资料 ②能按照 GMP、GSP 的要求从事药品生产、经营活动，解决实际问题
医药卫生知识	医疗保险学 卫生经济学 计量经济学	①卫生服务、人民健康与社会经济发展之间的相互关系 ②卫生领域内的经济关系和经济资源的使用原则 ③卫生领域内经济规律发生作用的范围、形式和特点	掌握医药卫生体制和政治、经济、社会的关系，了解中国的医疗卫生改革
基础知识	统计原理 药学信息检索	数据处理、文献检索等重要技能	掌握调查研究的基本方法、技能，能设计调查表格，进行现场调研，具有召集座谈会、个别访谈的能力，能整理资料、撰写调研报告

二、基本研究方法及辅助技能

本章第一节对药事管理研究中广泛应用的四项研究方法进行了讲解，包括调查研究、实地研究、实验研究以及文献研究，本部分将在此基础上对文献研究与二手数据应用、问卷调查与访谈法以及案例研究法进行讲解。

（一）文献研究与二手数据应用

对于文献研究，有人称其为无干扰研究。文献研究的数据来源之一为数据库文献，以下为部分常用

---

* 即 GMP、GSP、GLP、GCP 等的合称。

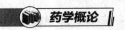

数据库（表 10 - 14）。

表 10 - 14　部分文献检索数据库

中文文献数据库	中国知网 CNKI	https://www. cnki. net/
	万方数据	http://www. wanfangdata. com. cn/index. html
	维普 VIP	http://qikan. cqvip. com/
	读秀学术搜索	http://www. duxiu. com/
英文文献数据库	Google Scholar	http://scholar. google. com/
	SciFinder Scholar	http://scifinder. cas. org/
	Web of Science	http://www. webofknowledge. com/
	Elsevier SciVerse Science Direct	http://www. sciencedirect. com/
	Wiley - Blackwell Wiley Online Library	http://onlinelibrary. wiley. com/
专利文献获取	欧洲专利局 EPO	http://worldwide. espacenet. com/
	中国国家知识产权局 SIPO 的专利检索与查询	http://www. sipo. gov. cn/zljsfl/

文献研究的其他数据来源也包括二手数据（secondary data）。二手数据是相对于一手数据而言的数据，二者的相关特征包括如下。

①原始数据是他人（或者机构）搜集的。

②原始数据的搜集是为了其他的目的（可能是研究目的，也可能是行政管理目的或者别的目的），而不是专门为本研究设计而为。

③研究者在使用二手数据时，通常不与数据中所涉及的研究对象发生直接的调研接触（如访谈、观察或者问卷发放与回收）。

④二手数据通常可以通过公共及公开的渠道获得。

二手数据的样本量通常很大，可具有时间跨度，从而获得面板数据。通常具有较高程度的客观性，以反应组织特征；同时具有高度的可复制性，使实证研究更具有"他律性"，提取同样的二手数据再次进行试验可评估原作的严谨性和可信性。

知识拓展

使用二手数据需要做到"眼、法、工"三个原则

1. 眼　由理论透镜（theoretical lens）去捕捉、识别、选取适用的二手数据。例如上市公司数据：有人看的是制度影响与代理问题，有人看的是 CEO 继任，还有人看的则是并购决策。同样是专利数据，有人看的是创新，有人看的是实物期权理论（real options theory）的验证，还有人看的则是知识流动。

2. 法　第一步是了解二手数据产生的情境与途径，评估其可靠性、综合性与可能的偏误；第二步是识别并处理二手数据中的缺失值、异常值和异常的分布。需要做到方法正确、流程步骤完整。

3. 工　研究人员要求有耐心、毅力。

注意事项包括如下。

①切不可一品地贪图利用"现成"的二手数据的便利，把严肃的学术研究变成数字游戏和论文"制作"（fabrication）。

②切不可无原则地妥协于二手数据的局限，结果变成理论是一回事，实证是另一回事。切忌研究发现和解读似是而非。

③切不可盲目地陷入二手数据的挖掘中，忽视对管理实践的关注，不接现实世界的"地气"，而使研究索然无味。

知识链接

部分二手数据平台

中国统计年鉴	http://www.stats.gov.cn/tjsj./ndsj
国家统计局 中国卫生与计划生育统计年鉴	http://www.moh.gov.cn/zwgkzt/pwstj/list.shtml
国家卫生健康委员会 中国健康与养老追踪调查（CHARLS）	http://charls.pku.edu.cn/index.html
北京大学 中国健康与营养调查（CHNS）	https://www.cpc.unc.edu/projects/china
北卡罗来纳大学人口研究中心、中国CDC 中国综合社会调查（CGSS）	http://cnsda.ruc.edu.cn
中国人民大学 中国家庭追踪调查（CFPS）	http://opendata.pku.edu.cn/dataverse/CFPS
北京大学 中国纵向健康寿命调查（CLHLS）	http://opendata.pku.edu.cn/dataverse/CHADS
北京大学 中国劳动力动态调查（CLDS）	http://cnsda.ruc.edu.cn/index.phpr=projects/view&id=75023529
中国人民大学 中国家庭金融调查（CHFS）	https://Qchfs.swufe.edu.cn
西南财经大学 中国流动人口动态监测调查数据（CMDS）	http://www.chinaldrk.org.cn/wjw

知识拓展

文献研究法典型文献节选

通过检索中国知网、万方数据知识服务平台、维普网和中国生物医学文献数据库，查找慢性肝炎患者生命质量评价的相关文献，提取文献一般情况、研究内容、生命质量量表应用等内容，共检索到233篇文献，其中期刊文献221篇，会议文献12篇。分析慢性肝炎领域健康相关生命质量量表的应用现状，为我国研究者开展慢性肝炎患者生命质量评价，尤其是健康相关生命质量量表选择提供参考。

参考文献：

舟雪蓉，等. 基于文献计量法分析健康相关生命质量量表在慢性肝炎领域中的应用［J］. 中国全科医学，2018，21（35）：4377 – 4382.

（二）问卷调查与访谈法

调查研究以被调查者回答问题的数据进行研究，主要通过问卷调查和访谈方式，直接从取自某个总体的样本系统收集该总体的资料。

1. 问卷调查 是常用的方法之一，是以书面提出问题的方式搜集资料的一种研究方法，即调查者就调查项目编制成表式，分发或邮寄给有关人员，请示填写答案，然后回收整理、统计和研究。

问题从形式上可分为开放式和封闭式两类。开放式问题指不提供具体答案而由回答者自由填空的问题；封闭式问题是在提出问题时，给出若干答案，让调查者选择。从问题的内容来看，可归结为特征、行为和态度三方面的问题。特征问题是指用于测量被调查者基本情况的问题，如年龄、性别、职业、文化程度等；行为问题用于测量被调查者过去发生或现在进行的某实际行为和事件；态度问题则是指那些被调查者对某事物的看法、意愿、情感、认识等涉及主观因素的问题（图10 - 13，图10 - 14）。

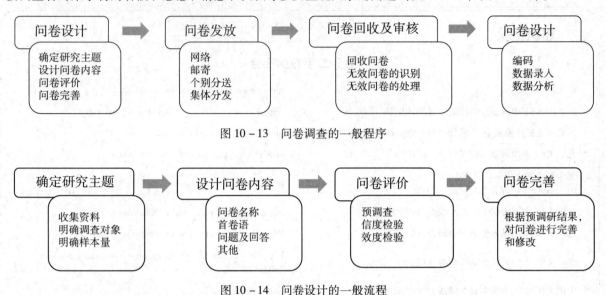

图 10 - 13　问卷调查的一般程序

图 10 - 14　问卷设计的一般流程

2. 访谈法　是研究者口头提出问题并当时记录答案。访谈一般是面对面，也可以采用电话访谈方式。访谈法的优点主要是可以得到问卷法难以得到的深入的资料；缺点是费时、成本高、样本数有限。访谈法需要设计访谈提纲，包括问题、提问次序以及可能提出的附加或试探性问题，研究者需要良好的公关和沟通技术，需要记录技术和访谈前的充分准备。调查研究方法在药事管理研究中最为常用。

> ### 知识拓展
>
> #### 问卷调查法典型文献节选
>
> 　　通过问卷调查及检索相关网站，对江苏省内108家大、中、小型药品生产企业的药物警戒工作现状进行考察，调查不同规模企业的药物警戒情况（组织机构、人员及培训、药物警戒文件、计算机系统）、药品安全性监测情况（个例报道、定期安全性更新报告、上市后安全性研究）和药品风险管理情况（信号管理、风险管理计划、风险控制措施、药品安全性沟通），并分别提出建议。
>
> 　　参考文献：
>
> 　　王佳域，等. 江苏省不同规模药品生产企业药物警戒工作现状对比研究［J］. 中国药房，2020，31（17）：2070 - 2075.

（三）案例研究法

　　案例研究法是实地研究的一种，研究者选择一个或几个场景为对象，系统收集数据和资料，进行深入的研究，用以探讨某一现象在实际生活环境中的状况。能够对案例进行厚实的描述与系统的理解，而且对动态的互动历程与所处的情境脉络也会加以掌握，从而获得一个较全面与整体的观点。

　　根据引用案例数量的不同，该法可分为单案例研究和多案例研究。单案例或者多案例研究无本质区别，主要取决于研究者获取案例素材的能力、时间、精力、经费支持以及研究团队的规模。案例研究适用于以下情况。

①探讨实际生活现象，不是几分钟的实验就能够追溯完毕的，无法设计准确、直接又具系统性控制的变量时。

②回答"如何改变""为什么变成这样"及"结果如何"等研究问题时。

③理论空白、学科幼稚期或已有文献不能解释所研究的问题，需要从实践中总结、归纳出理论框架时。

④研究的焦点集中在当前的问题时。

虽然研究者对案例研究的执行步骤有不同的看法，研究过程也未必完全遵循固定的顺序，但是案例研究仍然有一定的进行步骤，可以将案例研究划分为不同的阶段，每个阶段所处理的问题与进行的活动各有重点。这里将根据 Eisenhardt（1989）的架构，将案例研究的过程区分为启动、研究设计与案例选择、研究工具与方法选择、数据搜集、数据分析、形成假设、文献对话及结束等八大步骤，并归结为准备、执行及对话等三大阶段。这些阶段与步骤虽然可以区分开来并有先后的顺序，但在进行实际研究时，各步骤之间却可能具有回路的循环关系，不一定总是直线地向前推进。因此，类似数据的搜集与分析应是反复地进行（图 10 - 15）。

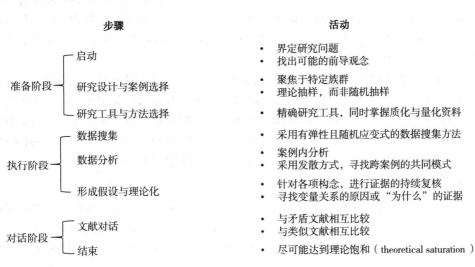

图 10 - 15　案例研究的执行步骤

知识拓展

案例研究法典型文献节选

通过介绍美国对异维 A 酸的风险控制措施的演变历史及具体方法、材料要求，对我国药品上市许可持有人采取的控制药品安全风险的措施提出建议。新版药品管理法提出，药品上市许可持有人应该积极采取有效的药品风险控制措施，以降低不良事件的发生频率和（或）严重性。建议药品上市许可持有人明确各利益相关者的责任，通过制定相关的风险控制措施材料与利益相关者进行沟通，从而保证民众用药安全，以满足《药品管理法》中对"风险管理"的要求。

参考文献：

柳鹏程，等. 基于异维 A 酸案例浅析药品上市许可持有人药品风险控制措施 [J]. 中国医药工业杂志，2020，51（11）：1461 - 1467.

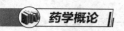

（四）数据分析工具

一般而言，学术文章中的数据分析是重要的部分，甚至是全篇的基石。在药事管理领域，Execl 和 SPSS 是简单且常用的分析工具，EViews、Stata、Matlab、R 语言、Python、LINGO 等软件也是数据分析的专业软件。下面将对其中的常用软件做出简单介绍。

（1）SPSS　SPSS（Statistical Product and Service Solutions）即"统计产品与服务解决方案"软件，为 IBM 公司推出的用于统计学分析运算、数据挖掘、预测分析和决策支持任务的软件产品及相关服务的总称。它的特点是操作简单、编程简单、功能强大，能应用于自然科学、技术科学、社会科学的各个领域。SPSS 集数据录入、整理、分析功能于一身，基本功能包括数据管理、统计分析、图表分析、输出管理等。作为世界社会科学数据分析的标准，SPSS 的操作界面极其友好，结果输出界面也很美观，同时还配备十分详细的用户手册，非常适合学生使用。

（2）EViews　EViews（Econometrics Views）直译为计量经济学观察，是对社会经济关系与经济活动的数量规律，采用计量经济学方法与技术进行"观察"。计量经济学研究的核心是设计模型、收集资料、估计模型、检验模型、应用模型（结构分析、经济预测、政策评价）。EViews 是完成上述任务比较得力的、必不可少的工具。

EViews 预测分析计量软件在科学数据分析与评价、金融分析、经济预测、销售预测和成本分析等领域应用非常广泛。其主要功能包括但不限于计算描述统计量、依据已有序列按任意复杂的公式生成新的序列、进行 T 检验、方差分析、协整检验、Granger 因果检验；执行普通最小二乘法、非线性最小二乘法、广义矩估计法、ARCH 模型估计法等。

（3）Matlab　Matlab 是美国 MathWorks 公司出品的商业数学软件，用于数据分析、无线通信、深度学习、图像处理与计算机视觉、信号处理、量化金融与风险管理、机器人、控制系统等领域。该软件主要面对科学计算、可视化以及交互式程序设计的高科技计算环境。它将数值分析、矩阵计算、科学数据可视化以及非线性动态系统的建模和仿真等诸多强大功能集成在一个易于使用的视窗环境中，为科学研究、工程设计以及必须进行有效数值计算的众多科学领域提供了一种全面的解决方案。

（五）专业学术期刊

研究成果的表现形式之一是发表相关科研论文。无论是进行数据分析还是论文撰写，都必须掌握一定的思维方法，对研究有一个大致框架的计划和把握。在写文章之前，必须要做到：①选择对现有知识附加价值高的研究问题；②构建合适的研究逻辑框架；③选择适当的研究方法。以下简单介绍学术文章及发表期刊。

药事管理属于交叉学科，因此研究领域较为广泛，涉及药材种植（生产）、实验室研究、临床研究、注册、生产、流通、使用、监管、医药产业经济等各个环节。准确来说，综述、案例研究、经济建模等所有社科类文章行文类型基本上都可以应用于药事管理领域。因此，在写作之前，有必要仔细了解某一特定领域常用的写作方式与行文类型。

目前接受药事管理专业领域投稿的主流中文核心期刊超过 30 余份，包括《价格理论与实践》《中国卫生政策》《中国药房》《中国新药杂志》《中国医药工业杂志》等。另外，还有一些不是核心期刊，但为在药事管理领域影响较大的期刊，包括《中国食品药品监管》《中国药事》等（表 10-15）。

表 10-15　药事管理专业部分重要中文期刊

药事管理专业部分中文期刊名称			
《中国药房》	《中国新药杂志》	《卫生经济研究》	《中国卫生经济》
《中国医药工业杂志》	《中国药学杂志》	《中国卫生统计》	《中国药物警戒》
《中国食品药品监管》	《中国卫生政策研究》	《中国卫生事业管理》	《中国医疗保险》
《中国卫生资源》	《中国现代应用药学》	《中国临床药理学杂志》	《中国循证医学杂志》

每一份杂志接受的研究领域各不相同。举例来说，《价格理论与实践》主要收录有关药品价格改革、药品价格监测、药品招标采购等领域的文章。《中国药房》一般收录医药卫生政策、医院药房管理、市场分析及招投标、社会药房、执业药师等领域的文章。《中国新药杂志》一般收录有关新药研发、技术管理、市场和监督管理领域的文章。《中国医药工业杂志》更加偏向于企业角度，喜爱收录医药产业经济等领域政策分析或实证研究的文章。《中国卫生经济》杂志主要收录卫生经济政策分析与评价、医疗保障、药物经济学等领域的文章。《中国医院药学杂志》主要收录临床合理用药、药剂科科学管理与改革、医院药事管理等领域的文章。《中国食品药品监管》一般收录关于药品监管科学、审评审批制度改革、药品生产管理、药品流通、药品使用等领域的文章。

第五节　药事管理从业能力与素养

一、从业发展

我国教育部高等学校教学指导委员会发布的《普通高等学校本科专业类教学质量国家标准》中表明，药事管理专业的培养目标为培养具有药学基础知识和法学、管理学等知识与技能，系统了解医药管理政策法规，能够运用法学、行政学、管理学的理论与方法对医药社会问题进行研究，从事药事各环节的监督及管理工作的高素质专门人才。

从药事管理学专业的培养目标来看，本专业的人才定位为复合型和应用型的人才类型，从业的范围广泛，可以在药品研究开发、生产制造、经营流通、临床使用各环节从事监督管理活动，还可以从事与药品广告、药品信息、药品价格、药学教育等相关的工作，而这些工作内容涉及行政机关、事业单位、国有企业、民营企业以及外资企业等所有单位性质。

各单位由于其性质和具体的工作岗位不同，工作内涵也不同，如在某省的药品评价中心药品监测与评价科，需要开展的具体工作包括药品不良反应监测技术工作，承担全省药品不良反应报告的收集、评价、反馈和上报工作；承担全省药品安全性监测信息的收集、利用与交流工作；承担依据监测中发现的风险信号对药品进行上市后安全性再评价的有关技术工作；组织开展药品不良反应监测方法研究以及警示信息发布的技术工作；承担对下级监测机构进行药品不良反应监测的技术指导及宣传培训工作。而在药品生产企业的生产车间，其工作内容可能涉及对车间的全面管理，包括监督企业的药品按照法律法规的技术要求进行合格生产，采用各种管理手段对生产各环节进行质量控制，杜绝不合格药品进入市场，依据市场供需关系，制定生产计划，保障药品供应和企业利润，药品上市后还需要对其不良反应以及销售等信息进行追踪，改进企业的生产活动。表 10-16 列举了药事管理学专业相关的从业单位及工作内容示例。

表 10-16　药事管理学专业相关的从业单位及工作内容示例

	单位示例	工作内容示例
行政机关	国家及省级药品监督管理局、国家及省级卫生健康部门等	药品相关政策的制定、基本药物目录的调整等
事业单位	国家及省级药品监督管理局药品评价中心、各医药院校等	药品相关政策在辖区内的具体执行、医药政策相关的课题研究等
生产经营企业	某制药公司、某连锁药店等	生产质量管理、经营质量管理、政策法规资料收集、产品信息推广等

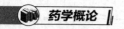

二、从业能力

在药事管理相关岗位上执业主要需要三类从业能力。一是基本专业能力，二是通用能力，三是与岗位相关的创新创业能力，具体的能力示例见表10-17。

表10-17 药事管理相关岗位执业所需的能力及示例

能力类型	能力示例
基本专业能力	①基本的药学和医学的知识、理论及实践技能 ②基本的管理学、经济学、社会学、心理学等社会学科的知识、理论及实践技能 ③药事管理相关的政策法规、知识产权、药品生产经营企业管理等的知识、理论及实践技能
通用能力	①基础外语能力 ②办公软件操作能力 ③人际交往能力 ④表达能力 ⑤发现问题、解决问题的能力
创新创业能力	①领导能力 ②自主学习能力 ③资源整合能力 ④前瞻性和敏锐性思维能力 ⑤合作能力 ⑥应变能力 ⑦抗挫折能力 ⑧财务管理能力

三、从业素养

与其他药学专业一样，药事管理学专业的人员是药学从业人员的一部分，其所从事的职业与人们的生命安全息息相关，且药事管理学专业人员的主要研究对象是人和社会。因此，从业人员首先需要具备高度的人文素养，即在政治思想方面，应立场坚定、方向正确；在道德修养方面，应有高尚的思想品德；在社会责任方面，应有强烈的使命感和职业道德。应始终将人们的健康和安全放在执业的首位，尊重患者，为其提供足够的人文关怀，保持患者的信任。

知识拓展

《中国执业药师道德准则》

2006年，中国执业药师协会发布了我国首个《中国执业药师道德准则》，该准则于2009年进行了修订。《中国执业药师道德准则》主要包含五个方面的内容，分别是：救死扶伤，不辱使命；尊重患者，平等相待；依法执业，质量第一；进德修业，珍视声誉；尊重同仁，密切协作。

此外，药事管理学是一门技术性很强的学科，因此，从业人员还需要具备高度的科学技术素养，如对药品管理领域最新法律法规和政策的理解、执行，对医药领域各环节宏观形势的评估与研究，对药事组织内部具体管理问题的判断与分析等。药事管理学是一门发展的学科，在科学技术素养方面，从业人员应学习并掌握最新的技术、知识和信息，并及时将其应用到实践中。

本章小结

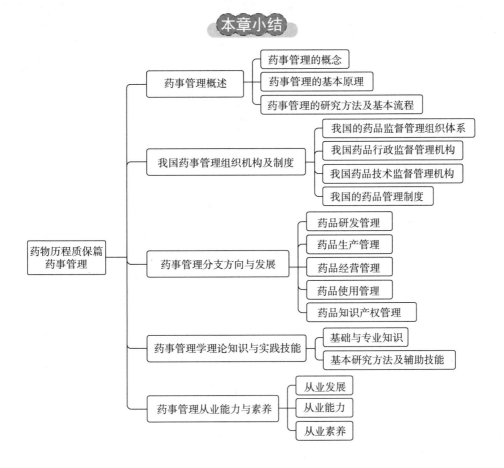

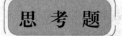

思考题　　题库
参考答案

1. 简述我国的药品监督管理组织体系。
2. 简述 GMP 认证取消的影响。
3. 简述社会科学领域的常用研究方法。

（柳鹏程　伍红艳）

参 考 文 献

1. 吴春福. 药学概论［M］. 5 版. 北京：中国医药科技出版社，2020.

2. 毕开顺. 药学导论［M］. 4 版. 北京：人民卫生出版社，2019.

3. Soubhye, J., Chikh Alard, I., Aldib, I., Prévost, M., Gelbcke, M., De Carvalho, A., Furtmüller, P. G., Obinger, C., Flemmig, J., Tadrent, S., Meyer, F., Rousseau, A., Nève, J., Mathieu, V., Zouaoui Boudjeltia, K., Dufrasne, F., Van Antwerpen, P., Discovery of novel potent reversible and irreversible myeloperoxidase inhibitors using virtual screening procedure［J］. Journal Med Chem, 2017, 60 (15)：6563 – 6586.

4. 饶聪，云轩，虞沂，等. 微生物药物的合成生物学研究进展［J］. 合成生物学，2020，（1）：92 – 102.

5. 郭中平. 生物药和生物类似药研究的现状与发展［J］. 临床药物治疗杂志，2020，18 (5)：1 – 6.

6. 张锴婷，陈乃涵. 生物药在肿瘤治疗领域的临床研究进展［J］. 中国临床药理学与治疗学，2020，25 (1)：32 – 43.

7. 杨宝峰. 药理学［M］. 9 版. 北京：人民卫生出版社，2018.

8. 张静，徐春，杜冠华. 我国"药理学与毒理学"学科发展现状［J］. 中国药理学通报，2019，35 (4)：456 – 463.

9. 楚尧娟，陈娟娟，乔高星，等. 定量药理学研究文献的可视化分析［J］. 中国医院药学杂志，2020，40 (16)：1714 – 1719.

10. M SADAT, T RAFIQ, I MARYA. Applications of gold nanoparticles in ELISA, PCR, and immuno – PCR assays：A review［J］. Analytica Chimica Acta, 2021, 1143：250 – 266.

11. S MAS, A TORRO, L FERNÁNDEZ, et al. MALDI imaging mass spectrometry and chemometric tools to discriminate highly similar colorectal cancer tissues［J］. Talanta, 2020, 208：120455.

12. 韩慧芬. 多元回归分析大黄不同炮制品中蒽醌与抑菌活性相关性［J］. 中医药导报，2021，27 (01)：65 – 68.

13. Yue Lu, Alex A. Aimetti, Robert Langer, et al. Bioresponsive materials［J］. Nature Reviews Materials, 2017：1 6075.

14. Elika Maková a, Kateina Kubová b, CRA, et al. Hypromellose – A traditional pharmaceutical excipient with modern applications in oral and oromucosal drug delivery – ScienceDirect［J］. Journal of Controlled Release, 2020, 324：695 – 727.

15. Cao Y, Samy K E, Bernards D A, et al. Recent advances in intraocular sustained – release drug delivery devices［J］. Drug Discovery Today, 2019, 24 (8)：1694 – 1700.

16. 李焕德. 临床药学［M］. 2 版. 北京：中国医药科技出版社，2020.

17. 马国，蔡卫民，许杜鹃. 临床药学导论［M］. 北京：科学出版社，2017.

18. 阚全程. 临床药学高级教程［M］. 北京：中华医学电子音像出版社，2018.

19. 武明芬，史卫忠，赵志刚. 国内常用合理用药软件的综合评价［J］. 中国医院药学杂志，2019，39 (10)：991 – 995.

20. 陈晓萍，沈伟. 组织与管理研究的实证方法［M］. 3 版. 北京：北京大学出版社，2019.